U0257200

讓你不生病

（第4版）

廖利平 编著

深圳弘法寺方丈
弘法寺佛学院院长
深圳市佛教协会会长
深圳市政协常委
广东省政协委员
中国佛教协会副会长

印顺 题写书名

 海天出版社（中国·深圳）

图书在版编目(CIP)数据

让你不生病 / 廖利平编著. — 4版. — 深圳 : 海天
出版社, 2016.3
ISBN 978-7-5507-1484-7

Ⅰ. ①让… Ⅱ. ①廖… Ⅲ. ①中医学—预防医学
Ⅳ. ①R211

中国版本图书馆CIP数据核字(2015)第252864号

让你不生病
RANGNI BUSHENGBING

出 品 人　聂雄前
责任编辑　何志红
封面题字　印　顺
责任校对　万妮霞　孙海燕
责任技编　梁立新
封面设计　李红兵
字画插图　张玲霞　徐子屏　柯钟辉

出版发行　海天出版社
地　　址　深圳市彩田南路海天综合大厦　(518033)
网　　址　www.htph.com.cn
订购电话　0755-83460293 (批发)　83460397 (邮购)
设计制作　深圳市龙瀚文化传播有限公司　Tel:0755-33133493
印　　刷　深圳市华信图文印务有限公司
开　　本　787mm×1092mm　1/16
印　　张　30.25
字　　数　470千
版　　次　2008年11月第1版，2010年1月第2版，2013年3月第3版，2016年3月第4版
印　　次　2016年3月第18次
印　　数　73001-76000册
定　　价　66.00元

海天版图书版权所有，侵权必究。
海天版图书凡有印装质量问题，请随时向承印厂调换。

内容提要

本书为《让你不生病》第4版（科普精华版），学术观点：中医"治未病"是理念，养生是方法，健康是目标，不生病是目的。其特点：前3版以理念篇、方法篇、实践篇、关爱篇为纲，按章、节排列；第4版在内容以及编辑排版上做了重大的调整，共148回，每回均有温馨提示，一回一个主题，层次清晰、简单明了、轻松阅读，并把中医"治未病"的核心思想和辨证思维及其观点和方法提炼出来了。从字数上，由第3版的73万字提炼为现在的47万字；从篇幅上，由原来的600多页减少至现在的484页；从结构上，做了重大调整，以"回"的体例呈现，以老百姓提问的形式阐述中医"治未病"的基本理念、基本方法、基本技能，以及如何让你不生病，以达到健康养生、延年益寿的目的；保留了一些常见病、多发病的预防和治疗方法，保留了"时辰养生""十二时辰"经络与气血的运行规律的插图及名人的养生格言，特邀青年画家张玲霞为本书绘图，将中医国粹与国画融为一体，让读者耳目一新，领略到中医药文化的独特魅力，诠释了中医理论观点和方法。附录也进行了精选，增加了卫生部公告《中国公民健康素养基本知识与技能》和国家中医药管理局、国家卫生计生委《中国公民中医养生保健素养》的内容。让读者更容易掌握中医养生基本理论、基本知识、基本技能与方法，便于读者查阅、携带、操作与实践，以提升人民群众的健康素养水平，更好地预防和治疗疾病，让你不生病。

本书适用于医疗卫生单位、科研院校医务工作者，更是老百姓健康养生的良师益友。

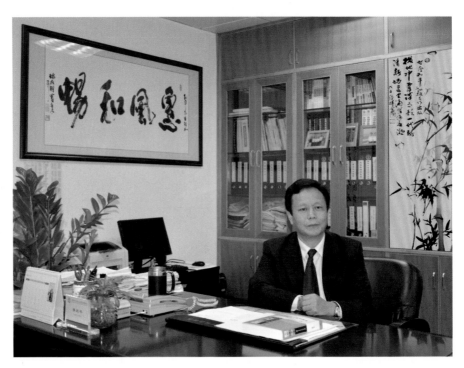

作者工作照 摄影 吴培凯

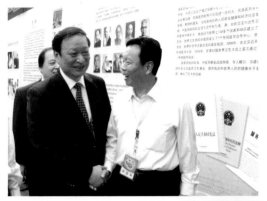

2010年9月19日，卫生部副部长、国家中医药管理局局长王国强同志接见作者

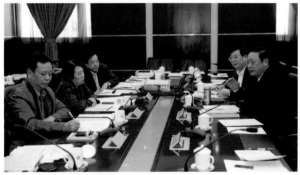

2012年1月11日，作者出席"2012年全国中医药工作会议"，参与讨论、制定国家中医药政策

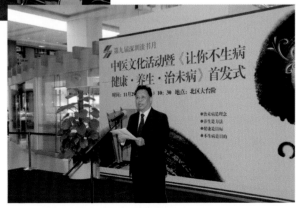

2008年11月29日，本书第1版首发式现场

作者接受新闻媒体记者报道剪影

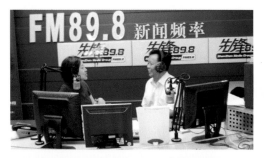

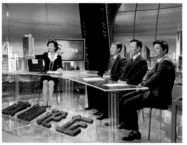

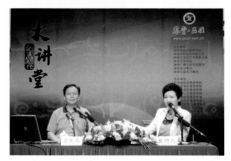

2011年5月29日，作者在市民文化大讲堂讲座

深圳特报 · 特别报道 B6

市卫生和人口计划生育委员会中医处处长廖利平提出——

中国还有第五大发明：中医药

由162名专家共同编写的《让你不生病——健康·养生·治未病》近日发行——

中医养生专著为读书月增色

中国中医药报 3

中医药影响世界

中医大讲堂

廖利平

中医人文影响世界

中医教育，科研影响世界

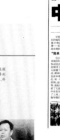

深圳市卫生局中医处处长廖利平指出

深圳人要少喝咖啡多喝茶

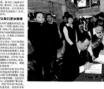

深圳特区报 A9

深圳新闻 Shenzhen

2009 年农家书屋重点出版物推荐目录公布

科普书籍《让你不生病》入选

【本报讯】（记者 余海蓉）记者昨天从市卫生和人口计划生育委员会获悉，我市健康科普书籍《让你不生病：健康·养生·治未病》继荣获"新中国成立 60 周年全国优秀中医药科普图书著作"一等奖和出版变后，近日又入选了国家新闻出版总署制定的《2009 年农家书屋重点出版物推荐目录》。

据了解，为指导 2009 年全国农家书屋出版物选配采购工作，国家新闻出版总署农家书屋工程建设领导小组办公室组织制定了《2009 年农家书屋重点出版物推荐目录》，共有 3600 种图书、345 种音像制品和电子出版物、

长廖利平主编的《让你不生病：健康·养生·治未病》被选入国家新闻出版总署2009 年农家书屋重点图书推荐目录生活类图书。

《让你不生病：健康·养生·治未病》是广东省中医药局和深圳市社会科学院"十一五"规划资助课题，由市卫生人口计生委中医处处长廖利平组织深圳 169 名中医药和预防医学专家组成的精英团队编写，目前该书已第 2 版第 8 次印刷，销售近 4 万册。

据悉，第十届深圳读书月活动邀请《让你不生病：健康·养生·治未病》主编廖利平于今日 11：00-13：00 在深圳中心书

作者讲座及新闻报道剪影

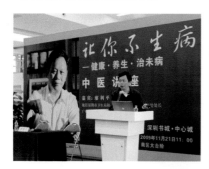

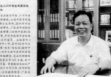

2009年11月21日，作者在深圳书城·中心城讲座

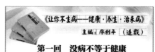

宁可食无肉，不可居无竹——苏轼（宋）

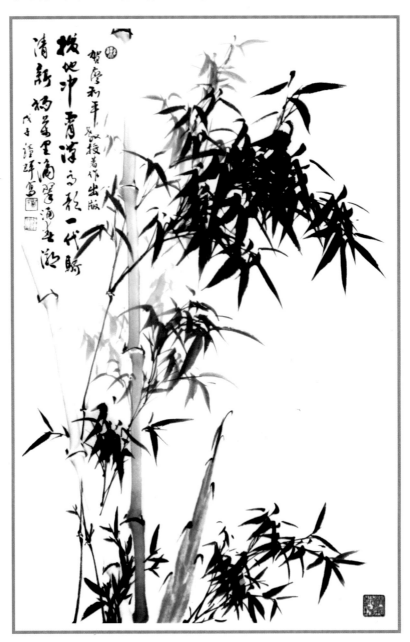

柯钟辉先生为本书题词作画祝贺

第4版编写说明

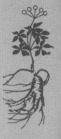

《让你不生病——健康·养生·治未病》第1版于2008年11月由海天出版社出版；2010年1月第2版，2013年5月第3版，共印刷17次，发行7万多册，广受市民青睐。2011年12月21日至2013年1月9日，以连载的形式在《晶报》进行刊登，2013年5月，荣获第十届深圳关爱行动"百佳市民满意项目"奖，荣获2014年度中华中医药学会科学技术奖，引起了社会的强烈反响和市民的追捧。

为满足广大读者对中医科普养生知识的渴求，经与海天出版社协调，决定将本书再版为第4版（科普精华版）。再版的内容要与《晶报》连载的内容基本相吻合，以体现科学性、系统性、可读性和趣味性，注重实用、贴近生活，注重质量、贴近市民，服务民生。

中医"治未病"是人们预防疾病、健康养生的指导思想，养生是预防疾病、保障人民健康的干预手段。只有身心健康，身体强壮，抵抗力增强，你才不会生病。作者将这一理念贯穿于编著本书的全过程。

"华夏中医论坛"网友菟丝子评价："阅读这本中医科普读物，让我们看到了中医文化的活力与魅力，也从中得到养生防病、健体强身的宝贵教益。"

当当网友评价："妈妈从别人那借了一本《让你不生病——健康·养生·治未病》，看过之后就让我买的，很好！"

当当网友评价："这是一本很好很实用的科普书。此书对基层开展'治未病'工作很有帮助，很好！我们想多买一点为什么没有那么多库存啊，能上点架吗，急购！"

当当网友评价："本书本人看后受益不浅。"

当当网友评价："好人出好书，大爱无疆！

"医者有爱心，竭力宣传健康、养生知识，可贵！

"干部无贪念，尽心提携后生、传授经验，可敬！

"希望这么有爱心的人越多越好、这么好的干部越来越多！国家必然更加强盛，社会必然更加和谐，人民必然更加幸福！这几年在当当买了那么多书，还是第一次写评论，实在是因为感动！"

　　本书为第4版（科普精华版），该书特点：从字数上，由原来第3版的73万字提炼为现在的47万字；从篇幅上，由原来的600多页减少至现在的484页；从结构上，做了重大调整，以老百姓提问，"回"的形式阐述中医"治未病"的基本理念、基本方法、基本技能，以及如何让你不生病，以达到预防疾病、健康养生、延年益寿的目的；从内容上，仍然保留了中医"治未病"的理念和方法贯穿于本书编著的全过程。原书以理念篇、方法篇、实践篇、关爱篇为纲，按章、节排列，现以"回"的体例呈现，共148回，每回均有温馨提示，一回一个主题，层次清晰、简单明了，并配有名人字画、养生格言，尤其是特邀青年画家张玲霞为本书绘图，将中医国粹与国画融为一体，让读者耳目一新，充分领略到中医药文化的独特魅力；阅读轻松愉悦、不累赘，以最短的时间获取最实用的方法和有价值的知识。就"时辰养生"保留了"十二时辰"经络与气血的运行规律的插图，保留了26种如感冒发烧、腹痛腹泻等常见病、多发病的预防和治疗方法，以及心血管疾病、肿瘤等慢性非传染性疾病的预防与治疗，诠释了中医理论、观点和方法。附录也进行了精选，增加了卫生部公告《中国公民健康素养基本知识与技能》和国家中医药管理局、国家卫生计生委《中国公民中医养生保健素养》的内容。

　　本书既有科普著作通俗易懂、可读性、趣味性，便于操作等特点，又有中医药专业著作的标准化、规范化的特质，结构更合理、内容更充实，更具亲和力，便于广大读者携带与查阅、操作与实践，不断地满足人民群众日益增长对健康的需求，更好地为人民群众的健康服务。

　　人心齐，事业兴。《让你不生病》第4版的出版发行，得益于《晶报》一年多时间的连载传播，感谢深圳出版发行集团领导，以及《晶报》领导的高度重视，大力支持中医药科普的传播，特别是本书的责任编辑何志红以及《晶报》的责任编辑李哲哲所付出的汗水、心血和智慧。同时，也是广大卫生、计生、中医药健康教育工作者默默耕耘、辛勤劳动的成果，体现了集体智慧的结晶。在此，一并表示衷心的感谢！

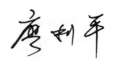

2015年11月29日

讓你不生病

前　言

世界卫生组织提出："医学的目的不仅是治疗疾病，更重要的是让你不生病。"这是健康医学新概念。健康不仅仅是金子，健康还是节约、是和谐、是责任。人类健康是经济和社会全面、协调、可持续发展的重要保证，是拥有未来的基石。

长期以来，由于生态环境的污染、饮食结构的改变，学习、工作、生活的压力增大，人口的剧增，疾病谱随之改变等因素的影响，医学模式由生物模式向生物、心理、社会和环境相结合的模式转变，现代医学的理念由治愈疾病向预防疾病和提高健康水平方向做出了调整。中医学有一个理念："上工治未病、中工治欲病、下工治已病"，就是重视预防和保健，也就是防患于未然。如果预防工作做好了，身体强壮，抵抗力增强了，不生病或少生病不是更好吗？所以，中医"治未病"以及构建中医"治未病"的预防保健体系的重要性越来越凸显出来。中医"治未病"注重预防和治本的特点，愈加符合现代医学发展趋势，显示出强大的生命力，越来越为人们所关心、社会所关注、政府所重视。

当前，我们正在深入学习、实践科学发展观，如何结合中医药行业特点，坚定信心，体现"以人为本"的科学发展观，解决老百姓看病难、看病贵的问题；如何培育市场，挖掘和发挥中医"治未病"的特点和优势，以预防为主，关口前移，节约卫生资源，为政府排忧，为百姓造福；如何以中医疗效激发人民群众对中医的信任和支持，促成健康自我管理，提高人们的健康素养，让老百姓了解中医药，认知中医药，感受中医药，发挥中医药"简、便、验、廉"的独特魅力；如何拓展中医药服务领域，提升社区、农村中医药服务功能与水平，让中医药进农村、进社区、进家庭，更加贴近老百姓，服务老百姓，让老百姓享受到中医药发展的成果，达到人人享有健康的目标，在全面深入贯彻落实科学发展观的过程中显得越来越重要。

　　人们如何把握自己的健康呢？实践告诉我们，健康全靠自己。上世纪30年代，美籍著名公共卫生学家兰安生（J·B·Grant）博士的名言："一盎司的预防，胜过一磅的治疗。"市场预测显示，人们花1块钱的健康教育成本，将节约18块钱的医药费用。我们认为，首先要树立一个中医"治未病"的思想理念；其次，掌握正确的科学的防病治病方法；再次，改变不良习惯，主动管理健康，才能把握健康。中医"治未病"是中国传统健康文化的核心理念。中医"治未病"起源于春秋战国时期的《黄帝内经》，如《素问·四气调神大论》中指出"圣人不治已病治未病……"，《灵枢·逆顺》明确提出"上工治未病，不治已病"。此后，"治未病"的思想经过历代医家的发展与完善，成为中医学重要的思想。其秉承中医学的整体观、辨证观，个体服务的特色，实质上体现了以人为本的思想。"治"的含义，是管理、治理的意思。"治未病"，就是采取相应措施，维护健康，预防疾病的发生与发展。"治未病"涵盖未病先防、既病防变、瘥后防复三个层面，强调人们应该注重保养身体，培养正气，提高机体抵御病邪的能力，达到未生病前预防疾病的发生，生病之后防止进一步发展，以及疾病痊愈以后防止复发的目的。

　　党和国家领导人高度重视中医药事业的发展。胡锦涛总书记在党的十七大报告中向全党同志提出"中西医并重，扶植中医药和民族医药事业的发展"的战略方针和要求；国务院总理温家宝对中医药事业的发展曾多次做过重要批示；时任国务院副总理吴仪同志曾三次出席全国的中医药工作会议。卫生部陈竺部长在全国首届"治未病"高峰论坛暨"治未病"健康工程启动仪式会上，提出了"治未病"健康工程的目标——努力构建中医特色明显、技术适宜、形式多样、服务规范的预防保健服务体系，强调健康是构建和谐社会的永恒主题；预防保健是维护人类健康的关键环节；"治未病"引领人类健康发展方向。2006年，中共广东省委、省政府召开了建设中医药强省大会，作出了"中医药强省"的决定；在全市中医工作会议上，深圳市政府发出了"深圳要做中医药强省的排头兵"的号召；2007年，李铭副市长出席"中医中药中国行"广东深圳站活动仪式，亲自授旗与我，我深深感到这是一副担子，一份责任、一份信任，一种鼓舞。

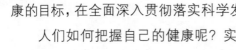

讓你不生病

在强烈责任感的驱使下，实践中医"治未病"健康工程，及时传播中医"治未病"的健康理念，让人们把握自己的健康，对健康进行自我管理，已成为我们义不容辞的使命。目前，在国家中医药管理局和省中医药局的关心和支持下，深圳中医"治未病"预防保健体系逐步完善，形成以市中医院为龙头，各区中医院为骨干，社区健康服务中心为网点，市、区、街道（镇）综合医院、专科医院为协作网络的发展态势。与此同时，我们选定了被列为2007年深圳市哲学社会科学"十一五"研究规划课题——《中医和健康生活方式的研究》，组织中医精英团队和预防专家进行攻关。在此基础上，进行学术探讨，自主创新，编写了中医"治未病"科普读物，这就催生了《让你不生病——健康·养生·治未病》。

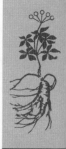

本书是在深圳市卫生局领导营造的干事创业的氛围下，云集了众多名家编写的，有市保健办主任吴岱云，市中医院院长杨卓欣，市疾病预防控制中心党委书记刘安国，市妇幼保健院副院长孟庆春，广东省名中医黄海龙、陈福如、肖劲夫、骆继杰、王孟庸、李志铭、王启梁、孙外主、罗陆一，国家老中医药专家经验继承指导老师夏洪生。本书吸收了全国首届"治未病"高峰论坛暨"治未病"健康工程启动仪式的会议成果，又汲取了最近召开的全国社区中医药服务工作经验交流大会的最新成果，尤其是成都市卫生局在社区卫生服务机构和广东省中医院以及兄弟省市开展中医"治未病"的经验。该书分为理念篇、方法篇、实践篇、关爱篇等四篇四十五章。它诠释中医"治未病"的思想理念和方法，让老百姓掌握中医"治未病"理念，正确运用中医养生、保健的方法，从而赢取健康。旨在向社会大众传播中国传统健康文化，传播中医"治未病"的科学理念，普及、推广中医"治未病"预防保健知识和方法，让人们去体验它、感受它、践行它，改变陋习，实实在在以健康养生治未病的效果赢得老百姓的信任和支持，全面提升人们的健康水平和"平均期望寿命值"。它既是《中医和健康生活方式的研究》的延续成果，又是深圳市卫生系统、中医药行业贯彻科学发展观重要成果。这一成果是深圳经济社会发展，特别是卫生、中医药事业发展的趋势使然，更是上下一心共同努力的结果。

本书在编写过程中，得到了卫生部副部长、国家中医药管理局局长王国强，世界中医药学会联合会主席、中华中医药学会会长佘靖，广东省政

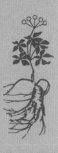

协副主席、广东省卫生厅厅长姚志彬，全国知名中医药学家、广州中医药大学终身教授邓铁涛，国家中医药管理局副局长吴刚，医政司司长许志仁，机关事务局局长、中华中医药学会亚健康分会主任委员孙涛，广东省卫生厅副厅长、广东省中医药局局长彭炜，广东省中医药学会会长张孝娟，广州中医药大学校长徐志伟，及深圳市委、市人大、市政府、市政协、市纪委、市政法委领导的关心和支持。深圳市人大副主任邱玫、市政协副主席姚欣耀、市政法委副书记孙彪，深圳市政府副秘书长陈玉明、市委办公厅副主任钟瑞兴，市委宣传部副部长刘璋飙，市社会科学院院长、市社会科学联合会党组书记、主席乐正，市人大教科文卫工委主任林源昌、副主任戴广宇，市政协文教卫体委员会主任张俊彪，副主任杜建英、高华，以及深圳社会各界名流人士，广东省政协委员、深圳市政协常委、深圳市佛教协会副会长、秘书长、深圳弘法寺方丈、主持印顺大法师，深圳市教育局徐子屏先生，书画家赵子平、张玲霞、柯钟辉的关心和支持。深圳读书月组委会、海天出版社，市、各区中医院、中西结合医院及有关单位和领导、专家等对于本书的出版发行以及推介，予以热忱支持，在此一并表示衷心感谢和崇高敬意！特别要感谢的是为编写本书付出辛勤劳动和汗水的编委、顾问和全体同事们，为出版本书，他们集纳智慧、自主创新、勇立潮头、乐于奉献，令人感慨！

　　中医"治未病"工程是一项全新的工作，具有丰富的内涵和现实指导意义，远非一两本科普读物所能覆盖的。目前，我们仅是进行了一些学术探讨和科普知识介绍。由于参编人员的学识、经验及学术水平有限，加之时间仓促，编写中疏漏与谬误之处，祈盼读者批评指正。

　　最后，衷心感谢江西、深圳——培养我的这两块热土！

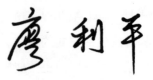

2008年10月19日

让你不生病

4

目　录

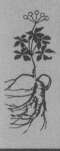

1

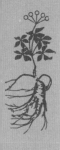

讓你不生病

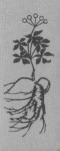

讓你不生病

贏得健康

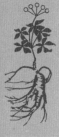

讓你不生病

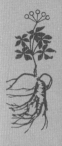

讓你不生病

贏卽健康

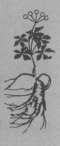

讓你不生病

開卷有益

6

第一回　没病不等于健康

温馨提示：人怕生病，病怕预防，预防疾病比治疗疾病更重要。因此，要时时讲健康，才能天天有健康；天天讲健康，才能季季有健康；季季讲健康，才能年年有健康。只有讲健康，才会让你不生病、少生病，不生大病，健康、延年益寿。这就是中医"治未病"的核心理念和价值取向。那么，你了解健康吗？

健康不仅仅是金子，健康还要节约，是和谐，是责任。人类健康是经济和社会全面、协调、可持续发展的重要保证，是拥有未来的基石。

1999年，世界卫生组织对健康的定义："健康不仅是没有疾病，而且是身体上、心理上和社会上的完好状态。"由此，健康具有三层科学内涵：

一是身体上没有病，也就是各项体检指标是正常的，比如正常人体温37℃，一天相差不超过1℃；呼吸卧位为14~16次/分，坐位为16~18次/分，站位为18~20次/分，休息时为15~18次/分；心率正常值为每分钟60~80次；成年人正常血压，男性为120/80毫米汞柱（1千帕）；女性比男性略低5~10毫米汞柱，40岁以上，年龄每增加10岁，收缩压增高10毫米汞柱；肺活量男性平均为3470毫升，女性2400毫升，肺活量随年龄的增加而下降。

二是心理健康。良好的个性，人格情绪稳定，性格温和，意志坚强，感情丰富，具有胸怀坦荡、豁达乐观的心境。良好的处世能力，观察问题客观，具有较强的自我控制能力，能适应复杂的社会环境。良好的人际关系，待人接物大度、和善，不过分计较，助人为乐，与人为善，充满热情。

三是社会上的完好状态。社会适应能力良好，指能与自然环境、社会环境保持良好接触，并对周围环境有良好的适应能力，有一定的人际交往能力，能有效应对日常生活、工作中的压力，正常地进行工作、学习和生活。

最近，世界卫生组织公认，健康标准有十项：

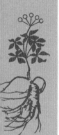

（1）精力充沛，面对日常生活和繁重工作从容不迫，且不感过分紧张和疲劳。

（2）处事乐观、态度积极、乐于承担责任，事无大小，不挑剔。

（3）善于休息，睡眠好。

（4）应变能力强，能适应外界环境变化。

（5）能够抗御一般性感冒和传染病。

（6）体重适中，身体匀称，站立时头、肩、臀位置协调。

（7）眼睛明亮，反应敏捷，眼结膜不发炎。

（8）牙齿清洁、无龋齿、无痛感、无出血现象、牙龈颜色正常。

（9）头发有光泽、无头屑。

（10）肌肉丰满，皮肤有弹性，走路轻松协调。

综上所述，我们对健康的认识归纳起来，即"五快三良好"。"五快"是指：快食、快眠、快便、快语、快行。"三良好"是指：良好的个性、良好的处世能力、良好的人际关系。只有让大家了解健康，才能把握健康，赢得健康，享受健康带来的和谐幸福生活。

乐莫大于无忧，富莫大于知足。——老子

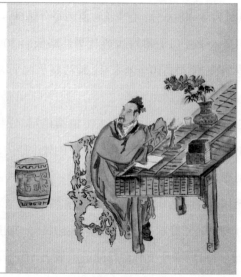

第二回 如何把握健康的生活方式

温馨提示：提倡健康的生活方式，才能规避风险，赢得健康，享受健康带来的和谐幸福生活。你知道有哪些健康的生活方式呢？

世界卫生组织向世界推广健康的生活方式的基本原则是：不吸烟，少饮酒，心理平衡，合理膳食，适当运动。选择健康生活方式是获得健康、减少疾病的最简便易行、最经济有效的途径。健康生活方式包括的内容很多，主要有以下五个方面：

一、合理膳食

合理安排膳食包括健康的饮食和良好的饮食习惯两大方面。健康的饮食是指膳食中应该富有人体必需的营养，同时还要避免或减少摄入不利于健康的成分。良好的饮食习惯包括按时进餐、坚持吃早餐、睡前不饱食、咀嚼充分、吃饭不分心、保持良好的进食心情和气氛等。

成年人每天的食谱应该包括以下四类食物：

第一类为五谷类。每人每天根据活动量和消化能力的不同需要250～600克（5～12两）。重体力劳动需要的量可能更大。粮食的品种应该多样，提倡多吃粗粮、杂粮，因为粗、杂粮比精细的粮食更有营养。

第二类为蔬菜水果类。蔬菜水果含有丰富的维生素、矿物质和纤维素，对健康非常重要。一个成人每天至少应该吃500克的新鲜蔬菜及水果。

第三类为蛋白质类。豆腐、豆类、各种肉类、家禽、水产及蛋类含有丰富的蛋白质，成人每天进食200～300克为宜。奶类也是很好的营养饮品，每天饮250～500毫升为宜。

第四类为油、盐、糖等。烹调应该以植物油为主，尽量少吃或不吃动物油，每人每天不超过20克（两瓷汤勺）植物油，不超过10克盐，尽量少吃糖。

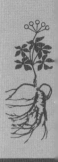

讓你不生病

贏得健康

二、适当运动

生命需要运动，过少和过量运动都不利于健康，可根据自己的年龄、身体状况和环境选择适当的运动种类。

运动形式并不重要，重要的是量力而行、循序渐进、持之以恒。最简单的运动是快步走，每天快步走路3公里，或做其他运动30分钟以上（如爬楼梯）。每周至少运动5次。运动的强度以运动时的心率达到170减去年龄这个数为宜。例如，一个50岁的人运动时能够使心率达到120次就比较合适。最好能够保持心率加快、身体发热这种状态15分钟以上。

三、心态平和

在学习、工作和生活中要注意让自己的思想跟上客观环境的变化，不断变换角色，调整心态。在与他人和社会的关系上要能够正确看待自己、正确看待他人、正确看待社会，保持良好的人际关系，适应社会。要树立适当的人生追求目标，控制自己的欲望。这样就会保持愉悦的一生。

四、保护环境

人类生存的环境对人的健康十分重要。每个人都要遵守保护环境的法律法规，遵守社会公德，在日常生活中注意自觉养成保护环境的良好习惯，如节约资源、不污染环境、为保护环境贡献力量（植树造林、保护绿地、保护野生动物等）。

五、学习健康知识

建立健康的生活方式需要懂得健康知识，知识是不断调整自己行为的指南针。在当今新知识层出不穷的时代，健康知识也在不断更新。只有注意不断学习新的健康知识、抵制迷信和各种错误信息的影响，才能使自己的生活方式更健康。

久视伤血，久卧伤气，久坐伤肉，久立伤骨，久行伤筋。
——曹庭栋

第三回　如何规避不健康的生活方式

温馨提示：你要想健康，就要规避不健康的生活方式，改变生活陋习，崇尚健康的生活方式。

在日常生活中，处处存在健康隐患，不良的生活习惯，将使人们尤其是中年人患上心脏病、脑血管病、高血压、胃病、肾病、糖尿病、肥胖病、高胆固醇等慢性病以及出现精神障碍、自杀、凶杀等等。所以，我们要规避风险，崇尚健康的生活方式。

一、规避18种不健康的生活方式

世界卫生组织精神卫生高级顾问詹金斯先生提出18种不健康的生活方式：

（1）吸烟，尤其是每天吸20支以上者，患慢性病的危险迅速增长。

（2）饮食习惯不卫生，吸收过多的热量、饱和脂肪酸、胆固醇，导致肥胖、高脂血等症。

（3）过量饮酒。

（4）缺乏运动，导致心肺耐力下降，肌肉强度减弱和肌肉平均脂肪量增加。

（5）超负荷运转，工作过度劳累，长期开夜车而又缺乏休息。

（6）慢性烦恼情绪，焦虑、忧郁，神经紧张，人际关系不和，造成慢性疲劳，精力衰竭。

（7）司机饮酒造成交通事故。

（8）食物与饮水不洁，造成疾病感染。

（9）对某些药物有依赖或药物成瘾。

（10）对有毒废物不处理，例如医院含有传染菌源的废弃物。

（11）失眠或睡眠少于7个小时。据统计，大多数失眠者易出现心绞痛症状。

（12）医疗服务不方便，医院离住地或工作地远。

（13）不遵医嘱服药，例如高血压患者不按时服药。

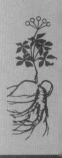

（14）膳食结构不合理，多盐、多糖或多吃加工类食品。

（15）家庭或婚姻生活不和谐。

（16）性纵欲，房事不节。

（17）社会行业适应不良，例如易暴怒的冲动行为。

（18）迷信行为、赌博行为等。

据统计，发达国家每年有70%~80%的死亡原因是慢性病，而发展中国家也达到40%~50%。中国每年约有1000万人死于上述与生活方式有关的慢性疾病。科学家指出，只要对上述行业和生活方式稍加干预，就可以使1/3到一半的人受益。

二、改变生活陋习

（1）吸烟不仅浪费金钱，影响环境，危害安全，而且与高血压、慢性支气管炎、冠心病、癌症等多种疾病有直接关系，严重危害健康。吸烟是人类严重的不健康行为。

（2）长期大量饮酒会损害人体的肝脏、肾脏、神经和心血管系统，酒后驾驶是对自己和他人的生命不负责任的行为。

（3）毒品（海洛因、大麻、冰毒、摇头丸等）麻醉人的神经，危害极大，所有的人都应该远离毒品。切不可与别人共用针头注射毒品，否则极易传染艾滋病和肝炎等疾病。

（4）保持忠贞的爱情，遵守性道德。卖淫、嫖娼是传播性病、艾滋病、肝炎的高危险行为。

（5）无规律的生活习惯会扰乱人体的生命节律，降低人体的免疫力，使疾病发生率增高，对健康极为不利。因此应该起居定时、按时作息、保证充足的睡眠。睡前不喝茶或咖啡，进食不过饱。心情平静，避免焦虑或激动，不做剧烈运动。

（6）工作有张有弛，不过度紧张和长期劳累。

（7）娱乐有度，不放纵，如不看通宵电影，不打通宵麻将，听音乐音量不过大。

（8）不喝生水或不清洁的水；不吃不洁或腐败变质的食物。

（9）不随地吐痰，不乱扔垃圾，不践踏草坪，不毁坏树木，不浪费资源，等等。

（10）接触有毒有害物质和在危险环境工作时，严格遵守操作规章并采取自我保护措施。

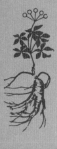

而饮，饮不过多。不欲极饥而食，食不过饱，不欲极渴

——葛洪

第四回　如何规避亚健康

温馨提示：健康是一种身体、精神和人际交往上的完美状态，而不只是身体无病。根据这一定义，经过严格的统计学统计，人群中处在健康和患病之间的过渡状态，世界卫生组织称其为"亚健康"状态。

健康与生病之间，就是人们身体的亚健康状态，它是波动状态。若不及时规避亚健康的风险，你就很容易得病。因此，我们认识了亚健康的一些表现，也就是预警信号，才能规避亚健康对身体带来的风险。

一、人体出现亚健康状态，常常有以下表现

（1）心乱不安，惊悸少眠。主要表现为心慌气短，胸闷憋气，心烦意乱，夜寐不安。

（2）汗出津津，经常感冒。经常自汗、盗汗、出虚汗，容易感冒、怕冷。此种情况多为肺失清肃，卫表不固。

（3）舌赤苔垢，口苦便燥。舌尖发红，舌苔厚腻，口苦、咽干，大便干燥、小便短赤等，多为中焦滞热。

（4）面色呆滞，目围灰暗，面色无华，憔悴；双目周围，特别是眼下灰暗发青。多为神伤、精衰，肝郁气滞所致。

（5）四肢发胀，目下卧蚕，晨起或劳累后足踝及小腿肿胀，下眼皮肿胀、下垂。

（6）指甲成象，变化异常。人体躯干四肢、脏腑经络、气血体能信息融会在指甲成象上称为甲象。

（7）经前胸胀。在月经来前两三天，四肢发胀、胸部胀满，妇科检查，乳房常有硬结，应特别重视。

（8）口吐黏物，常有胸腹胀满、大便黏滞不畅、肛门湿热之感，食生冷干硬食

让你不生病

赢得健康

物常感胃部不适,吐之为快,应及时检查是否胃部、食道有占位性病变。

(9)体温异常,倦怠无力。下午体温常常在37℃~38℃,手心热、口干、全身倦怠无力,应到医院检查是否有结核等。

（10）视力模糊,头涨头疼。平时视力正常,突感视力下降（非眼镜度数不适）,且伴有目胀、头疼,不可大意,应及时到医院检查。

二、我们如何规避亚健康的风险,有以下9个方面

(1)高度激烈的竞争、错综复杂的各种关系,会影响人体的神经体液调节和内分泌调节。

(2)饮食热量过高、食品中人工添加剂过多、人工饲养动物成熟期短,造成现代人营养素缺乏和肥胖症增多,机体的代谢功能紊乱。

(3)工业进步、人口增加,人群生存空间狭小,备受噪声干扰,对人体的心血管系统和神经系统产生很多不良影响。

(4)一年四季使用空调,长期处于这种环境当中,空气中的负氧离子浓度较低,使血液中氧浓度降低,组织细胞对氧的利用降低,影响组织细胞正常的生理功能。

(5)逆时而作。人体在进化过程中形成了固有的生命运动规律,即"生物钟"。破坏这种规律,会影响人体正常的新陈代谢。

(6)练体无章。生命在于运动,生命也在于静养。人体在生命运动过程中有很多共性,但是也存在着个体差异。

(7)乱用药品。用药不当不仅会对机体产生一定的副作用,还会破坏机体的免疫系统。

(8)内劳外伤。外伤劳损、房事过度、琐繁穷思、生活无序最易引起各种疾病。

(9)六淫七情。风、寒、暑、湿、燥、火是四季气候变化中的六种表现,简称六气。"六气淫盛",简称"六淫"。七情:喜、怒、忧、思、悲、恐、惊。过喜伤心,暴怒伤肝,忧思伤脾,过悲伤肺,惊恐伤肾。

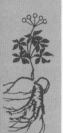

食过则成积聚,饮过则成痰癖。——梁章钜

8

第五回　如何自测亚健康状态

温馨提示: 白领阶层、中年知识分子、学生以及脑力劳动者易处在亚健康状态, 多由生活压力大, 学习紧张, 工作繁忙, 高节奏、高竞争的工作性质所致, 尤其是这个阶段的女同志更要注意, 男同志要给予更多的理解。

如何应对亚健康, 调整自己的心态, 让身心愉悦健康? 不妨照着以下症状, 测试一下自己是不是处在亚健康状态。

一、亚健康状态的判断指标

(1) 如果你的累计总分超过30分, 就表明健康已敲响警钟。

(2) 如果累计总分超过50分, 就需要坐下来, 好好地反思你的生活状态, 加强锻炼和营养搭配等。

(3) 如果累计总分超过80分, 赶紧去医院找医生, 调整自己的心理, 或是申请休假, 好好地休息一段时间吧!

二、亚健康状态自测指标

(1) 早上起床时, 有持续的头发丝掉落。(5分)

(2) 感到情绪有些抑郁, 会对着窗外发呆。(3分)

(3) 昨天想好的某件事, 今天怎么也记不起来了, 而且近些天来经常出现这种情况。(10分)

(4) 害怕走进办公室, 觉得工作令人厌倦。(5分)

(5) 不想面对同事和上司, 有自闭症式的渴望。(5分)

(6) 工作效率下降, 上司已表达了对你的不满。(5分)

(7) 工作一小时后, 就感到身体倦怠, 胸闷气短。(10分)

(8) 工作情绪始终无法高涨。最令自己不解的是: 无名的火气很大, 但又没有精力发作。(5分)

让你不生病

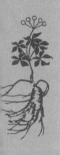

（9）一日三餐，进餐甚少，排除天气因素，即使口味非常适合自己的菜，近来也经常如嚼干蜡。（5分）

（10）盼望早早地逃离办公室，为的是能够回家，躺在床上休息片刻。（5分）

（11）对城市的污染、噪声非常敏感，比常人更渴望清幽、宁静的山水。（5分）

（12）不再像以前那样热衷于朋友聚会，有种强打精神、勉强应酬的感觉。（2分）

（13）晚上经常睡不着觉，即使睡着了，又老是在做梦的状态中，睡眠质量很糟糕。（10分）

（14）体重有明显的下降趋势，今天早上起来，发现眼眶深陷，下巴突出。（10分）

（15）感觉免疫力在下降，春秋流感一来，自己首当其冲，难逃"流"运。（5分）

（16）性能力下降，昨天妻子（或丈夫）对你明显地表示了性要求，但你却经常感到疲惫不堪，没有什么欲望。妻子（或丈夫）甚至怀疑你有外遇了。（10分）

树怕剥皮，人怕伤心。
——李悝

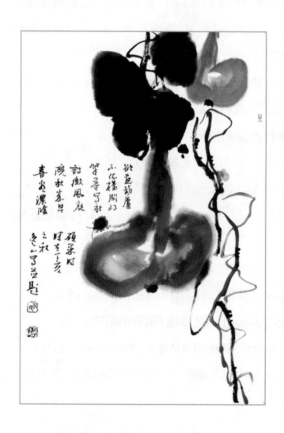

第六回　亚健康是"未病"的一种表现形式，不可忽视

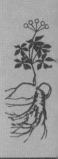

温馨提示：第一回讲了健康，第四回讲了亚健康；那么"未病"是指什么呢？它能与健康、亚健康画等号吗？其实，亚健康是"未病"的一种表现形式，不可忽视。

什么是"未病"呢？它与健康、亚健康三者能画等号吗？其实，关于"未病"一词，在我国古代浩如烟海的典籍中各有所指，其内涵和外延十分丰富。理解起来，主要包括以下三层含义：

首先，"未病"为"无病"，即机体尚未产生病理信息的健康人，也就是没有任何疾病的健康状态。

其次，"未病"为病而未发，即健康到疾病发生的中间状态。此时机体内已有潜在的病理信息，但尚未有任何临床表现的状态，也就是说病理信息的发展仍处于"潜伏"时期，还没有达到"显化"程度。

再次，"未病"可以理解为已病而未传。根据疾病传变规律及器官相关法则，身体某一器官已有病，会影响到其他器官并使之生病，中医学中典型的例子就是"肝可传脾，当先实脾"以防之。

一、亚健康是"未病"的一种重要表现形式

中医学对亚健康的认识起源较早，古代医贤早就认定医学的目的首先是"消患于未兆""济羸劣以获安"（《素问·序》），其次才是治病。这里所谓的"未兆"，即未有显著疾病征兆之时；所谓"羸劣"，即虚损或不太健康，但不一定是有病，而这些，正是人们所说的亚健康状态。

任何疾病的发生都是从未病到已病，从未成形到已成形。按照现代医学的说法，就是任何一个器质性的病变都是从非器质性的阶段发展而来。在非器质性的

阶段治疗是比较容易的，而一旦进入器质性的阶段，治疗就困难多了。因此，为医者不但要善于治病更要善于防病。所以，预防疾病比治疗疾病更为重要，经济实惠、安全有效，体现以人为本。

中医"治未病"思想主要体现在干预亚健康上，一方面，通过养神健体，使机体恢复健康状态，提倡健康的生活方式，规避不健康的生活方式；另一方面，可以对亚健康早期干预，应用中医适宜技术如针灸、按摩等养生保健和治疗方法，以阻止亚健康向疾病转变。

二、心神失养、气虚肝郁是亚健康的核心病机

中医学的精髓是"辨证论治"，运用这种方法，可以较好地解决现代医学对亚健康治疗的困惑。因为，亚健康是一种综合的表现，中医通过辨证论治可以从整体角度解决亚健康的一系列心身失衡问题。在亚健康纷繁复杂的症状中，"心神失养、气虚肝郁"是其核心病机，抓住这个主要矛盾就可以得出治疗大法。

亚健康的发生是由于长期的、慢性的、多种内外不良刺激因素共同作用的结果。大多表现为记忆力减退、失眠多梦、神疲乏力等心神失养症状。疲劳是亚健康的另一个突出表现，与中医气虚证十分吻合。而心理及情绪异常符合中医的肝郁病机。因此，用一个基本病机来概括亚健康的发生与发展趋势，反映亚健康的整体特征，那么，亚健康是"未病"的一种表现形式，不可忽视。

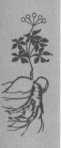

久立先养足，久夜先养目。

——吕坤

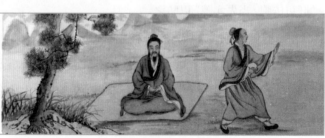

第七回　把握健康长寿的秘诀——顺其天然

温馨提示：2007年，笔者领衔承担了深圳市社科联的一项"十一五"规划课题《中医和健康生活方式的研究》。根据课题组的安排，考察了广西巴马地区的长寿之乡，得出的结论是，顺其天然是健康长寿的秘诀。然而，健康长寿有什么秘诀呢？

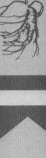

中国老年学学会在广西东兴市公布的第三届中国十大寿星排行榜显示，来自广西壮族自治区巴马瑶族自治县的瑶族老寿星罗美珍以125岁高龄居十大寿星榜首。他们健康长寿的秘诀有8条经验：

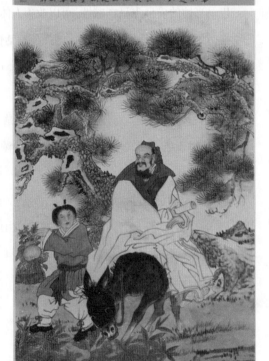

（1）环境优美，空气新鲜：巴马地区气候舒适宜人，含有80%以上被誉为"生命之光"的4~14微米波长的远红外线，可以不断地激活人体组织细胞，增强人体新陈代谢，改善微循环，提高人体的免疫力。空气中大量的负离子，使体内自由基无毒化，使人体体液呈弱碱性。

（2）心理平衡，无精神压力：长寿老人大多做到"三不""三乐"。一"不"即不过度忧愁、悲伤；二"不"即不与人争吵，不暴怒，宽容、忍让、豁达；三"不"即不妒忌别人，与人为善。一"乐"即知足常乐，对物质生活无过分要求；二"乐"即助人为乐，行善积德；三"乐"即一生求乐，有一个融洽生产、生活的良好环境。

（3）素食为主，多吃杂粮：长寿老人的饮食做到"五低"（低热量、低脂肪、低动物蛋白、低盐、低糖）和"两高"（高维生素、高纤维）的饮食结构。他们喜欢一种"长寿汤"——火麻仁打粉、珍珠黄玉米、放些青菜或瘦肉、鸡蛋打汤，加点茶籽油或香麻油作调料，味道可口。经研究，火麻仁富含不饱和脂肪酸，对防止动脉硬化、减少心脑血管疾病有很重要的作用。

（4）饮食习惯好：不吃太饱，饮食结构合理。

（5）水质无污染：巴马地区的水pH值在8.1～8.3之间。据专家考察，发现长寿的原因与当地的水有关。因为我们体内的血液，在健康的状况下是属于弱碱性的。

巴马当地的矿泉水呈弱碱性，可以改善人体细胞的内外环境，有利于营养物质的交换，改善了蛋白质的空间结构，增强酶的活性作用等，有利于体内环境平衡。

（6）坚持劳动：坚持运动，做一些家务，可增强机体代谢，强身健体，减少疾病。

（7）民风淳厚：巴马尊老敬老传统蔚然成风，代代沿袭，像"备棺""补粮""续寿"。对于老寿星，人人崇敬有加。这种浓郁的尊老氛围，让人心情愉快，颐养天年。

（8）住宅清洁卫生。

以上8条经验是人们健康长寿的秘诀。由此，提醒朋友们顺应生态环境、社会环境和自然环境，与之和谐相处。同时，我们每天吃、穿、住、行的生活方式都会直接或间接地影响到人们的健康。

第八回　把握健康长寿的"金钥匙"
——天人相应

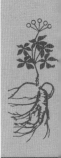

温馨提示：天人相应主要指人与自然具有相通、相应的关系，不论四时气候、昼夜晨昏，还是日月星辰、地理环境等各种变化，都会对人体的气血运行、情志变化、脏腑经络的功能与发病的时机、疾病的轻重缓急都有直接或间接的影响。那么，天人相应与人体气血运行、新陈代谢、生理和病理有哪些规律呢？

一、四时变化与人体的关系

（一）四时与情志变化

随着春、夏、秋、冬四时之气，分别调理肝、心、脾、肺、肾五脏之神志。这就告诉人们，调摄精神，要遵照自然界生长收藏的变化规律，才能达到阴阳的相对平衡。

（二）四时与气血变化

夏季阳气发泄，气血易趋向于表，故皮肤松弛，疏泄多汗等；秋冬阳气收藏，气血易趋向于里，表现为皮肤致密少汗多尿等。

（三）四时与脏腑经络变化

气的运行规律："春气在经脉，夏气在孙络，长夏在肌肉，秋气在皮肤，冬气在骨髓中。"经气运行，随季节而发生变化，把握四时变化，对健康养生，预防疾病的发生和发展极为重要。

（四）四时与发病

四时气候有异，每一季节各有不同特点，如春季多温病，秋季多疟疾等。某些慢性宿疾，往往于季节变化和节气交换时发作或增剧，如心肌梗塞、冠心病、气管炎、肺气肿等常在秋末冬初和气候突变时发作，精神分裂症易在春秋季发作，青光眼好发于冬季等。

二、昼夜晨昏与人体的关系

一天之内随昼夜阴阳消长进退，人的新陈代谢也发生相应的改变。昼夜寒温变化的幅度并没有像四季那样明显，但对人体仍有一定的影响。人体阳气白天多趋向于表，夜晚多趋向于里。人们可以利用阳气的日节律，安排工作、学习，发挥人类的智慧和潜能，以求达到最佳的效果。

三、日月星辰和人体的关系

人体的生物节律不仅受太阳的影响，而且还受月亮盈亏的影响。人体生理的气血盛衰与月亮盈亏直接相关，这是因为人体的大部分是由液体组成，月球吸引力就像引起海洋潮汐那样对人体中的体液发生作用，这就叫生物潮。它随着月相的盈亏，对人体产生不同影响。满月时，人头部气血最充实，内分泌最旺盛，容易激动。

四、地理环境与人体的关系

地理环境的不同和地区气候的差异，在一定程度上也影响着人体的生理活动。例如，南方多湿热，人体腠理多疏松；北方多燥寒，人体腠理多致密。一旦易地而居，需要一个适应过程。由于地域环境的不同，人们的体质和疾病情况也不一样。因此，要根据具体情况做出不同的处理。

综上所述，中医养生学在"生气通天"的观念指导下，把人体看成是与天相应相通的，精、气、神三位一体的，以五脏为核心的有机整体。人的生命活动与天地大自然是密切联系在一起的。这是中医辨证论治的精髓。只要我们把握天人相应的规律，就能掌握健康、养生、长寿的"金钥匙"。

多欲亏义，多忧害智。

——刘安

第九回　把握健康长寿的"金钥匙"
——辨证施养

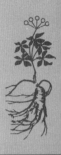

温馨提示：辨证施养主要指养生保健要根据时令、地域以及人体的体质、性别、年龄等不同，而制定相应的方法。它是运用因时、因人、因地制宜的养生原则，按照时令节气的阴阳变化规律，保持自身的阴阳相对平衡，来防病养生和治病。

中医辨证论治是中医认识疾病的过程，即将望、闻、问、切四诊合参所收集到的资料，进行综合分析，从而判断为某种性质的证的过程。证，即证候，是机体在疾病发展过程中的某一阶段的病理概括，一般由一组有联系的异常脉症所组成。证候与症状不同，它是一个综合性概念，是人体在自然诸因素、社会诸因素和个体自身诸因素相互影响下的综合反映。

由于个体受自然因素与社会因素的影响不同，个体自身也有差异，因而产生了不同的证候。比如：在感冒人群中，有的人症状表现浑身酸痛、鼻塞流涕、咳嗽有痰，为风寒感冒。其治法应以辛温解表为主，关键就是需要出点汗，有很多方法，包括桑拿、用热水泡脚（最好加点酒）、盖上两层被子、喝姜糖水、喝姜粥等等。风寒感冒主治方是桂枝汤，伤寒论首方，也称和剂之王（麻黄汤也主治风寒感冒，但在南方慎用）。

有的人症状表现为发热重、微恶风、头涨痛、有汗、咽喉红肿疼痛、咳嗽、痰黏或黄、鼻塞黄涕、口渴喜饮、舌尖边红、苔薄白微黄，为风热感冒。其治法应以辛凉解表为主，常选用菊花、薄荷、桑叶等。代表方剂为银翘散、桑菊饮。服成药可选用银翘解毒丸（片）、羚翘解毒丸、桑菊感冒片、板蓝根冲剂等。如发热较重、咽喉肿痛明显，可以配服双黄连口服液（冲剂）、清热解毒口服液。这些药具有较好的清热解毒作用。患风热感冒要多饮水，饮食宜清淡，可以喝萝卜汤或梨汤。

讓你不生病

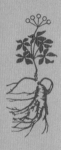

西药治疗感冒侧重于病原疗法，希望消灭细菌或病毒，因而西医分为病毒性感冒或细菌性感冒。它是对症治疗，几乎都是选用抗生素、抗病毒或激素类药物。中医治疗感冒着重于辨证论治、理法方药，关注的是个体差异，既重视症状，又重视症型，更注重治则与治法。中医养生，着重人的体质，体质决定着某些疾病的易感性，不良体质是发病的真正内因。由于禀赋的不同，人体素质有强弱与寒热之别，偏阳偏阴之异。了解体质偏颇的不同，对于有针对性地预防、保健、治疗疾病具有很大的价值。

辨证施养的基本原则：阳盛之体，易患实证，须慎用温补之品及温热燥烈之剂；阴盛阳虚之躯，易患痿症、风湿等病，须慎服寒凉之物和苦寒伤阳之剂。必须根据不同的年龄、体质、季节及所患疾病的性质等情况，而采取适当的方法。

总之，辨证施养的突出环节——因时、因人、因地制宜，要根据时令、地域以及人体的体质、性别、年龄等不同制定相应的方法。由于人体疾病的发生、发展与转归受多方面因素的影响，因此必须全面考虑，综合分析，必须有针对性地解决问题，才能有助于防病延年。所以，辨证施养是把握健康长寿的又一把"金钥匙"。

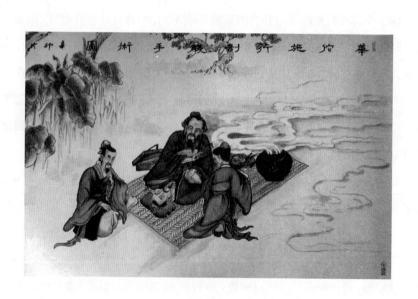

养心莫善于寡欲。

——孟子

开卷有益

第十回　把握健康长寿的"金钥匙"
——正气为本

温馨提示：正气存内，邪不可干。人体正气是抵御外邪、防病健身和促进机体康复的最根本的要素，疾病的过程就是"正气"和"邪气"相互作用的结果，正气不足是机体功能失调产生疾病的根本原因。正气为本是把握健康长寿的又一把"金钥匙"。

一、正气是生命之根

人体疾病的发生和早衰的根本原因，就在于机体正气的虚衰。正气旺盛，是人体阴阳协调、气血充盈、脏腑经络功能正常、卫外固密的象征，是机体健壮的根本所在。因此，历代医家和养生家都非常重视护养人体正气。

保养人体正气须做到："一者少言语，养内气；二者戒色欲，养精气；三者薄滋味，养血气；四者咽津液，养脏气；五者莫嗔怒，养肝气；六者美饮食，养胃气；七者少思虑，养心气……"人体诸气得养，脏腑功能协调，使机体按一定规律生生化化，则正气旺盛，人之

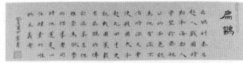

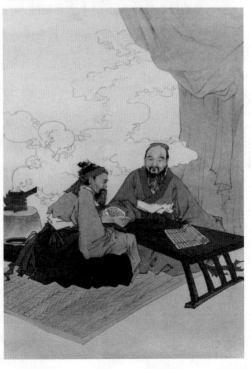

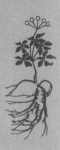

精力充沛，健康长寿；正气虚弱，则精神不振，多病早衰。因此，保养正气乃是延年益寿之根本大法。

中医养生学所指的"正气"，实际上是维护人体健康的脏腑生理功能的动力和抵抗病邪的抗病能力。正气充盛，可保持体内阴阳平衡，更好地适应外在变化，故保养正气是养生的根本任务。

二、保养正气重在脾肾

保养正气，就是保养精、气、神。从人体生理功能特点来看，保养精、气、神的根本，在于护养脾肾。先天之本在肾，肾之精气主宰人体生命活动的全部过程。在生理上，脾肾二脏关系极为密切，先天生后天，后天充先天。要想维护人体生理功能的协调统一，保养脾肾至关重要。

要知道，我国历代养生家在保养正气方面有一些行之有效的方法：

调养肾精的方法，要从多方面入手，节欲保精、运动保健、导引补肾、按摩益肾、食疗补肾、药物调养等。通过调补肾气、肾精，可以协调其他脏腑的阴阳平衡。肾的精气充沛，有利于元气运行，增强身体的适应调节能力，更好地适应于自然。

调养脾胃的具体方法是丰富多彩的，可运用扶正滋补如人参、黄芪、茯苓、地黄、灵芝等中药以及延年益寿丹、首乌延寿丹、还少丸、人参固本丸等中成药。现代药理研究也证明，这些固本扶正的中药确有提高免疫功能、延缓衰老的作用。在针灸保健方面，养生书中也有记载，通过针刺或艾灸足三里、三阴交、气海、关元等穴位，作为日常的固本培元的保健手段。在运动保健方面，有导引、气功、按摩、武术等多种形式，这些也是我国古代就形成的独特的强身延年的方法，其主要作用是使精气充盈，血脉流通，从而能扶正祛邪。

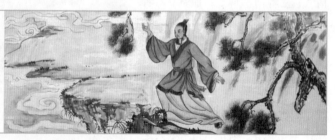

第十一回　城市文明生活的健康标志
——成年人健康素养

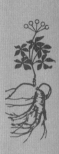

温馨提示：健康的生活方式和素养是现代文明城市的重要示范标志，我们成年朋友和家长更要担当起这个责任。为此，根据《中国公民健康素养——基本知识与技能（试行）》，结合我市人口结构特点，针对不同人群实际情况，我市将制定出台《深圳成年人、中学生、小学生和学龄前儿童健康素养——基本知识与技能》。

本书附录一：中国公民健康素养——基本知识与技能（试行），附录二：中国公民中医养生保健素养与提升公民的健康素养水平相得益彰。

一、基本知识和理念

（1）健康生活方式主要包括合理膳食、适量运动、戒烟限酒、心理平衡4个方面。

（2）吸烟和被动吸烟会导致癌症、心血管疾病、呼吸系统疾病等多种疾病。

（3）酗酒可引起酒精中毒，诱发胃炎、肝炎、肝硬化、高血压、心脏病等。

（4）水果不能代替蔬菜。

（5）每天足量喝水，不要等到口渴才喝水。

（6）成人的正常血压为收缩压低于140毫米汞柱，舒张压低于90毫米汞柱；腋下体温36℃～37℃；平静呼吸16～20次/分；脉搏60～100次/分。

（7）从事有毒有害工种享有职业保护的权利。

（8）接种疫苗是预防传染病最有效的措施。

（9）肺结核主要通过咳嗽、打喷嚏等飞沫传播。

（10）出现咳嗽、咳痰2周以上，或痰中带血，应及时检查是否得了肺结核。

（11）艾滋病、乙型肝炎和丙型肝炎通过性接触、血液和母婴3种途径传播，日常生活和工作接触不会传播。

让你不生病

赢得健康

（12）异常肿块、腔肠出血、体重减轻是癌症重要的早期报警信号。

（13）遇到呼吸、心跳骤停的伤病员，可通过人工呼吸和胸外心脏按压急救。

（14）在流感流行季节前接种流感疫苗可减少患流感的机会或减轻流感的症状。

二、健康生活方式与行为

（1）不滥用镇静催眠药和镇痛剂等成瘾性药物。

（2）拒绝毒品。

（3）膳食应以谷类为主，多吃蔬菜水果和薯类。

（4）经常食用奶类、豆类及其制品。

（5）膳食要清淡少盐。

（6）保持正常体重，避免超重与肥胖。

（7）每周锻炼身体3次以上，每次半小时以上。

（8）饭后半小时内不做剧烈运动。

（9）不滥用抗生素。

（10）孕妇孕期体检至少5次，住院分娩。

（11）孩子出生后应尽早开始母乳喂养，6个月合理添加辅食。

（12）孩子出生后要计划免疫程序预防接种。

（13）发现病死禽畜要报告，不食用病死禽畜。

（14）家养犬应接种狂犬病疫苗；人被犬、猫抓伤、咬伤后，应立即冲洗伤口，并尽快注射抗毒血清和狂犬病疫苗。

（15）在血吸虫病疫区，应尽量避免接触疫水；接触疫水后，应及时预防性服药。

（16）每年做1次健康体检。

三、基本技能

（1）抢救触电者时，不直接接触触电者身体，应首先切断电源。

（2）发生火灾时，应隔离烟雾、用湿毛巾捂住口鼻、低姿逃生；应拨打火警电话119。

（3）遇到煤气泄露，不打开任何电器开关，不在现场打电话，立即开窗通风、用湿巾捂住口鼻、关闭阀门。

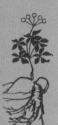

大起不起，大喜不喜，可以养心。
——钱琦

第十二回 城市文明生活的健康标志
——中学生健康素养

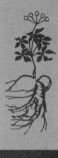

温馨提示:健康的生活方式和素养是现代文明城市的示范标志。健康是人全面发展的基础,关系到千家万户的幸福。然而,如何提高中学生的健康素养呢? 以下,从基本知识和理念、健康生活方式和行为及基本技能进行分述。

一、基本知识和理念

(1)每天保证9~10小时睡眠。

(2)不吃早餐会影响生长发育及学习。

(3)清淡少盐,摄入食盐过多会引起高血压。

(4)接种疫苗是预防一些传染病最有效的措施。

(5)蚊子、苍蝇、老鼠、蟑螂等会传播疾病。

(6)艾滋病、乙型肝炎和丙型肝炎通过性接触、血液和母婴3种途径传播。

(7)肺结核主要通过病人咳嗽、打喷嚏、大声说话等产生的飞沫传播。

(8)看电视、用电脑超过1小时易损害眼睛。

(9)吸烟和被动吸烟易引起多种疾病,少年儿童吸烟危害更大。

(10)经常服用止咳露、镇静催眠药和镇痛剂等成瘾性药物会严重损害健康。

(11)网络成瘾,玩电子游戏等行为不仅会危害身心健康、影响学业,还会引发犯罪等问题。

(12)发生创伤性出血,尤其是大出血时,应立即包扎止血;对骨折的伤员不应轻易搬动。

二、健康生活方式与行为

(1)勤洗澡、勤换衣、勤理发、勤剪指甲。

讓你不生病

赢印健萧

23

（2）饭前便后要洗手。

（3）早晚刷牙、饭后漱口。

（4）咳嗽、打喷嚏时遮掩口鼻，不随地吐痰。

（5）多吃蔬菜和水果，经常食用奶类、豆类及其制品。

（6）选购食品时要看标签和说明书。

（7）少喝含糖饮料，少吃油炸食品。

（8）注意用眼卫生，做到"三要三不要"。三要：一要注意用眼卫生；二要注意眼睛锻炼，坚持做"眼保健操"；三要多吃保护眼睛的食物，补充营养。三不要：一不要在光线太暗的地方看书；二不要经常性地点眼药水；三不要使用劣质太阳镜。

（9）拒绝吸烟，远离毒品。

（10）加强体育锻炼，每天坚持运动1小时以上。

（11）饭后半小时内不做剧烈运动。

（12）人被犬、猫抓伤、咬伤后，应立即冲洗伤口，并尽快注射抗血清和狂犬病疫苗。

三、基本技能

（1）需要紧急医疗救助时拨打120，需要报警时拨打119。

（2）会测量脉搏和腋下体温。

（3）体育锻炼前会先做热身运动。

（4）会识别常见的危险标识，如高压、易燃、易爆、剧毒、放射性等，远离危险物。

（5）抢救触电者时，不直接接触触电者身体，会首先切断电源。

（6）发生火灾时，会隔离烟雾、用湿毛巾捂住口鼻、低姿逃生；会拨打火警电话119。

（7）遇到煤气泄露时，不打开任何电器开关，不在室内打电话，迅速逃离现场后打报警电话110。

（8）遇到呼吸、心跳骤停的伤病员时，能够通过人工呼吸和胸外心脏按压实施急救。

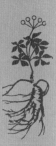

冬不欲极温，夏不欲穷凉。
——葛洪

第十三回　城市文明生活的健康标志
——小学生健康素养

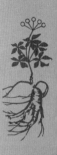

温馨提示：健康的生活方式和素养是现代文明城市的示范标志。健康是人全面发展的基础，关系到千家万户的幸福。然而，我要提醒广大小学生朋友，切记《小学生健康素养——基本知识与技能》。

一、基本知识和理念

（1）健康不仅是没有疾病，而是身体、心理和社会适应的完好状态。

（2）每个人都有维护自身和他人健康的责任，健康的生活方式能够维护和促进自身健康。

（3）每天保证9~10小时睡眠。

（4）不吃早餐会影响生长发育及学习。

（5）清淡少盐，摄入食盐过多会引起高血压。

（6）接种疫苗是预防一些传染病最有效的措施。

（7）蚊子、苍蝇、老鼠、蟑螂等会传播疾病。

（8）当你心里难受或不开心时，应主动向家人、老师和朋友寻求帮助。

（9）艾滋病、乙型肝炎和丙型肝炎通过性、血液和母婴3种途径传播，日常生活和工作接触不会传播。

（10）肺结核主要通过病人咳嗽、打喷嚏、大声说话等产生的飞沫传播。

（11）连续看电视、使用电脑超过1小时容易损害眼睛、影响健康。

（12）吸烟和被动吸烟易引起多种疾病，少年儿童吸烟危害更大。

（13）经常服用止咳露、镇静催眠药和镇痛剂等成瘾性药物会严重损害健康。

（14）环境与健康息息相关，保护环境促进健康。

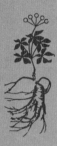

二、健康生活方式与行为

（1）勤洗澡、勤换衣、勤理发、勤剪指甲。

（2）不与他人共用水杯、毛巾和洗漱用具。

（3）饭前便后要洗手。

（4）早晚刷牙、饭后漱口。

（5）咳嗽、打喷嚏时遮掩口鼻，不随地吐痰。

（6）便后冲水，保持厕所清洁。

（7）不乱扔垃圾，不高空抛物，不往车窗外乱扔东西。

（8）不咬手指和铅笔。

（9）公共场所不喧哗、不打闹，上下楼梯靠右走。

（10）经常开窗通风。

（11）不挑食，不偏食。

（12）多吃蔬菜、水果，奶类、豆类及其制品。

（13）少喝含糖饮料，少吃油炸食品。

（14）注意用眼卫生，做到三要：一要注意用眼卫生；二要注意眼睛锻炼，坚持做"眼保健操"；三要多吃保护眼睛的食物，补充营养。三不要：一不要在光线太暗的地方看书；二不要经常性地点眼药水；三不要使用劣质太阳镜。

（15）养成良好的坐立行姿势，使用双肩背书包。

（16）拒绝吸烟，远离毒品。

（17）加强体育锻炼，每天坚持运动1小时以上。

（18）饭后半小时内不做剧烈运动。

（19）遵守交通规则，不随意横穿马路，不在马路上追逐玩耍。

（20）雷雨、台风天气不在户外玩耍。

（21）不歧视病残人员。

（22）多与家人、同学、老师和亲友交流，学会宽容和理解。

三、基本技能

（1）紧急医疗救助时拨打120，报警时拨打110。

（2）识别常见的危险标识，如高压、易燃、易爆、剧毒、放射性等，远离危

不见闲人精力长，但见劳人筋骨实。
——徐荣

险物。

（3）发生火灾时，隔离烟雾、用湿毛巾捂住口鼻、低姿逃生；拨打火警电话119。

（4）遇到煤气泄露时，不打开任何电器开关，不在现场打电话，迅速逃离现场后打报警电话119。

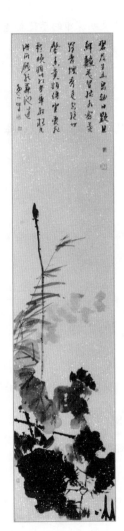
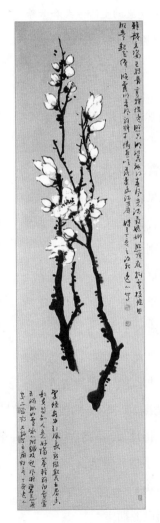

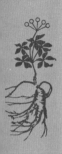

第十四回　城市文明生活的健康标志
——学龄前儿童健康素养

温馨提示: 健康的生活方式和素养是现代文明城市的示范标志。健康是人全面发展的基础, 关系到千家万户的幸福。然而, 我要提醒广大学龄前儿童, 切记《学龄前儿童健康素养——基本知识与技能》。

如何提高学龄前儿童的健康素养呢? 以下, 从基本知识和理念、健康生活方式和行为及基本技能进行分述。

(1) 不挑食, 不偏食。

(2) 少吃糖果。

(3) 少喝含糖饮料, 少吃油炸食品。

(4) 早晚刷牙, 饭后漱口。

(5) 早睡早起。

(6) 饭前便后洗手。

(7) 不随地吐痰。

(8) 不随地大小便。

(9) 便后冲水, 保持厕所清洁。

(10) 勤洗澡、勤换衣、勤理发、勤剪指甲。

(11) 不乱扔垃圾, 不高空抛物, 不往车窗外乱扔东西。

(12) 不咬手指和铅笔。

(13) 不玩火。

(14) 不碰电源插座。

(15) 不玩刀具。

放情者危，节欲者安。
——桓范

开卷有益

（16）上下楼靠右慢走。

（17）过马路走斑马线，不闯红灯。

（18）看电视距离不要太近，时间不要太久。

（19）不攀爬高处。

（20）报警电话110，急救电话120。

深圳市出台《深圳成年人、中学生、小学生和学龄前儿童健康素养——基本知识与技能》，要引起家长和各级学校以及社会的广泛关注。健康是一个国家、一个民族的战略工程。一个国家和民族的竞争力的基本要素，健康要素排在第一位。在民族进展过程中，我们不能忘记"东亚病夫"的国辱。我们的经济社会发展了，如果身体健康变差了，生活质量降低了，那就不是科学的发展观。科学发展观不仅要经济、社会、文化发展，中医药也要发展，而且身体健康要搞好，生活质量也要提高。这就是最具体的体现"以人为本"的科学发展观。

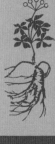

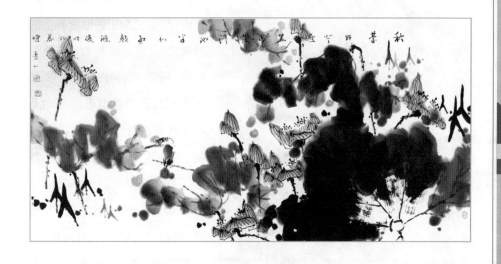

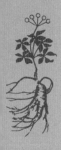

第十五回　把握中医健康养生的精髓
——精神内守

温馨提示: 前面介绍了把握健康的三把"金钥匙"、四个文明生活的健康标志，接下来我们重点介绍如何把握中医健康养生的精髓——精神内守。

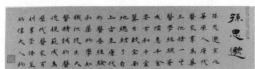

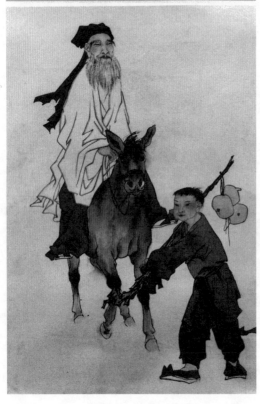

当代社会的多发病，大多数是由精神因素引起的身心疾病。中医养生，历来重视心理养护和保健，尤其是中医"治未病"在养生保健当中作为重要的指导思想，发挥了主导地位的作用。"精神内守"是把握中医健康养生的精髓之一，亦是养神的一条重要原则。所谓"精神内守"，主要是指人对自己的意识思维活动及心理状态进行自我锻炼、自我控制、自我调节，使之与机体、环境保持协调平衡而不紊乱的能力。"内"针对外而言，"守"是坚守、保持的意思。"精神内守"，强调了内环境——精神的安定对人体健康的重要作用，即"病安从来"，意即精神守持于内，人

心安病自除。
——陆游

怎么会得病呢？那么，又怎样"精神内守"呢？

一、不时御神

《黄帝内经》在谈到人如何衰老时，明确指出："不时御神，务快其心，逆于生乐，起居无节，故半百而衰也。"这里的"半百而衰"，即是过早衰老，而引起衰老的关键原因就在于"不时御神"，指不善于控制自己的精神。大量、过分地耗散精神，可以使气血损耗，从而产生衰老。对于任何重大变故和日常生活中所遇到的各种复杂问题，都要保持稳定的心理状态和达观的处世态度，顺应事物的自身规律去解决问题。

此谓"精神内守"，是要求人们对外部环境事物采取安和的态度。千万不要为各种琐事伤透了脑筋、费尽了心机、挖空了心思，这点对于老年人尤为重要，不妨"难得糊涂"一点。

二、高下不相慕

当今社会提倡人人平等，相互尊重、包容，社会正义，充满爱心。但要真正做到"高下不相慕"是非常困难的。

有一些人，"嫉贤妒能"，不但嫉妒比自己地位高的人，甚至连别人的才华、品德、名声、成就、相貌等高于自己时，都觉得不舒服。现代研究表明，妒火中烧之时，体内会发生一系列变化，因而引起机体免疫功能紊乱，大脑机能失调，抗病能力下降。消除嫉妒的根本方法是树立正确的世界观，加强思想意识修养，把羡慕的心情变成追赶的行动，对感情进行良性控制。还是"高下不相慕""知足者常乐"好。

三、少私寡欲

少私，是指减少私心杂念；寡欲，是降低对名利和物质的嗜欲。"恬淡虚无""志闲而少欲"，"若能清心寡欲，久久行之，百病不生"。事实证明，只有少私寡欲，精神才能守持于内。很难想象，一个私心太重、嗜欲不止的人，他的精神能够安静下来？"何者是也？一者薄名利，二者禁声色，三者廉货财，四者损滋味，五者除佞妄，六者去妒忌。"六害不除，万物纠心，神岂能内守？现在你能体会到精神内守的科学性与重要性吗？

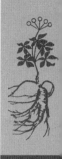

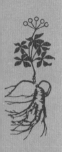

第十六回　把握中医健康养生的精髓

——平衡阴阳

温馨提示：平衡阴阳是生命活力的根本。阴阳平衡则人健康、有神；阴阳失衡人就会患病、早衰，甚至死亡。所以，平衡阴阳是中医学"治未病"的出发点和归宿。中医"治未病"的目的就在于维护阴阳平衡，守之则健，失此即病。

人体的生命是由于阴阳运动、阴阳气化所产生。对于人体，头为阳，脚为阴；体表为阳，内脏为阴；六腑为阳，五脏为阴；气为阳，血为阴。如果阴阳能够平衡，那么人的气血充足，精力充沛，五脏安康，人的气色就会非常好。

一、阳虚养阳，南方最佳

阳气不足多为阳虚，阳虚就是人体表现出产热不足，手脚发凉，少气，乏力，疲倦，脉搏很弱。阳虚的人适宜选择面南的屋，要采阳，晴天的时候，到南方、到东方、到向光的地方，让阳气充分地营养身体。早上日出的时候，面向东方做深呼吸，阳气可以从鼻孔，还有从人体的各个皮肤腠理、毛孔进入人体。中午11～13点这个时候，可睡觉养阳，静卧或静坐15～30分钟，最好是能够半躺或者平躺下去。因为按照中医的理论，肝脏管人体的疲劳及血液分配，如果中午的时候能够平躺一下，哪怕是15分钟，对人的肝脏保护有很大作用。肝脏保护好了，血液分配得很好，能够保证大脑的供血，那么下午的精力一定会很好。如果住在高楼，可以将面向南方的窗户打开，让阳气进到屋里，进到人的身体。

二、阴虚养阴，北方最佳

阴虚的情况很多是久病伤阴，或者是劳累过度，或者是肝气不舒引起的化火伤阴。阴虚的人，可选择面向北的屋子。

阴气不足的人，养生可以在夜晚的时候，吃过晚饭，面对着月光，在户外散

居心要宽，持身要严。

——申居郧

步，这个养阴效果非常好。还有在低洼的地方，因为高的地方阳气重，低的地方阴气浓，在低的地方散步可以采吸很多阴气。

三、阴阳属性，辨证施膳

中医学讲究辨证施治，人体强调阴阳平衡，如果阴阳平衡被打破，人体就处于亚健康状态；如果阴阳严重不平衡，就会患上严重的器质性的疾病。

药膳只有在正确辨证的基础上进行选食配膳，才能达到预期的效果。否则，不仅于病无益，反而会加重病情。制作药膳时，药物和食物不是随意可以加入的，每一种食物和药物由于气味和性质的不同，对人体会产生各种不同的作用和效果，必须根据食用者的体质及药物、食物的阴阳属性和应用范围，有目的地选择使用。

中药和食物的阴阳属性药膳是用药物与食物烹制而成的，药物和食物各有各的寒凉和温热，因此不同的药膳，具有寒、热、温、凉四种不同的性质。温热性质的食物，有温中散寒、助阳益气、通经活血等作用，如姜、葱、韭、蒜、辣椒、羊肉、狗肉等，适用于阴症病症。寒凉性质的食物，具有清热泻火、凉血解毒、平肝安神、通利二便等作用，如西瓜、苦瓜、萝卜、梨子、紫菜、蚌蛤等，主要适用于阳症病症。这是一项基本原则，据此来调节中和体内阴阳的平衡，调整阴阳使其重新达到平衡状态。

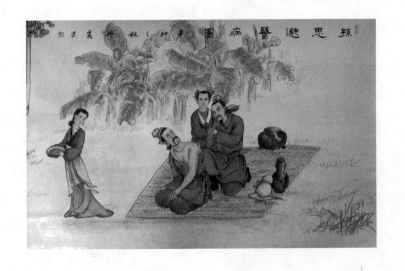

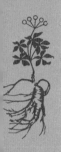

第十七回　把握中医健康养生的精髓
——形神共养

温馨提示：神以形为物质基础，"形具"才能"神生"。所谓形，是指形质、形体、身形而言，包括了人体的皮肉、筋骨、脉络、脏腑及充盈其间的精血，它是人体生命活动的物质外壳，属自然范畴的物质实体。所谓神，包括了精神、意识、思维活动，是人体生命活动的内在主宰，有广义与狭义之分。广义的"神"，指人体生命活动外在表现的总称；狭义的"神"，指意识思维。形神共养理解为：既要重视精神、心理的养护，又要重视形体的养护，才能协调脏腑、气血正常运行，能量的交接，维持人体内环境和外环境的相对平衡与稳定。

先睡心，后睡眼。——蔡季通

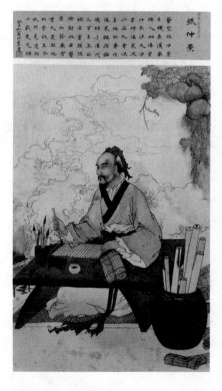

人的生命活动是十分复杂的，以物质、能量代谢为特征的脏腑功能活动，和与脏腑的生理活动相应的高级精神活动（意识、思维、情感等）的协调统一，是在"心神"主导作用下完成的。现代研究表明，社会—心理因素并不是人类情绪变化的唯一刺激因素。自然现象的变化同样可以引起情绪发生相应变化。如四时更迭、月廓圆缺、颜色、声音、气味、食物等，都可作用于人体，使之发生情绪改变，进而影响人体生理活动。这说明人体的生理、心理活动是随时随地互相转化，相互影响，有机地统一在一起的。

一、神为生命之主宰

人类的精神活动是相当复杂的，中医用"五神"（神、魂、魄、意、志）、"五志"（怒、喜、思、忧、恐）等概念加以概括，并在长期的生活实践和医疗实践的基础上，用"五行学说"与五脏联系起来，认为这些精神活动是脏腑的功能表现，而且都是在"心神"的主宰下进行的。人体自身内部之间要保持着密切相互协调的关系，与外界环境（自然、社会）也要保持着密切相互协调的关系，这样才能保持机体内外环境的相对平衡协调。发挥"神"的主观能动性，可提高机体对外抗邪的主导作用。

二、形为生命之基础

中医养生学把精、气、神视为人生"三宝"，强调精、气、营、卫、血、津液等精微，是"神"活动的物质基础。临床上认为劳神太过，则心血暗耗；心血亏虚，则神志不宁。神志不宁，外表出现各种心理活动异常，进一步阐发了"形神合一"的生命观。

三、形神共养，相得益彰

形神共养，即不仅要注意形体的保养，还要注意精神的摄养，使得形体健壮，精神充沛，二者相辅相成，相得益彰，从而身体和精神都得到均衡统一的发展。因此，养神和养形有着密切的关系，二者不可偏废，要同时进行，"守神全形"和"保形全神"。形神共养，神为首务，神明则形安。神为生命的主宰，宜于清静内守，而不宜躁动妄耗。故中医养生观以调神为第一要义，守神以全形。通过清静养神、四气调神、积精养神、修性怡神、气功练神等，以保持神气的清静，增强心身健康，达到调神和强身的统一。只要我们重视形神共养的精髓，就能掌握健康、养生、长寿的"金钥匙"。

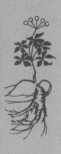

身之本。

口腹不节，致病之因；念虑不正，杀

——林逋

第十八回　把握中医健康养生的精髓
——辨识体质

温馨提示：体质其实是先天禀赋与后天饮食、年龄、性别、劳逸、情志等多种因素共同作用的结果，了解自己的体质类型，对于预防疾病的发生、控制疾病的发展及转归起着决定性的作用，能够帮助您读懂您的身体，辨别您的体质，掌握健康的主动权。

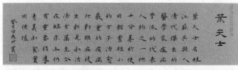

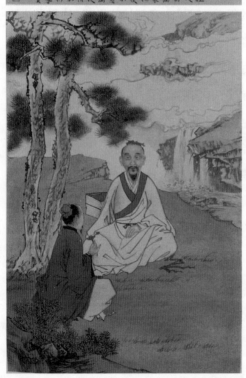

下面，为您介绍北京中医药大学王琦教授创立的中医体质9种类型。

一、平和质

形体特征：体形匀称健壮。

体质形成原因：阴平阳秘，先天禀赋好，脏腑气血功能正常，后天调养得当。

常见表现：肤色润泽，发密有光，目光有神。嗅觉通利，味觉正常，精力充沛。耐受寒热，睡眠安和，胃纳良好，二便正常。

心理特征：性格随和开朗。

发病倾向：平素患病较少。

适应能力：对外适应能力较强。

调体方法: 注意保养, 饮食有节, 劳逸结合, 生活规律, 坚持锻炼。

二、气虚质

形体特征: 肌肉松软。

体质形成原因: 元气虚弱, 先天不足、后天失养或病后气亏。

常见表现: 气短懒言, 精神不振, 疲劳易汗, 目光少神, 唇色少华, 毛发不泽, 头晕健忘, 大便正常, 小便或偏多。

心理特征: 性格内向不稳。

发病倾向: 易患感冒、内脏下垂。

适应能力: 不耐受寒邪、风邪、暑邪。

调体方法: 培补元气, 补气健脾。代表方为四君子汤、补中益气汤。

三、阳虚质

形体特征: 形体白胖, 肌肉松软。

体质形成原因: 元阳不足, 先天禀赋不足, 如属父母老年得子或母体妊娠调养失当等。

常见表现: 平素畏冷, 喜热饮食, 精神不振, 睡眠偏多, 口唇色淡, 毛发易落, 易出汗, 大便溏薄, 小便清长。

心理特征: 内向沉静。

发病倾向: 发病多为寒症, 易患肿胀、泄泻、阳痿等。

适应能力: 耐夏不耐冬, 易感湿邪。

调体方法: 补肾温阳。常用方为金匮肾气丸及右归丸、斑龙丸、还少丹。

四、阴虚质

形体特征: 体形瘦长。

体质形成原因: 真阴不足, 与先天本弱, 后天久病、失血、积劳伤阴有关。

常见表现: 手足心热, 口燥咽干, 大便干燥, 两目干涩, 唇红微干, 皮肤偏干, 易生皱纹, 眩晕耳鸣, 睡眠差, 小便短。

心理特征: 性情急躁, 外向好动。

发病倾向: 易患阴亏燥热病变。

适应能力: 耐冬不耐夏, 不耐受燥邪。

调体方法: 滋补肾阴、壮水制火。常用方为六味地黄丸、大补阴丸。

五、痰湿质

形体特征: 体形肥胖, 腹部肥满松软。

体质形成原因: 脾虚失司, 先天遗传或后天食肥甘及病后水湿停聚。

常见表现: 面部油多, 多汗且黏, 面黄胖暗, 眼泡微浮, 容易困倦, 身重不爽, 大便正常或不实, 小便不多微浑。

心理特征: 性格温和, 多善忍耐。

发病倾向: 易患消渴、中风、胸痹等病症。

适应能力: 不适应潮湿环境。

调体方法: 健脾利湿, 化痰泻浊。代表方为参苓白术散、三子养亲汤等。

六、湿热质

形体特征: 形体偏胖。

体质形成原因: 多湿热, 蕴结不解, 先天禀赋或久居湿地造成。

常见表现: 面垢油光, 易生痤疮, 口苦口干, 身重困倦, 大便燥结, 小便短赤, 男易阴囊潮湿, 女易带下量多。

心理特征: 急躁易怒。

发病倾向: 易患疮疖、黄疸、火热等症。

适应能力: 对湿热交蒸气候难适应。

调体方法: 分消湿浊, 清泄伏火。代表方为泻黄散、泻青丸、甘露消毒丹等。

七、瘀血质

形体特征: 瘦人居多。

体质形成原因: 血脉瘀滞不畅, 先天遗传、后天损伤、起居失度或久病血瘀。

常见表现: 面色晦暗, 易有瘀斑, 易患疼痛。口唇暗淡或紫, 眼眶暗黑, 鼻子暗滞, 发易脱落, 肌肤干, 女性多见痛经、闭经等。

心理特征: 性格内郁, 心情易烦。

发病倾向: 易患出血、中风、胸痹等疾病。

适应能力: 不耐受风邪、寒邪。

调体方法: 活血祛瘀, 疏利通络, 代表方为桃红四物汤等。

习闲成懒, 习懒成病。
——颜之推

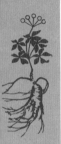

八、气郁质

形体特征：形体偏瘦。

体质形成原因：气机郁滞，与先天遗传及后天情志所伤有关。

常见表现：忧郁面貌，烦闷不乐，胸胁胀满，走窜疼痛，多伴太息，睡眠较差，健忘痰多，大便偏干，小便正常。

心理特征：忧郁脆弱，敏感多疑。

发病倾向：易患郁症、不寐、惊恐等。

适应能力：不喜阴雨天，不耐精神刺激。

调体方法：疏肝行气，开其郁结。代表方为逍遥散、柴胡疏肝散、越鞠丸等。

九、特禀质

形体特征：无特殊或有生理缺陷。

体质形成原因：先天性或遗传因素造成。

常见表现：有遗传性疾病、先天疾病、胎传疾病等相关疾病特征。

心理特征：情况各有不同。

发病倾向：过敏体质、血友病、胎寒、胎热、胎惊。

适应能力：差。

调体方法：过敏体质者应益气固表，养血消风。代表方为玉屏风散、消风散、过敏煎等。

只要我们了解自己的体质类型，就能掌握健康、养生、长寿的"金钥匙"。现在你明白了吗？

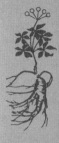

让你不生病

癞印健康

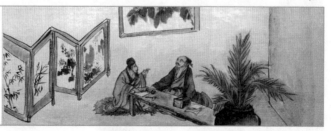

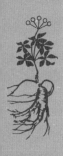

第十九回　把握中医健康养生的精髓
——社会环境

温馨提示：人与社会的和谐统一是中医整体观的重要组成部分。中医认为整体观具有丰富的科学内涵，中医的整体观包含两个层面，第一个层面是人与自然的和谐相处，人与社会的和谐相处，简称人与外环境的和谐相处；第二个层面是人体本身的内环境也要和谐相处，即五脏六腑是一个有机的整体，它们相生相克，周而复始，达到阴阳平衡。

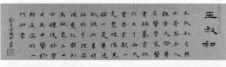

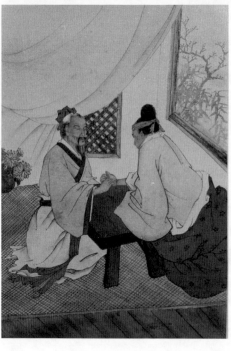

在复杂的自然和社会环境中，人的生命活动与健康状况都会受到影响，如不利的社会环境，家庭纠纷、邻里不和、亲人亡故、同事之间或上下级之间的关系紧张等，引起人的生理和心理的协调与稳定，导致人体阴阳失衡，易引发某些身心疾病，如冠心病、高血压、糖尿病、肿瘤的病情加重或恶化，甚至死亡。因此，人与社会的和谐相处对人体健康来说是相当重要的。人与社会的和谐相处，是建立在人与自然统一的"天人合一"的基础上，人与人的关系要和谐相处，既要有广阔的胸怀，包容性强，又要尊重人的个性化发展，体现以人为

心大则百物皆通，心小则百物皆病。——朱熹

本的科学发展观。中医认为"上知天文，下知地理，中知人事，可以长久"，这里明确把天文、地理、人事作为一个整体看待。人不仅是自然的一部分，而且是社会的一部分，不仅有自然属性，更重要的还有社会属性。人体和自然环境是辩证的统一，人体和社会环境也是辩证的统一。所谓社会环境，包括社会政治、社会生产力、生产关系、经济条件、劳动条件、卫生条件、生活方式以及文化教育、家庭结交等各种社会联系。社会环境一方面供给人们所需要的物质生活资料，满足人们的生理需要；另一方面又形成和制约着人的心理活动，影响着人们生理和心理上的动态平衡。一旦人体——社会稳态失调，就可以导致疾病。因此，医学和疾病与社会状况有密切关系。

社会的各种因素，可以通过情绪的中介和机体功能的失调引起疾病。随着医学模式的演变，社会医学、心身医学都取得了长足的进步，越来越显示出重视社会因素和心理保健对人类健康的重要性。当代社会的人口结构正在发生着重大变化，健康的标准有了新的改变，疾病谱也发生了变化。目前危害人类生命的是心血管病、脑血管病、癌症和意外死亡（车祸、自杀等），这四项的死亡人数占全年死亡人数的80%以上。据国内外大量的资料分析说明，这些疾病与死亡原因多与社会因素、心理因素密切相关，这充分说明人类的疾病和健康是随着社会的发展变化而出现相应的变化。因为，人是生活在社会中，社会的道德观念、经济状况、生活水平、生活方式、饮食起居、政治地位、人际关系等，都会对人的精神状态和身体素质产生直接影响。就人类寿命而言，历史发展的总趋势是随着科学的发展和社会的进步而增长。可见，防病保健并非单纯医学本身的问题，而是需要用社会学的基本理论和研究方法结合医学全面认识疾病，防治疾病，才能从根本上提高人类的健康水平。只要我们重视人与社会环境和谐，就能掌握健康、养生、长寿的"金钥匙"。现在你明白了吗？

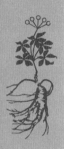

第二十回　中医"治未病"，
筑起预防疾病的"防火墙"

温馨提示：让我们不生病、少生病、晚生病、不生大病，就要做到"未病"先防，已病早治，防微杜渐。那么，中医"未病"与"治未病"能画等号吗？我们要把握中医"治未病"的科学内涵，才能从思想上筑起预防疾病的"防火墙"。

随着现代社会亚健康人群日益增多及老龄化社会的到来，疾病谱的改变等因素的影响，现代医学的理念由治愈疾病向预防疾病和提高健康水平方向做出了调整，医学模式由生物模式向生物、心理、社会和环境相结合的模式转变。中医"治未病"注重预防和治本的特点，愈加符合现代医学发展趋势，显示出强大的生命力。因此，我们要把握中医"治未病"的科学内涵，才能从思想上筑起预防疾病的"防火墙"。

那么，中医"未病"与"治未病"能画等号吗？"未病"为"无病"，可以理解为病而未发，已病而未传。中医"治未病"，它是在"未病"的前面加一个"治"字意义就完全不同，不能画等号了。"治"的含义，是管理、治理的意思。"治未病"，就是采取相应措施，维护健康，防止疾病的发生与发展。

中医"治未病"的核心思想，包括未病先防、既病防变、瘥后防复3个层次。

一是未病先防，也就是说未病健康养生，防病在先。相当于我们目前实施的公共卫生体系中的一级预防，又称病因预防，在疾病尚未发生时针对致病因素（或危险因素）采取措施，也是预防和消灭疾病的根本性措施。主要通过健康促进和健康保护这两条途径来保护人群免于发病。

二是既病防变，已病早治。相当于我们目前实施的公共卫生体系中的二级预防和三级预防的内涵。二级预防，又称"三早预防"，即早发现、早诊断、早治疗，是在疾病的发病期，为防止或减缓疾病的发展而采取的措施，主要有筛检、定期

于运动，此数者，致病之大源也。

起居之不时，饮食之无节，侈于嗜欲，而各

——王国维

健康检查、高危人群重点项目检查等措施；三级预防，又称临床预防，是在疾病的发病后期为防止伤残和促进功能恢复而采取的措施，主要是对症治疗和康复治疗。

三是瘥后防复，也叫愈后防复，愈后调摄，防其复发。强调人们应该注重保养身体，培养正气，提高机体的抗邪能力，达到未生病前预防疾病的发生，生病之后防治疾病的传变和发展，以及疾病痊愈以后防止复发的目的。由此可见，中医"治未病"的科学内涵就远比公共卫生的一级预防更加丰富和宽泛，凸显了它的超前性和先进性。

只要我们在思想上有"治未病"的理念，把握其科学内涵，重视和预防疾病，防患于未然。如果预防工作做好了，身体强壮了，抵抗力增强了，不生病少生病不是更好吗？让我们摆脱亚健康状态，预防和控制潜在"疾病"的发生或发展，如高血压、糖尿病以及恶性肿瘤等慢性疾病的预防，消除或减少精神、心理以及不良生活习惯等"致病因素"的影响。

由此可见，要预防疾病，让人们不生病、少生病、晚生病、不生大病，就要时时刻刻有中医"治未病"的思想。它既是筑起预防疾病的"防火墙"，又是构建具有中国特色的医疗保健服务体系不可缺少的组成部分，在保障国民健康方面发挥越来越重要的作用。

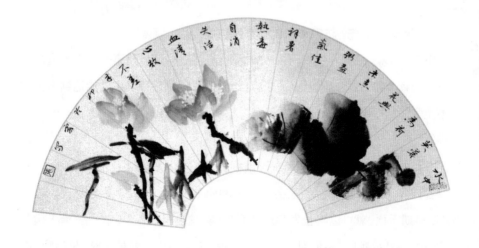

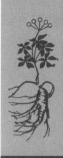

讓你不生病

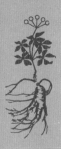

第二十一回　中医"治未病"，凸显中医的特色

温馨提示："治未病"是中医药的一大特色。保持中医特色才能发挥中医优势，这是中医药生存和发展的根本。因此，我们有必要向市民朋友们介绍中医"治未病"的特色。

百病必先治其本，后治其标。——李时珍

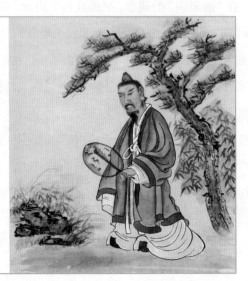

見肝之病，知肝傳脾，當先實脾。
庚寅年夏 大寿

"治未病"是指导人们养生、防病、治病的最高的治养原则。它贯穿于养生、防病、疾病诊断和治疗之中。因此，对健康人群、亚健康人群和患病人群均具有重要的指导意义。它的特色和作用是：

一、治未病之先，防患于未然，养生防病，实现康寿

中医"治未病"的养生观，体现在"顺应自然——形体健康——心理道德完善——与社会和谐"的养生模式。顺应自然阴阳四时之序以养生就能达到不生病或不生大病，未雨绸缪，防患于未然，因此，"治未病"也就成为中医最高的治养原则。

二、治未发之前，防微以杜渐，重视先兆，防止发病

各种疾病在发病之前，往往会出现一些细微的变化，如果我们注意观察这些先兆，早期干预，就可以阻止发病或减轻发病，这也叫做"治未病"。"治未病"的这一内涵提示我们，不但对于急性传染病、感染性疾病要早发现、早治疗。而且对于越来越被重视的"亚健康人群"，尤具指导意义。

三、治未盛之时，见微知著，早治防重，择时而治

"治未病"的另一涵义，就是要善于把握最佳治疗时机，择时而治。"治未病"原则的治其"未盛"或治其"已衰"，具有重要的指导意义。如对一些定时发作、反复发作的疾病的治疗，在发作期（已盛）与缓解期（已衰）予以不同的治疗。以哮喘为例，发作期以祛邪平喘为主，重在治肺；缓解期则以扶正防发为主，重在治肾。

四、治未传之脏，掌握疾病传变规律，已病防传

关于疾病的传变规律，根据历代中医论著，掌握疾病的传变规律，通过各种治疗手段，防止或阻断疾病的传变，这是"治未病"的又一内涵。

五、治传与否，当辨虚实，妙用承制

邪气的传变是有条件的，即邪气盛实和正气不足。以肝为例：肝实而脾不虚，脾不受邪，就无须一律补脾了。脾虚则肝乘，那就要补脾。对肝也要区分虚实而治。这种运用五脏一体、相承相制理论，通过强化或削弱未病之脏对病脏的制约，达到治疗已病脏腑的目的。这是汉代张仲景对"治未病"原则的一大发展与创新。

六、治未效，整体调控，重在调治所不胜所胜

现代著名中医学家方药中先生，把"治未病"作为程序设计的第五步。他提出，通过第一步"脏腑经络定位"，对疾病进行"定位"；通过第二步"阴阳、表里、气血、虚实、风、火、湿、燥、寒、毒"，对疾病进行"定性"；通过第三步"必先五胜"，找出了疾病的本与标、原发与继发，即分析出"病本"；通过第四步"治病求本"，确定相应的治法与方药；但是，有时候效果仍然不好，那就要考虑第五步，即"治未病"这一步。这就是说要通过调控与已病脏腑密切相关的"未病"的脏腑，来协助治疗已病的脏腑，以提高疗效。

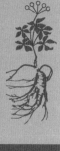

第二十二回　中医"治未病"，凸显中医的优势

温馨提示："治未病"是中医药的一大优势。保持中医特色才能发挥中医优势，这是中医药生存和发展的根本。失去了优势，失去了自我，就不可能保持特色，更谈不上为广大人民群众提供中医药服务。因此，我们有必要向市民朋友介绍中医"治未病"的优势。

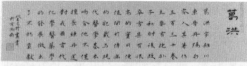

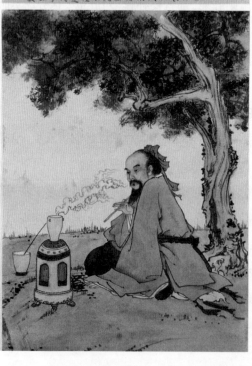

笔者所主持的"中医和健康生活方式的研究"课题组，汲取了邓铁涛老教授提供贾谦等专家承担的国家中医药管理局的委托课题"遵循自身发展规律，发挥中医药优势特色的政策研究"，对中医"治未病"提出了它的优势及论点。

一、预测未来疾病的发生、性质、趋势

中医五运六气学说就是运用五运、六气的基本原理，解释气候变化的年度、时间、规律及其对人体发病的影响。此乃中医之精华，借之可以预测未来年份疾病的发生、性质。

二、中医讲究养生保健，为众多国家所接受

20世纪初，曾在北京协和医院工作的美国教授兰安生有一句名言："一盎司

的预防，胜过一磅的治疗。"意思是说这二者的投资效益相差16倍之多。中医"治未病"不仅是防病于未然，更是养生保健，使人健康长寿，不得病，无疾而终，是为"不战而屈人之兵"，善之善者也。

三、中医非药物疗法为养生、保健和治疗的独特优势

中医非药物疗法种类繁多，内容丰富，简便易学，这是世界其他医学所不具备的。而中医在这方面的养生保健优势凸显，如砭、针、灸、导引、按、跷、拔罐、刮痧、按摩、点穴等等。各种非药物疗法不仅可以养生，而且可以治疗各种疾病。非药物疗法与用药一样，也是调动人体的自我康复能力。人人可以学会一招半式，而且可以随时应对某些疾病，受益终生。

四、中医擅长治疗慢性病、老年病和疑难杂症

我国已经进入老年社会，真正发挥中医防治慢性病、老年病和疑难杂症的优势，可以解决老年社会的医疗保健问题，使为社会做出过重大贡献的老年人健康长寿，安享晚年。

五、中医是治疗急性传染病的有效途径

中医预防诊疗的方法不是把重点放在杀灭病毒上，而是主张调动人体的自康复能力，使病毒失去生存环境。因此，中医治疗从来不怕病毒，只需扶正祛邪而已。中医这一优势是世界其他医学所不具备的。钟南山院士在2003年12月份的研讨会上说，患了SARS之后不进行任何治疗，93%的人可以自愈。就是说SARS死亡率是7%。因为有中医介入，广东省的死亡率是3.8%。中医治疗病毒性传染病有绝对的优势，这是世界上任何其他医学都无法比拟的。

六、中医药简、便、廉、验，优势独特

与西医相比，中医的一大优势是简、便、廉、验。"简"是指中医能化繁为简，只需望闻问切即可确定病情，辨证论治，所谓"大道至简"；"便"是可以就地取材以及所施手法方便，一根针、一把草，也能治病救人；"廉"是中医治疗费用少，往往是西医治疗费用的十分之一甚至百分之一；"验"则是中医疗效好，几千年来中华民族人丁兴旺就是明证，几十年来中医治疗乙脑、流行性出血热、SARS、艾滋病也是明证。

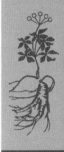

讓你不生病

第二十三回　十二时辰养生——子时养生

温馨提示：前面二十二回，依次介绍了健康、亚健康的基本概念，中医"治未病"的基本知识、核心理念及价值取向。有了中医"治未病"的健康理念，还要有中医"治未病"的手段和方法，也就是公共卫生常说的干预措施，才能防患于未然。

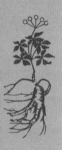

求常安。

养生在动，养心在静；知足常乐，无

——陈立夫

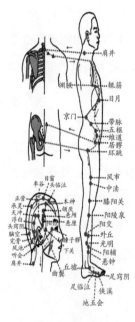

足少阳胆经

我们将从本期开始依次介绍中医"治未病"的手段和方法。四时养生是中医"治未病"的重要方法，包含一年四季如何管理自己的健康，一天十二时辰如何管理自己的健康，这与我们生命、健康、疾病息息相关。本期分述一天十二时辰如何有效地管理自己的健康。

中医认为，胆汁排泄畅达，脾胃运化功能健旺。若胆汁排泄不利，则影响脾胃的消化功能，可见胸胁胀满、食欲不振或大便失调；若肝的疏泄太过，胆气上逆，则见口苦、呕吐黄绿苦水；若湿热蕴结肝胆，胆汁不循常道，外溢肌肤，则见黄疸；胆汁排泄不畅，日久则导致胆结石。胆的功能以维持和控制气血正常运行，确保脏腑之间的协调关系具有重要作用。肝胆互为表里，相互协调，共同调节精神思维的进行。临床上常见胆气不足之人，多易惊善恐、遇事不决等。

子时（23：00~1：00）

时辰特点：气血运行到胆，胆经旺，胆汁推陈出新。胆的生理功能是贮藏排泄胆汁和主决断。俗话说：你有没有胆量啊？胆具有决断、果断的作用，更重要的是胆汁可以消化蛋白质、脂肪等。

子时阳气初生，阳气开始升发的时候，也是发动万物滋生之时，强调的是通过收藏来孕育生机，这种阳气是维持人体健康不可缺少的力量。此时，睡眠才可达到收藏的效果，补充身体的能量，有养阴培元之效。

养生的秘诀是什么？

子时养生的原则：子时，照顾好胆经，睡眠是最好的进补。俗话讲："一夜好睡，精神百倍；彻夜难睡，浑身疲惫。"这个时辰进入梦乡，所以环境宜静，排除干扰，可以让胆经充分工作，分泌出胆汁，充分消化晚上的食物，有利于营养物质进入肝脏，为肝脏造血、藏血提供营养成分。

睡眠是养生的第一良方。如果睡前用温水泡脚，再按摩足部涌泉穴10分钟，效果最佳，这样可促进心肾相交，阴阳合抱，以促进睡眠。民间俗话："吃个猪，抵不得打个呼。"所以，睡好觉，又不要花钱。睡眠是最好的养生方法。因此，平时注意保证充足的睡眠时间，不加班、不熬夜，入睡前安神定志，未睡眠、先睡心，或用温水泡脚，并辅以足底按摩等，这些措施都有助于提高睡眠质量。这个时辰按摩或拍打足少阳胆经，腿外侧中线，有利于胆汁分泌，更好地消化食物。

要睡好子午觉，这是中国人的习惯。"子时大睡，午时小憩"，子时是晚11点到凌晨1点，此时阴气最盛，阳气衰弱；午时是中午11点到下午1点，此时阳气最盛，阴气衰弱。也就是说子时和午时都是阴阳交替之时，也是人体经气"合阴"及"合阳"的时候，如在这两个时辰睡觉有利于养阴和养阳。

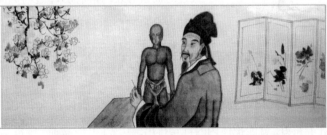

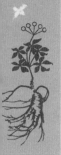

第二十四回　十二时辰养生——丑时养生

温馨提示：丑时是凌晨1点到3点，肝经最旺，是肝脏藏血的最佳时间，也是养护肝脏的最佳时间。肝脏从人出生开始，就天天面临着伤害，不良生活行为，都会造成对肝的伤害。如果丑时还不休息，血液就要继续不停地"运于诸经"，肝脏就得不到养护。

乐寿。

劳逸结合，动静结合，养炼结合康

——庄炎林

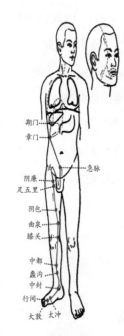

期门
章门
急脉
阴廉
足五里
阴包
曲泉
膝关
中都
蠡沟
中封
行间
大敦　太冲

足厥阴肝经

中医认为，亚健康的症状无不与"肝"的功能失调有关。也就是说，发生亚健康的主要原因是你的肝很累了。为什么这样说呢？肝是人体最敏感、最脆弱的内脏器。肝主疏泄，调畅气机，可保证脏腑气血的正常运行；如果肝失疏泄，就会导致气血运行失常，脏腑、筋脉失养，则产生疲劳。同时，由于肝失疏泄，肝气郁结，乘脾犯胃，就会导致所谓的亚健康状态，重者还会产生各种疾病。亚健康是肝疲劳的预警信号。朋友们，要高度重视肝脏的养护。

丑时 (1: 00~3: 00)

时辰特点：气血运行到肝经。血气应时而至为盛，血气过时而去为衰，逢时而开，过时为阖，泄则乘其盛，补者随其去，肝经旺，肝血推陈出新。

我们看到好多人满面红光、声若洪钟、精力充沛，有些人刚好相反，气色晦暗、眼神无光、手足无力，为什么呢？因为一个人的肝气旺不旺、气血足不足，直接从这个人的外表就能看出。人家肝养得好，就能把体内的毒素排出，实现了肝的藏血、排毒功能。

相反，一个人到了开始养肝的时刻不养，丑时还要去应酬、搓麻将……不好好休息，就不能养出好血供应能量。养肝养什么？就是生血气，振奋肝的生机。

养生的秘诀是什么?

丑时养生的原则:此时,照顾好肝经,睡眠是最好的进补。有利于营养物质进入肝脏,为肝脏造血、藏血提供营养成分,这是最好的养肝方法。

(1)保证充足的睡眠,晚上11点以前上床睡觉,对于值夜班的女士们、先生们,第二天单位一定要安排他们好好休息,让肝脏有个代偿过程。

(2)经常敲拍足厥阴肝经,位于腿的内侧中线,可以疏通经络,代谢废物,有利于养肝。

(3)经常按揉太冲穴,可疏肝解郁,调理气血,化湿通经,对胁腹满痛、头痛目眩有疗效。

(4)做到"三不""三乐"。"三不":不过度忧愁,不与人争吵,不妒忌别人;"三乐":乐于助人,知足常乐,一生求乐,有利于养肝。

(5)少饮酒。酒为湿热之邪,易伤肝。特别是勾兑洋酒,如:XO、龙舌兰、白兰地、伏特加等,不适合中国人的体质。

(6)劳累、熬夜、酗酒都会伤肝。饮食要正常,不要暴饮暴食;早上一定要吃早餐;烹调尽量少用动物油;少吃油炸食品,用过后的油不要炒菜;不吃冰品,少吹冷气。

(7)饮保健茶。可用中药白芍3~5片浸泡15~20分钟后饮之,有柔肝护肝等作用。

(8)肝郁的人,在医生的指导下,选服中成药逍遥散疏肝理气。

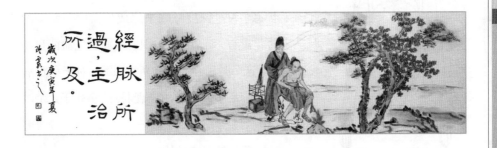

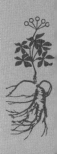

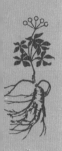

第二十五回　十二时辰养生——寅时养生

温馨提示：人体在寅时（3：00～5：00）一定要熟睡。因为寅时肺经最旺。这时大地阴阳开始发生转化，由阴转向阳，熟睡能补充肺气。要养肺，最好的办法是熟睡。还因为寅时是人体血液开始重新分配的时间，心需要多少血，肾需要多少血，都由肺经分配完成。为了保持肺经旺盛，就必须熟睡。

中医认为，血液的正常循行，有赖于肺气的正常敷布和调节。人体通过肺，从自然界吸入清气，呼出体内的浊气，吐故纳新，使体内外的气体不断交换，从而保证了人体新陈代谢的正常进行。吸入的清气与脾胃运化的水谷精气在肺相合生成宗气，贯心脉以行心血。"肺朝百脉"是说全身的血液，都通过经脉而聚会于肺内，通过肺的呼吸，进行气体的交换，然后再输布到全身。

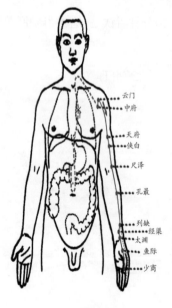

手太阴肺经

寅时（3：00～5：00）

时辰特点：寅时气血流注于肺经，肺经旺。肺朝百脉，所有的组织器官都由它来供血，主宣发与肃降等功能，将肝贮藏的新鲜血液输送百脉，迎接新的一天到来。

寅时，对健康的人来说，这时应该是熟睡状态。通过深度睡眠来完成生命由静而动的转化过程，向全身各组织器官输送气血能量物质，这个时辰心肺功能负担最重，对于危重病人最容易引起心肺功能衰弱，故多死于这个时辰。

养生的秘诀是什么？

（1）培土生金法。根据中医五行理论，肾

要心闲，闲则乐余年。

少年人要心忙，忙则摄浮气；老年人

陆绍珩

52

属水，肺属金，脾属土。土能生金，因此，肺气不足，就用培土生金法，健脾就能益肺。金能生水，补肺也就可以补肾，金水相生。

（2）睡好觉是养肺经的最好方法，这样才会让肺充分工作。熬夜、应酬、娱乐、蹦迪、打麻将不能超过这个时辰。

（3）保健方法，平时可拍打手太阴肺经，它位于手的内侧的前缘。

（4）用百合煲粥：百合（润肺清热）10克加粳米50克煲粥，可以养肺阴。

（5）运动，呼吸新鲜空气，增加肺活量。

（6）要戒烟限酒。

（7）少吃燥热、辛散之品；少吃油炸、肥腻食物，这些辛辣、煎炸、油腻之品，易伤肺阴。

现代医学研究，生长激素对人的健康非常重要，它是由脑垂体分泌的；如果你晚上老不睡觉，得不到休息，怎么会有生长激素呢？小孩子长个子怎么长得高呢？这一点我要特别提醒家长们，让小孩有充足的睡眠。还有一种是褪黑素，它是由松果体分泌的，褪黑素每个人都会产生，褪黑素能增加免疫功能，修复消化道，帮助每天新陈代谢产生大量氧化自由基。氧化自由基可以帮助传递能量，杀灭细菌和寄生虫，参与排除毒素的作用。

丑时（1：00～3：00）、寅时（3：00～5：00）这两个时辰，对于我们养好肝和肺至关重要。骂人最为恶毒的话：这个人缺德，没肝没肺。我说的意思是要大家记住这两个时辰，时间是凌晨1：00～5：00（丑、寅时辰）一定要睡好觉，才能养好肝和肺，你才会精神百倍，容光焕发。

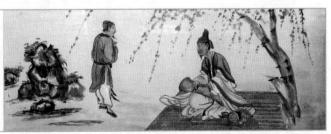

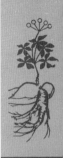

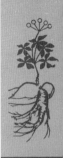讓你不生病

53

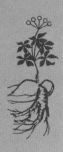

第二十六回　十二时辰养生——卯时养生

温馨提示：卯时（5：00~7：00）把一天积攒下来的废物排出体外，每天按时排便是对大肠经最大的保护。大肠负责把消化后的食物残渣排出体外。而卯时是大肠经最旺盛的时候，大肠工作最勤奋，排便是大肠功能最直接的表现。因此，卯时最好的办法是排便。

养生五诀：一眼食有恒，一饭后散步，一恶忿，一节欲，一洗脚。

——曾国藩

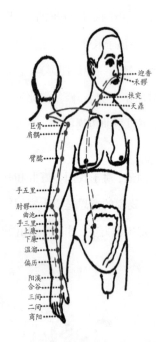

手阳明大肠经

中医认为，大肠主要有传化糟粕与主津的生理功能。大肠接受由小肠下传的食物残渣，吸收其中多余的水液，形成粪便。大肠之气的运动，将粪便传送至大肠末端，并经肛门有节制地排出体外，故大肠有"传导之官"之称。早上喝水的目的，是补充前一夜丢失的水分，稀释血液浓度。如大肠传导糟粕功能失常，则出现排便异常，常见的有大便秘结或泄泻。若湿热蕴结大肠，大肠传导功能失常，还会出现腹痛、里急后重、下痢脓血等。

卯时（5：00~7：00）

时辰特点：气血运行到大肠经。大肠经旺，有利于排泄。中医常称"五更泻"，在早上5点钟左右拉肚子，这个毛病表现为大肠虚弱，主要由于脾肾阳虚所致。针对脾肾阳虚病情较重的，在医生的指导下，还可选用温补肾阳的药物，如：四神丸、补骨脂、吴茱萸、肉豆蔻、五味子。它们具有温补肾阳，涩肠止泻的功效。

养生的秘诀是什么？卯时是起床的时候了，正常的话，要排二便。

（1）我们要利用这个时辰好好地清理肠道。此时要养成大便的习惯。起床后先喝杯温开水，然后再去排便。早晨，先空腹喝300~500毫升的温开水；同时，早上用2~3片生姜泡杯温开水250~300毫升，加上一勺蜂蜜，效果很好。生姜有温中保护脾胃的功能，蜂蜜有润肺滑肠通便的功能。

（2）拍打手阳明大肠经，它位于手的外侧前缘。

（3）腹部按摩。顺时针方向是补，逆时针方向是泄。顺序是右手在下，贴近腹部，左手按在右手上，灵活运用右手掌的大小鱼际，以顺时针方向按摩腹肌30次。顺时针方向从右下腹往上推，是升结肠的部位，然后横向往左推，是横结肠部位，再往左下方推，是降结肠部位，可以刺激大肠，有利于排除体内垃圾。

（4）晨练。适当运动，如游泳、打太极拳等都有利于肺活量，因为肺与大肠相表里，肺的肃降作用可以推动胃肠的蠕动。

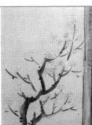

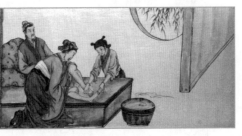

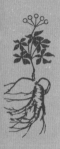

第二十七回　十二时辰养生——辰时养生

温馨提示：辰时（7：00～9：00）胃经最旺盛。胃是机体对食物进行消化的重要器官。胃经是多气多血的经脉，作为一切营养来源的"后天之本"，对于人体的生命活动十分重要。早上起床后，经过整整一晚上，在辰时吃早餐，胃经旺盛，会尽全力消化食物，对身体有益。人体气血得热而行，遇寒则凝。如果早餐食冷的食物，必然使体内各个系统更加挛缩，血液流通更加不顺，对身体有伤害。因此，要食温热食物，才能养胃。

中医认为，胃主受纳水谷，是指胃气具有接受和容纳饮食水谷的作用。经过胃气的磨化和腐熟作用后，使食物形成食糜状态并初步被消化，容纳于胃中的食物、精微物质被吸收，并由脾气（依赖脾气）转输而营养全身，未被消化的食糜则下传于小肠作进一步消化。机体精气血津液的化生，都依赖于饮食物中的营养物质，故胃又有"水谷气血之海"之称。中医学特别重视"胃气"的作用，所以有"有胃气则生，无胃气则死"的说法。

辰时（7：00～9：00）

时辰特点：气血运行到胃经。胃经旺，有利于消化，是吃早餐的时候。

民俗谚语："早晨的生姜暖胃肠，晚上的生姜如刀枪。"按照阴阳学说，白天为阳，为养阳最佳时间，夜晚为阴，是最佳养阴时间。辰时，吃生姜温中暖胃，有利于胃肠道腐熟水谷，有利于身体健康；在晚上吃生姜那是不符合养阴的，是逆时而作，因为生姜是助阳升发的，晚上吃会伤及肺阴，形容"如

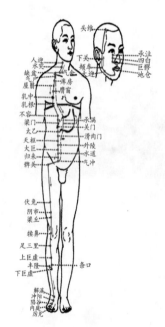

足阳明胃经

头维
下关
颊车
承泣
四白
巨髎
地仓
人迎
水突
气舍
缺盆
气户
屋翳
乳中
乳根
不容
承满
梁门
关门
太乙
滑肉门
天枢
外陵
大巨
水道
归来
气冲
髀关
伏兔
阴市
梁丘
犊鼻
足三里
上巨虚
丰隆
下巨虚
条口
解溪
冲阳
陷谷
内庭
厉兑

养体欲常逸，食须常少。劳无至极，食无过饱。——《修真秘要》

刀枪"这么厉害。

辰时的养生有什么秘诀呢?

(1)按时吃早餐,且要食温热的食物。一天进食量的比例,笔者认为:早餐,约占一天食物的50%,中餐30%,晚餐20%,比较合理,有利于消化和营养物质的吸收。"早餐是金,午餐是银,晚餐是铜",所以,早餐不仅要吃好,还要吃饱。坚持用早餐,是健康长寿的重要因素之一。

(2)天热喝冰水伤胃。中医认为,寒则凝。天气热时,气血运行快,有利于新陈代谢,如果此时喝冰水,就会造成气血凝聚,影响体内气血循行,伤害身体。

(3)吃饭要细嚼慢咽。食物停留于胃,经过胃蠕动和胃液的消化,得到初步加工,原先的大颗粒食物又分解成小颗粒食物。这些小颗粒食物又分解成小分子物质,顺利通过消化道黏膜,进入血液。大分子物质,只能通过粪便排出体外。如果向胃肠"绵绵"输送的不是小分子物质,而输送的营养物都是液体或糊状的细小颗粒,就不能够很快消化和吸收了。而细嚼慢咽,有助于食物形成小分子物质。因此,吃饭要细嚼慢咽。

(4)足三里穴是养胃经最得力的干将。足三里是强壮要穴,如果经常用艾灸此穴,可有效增强抗病能力,提高健康水平,保持旺盛精力。艾灸足三里的作用与母鸡的补益作用是一样的,同样具有补肾益精、补益脾胃、补血养阴的作用。还可经常拍打足阳明胃经,它位于腿的外侧前缘。

(5)煲中药粥,如:茯苓、白术、沙参等补胃气,养胃阴;稀粥本有养胃气的功能。

(6)少吃辛辣、燥热之品,如:辣椒、胡椒以及油炸、肥腻食物,以防伤胃阴。

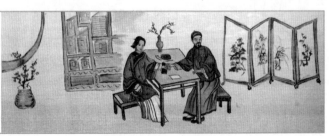

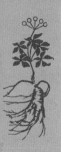

第二十八回　十二时辰养生——巳时养生

温馨提示：巳时（9：00~11：00）脾经最旺。脾为后天之本，气血生化之源。人体所有的生命活动，都依赖于后天脾胃摄入的营养物质。脾与胃密不可分，脾好能养胃，而胃好又能养脾，脾与胃相互协调，其生理功能才能正常发挥。养脾不靠神丹妙药，而是取决于饱暖。巳时不能食用燥热及辛辣刺激性食物，以免伤胃败脾。先天不足的，可以通过后天调养补足，同样可以延年益寿；先天好的，如果不重视后天脾胃的调养，久而久之，就会多病减寿。

寒暖适体，勿修华艳，可以延年。
——《养性延命录》

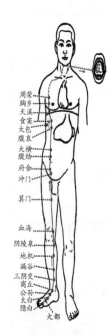

周荣
胸乡
天溪
食窦
大包
腹哀
大横
腹结
府舍
冲门

箕门

血海
阴陵泉
地机
漏谷
三阴交
商丘
公孙
太白
隐白

大都

足太阴脾经

中医认为，脾与胃一阴一阳，互为表里，共同参与饮食的消化和吸收。脾为阴土，喜燥恶湿；胃为阳土，喜润恶燥。脾的运化营养物质功能，有赖于胃阳的动力，胃的受纳食物功能，又有赖于脾的资助。只有在脾胃不燥不湿、不冷不热、相辅相成的时候，才能完成受纳水谷和运化营养物质的过程。脾主升清，以升为顺，即脾气上升，水谷精微等营养物质才能输送到全身，发挥其营养功能的作用。若脾气健运，则营养充足，脏腑功能旺盛，身体强健。若脾失健运，消化吸收功能失常，则见腹胀、便溏、食欲不振、消瘦、倦怠乏力以及气血生化不足等病理表现。

巳时（9：00~11：00）

时辰特点：气血运行到脾经。脾经旺，有利于运化、吸收营养、生血作用。医学研究：这段时间为一天中精华期，注意力、记忆力最好，是工作、研究、学习的最佳时段。

假如在辰时，早上7~8点不吃早餐，到了现在就没有营养物质被吸收了。这将会引起很多疾病，如低血糖，影响记忆力、学习和工作能力的发挥，诱发胃炎、胃溃疡、胆结石等。不吃早餐，得不偿失。

养生的秘诀是什么?

(1)叩齿咽津。有利于帮助食物消化，吸收营养物质，津液里含很多酶，咽下去了，就会帮助消化食物。

(2)拍打足太阴脾经，它位于腿内侧的前缘。

(3)保护好脾的运化功能。脾喜燥恶湿，湿易伤脾气，造成脾困。脾困怎么理解呢? 好比脾睡着了，睡着了当然就不工作了，脾就不能运化，不可能吸收营养，组织器官得不到滋养，没有能量供给，气血被阻滞，垃圾排不出去，伤及其他脏腑。

所以，饮食结构合理非常重要。笔者要提醒吃自助餐的朋友们，要把握好吃饭的量了，这里捡一点，那里捡一点，就一盘堆得满满的了;中医将脾作为后天之本，说明中医非常重视脾胃，重视饮食养生。

当然，脾气虚时，在医生的指导下，可服参苓白术散、健脾丸等健脾益气的中成药;脾湿太重，可服藿香正气丸、平胃散等有祛湿功效的中成药。

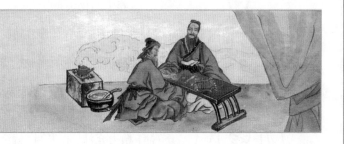

第二十九回　十二时辰养生——午时养生

温馨提示: 午时 (11: 00~13: 00) 心经最旺, 午时又是阴气开始生的时刻, 动者养阳, 静者养阴, 此时刻养心就要养阴, 所以宜静养, 不能做剧烈的运动, 这是对心脏的最好保护。心脏的正常搏动, 主要依赖人的心气, 心气旺盛, 才能使血液在脉内正常运行, 不出差错。如果心气不足, 就会使心血管系统内部发生动乱, 就会产生心律不齐、心律失常、心痛等症状。

中医认为, 心的生理功能主要有两方面: 一是主血脉, 二是主神志, 并且与舌、面等有联系。心与小肠相为表里。主血脉: 推动血液运行, 维持脉道通畅。主神志: 主管精神活动。心主神志, 又称心主神明, 或心藏神, 指心有主管精神 (意识、思维活动) 的功能。

治身养性，体本抱神。

——《淮南子》

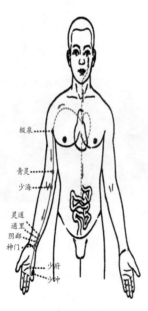

极泉
青灵
少海
灵道
通里
阴郄
神门
少府
少冲

手少阴心经

午时 (11: 00~13: 00)

时辰特点: 气血运行到心。心经旺, 有利于周身血液循环, 心火生胃土, 有利于胃的消化功能。

养生的秘诀是什么?

(1) 养心从安神开始。午时一定要小睡一下, 这是最能养心的时机。有利于心火下降, 肾水可及心火, 形成 "心肾相交" 了, 所以午时一定要睡觉。中医认为, 心主神志。心正常, 神志清明, 思维敏捷, 精力充沛。心失调, 就会出现失眠、多梦、神志不宁、反应迟钝、健忘、精神不振等症状。因此, 心明则神明, 神清则身健, 养生就要先养心, 养心就要宁心养神。

(2) 饮食结构合理。午餐占一天食物的三成,食物要求暖软，不要吃生冷坚硬的食物。

建议在午饭前(11点半左右)吃水果比较好。选一些颜色鲜艳的、清香的、含有大量松脂的新鲜水果，多吃对身体有益。比如：榴莲，含松脂成分居第一，松脂成分可抗压；草莓，保护胃肠；火龙果，有美白、减肥、防癌等作用，由于火龙果含糖分较少，因此是适合糖尿病患者吃的水果，在吃火龙果的时候，尽量不要丢弃内层的粉红色果皮；木瓜，含有独特的木瓜酶，能帮助消化；芒果，要选土芒果；葡萄，要吃紫葡萄；西瓜，选无籽大红西瓜；蜜瓜，选绿色的；哈密瓜，要选肉色的。

(3)讲究口腔卫生。食后，用茶漱口，涤去油腻，然后午休。

(4)拍打手少阴心经，它位于手的内侧的后缘。

(5)心气虚会造成失眠等，在医生指导下，可服柏子养心丸补气、宁心、安神。

中午吃什么好？最重要的是做到膳食平衡："五谷(水稻、小麦、玉米、大豆、薯类)为养、五果(枣、李、杏、栗、桃)为助、五畜(牛、犬、羊、猪、鸡)为益、五菜(葵、韭、薤、藿、葱)为充"，五谷杂粮都需要，营养均衡，不要偏食。

(6)要照顾好心经，照顾心经最好的方法是减轻心脏的负担，避免心脏过度兴奋，如茶、咖啡、酒等都会刺激心脏的兴奋，饮这些饮品要适中。

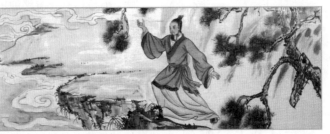

第三十回 十二时辰养生——未时养生

温馨提示：未时(13：00~15：00)小肠经最旺。未时是小肠精力最旺盛的时候，在未时之前食完午餐，经胃受纳，腐熟的食物在未时就能进入小肠。由于此时小肠吸收功能处于最活跃的时候，可以最大限度地把午餐的营养物质吸收进入人体。在未时前食用午餐，且午餐的营养价值要高、要精、要丰富，一定要吃好午餐。

中医认为，小肠与心经相互属络而构成表里关系。小肠包括十二指肠、空肠和回肠。对饮食物进行消化，吸收其精微，下传其糟粕主要在小肠内进行。小肠的主要生理功能是主受盛化物和泌别清浊。小肠受盛化物功能失调，表现为腹胀、腹泻、便溏等。若小肠泌别清浊的功能失常，清浊不分，水液归于糟粕，就会导致水谷混杂而出现便溏、泄泻等症。临床上治疗腹泻病采用"利小便所以实大便"的方法，就是"小肠主液"理论在临床治疗中的应用。

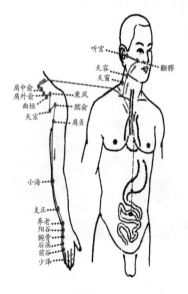

手太阳小肠经

未时(13：00~15：00)

时辰特点：气血运行到小肠经。小肠经旺，有利于营养吸收。小肠的功能是进一步消化、吸收食物的营养成分，将精华向上输送于脾。小肠具有分清泌浊的功能，使营养物质进一步吸收，将废液归于膀胱，以小便排出将把糟粕送入大肠，大肠有降浊的作用。若小肠功能失职会出现腹胀、腹泻、溏便。

这个时辰拍打手太阳小肠经，它位于手的外侧后缘，有利于小肠蠕动、消化吸收营养物质，起到事半功倍效果。

午餐最好在未时的13：00之前吃完，这样

和神保气，返本归元。
——李道纯《将摄保命篇》

才能在小肠精力最旺盛的时候把营养物质都吸收进入人体。

平时应怎样养护小肠呢？一定要吃好午餐。午餐什么时候吃最好呢？未时之前的午时较好，最好在12：30左右吃，不要赶在12：00，因为此时人的气血最旺，身体处于最亢奋状态。

未时，也就是下午1~3点的时间段，小肠经最活跃，而午餐一定要在午时内吃完，这样到了未时小肠值班时可以最大化地吸收食物的营养成分。这也就是笔者所说的未时午餐要午时吃，未时就是消化午餐的时候，因此一定要在午时将食物吃下。

早餐一定要吃好，饮食的营养价值要高、要精、要丰富。午餐以简单、重质不重量为原则，避免吃得过饱，否则整个下午都会觉得没有精神。

下面介绍几种食物：

（1）红薯，午餐吃好。为什么午餐吃红薯好，因为红薯所含的钙质需要在人体内经过4~5小时进行吸收，而下午的日光照射正好可以促进钙的吸收。红薯的营养价值很高，含有丰富的糖类、蛋白质、纤维素和多种维生素。

（2）山药：滋补佳品。山药有滋补作用，是病后康复食补之佳品。山药含有皂甙、黏液质、胆碱、淀粉、糖类、蛋白质和氨基酸、维生素C等营养成分以及多种微量元素，且含量较为丰富。常吃山药可延年益寿。

（3）大蒜：抗癌抗菌。大蒜活性物质具有明显的降血脂及预防冠心病和动脉硬化的作用，可以防止血栓形成。

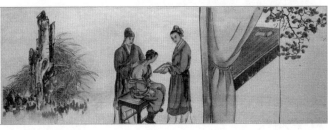

第三十一回　十二时辰养生——申时养生

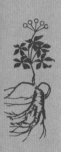

恬淡虚无，少私寡欲。——《黄帝内经》

温馨提示：申时（15：00～17：00）膀胱经最旺。膀胱是一个储藏尿液的容器，本身是不容易致病的，如果经常憋尿，就会导致膀胱疾病。因此，要保护膀胱就不能憋尿。如果水分不足或过剩，都会导致膀胱疾病。所以要保养膀胱，申时宜适时饮水。一定不要憋小便，否则会发生"尿潴留"。

中医认为，膀胱是贮存和排泄尿液的器官，与肾为表里，主一身水气之通调，膀胱的功能是贮尿和排尿，肾气主上升，膀胱之气主通降。肾气之升，激发尿液的生成并控制其排泄；膀胱之气通降，推动膀胱收缩而排尿。若肾气和膀胱之气的激发和固摄作用失常，膀胱开合失权，既可出现小便不利或癃闭，又可出现尿频、尿急、遗尿、小便不禁等。如果水分不足或过剩，都会导致膀胱疾病。又因为"肾主骨，肝主筋，肾水滋养肝木"，水少则木枯，水亏则筋病，如果骨经常酸痛，坐骨神经、头颈、腰背疼痛，都与膀胱有关。所以要保养膀胱，就要保养肝和肾。

申时（15：00～17：00）

时辰特点：气血运行到膀胱。膀胱经旺，有利于泻掉小肠多余的水液，同时将周身的"火气"下泄。膀胱的生理功能是贮存和排泄尿液。与肾相表里。膀胱功能失职出现尿频、尿急、遗尿或小便失禁等。

现代医学研究：申时是人的分析力和创造力最活跃的时辰，由于气血循膀胱经容易上达于脑部下达脚的跟部，贯通上下，它的络脉沟通内外，所以，人们学习效率就会很高，这个时辰则是我们从事学问、学习和读书、做科研的最佳时光。已时（上午9：00～11：00）也是读书学习

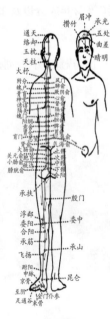

足太阳膀胱经

的好时段，所以古人主张"朝而受业，夕而习复"。

养生的秘诀是什么？

（1）尽量多饮水，防止尿结石。饮水可补充人体需要的水分，从而降低结石成分在尿液中的浓度，防止结石促进物的聚合。

（2）掌握运动最佳时间，有利于保护膀胱。申时属猴，猴的天性就是动。每天下午4点是运动的最佳时间，也是人体新陈代谢率最高的时候，肺部呼吸运动最活跃，人体运动能力也达到最高峰。此时锻炼，身体不易受伤。许多运动员破纪录，也是在下午时间。早上不宜运动。凌晨被现代人称为魔鬼时间，此时人体内血糖度、血压都是一天中最高的，血的黏稠度也最高，如果此时运动，再加上清晨的寒冷刺激，极易导致身体不适。

（3）读名人诗文，或练书法，或去田园绿地，或观落霞。太阳主气化，这时应该多喝水和吃些水果，对养生很好。

（4）有条件按摩足太阳膀胱经，它位于腿的外侧后缘及脊柱旁正中旁开3寸，有利于排出毒素。

提醒离退休老同志，申时是做保健按摩（重点按膀胱经）的最佳时间，按摩后饮300~500毫升白开水，有利于泻下心火，将周身的火气以及体内垃圾毒素从小便中排出，改善身体的内环境这一点也很重要。

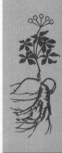

讓你不生病

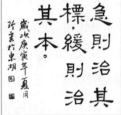

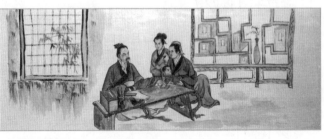

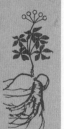

第三十二回　十二时辰养生——酉时养生

温馨提示：酉时(17：00~19：00)肾经最旺盛。肾脏是人体五脏中最后一个衰老的器官，人的寿命长短，取决于人体先天肾气的多少和后天对肾精、肾水的养护。因此，肾气决定着人体的生命。在人体五脏中，肾为先天之本，脾为后天之本，后天之本来补先天之本，是最安全的补养方法。

中医认为，肾与膀胱互为表里关系，肾为表，藏有"先天之精"，为脏腑阴阳之本，生命之源，故称为"先天之本"。肾藏生殖之精和五脏六腑之精，主生长、发育、生殖，为全身阴阳之根本。肾藏精，精能生骨髓，骨髓能滋养骨骼，所以肾能保持人体精力充沛、强壮和矫健。肾精可化生为肾气。肾与膀胱相为表里。肾将精气贮藏，并促使其不断充盈，防止精气从体内无故丢失，为精气在体内充分发挥其生理效应创造必要的条件。肾气主要促进机体的生长、发育和生殖，以及调节人体的代谢和生理功能活动。

酉时(17：00~19：00)

时辰特点：气血运行到肾经。肾经旺，有利于贮藏一日的脏腑之精华。肾为先天之本，藏精，主生发、生殖与脏腑气化；肾主水，调节水液代谢、生尿和排尿；肾主纳气，助肺的呼气和收纳肾气。头发看起来是否乌黑发亮、耳聪目明，可以体现肾功能状况。如头发枯燥无光泽、发黄、花白都是肾精不足，或肾的功能失职，滑精、早泄、阳痿、遗尿、小便失禁、尿频、尿急、崩漏、滑胎等现象都与肾功能有关。

养生的秘诀是什么？

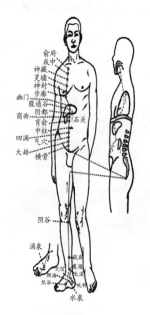

足少阴肾经

节饮食以养胃，多读书以养胆。——《庄子》

养肾要着眼于藏精，肾在酉时进入储藏精华阶段，由于此时是一天工作需要稍微休息之时，因此不宜过于劳累，否则会伤气伤血，就会伤肾。

（1）晚餐宜稍早。晚上6点半钟左右吃晚餐比较好，晚餐量要少，占一天总量的20%；不宜吃太多不容易消化的食物，特别是油炸的食物，会伤及脾胃的功能，即使消化了，也会变成脂肪，造成肥胖；另外，不该吃东西的时间，千万别吃，夜宵就少吃点，没什么好处。有的女同志为了减肥，通常不吃晚饭，这也不对；晚上时间长，没有能量供给，就会动用肝糖原，消耗脂肪，造成营养不良，面黄肌瘦，工作效率低下，学习成绩下降，这一点千万要注意。

（2）晚餐不要太咸，咸入肾。这里请大家回答一个问题：晚上为什么要少食盐？菜太咸了，会增加肾脏负担，影响肾的功能；对肾病患者，更应注意少盐。民俗："早晨的盐汤如参汤，晚上的盐汤赛砒霜。"形容晚上吃多了盐，像砒霜一样伤害了肾功能。中医非常重视肾的功能，肾为先天之本，大家要高度重视。

（3）拍打足少阴肾经，它位于腿的内侧后缘。涌泉穴是肾经脉第一要穴，也是长寿要穴，常按涌泉穴有助于改变睡眠。取穴时，可采用正坐或仰卧、跷足的姿势，涌泉穴位于足前部凹陷处第二、第三趾趾缝纹头端与足跟连线的前1/3处。经常按摩除促进睡眠外，还可以补肾健脑，增强智力。

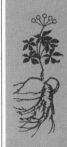

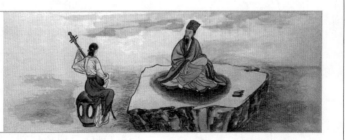

肾气通于耳，肾和则耳能闻五音矣。庚寅年闰月 少秋书

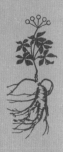

第三十三回　十二时辰养生——戌时养生

温馨提示：戌时（19：00~21：00）心包经最旺。心包，就是膻中，包裹并保护心脏。膻中：位于人体两乳之间的中心位置，接近于心、肺，是宗气汇聚的地方；同时，又是宗气的发源地，能助心肺输传气血，协调阴阳，使人的精神愉快。心包是心的保护组织，可以清除心脏周围的外邪，使心脏处于完好状态。因此，要保护好心包经。寒邪侵入心包，则会阻塞血路，成为心绞痛；水湿侵入心包，则会成为心包积水。心包受风邪、湿邪侵扰，并不会马上出现问题，通常会潜伏多年，才发展为风湿心脏病。

中医认为，心包经与三焦经互为表里关系。"心主血脉"：一是代心行事，即心脏产生的喜乐情绪，是由心包发出来的，如心包有病，患者感到心慌；二是代心受邪，心包可以保护心脏，当外邪侵入心脏时，心包首先掩护心脏，使心脏不受外邪的侵入。心在窍为舌，也可以说心开窍于舌，心的精气盛衰及其功能变化可以从舌的变化上知其所以然。心脏的正常搏动主要依赖于人的心气。心气旺盛，才能使血液在脉内正常运行，不出差错；如果心气不足，就会使心血管系统内部发生动乱，如心律不齐、心律失常、心绞痛、心肌梗死等。

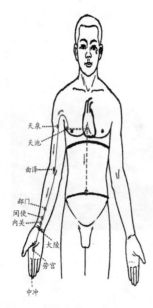

天泉
天池
曲泽
郄门
间使
内关
大陵
劳宫
中冲

手厥阴心包经

戌时（19：00~21：00）

时辰特点：气血运行到心包经。心包经旺，再一次增强心的力量，心火生胃土，有利于脾胃的消化功能。心包经与三焦经相表里。

中医认为，戌时人体的阳气应该进入了阴的接

大渴不大饮，大饿不大食。——《寿世保元》

口，这时阴气正盛，阳气将尽，通常人们会在这时进行晚间的娱乐活动。

养生的秘诀是什么？

每天戌时，要清除心脏周围的外邪，保持心情舒畅，使心脏保持良好的状态。如此时不要做剧烈运动，以散步等方式创造入眠的条件，晚餐也不要过于肥腻。这个时辰要做好睡觉的准备，轻微活动后安眠。睡时宜右侧，"睡如弓"。先睡心，后睡眼，须静勿躁，"心静自然凉"，一身轻松，自然入睡。

（1）常敲心包经对防病、养生有很大功效。按摩手厥阴心包经，它位于手的内侧中线，上下来回按摩30~50次；还可以按摩膻中穴，它位于前正中线两乳头连线的中点，揉按30~50次，有利于心包经的保养。

（2）心情郁闷时鼓掌。心包能让人高兴。手掌中心有心包经通过，大陵穴位于手腕内侧横纹中内，劳宫穴位于握拳时中指尖点按位置，中指尖是心包经井穴（中冲穴），小指侧有心经通过，大鱼际还有肺经的鱼际穴，两大拇指桡侧还有肺经井穴（少商穴）。所以鼓掌动作，可以振奋心包经、肺经和心经。

（3）用热水洗脚，促进血液循环，消除疲劳，使人轻松降压，有利于睡眠。同时，睡觉前不要做剧烈运动，过于兴奋也不利于睡眠。俗话说"晚上热水烫脚胜吃安眠药"。

（4）握掌握臂动作，可以克服心情紧张或心动过速。握掌时，中指尖的中冲穴正好点按掌心的劳宫穴上，刺激了心包经的相关俞穴，激发了心包经能量，就会使人心情舒畅。

（5）注意口腔卫生，晚餐后漱口，以利口齿。

（6）常吃牛肉养心包。牛肉味甘，性湿，归心包、心、肝、脾、胃经，具有补中益气、强健心包、补肾壮骨、补血犀肠的作用。尤其是小孩，长期吃牛肉，可以让筋骨更厚实。

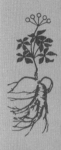

讓你不生病

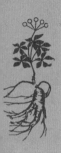

第三十四回　十二时辰养生——亥时养生

温馨提示：亥时（21：00～23：00）三焦经最旺。三焦为元气、水谷、水液的运行之所，人体十二个经脉循行了十二个时辰，三焦经为最后一站，三焦经掌管着人体的诸气，是六气运转的终点，是人体气血运行的要道，如果三焦经通畅，人体内水火交融，阴阳调和，人就不会生病。

中医认为，三焦通则百病不生。三焦是上焦、中焦、下焦的合称。上焦：一般将膈以上的胸部，包括心、肺两脏，以及头面部，称作上焦。也有人将上肢归属于上焦。上焦的生理特点是主气的宣发和升散，即宣发卫气，布散水谷精微和津液以营养滋润全身。中焦：是指膈以下、脐以上的上腹部，包括脾胃和肝胆等脏腑。中焦具有消化、吸收并输布水谷精微和化生血液的功能。肝胆属中焦。下焦：一般以脐以下的部位为下焦，包括小肠、大肠、肾、膀胱、女子胞、精室等脏腑以及两下肢。下焦的功能主要是排泄糟粕和尿液，即是指小肠、大肠、肾和膀胱的功能而言。

亥时（21：00～23：00）

时辰特点：气血运行到三焦经。三焦通百脉，人进入睡眠，百脉休养生息。三焦的生理功能是通行诸气，运行水液。

养生的秘诀是什么？

（1）睡好觉是保护三焦经的最好方法。这个时刻人们应该睡眠，让整个身体（三焦）都得到休息和休整，并从这种彻底的休整中孕育新的生机。

（2）按摩三焦经。按摩手少阳三焦经，它位

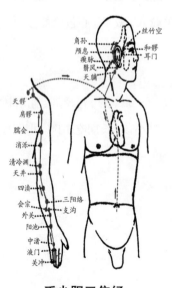

手少阳三焦经

丝竹空
角孙　和髎
颅息　耳门
瘈脉
翳风
天牖

天髎
肩髎
臑会
消泺
清冷渊
天井
四渎
会宗　三阳络
外关　支沟
阳池
中渚
液门
关冲

如神补。
——《医学心悟·论补法》
药补不如食补，食补不如精补，精补不

于手的外侧中线，有利于上中下三焦全面贯通，排出毒素。

（3）平时要照顾好三焦经。三焦经多气少血，当人体气动或气乱的时候，人就会生病，照顾好三焦经是对人体健康的最大安慰。

方法一：面食最容易入三焦经。小麦味甘，性平，入脾、胃、心、肾、大肠等经，因此，小麦也可以入三焦经。常吃小麦可以养心安神，健脾养胃，厚肠止泻，和胃制破，消烦止渴，消肿止病，益肾补阳，在缓解失眠、腹泻、腰腿疼方面，也有相当的效用。

方法二：米饭最补益人体。米饭味甘，性平，除了入脾经、胃经、大肠经、小肠经、膀胱经之外，人体其余各经都可以进入。所以，米饭可以补益三焦经。大米比较滋腻，是养阴之物，能养阴润燥，其润燥之功以米汁最好。

（4）保持心境平静。亥时是人体细胞休养生息、推陈出新的时间，此时，人随着地球旋转到背向太阳的一面，进入一天之中的"冬季"。冬季是万物闭藏的时候，人到此时也要闭藏，是为了第二天的生长。因此，此时要收藏兴奋，保持心情平静。

（5）睡前要少喝水。亥时气血流至三焦经，而三焦经掌管人体诸气，是人体气血运行的主要通道，上肢及排水的肾脏均属三焦经掌管的范围，此时，阴气极盛，就要保持五脏的安静，以利睡眠。如果此时喝水，五脏就不能安静，就影响睡眠。

（6）要及时入睡。在亥时，三焦经可以通百脉。人如果在亥时睡眠，百脉就会得到休养生息，对身体十分有益。在生活中，很多百岁老人都有一个共同点，就是在亥时睡觉。

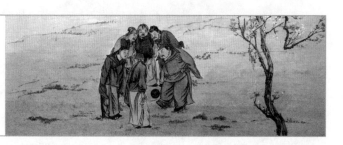

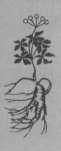

第三十五回　春季养生——气候特点与起居调理

温馨提示：十二时辰养生是一天养生的微观面，四季养生是一年养生的宏观面。在做好十二时辰养生的基础上，再谈四季养生就更有意义了。顺四时，为养生的第一要务，要求顺应春生、夏长、秋收、冬藏的规律来调养人的身体。

若要不老，还精补脑。

——《论衡》

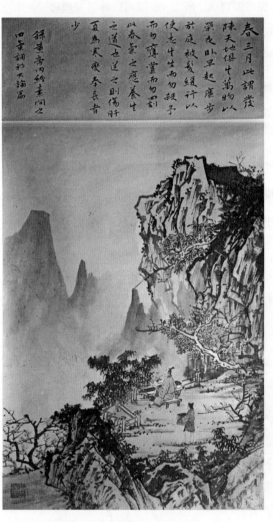

春为四时之首，万象更新之始。当春归大地之时，自然界阳气开始生发，万物复苏、生发，是一个推陈出新的季节。所以，必须顺应春天阳气升发、万物萌生的特点，注重维护人体阳气。

一、气候特点

春季，是指我国农历从立春到立夏这一段时间，即农历一、二、三月，包括了立春、雨水、惊蛰、春分、清明、谷雨6个节气，是一年中最好的季节。此时，冰雪消融，春风送暖，自然界阳气开始升发，万事万物都呈现欣欣向荣的景象，其气候特点为忽冷忽热，温度逐渐趋于暖和、潮湿。所谓"春分秋分，昼夜平分"，由于春分这天正好昼夜平分，阴阳各半，此时的节气特点是阴阳平衡，故养生也要顺应此时的节气特点，要讲求"平和"，以和为贵，以平为期。当注意调节人体阴阳平衡，使得阴平阳秘，从而达到精神乃治。故此，饮食上味勿过偏，量勿过饱，温勿过热；运动上勿过劳；精神上宜舒畅。

二、起居规律

在现实生活中起居随意化，没有规律，四体不勤，不事劳作，以为这样是享清福，而实际上后患无穷，只会加速衰老的到来。正如《黄帝内经·素问·生气通天论篇》所说："起居无节"，就会"半百而衰"。可见，要想少生病，身体健康，就必须做到起居有常。

（一）早睡早起

春季要适应阳气升发的特点，为了适应这种气候特点，起床后宜披散着头发。晚上不要睡得太迟，早上要早起，养成早睡早起的习惯，以适应自然界的生发之气，这时千万不可贪图睡懒觉，因为这不利于阳气升发。中医认为久卧伤气，睡眠过多，无病也会躺出病来，春季既要保证充足睡眠，又要防止睡眠过多，一般每天睡8小时即可。

春天的气候适于睡眠，这些现象称为"春困"。"春困"不是睡眠不足，也不是病态，而是"生物钟转换"——人体不能适应气温升高的环境变化和体内发生了"血液重新分配"的生理变化所致。所以不应贪于睡觉，而应积极参加体育、文娱活动，以增强心脏功能，改善血液循环和脑部供血，减轻或消除春困。

（二）防风寒外袭

如果过早地顿减衣物，一旦寒气袭来，寒则收引，寒则气收，影响气血在体内运行，造成机体功能失调，形成各种疾病，所以"春捂"习惯要保持，衣服宜渐减，衣着宜"下厚上薄"，以适应春天生机勃发的特点，维护好身心健康。体质虚弱的人要特别注意背部保暖。"二月休把棉衣脱，三月还有梨花雪"，为适应春季天气多变的特点，人们也创造了一个不无道理的"穿衣气候"，这就是"捂"。但"捂"不可"捂"出汗来，要注意随时增减衣服。"二八月，乱穿衣"，这"乱"正是人们对天气不时变化的随机应变之举。

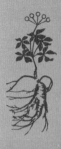

让你不生病

赢得健康

73

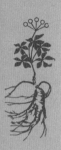

第三十六回　春季养生——饮食调理

温馨提示：中医认为，春天是阳气升发的季节，所以人应该顺应天时的变化，人体新陈代谢加快，营养消耗相应增加，饮食宜甘而温，富含营养，以健脾扶阳为食养原则，忌过于酸涩，宜清淡可口，忌油腻生冷，尤不宜多进大辛大热之品，多选用既生发又富营养之品，还要多吃些新鲜蔬菜，通过养肝和养阳以保持身体的健康。

恐伤肾。怒伤肝，喜伤心，思伤脾，忧伤肺，
——《素问》

一、养肝为先

立春是提示肝气当令的时间到了，从起居、饮食、情志、运动等方面都应开始注意了。在五行学说中，肝属木，与春相应，主生发，在春季萌发、生长。如果春季养生不当，便易伤肝气。为适应季节气候的变化，保持人体健康，在日常生活中应当注意养肝为先。

首先，情绪上要乐观、愉快，不宜抑郁或暴怒，保持心情豁达、开朗、淡定、坦然，肝气就能舒畅，气旺则血和，血和则健康，可以帮助肝功能很好地发挥作用。

其次，生活作息要规律，养成良好的养生习惯，现介绍简单的养肝方法：

（1）卧姿养肝法：睡时头宜朝东方，以顺应自然发生之气。仰卧，头东足西，舌抵上腭，闭口闭目，鼓漱30次，使口中津液逐渐增多，待津液满口时，缓慢咽下。此法对于老年人春季津液不足之口干舌燥、皮肤干燥等均有作用。

（2）"嘘"字练肝法：本法是我国古代静气功——六字诀之一。做法是两目睁开，摒弃杂念，口吐鼻取，呼气时默念"嘘"字音，要求声音低沉有力。嘘气功可以清肝明目，疏肝理气，有助于增强食欲，治疗两目干涩、头目眩晕等症。

二、饮食要养阳

阳，是指人体阳气，中医认为"阳气者，卫外而为固也"，"阳气者，若天与日，失其所则折寿而不彰"，即指阳气对人体起着保卫作用，可使人体坚固，免受自然界六淫之气的侵袭。阳气不足，则人的精气神得不到发挥，就不能健康长寿了。

春天在饮食方面，宜多吃些温补阳气的食物，以使人体阳气充实，增强人体抵抗力，抵御风邪为主的邪气对人体的侵袭。由于肾阳为人体阳气之根，故在饮食上养阳，还应包括温养肾阳之意。春天时人体阳气充实于体表，而体内阳气都显得不足。在饮食上应多吃点培补肾阳的东西，如大葱、生姜、大蒜、韭菜、洋葱等温性食物，都是养阳的佳品。还要注意多吃具有生发之气，有助于肝气及阳气的生发之品，如豆芽等鲜嫩野菜。此外，要少吃黄瓜、冬瓜、绿豆等寒性食品，它们会阻碍春天体内阳气的生发。

三、防肝旺脾弱

根据中医五行理论，肝属木，脾属土，木旺克土，即肝旺可伤及脾，影响脾的消化吸收功能。五味入五脏，如酸味入肝、甘味入脾、咸味入肾等。而酸味入肝，其性收敛，多吃不利于春天阳气的生发和肝气的疏泄，还会使本来就偏旺的肝气更旺，这样就会伤害脾胃之气。有鉴于此，在春季人们要少吃些酸味的食物，以防肝气过于旺盛。而甜味的食物入脾，能补益脾气，如：大枣，性味平和，可以滋养血脉，强健脾胃，既可生吃，亦可做枣粥、枣糕以及枣米饭。山药也是春季饮食佳品，有健脾益气、滋肺养阴、补肾固精的作用。少酸多甘以养脾气是中医治未病及养生学的具体体现之一。此外，饮食要清淡，平时要多喝水，多食蔬菜，以便营养均衡，身体健康。

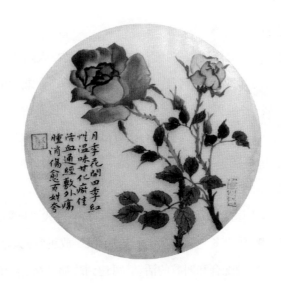

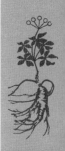

第三十七回　春季养生——运动调理

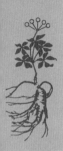

温馨提示：春季，天气转暖，人体内的阳气经过一冬的闭藏，会随着春阳生发之势而动，这时应该多参加一些户外锻炼。另外，春季虽然天气已经开始转暖，但气温还是很低，所以锻炼时要注意，肢体不要过于裸露，以免造成关节方面的损伤。其次，锻炼最好的时间是在黄昏和晚间，因为太早到户外运动有很多弊端。

一、多伸懒腰

祖国医学认为，人卧血归于肝，人动则血流于诸经，经过一夜睡眠后，人体松软懈怠，气血周流缓慢，方醒之时，总觉懒散而无力。若舒展四肢，伸腰展腹，全身肌肉用力，并配以深吸深呼，则有吐故纳新、行气活血、通畅经络关节、振奋精神的作用，可以解乏、醒神、增气力、活肢节。同时，激发了肝脏功能，符合春季养肝之道，所以提倡春季早起多伸伸懒腰，以解春困。功效与之相同的是广播体操的扩胸运动和体转运动，或是八段锦中的双手托天理三焦。在运动时可以适当加做这几个动作。

二、踏青出游

寒冷冬季里，人体处于闭藏的状态，外出活动减少，人际交流少，脏腑功能闭而不展。而春天的郊野，空气清新，花红叶绿，百鸟争鸣，此时出外踏青，有助于脏腑功能的舒展，各脏腑机能逐渐生发，置身于如此优美的大自然怀抱，心情自然舒畅起来。而且自古以来，人们就有踏青出游的风俗，所以踏青出游不失为春季养生的好方法。

三、放风筝

春季放风筝是集休闲、娱乐和锻炼于一体的养生方式。一线在手，举首仰目看风筝乘风高升，随风翻飞，实在是一件快事。风筝放飞时，人不停地跑动、牵线、控制，通过手、眼的配合和四肢的活动，可达到疏通经络、调和气血、强身健

肝病禁辛，心病禁咸，脾病禁酸，肾病禁甘，肺病禁苦。
——《灵枢·五味》

体的目的。看风筝高飞，眼睛一直盯着风筝远眺，眼肌得到调节，疲劳得以消除。中医讲肝开窍于目，养护眼目则肝气得以舒展和保养。

四、勤练八段锦

肝主疏泄、主藏血、主情志，开窍于目，在体合筋，其华在爪，在志为怒，健身气功八段锦中第一节双手托天理三焦、第二节左右开弓似射雕以及第七节攒拳怒目增气力，通过一系列伸展、旋转、出拳等动作，可达到疏肝理气、升阳通脉、调畅情志的作用。

五、多做户外活动

所谓户外活动，就是指在室外、庭院、公园、大自然中的一些运动，如钓鱼、赏花、慢跑、练气功、打太极拳等。室外空气中有丰富的负氧离子，是促进生物骨骼生长的好养料，它虽见不着摸不着，却无时无刻不在"飘游"，对预防儿童佝偻病和中老年人的骨质疏松症都十分有益。

此外，在运动当中，要因人而异，量力而行，选择合适于自己身体状况的运动方法。在运动过后，如果衣服潮湿的话，要及时更换衣服，以防着凉感冒。运动的时间最好选择在黄昏和晚间，春季锻炼时强度不宜太大。若运动量过大，则会使津液消耗过多，损伤阳气。另外出汗过多，毛孔开泄，易受风寒。

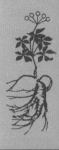

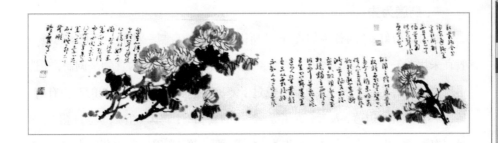

第三十八回　春季养生——药物调理

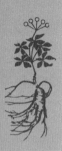

温馨提示: 药物养生是春季养生的一个重要组成部分, 春天是加强体质的最佳季节, 合理进补, 也有必要。中医认为, 春季适时适量服用一些中药, 可以调节机体, 预防疾病。

春季药养应遵循药养的要领, 一般应从虚证入手, 以补益为主, 根据各地区不同气候, 合理选用温、热、凉、平和益气、利血、养阳、补阴调养脏腑的药方。通常, 对无病及个人体质情况差异不大者, 北方进补, 宜选辛、甘之品, 兼以温补, 如人参、熟地、当归、黄芪等, 用以帮助春阳升发, 保护阳气。南方气候暖湿, 常春雨绵绵, 宜兼顾健脾利湿之品, 如党参、云苓、白术、薏苡仁。春暖花开后, 则可进凉补之品, 如玉竹、生地、沙参等。

根据中医 "春宜养阳, 重在养肝" 等理论, 春季人体肝的功能较为旺盛, 故应注意补肝, 可用芡实粥以益精气、地黄粥以补体虚、防风粥去四肢气, 还可用枸杞子、黄精、玉竹、沙参等以进补。另外, 选食具有开补作用的首乌肝片、燕子海参、人参米肚等以助肝气之升发。

一、药膳为先

俗语说得好: "药补不如食补。" 所以春季不妨自制一些养生药膳。药膳一般宜采用益气升发、养阴柔肝、疏泄条达的药物, 配合相应的食物来调制, 在选用药物时应避免过于升散, 也要避免过于寒凉。春季养生药膳常用的药物有: 首乌、白芍、枸杞、川芎、人参、黄芪等。配用的食物有: 鸡肉(蛋)、鹌鹑(蛋)、羊肉、猪肉、动物肝、笋、木耳、黄花菜、香菇、鲫鱼等。常用的养生药膳有: 鹌鹑肉片、姜葱鱿鱼、首乌肝片、拌茄泥等。

二、药粥疗法

药粥疗法既不同于单用药物祛邪治病, 又不同于纯服米谷以扶正调理, 最适

善养生者养内,
不善养生者养外。
——《寿世保元》

宜于中老年人摄生自养、保健强身。下面介绍几款春季常用的药粥制作方法，供大家选用。

（1）芹菜粥：每次用120克芹菜，加水熬煮，取汁与粳米150克，煎煮成粥，稍温饮服。春季肝阳易动，常使人肝火上升，出现头痛眩晕等症。病患者或中老年人，常吃些芹菜粥，对降低血压、减少烦躁有一定好处。春季也是小儿麻疹多发季节，若能及早发现，也可煮芹菜粥给小儿食用，以达到解表透疹的目的。

（2）山药粥：以鲜山药100～200克，洗净切片，与粳米100克同煮粥食用。山药味甘平，是一种性味平和的滋补脾、肺、肾的食物。现代药理学研究发现，山药含有淀粉酶、糖蛋白及自由氨基酸、脂肪、碳水化合物、维生素C等，具有滋补效果。中老年人在春季里经常食用些山药粥，补益颇多。

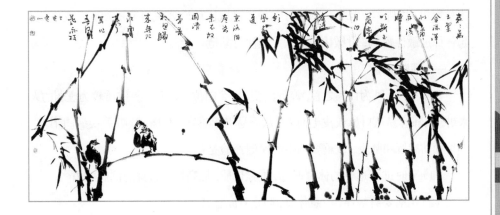

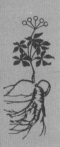

第三十九回　春季养生——疾病预防

温馨提示：一年之中，春季是某些传染性疾病的高发期之一。腮腺炎、百日咳、猩红热、肺结核、麻疹、水痘、手足口病等呼吸道传染病的发病率较高。在这个天气多变的季节，要采取相应的措施来防范各种身心疾病的发生，幼儿更应密切注意天气的变化，采取综合性的预防保健措施，以有效地防止病情的发生或加重。现将常见病、多发病如感冒、胃病、高血压、中风的预防进行分述。

春季的气温、气压、气流、气湿等气候要素的变化最让人捉摸不定，因而在春天常引起许多疾病的复发或罹患新病。同时，人体生理状态正处于调适过程中，尚处于滞后和低潮状态，忽冷忽热，易使人体的血管不断收缩扩张，很不稳定，对高血压、心脏病患者的危害极大，易诱发中风、胸痹（心绞痛或心肌梗死）等。花粉颗粒、杨柳絮、尘埃、尘螨、真菌等，过敏性体质者最容易诱发变态反应，引起各种过敏性疾病，过敏体质的人尤当注意防范。

一、预防感冒

春季多风，风为百病之首，善行数变，易袭阳位。对于一些体质较为虚弱的人来讲，风邪容易从口鼻或皮毛而入，从而易引起感冒、发烧、咳嗽等疾病。所以，春季预防感冒和肺炎，最重要的生活保健经验是：

（1）平时进行适当的体育锻炼，增强体质，提高机体自身的抗病能力。

（2）生活要有规律，注意休息，防止着凉感冒。

（3）老年人在呼吸系统容易受感染季节，尽可能少到人群密集的场所去，室内要经常通风，保持空气清新。

（4）要养成良好的生活习惯，对有糖尿病、慢性支气管炎、肺结核、冠心病和慢性心力衰竭的病人尤为重要。

善服药者，不如善保养。——《养老奉亲书》

二、预防胃病

胃病一般缠绵难愈，所以，春季对于胃病患者来说，预防重于治疗。在预防中要做到以下几点：

（1）精神上，要放松心情，消除紧张。

（2）饮食上，要少食多餐，定时定量，吃富含营养、低脂易消化的食物，忌生冷黏腻、辛辣刺激、过浓过咸的食物。

（3）起居上，要保证休息。

（4）药物调理。慢性发作者，若胃病属于脾胃虚寒型的，平素可以食用"生姜小米粥"调理脾胃，发病时，可以服用"附子理中丸"或"桂附理中丸"治疗。若属于肝气犯胃型，平时可以服用"佛手陈皮粥"，发病时可以服用"舒肝健胃丸"或"逍遥丸"治疗。韭菜、蒜苗、生葱、茴香等虽属温热之品，但味辛过重，易助肝旺，故胃脘痛的患者不宜多吃。

自我常用保健的穴位有：中脘、内关、足三里。中脘在上腹部，前正中线上，当脐中上4寸；内关在前臂掌侧，腕横纹上2寸，掌长肌腱与桡侧腕屈肌腱之间；足三里位于下肢，外膝眼下3寸，距胫骨前缘1横指。

操作方法：用食指或拇指按揉两侧中脘、内关、足三里，以穴位处感到酸胀感为度，每穴每次按揉5～10分钟，每日一次。或用艾条温和灸中脘、内关、足三里，艾条距离皮肤约两厘米，以皮肤感到温热舒适为度，每次每穴灸5分钟，隔日一次。如此可健脾胃以预防脾胃之病。

三、预防高血压

春气通肝。春季肝气旺盛而升发，如果肝气升发太过或是肝气不舒而郁结，都易损伤肝脏，肝阳上亢，阳升风动，导致眩晕、血压升高，所以高血压患者在春季要注意饮食清淡，避免情绪激动，保证充足的睡眠，有规律地服用降压药，以顺应自然，平安健康地度过冷热交替的春季。

自我保健常用的穴位有：百会、风池、合谷、太冲。百会在头部，当正中线与两耳尖连线交叉点处；风池在项部，当枕骨之下，与风府相平，胸锁乳突肌与斜方肌上端之间的凹陷处；合谷在手背，第一、第二掌骨间，当第二掌骨桡侧的中点处；太冲在足背侧，当第一跖骨间隙的后方凹陷处。

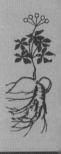

让你不生病

赢时健康

81

操作方法：用拇指按揉两侧百会、风池、合谷、太冲，以穴位处感到有酸胀感为度，每穴每次按揉5～10分钟，每日1次。如此可潜阳熄风，从而很好地预防高血压。

四、预防中风

春季阳气容易偏盛，此时部分老年人阴血亏虚则阴不制阳，内风动越，携痰浊、瘀血止扰清窍，突发中风。所以在早春时节，温差较大的日子里，老年人一定要随时注意气候的变化，增减衣服。同时，已患有高血压的患者一定要定时监测血压的变化情况，出现异常尽早就医。一旦出现中风先兆，应立即卧床休息，保持镇静，避免紧张，打急救电话120或就近就医，尽量减少移动，头颈应偏向一侧，以免突然呕吐引起窒息。

自我保健常用的穴位有：百会、风池、涌泉、太溪。太溪在足内侧，内踝后方，当内踝尖与跟腱之间的凹陷处；涌泉在足底部，踡足时足前部凹陷处，约当第二、第三趾趾缝纹头端与足跟连线的前1/3与后2/3交点上。

操作方法：用拇指按揉两侧百会、风池、涌泉、太溪，以感到穴位处有酸胀感为度，每穴每次按揉5～10分钟，每日1次。或用两手掌分别搓对侧涌泉穴，至足底发热为度，每日1次。如此可滋阴潜阳以预防中风。

五、预防关节炎

气温、气压、气流、气湿等气象要素最为变化无常的季节是春季。与气温变化有关的旧疾，如关节炎、哮喘病等，在季节变化无常的时节自然会复发。受气候影响的疾病，因为平时温度调节机制就比健康人差很多，更何况像早春这样气温时高时低，时风时雨的季节，病人在此期间对气象要素的变化适应性差，抵抗力弱，极易引起复发或使病情加重或恶化。预防方法如下：

（1）脚部保暖：应重视关节及脚部保暖。如果受寒，应及时用热水泡脚，以增加关节血液循环。

（2）携带药物：为了避免旧病的突然发作，要把日常服用药物备好。

（3）食补：适当吃一些进补食品增强身体抵抗力，如猪蹄炖海风藤、木瓜鸡蛋酒，可祛风通络、化湿止痛。

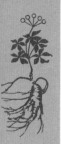

善养性者，则治未病之病，是其义也。

——孙思邈

第四十回　夏季养生——气候特点与起居调理

温馨提示：夏天，指农历四、五、六月，即从立夏之日起，到立秋之日止，其间包括立夏、小满、芒种、夏至、小暑、大暑等6个节气。根据气候的特点，将夏季分为初夏、长夏，对应中医五脏归属于心和脾。那么，让你了解夏季气候特点与人体的生理特点，把握其规律对夏季养生极为重要。

一、气候特点

一年四季中，夏季是阳气最盛的季节，阳长阴消，白天长，晚上短，也是万物生发生长的季节。气候炎热而生机旺盛，气温比较平稳，温差不大，是一个人阳气最足、生命力最旺盛的时候，人很精神，很有活力。这个季节要保住阳气不外泄，身体抵抗力就强了，外邪就不容易侵入机体，是少生病的时节。

暑、湿二气为夏季主令，且常夹有火热之气，在正常情况下夏季不同的气候变化，并不伤人致病，只有当气候急骤变化或人体的抵抗力下降时，它们才会成为致病因素。

暑为阳邪，性炎热、外散，易

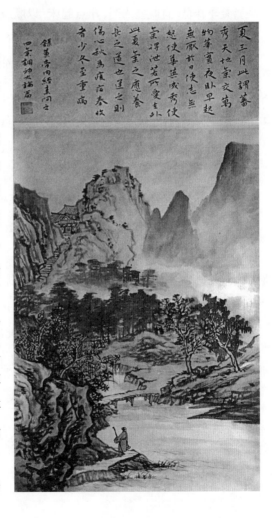

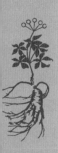

伤津耗气,故当暑热之邪伤人时较速,发病初起多为暑犯肺卫和暑入阳明胃经;湿为阴邪,湿性重浊、黏腻、停滞,易阻遏气机,损伤阳气。湿邪致病常与其他病邪相混合,且有外湿、内湿之分。外湿多由于气候潮湿、涉水淋雨、居处潮湿等侵袭人体所致;内湿多由于脾失健运、水湿停聚而生。

二、起居规律

潮湿、阴暗、空气污浊的地方对身体不利,要尽量趋利避害。长夏时节,古人多坐在草垫上,以免身体为潮气所侵袭。午时小睡,夜卧早起,顺从自然的阴阳消长特点,天人合一、休闲自在。

(一)睡眠

夏季作息,宜晚些入睡,早点起床,以顺应自然界阳盛阴虚的变化。经过一上午的学习和工作后,可能有疲劳之感,需要午休做适当的补偿。尤其是老年人,更需要中午休息一下。午睡时最好脱掉外衣,并在腹部盖上毛巾被,以免腹部受寒。

(二)着装

夏季服装以轻、薄、柔软为好。衣料的透气性、吸热性愈好,愈能有效地帮助人体散热,使人穿着舒适而凉爽。夏天宜穿浅色服装,以防辐射。

(三)戴帽

夏季强烈的阳光照射,会对人体产生一系列不良影响,如晒黑、晒伤皮肤,引发皮肤癌,导致白内障等。在强烈的阳光下,至少要戴顶帽子。

(四)居室布置

首先,要将多余的或暂时不用的家具搬掉,使居室拥有较宽敞的空间。每天将南北两向的门窗打开,呼吸对流而生的自然风,可使居室满屋生凉透爽。其次,用淡绿、浅蓝、瓦灰、乳白等色彩装饰墙面、天花板、窗帘、沙发套,能让人心里滋生舒适爽凉感。还有,在向阳的外窗户上方装上凉篷,将烈日直射带来的热量阻之窗外。减少噪声亦是求凉生爽的诀窍。

(五)不宜用凉水冲脚

经常用凉水冲脚,脚遇寒,会通过血管传导而引起周身一系列的复杂病理反应,最终导致各种疾病。

视、久听。

养性之道,莫久行、久坐、久卧、久

——《养生要录》

第四十一回　夏季养生——饮食调理

温馨提示：夏季饮食调养，饮食一般以温为宜，冷饮尽管喝着舒服，也有一定的解暑效果，但总的说来，解暑还是茶水好。另外，宜食用清凉食物和各种瓜果，如绿豆、玉米、毛豆、西瓜、冬瓜、黄瓜等，可解暑气。还必须多吃一些能够清热、利湿的食物，其中清热的食物宜在盛夏时吃，而利湿的食物，应在长夏时吃，因为中医学认为"长夏多湿"。

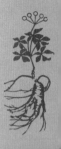

夏季养心食疗原则适当食咸，以苦味为补，用甘味调之。中医认为"苦入心""苦生心"，较常用的如苦瓜、莲子心、绿茶等。同时可多吃养心安神之品，如：茯苓、莲子、百合等。夏天，人体顺应自然，阳气发泄于表，容易表现为神浮气躁、心神涣散，所以应该多吃酸性食物以收敛神气，如番茄、柠檬、草莓、乌梅、葡萄等。夏季是各种水果瓜类盛产的季节，如冬瓜、苦瓜、西瓜、黄瓜等，多吃当季的食物，就是最好不过的了。

我国南北气候差异较大，夏季北方容易造成"暑热"，而在南方则多是"暑湿"。中医认为"暑热"会伤"津液"，导致人们出现乏力、口干、口渴、口黏等症状。对付"暑热"，要多补充水分，饮食也要以养阴生津为主。可以多食用一些养阴生津的水果，如西瓜、桃、提子等。除此之外，可以用绿茶、菊花、绿豆、百合、芦根来熬粥，也能起到清热养阴的效果。

南方则是"暑湿"现象比较严重，湿热天气容易引发身体功能紊乱，通常会干扰到肠、胃、脾的正常工作。这时候饮食最好以健脾、清热、去湿为主。可以多吃点冬瓜、扁豆，也可以用荷叶、薏米、陈皮等熬粥。而一些热带水果如荔枝、龙眼、芒果、榴莲等是最典型导致湿热产生的水果，不宜多吃。

有些食物区别不是很大，南北方都可用来清热消暑。比如，西瓜、冬瓜、苦瓜、绿豆等，但绿豆粥熬制的时候最好添加一些粳米，这样保健效果更佳，且有

让你不生病

保护脾胃的作用。

夏季常用的新鲜草药有：薄荷、藿香、佩兰、荷叶、紫苏叶、石斛、芦根、白茅根、马齿苋、百合等。夏季之时可以根据身体状况随意选用鲜品代茶饮。薄荷、藿香、佩兰、荷叶、紫苏叶可以清解暑热，芳香醒脾，对于头目昏沉、口黏不爽、食少纳呆等症状有较好的缓解作用；石斛、芦根、白茅根、百合等有养阴清热之功效，对汗出过多及阴虚之人有益处。

夏季天热湿凉，人们因其天气炎热而过食寒凉食物，或用空调而贪冷风伤及脾胃之阳，出现腹痛腹泻、恶心呕吐等症状，此时最佳之品为生姜。可选取生姜30~50克，榨汁加热水50毫升顿服，一般症状可很快缓解，此后再将生姜渣加水煎服。故民谚有"冬吃萝卜夏吃姜，不劳医生开药方"之说。

有条件的，亦可自制一些消暑饮料，如下：

（1）三鲜饮：用鲜竹叶、鲜荷叶、鲜薄荷各30克，加水煎煮约10分钟取汁，再加入适量蜂蜜代茶饮用，可起生津止渴、清热解毒的功效。

（2）五豆汤饮料：取绿豆、赤白小豆、黑豆、白扁豆各适量，生甘草10克，煮沸凉后代茶饮。本汤营养丰富，味道甜美，既可补充盐分，又能清暑解渴。

（3）三花饮：野菊花、荷花各10克，茉莉花3克，洗净后以沸水冲泡，加盖稍冷后当茶饮，有消暑解热、芳香开窍、去心胸烦热的作用。

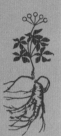

精、气、神，养生家谓之三宝。
——《理虚元鉴》

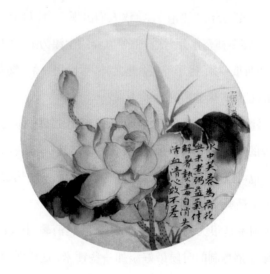

第四十二回　夏季养生——长夏除湿

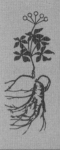

温馨提示: 夏季之中有长夏, 长夏是夏秋之交的多雨季节, 大约在阴历六七月, 与人体五脏中的脾气相通。长夏包括大暑、立秋、处暑、白露4个节气, 是一年中最热的季节, 俗话说: "大暑小暑上蒸下煮。"长夏养生的关键, 就是除湿, 脾脏的特点是喜欢干燥而厌恶水湿, 因此, 除湿、利湿, 就能起到养脾的作用。

前面讲了春、夏, 现在要讲长夏。根据中医"五行"学说, 相对应来分成春、夏、长夏、秋、冬5个季节; 对应木、火、土、金、水五行, 还对应肝、心、脾、肺、肾五脏等。长夏时间段, 通常指夏季最后1个节气和秋季3个节气, 即: 大暑、立秋、处暑、白露4个节气。

"湿"是长夏的主气。长夏的气候特点可用8个字来形容: 天阳下逼, 地气上蒸。天阳下逼, 突出了一个"热"字; 地气上蒸, 突出了一个"湿"字。长夏属土, 而脾也属土; 长夏的气候特点是暑湿, 暑湿与脾土关系最为密切。长夏季节多雨潮湿, 人最易出现脾虚湿困。然而脾的生理特性之一就是喜燥恶湿, 一旦受损, 则导致脾气不能正常运化, 而使气机不畅。表现为消化吸收功能低下, 临床可见脘腹胀满、食欲不振、口淡无味、胸闷呕恶、大便稀溏。

尤其我们广东这个地方湿气重, 更要注意饮食应清热祛湿、健脾和中。当你出了汗, 汗毛孔是敞开的, 吹了风后, 风邪、湿邪直接通过毛孔进入身体, 然后毛孔又闭上了, 这些邪气又都留在里面了, 造成脾困, 不能运化, 久而久之伤及身体。加之进食油腻的东西, 停留在体内的风邪、湿邪、油腻之品糅合在一起, 你就会生病, 这些毛病是很难祛除的。

中医将脾作为后天之本, 说明中医非常重视脾胃, 重视饮食养生。当然, 脾气虚时, 在医生的指导下, 可服参苓白术散、健脾丸等健脾益气的中成药; 脾湿甚时, 可服藿香正气丸、平胃散等有祛湿功效的中成药。

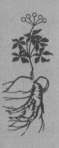

现介绍两种祛湿健脾养生汤:

(1)绿豆陈皮老鸭汤:绿豆性味甘凉,能清热解毒、止渴消暑、利尿润肤,自古被认为是消暑解毒的良药。民间曰"嫩鸭湿毒,老鸭滋阴"。绿豆配以化气消滞祛湿的陈皮煲老鸭,清润可口,有清暑热、益阴气之功。

材料:绿豆100克、土茯苓30克、陈皮1/2个、光老鸭1只、猪肉150克、生姜3片、清水2500毫升。

烹制:陈皮、光鸭等洗净,共煲汤。

(2)薏米冬瓜老鸭汤:本方消暑除湿功效显著。薏米具有美白、健脾、淡渗利湿的功效,冬瓜可清热利水,消肿解毒,生津除烦;老鸭是暑天的清补佳品,性偏凉,有滋五脏之阳、清虚劳之热、补血行水、养胃生津的功效。

材料:薏米100克、冬瓜300克、老鸭肉300克、盐适量、味精3克、胡椒粉2克、料酒10克、葱段10克、姜片6克、香油3克、水1000毫升。

烹制:煲汤3小时。

养生以不伤为本。

——《仙经》

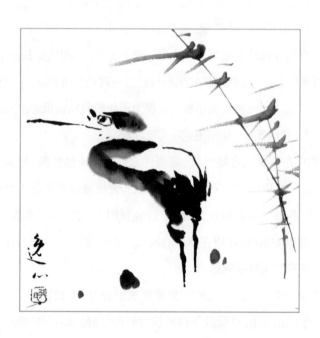

第四十三回　夏季养生——运动调理

温馨提示：夏天由于气温高、湿度大，给体育健身增加了困难，因此，如何健身，是一个不太好解决的难题。夏季运动量不宜过大、过于剧烈，应以运动后少许出汗为宜，以免运动量过大、出汗过多损伤心阴。对于夏季依然坚持锻炼身体的人来说，可以选择练太极拳，太极拳动静相兼，刚柔相济，开合适度，起伏有致，身端形正不偏倚，正气存于内而风邪不可侵，与自然的阴阳消长相吻合，可谓夏季最佳的养心运动之一。

夏季运动的目的要使心情平静，量不宜过大和剧烈，应以适当的出汗为宜。适当的出汗，使得阳气升发，邪毒外排，可以选择在比较凉快的早晚练习中医的养生功，如太极拳、五禽戏、八段锦等，宜用六字诀中的"呵"字以疏心气，场地宜选择在河湖水边、公园庭院等空气新鲜的地方。应避免运动量过大、出汗过多损伤心阴。

一、提倡旅游

夏日旅游的主要目的是消夏避暑，目的地应是海滨和山区。原因有二：首先是海滨和山区的气温相对较低。其次是海滨与山区的环境宜人：在海滨空气中，碘、氯化钠、氯化镁和臭氧含量通常较高。海滨气候所具备的特有的综合作用，可协调机体各组织器官的功能，对许多慢性疾患，如神经衰弱、支气管炎、哮喘、风湿病、结核病、心血管系统疾患及各种皮肤病都有一定防治作用。

二、最好游泳

首先，夏季游泳能提高人的呼吸系统的功能，可以使体内组织细胞新陈代谢旺盛，对防治慢性气管炎，改善肺气肿有良效。其次，游泳能提高心血管系统功能。还有，游泳能使大脑皮层的兴奋性增高，指挥功能增强，工作后若到水中游泳片刻，会感到精神振奋，疲劳消失。尤其对中老年人来说，常参加游泳，可使脂肪类物质较好地代谢，避免脂肪在大网膜和皮下堆积形成肥胖病。

三、玩健身球

健身球也叫保定铁球。此运动能调和气血、舒筋健骨、强壮内脏、健脑益智，若能经常坚持练习健身球，对偏瘫后遗症、颈椎病、肩周炎、冠心病、手指功能障碍等疾病均有较好疗效。怎样运用健身球进行锻炼呢？

（1）单手托双球摩擦旋转。置双球于单手掌心中，手指用力，使双球在掌心中顺转和逆转。

（2）单手托双球离心旋转。手指动作、旋转方向均与摩擦旋转相同，只是将手指伸开，用力拨弄双球，使双球在掌心中飞速旋转，而不碰撞。其速度一般要求为顺转150~200次/分。

（3）双手四球运动。在单手运动的基础上，逐步锻炼双手四球运动。

（4）用铁球按摩、揉搓、锤击身体的不适部分，可减轻疼痛，也能锻炼手力，对常患肩肿不适、腰酸腿痛的老人大有好处。

（5）用单手或双手虎口使劲握球，或用手掌心使劲握球，有酸热的感觉，经常这样锻炼对提高指力、腕力、握力、臂力均有帮助。

四、钓鱼

明代李时珍就指出，垂钓能解除"心脾燥热"，而暑天炎热的气候往往使人烦闷、焦躁，容易"上火"，所以夏天钓鱼也不错。钓鱼之所以养心养性，是由于垂钓是用脑、手、眼配合，静、意、动相助而成的。垂钓之际，眼、脑、神专注于浮标的动静，不声不响，意在丹田，形静实动，它对提高人的视觉和头脑灵敏的反应能力，都起到了积极作用。

寿命益。

——《管子·形势解》

起居时，饮食节，寒暑适，则身利而

第四十四回　夏季养生——药物调理

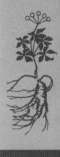

温馨提示：夏季是阳气最盛的季节，气候炎热而生机旺盛。此时是新陈代谢的时期，阳气外发，伏阴在内，气血运行亦相应地旺盛起来，活跃于机体表面。和冬季不同的是，夏季药补尤其讲究益气生津。所谓益气生津，是指既要能够补益阳气又能生津液，选用的药要平和、微凉，切忌滋腻、温热。这是因为夏天气候炎热，汗出过多，耗气伤津，对于老人、体质虚弱之人尤应注意。

针对夏季高温、多雨的气候特点，以及人体在这一季节里易出现的阳热过盛、暑湿困脾、津液损伤等变化，宜适当进补苦味、祛湿、健脾食品。

一、中药调理

（一）宜以苦为补

苦味虽不那么受欢迎，但其泻火、通下的作用不可低估。苦瓜、啤酒（少量饮用）等可平息心火，减少出汗，保存津液，但不可太过，以防苦寒败胃。

（二）宜芳香祛湿

阴雨连绵、气候潮湿、气压低等因素，可影响血液通畅，使人周身乏力，甚至关节酸痛。宜选用藿香、佩兰、生薏仁米、陈皮、炒防风等煮汤、熬粥服用，可祛湿除邪。

（三）宜健脾化湿

适用于脾虚、苦夏者，用焦白术、炒薏仁米、制苍术、扁豆衣等煎汤，日服用2次；或研磨成末，泡汤代茶饮，对脾虚生湿、见食生厌、口中发黏者有一定补益作用。

（四）宜益气生津

吃一点能够补益阳气和津液的药物，但性质要平和、微凉，切忌滋腻、温热之品，比如五味子、玉竹、冬虫夏草、酸枣仁、鸽肉、黑豆、木耳、松子。

（五）宜"冬病夏治"

冬季常发的慢性病及一些阳虚阴盛的疾患，往往可以通过伏夏的调养，使病情得以好转。其中，以老年慢性支气管炎的治疗效果最显著。从小暑至立秋，称为"伏夏"即"三伏天"，是全年气温最高、阳气最旺盛的时候。"春夏养阳"，此时予以治疗，可以使患者的阳气充实，增强抗病能力。

二、常备防暑药

盛夏酷暑，高温燥热，常使人们食无味、睡不香，容易出现头晕、头痛、乏力，甚至恶心、呕吐等症状。为了安全度夏，家庭准备一些防暑药物是很有必要的，这些药物有：

（1）仁丹：能清暑祛湿。主治中暑受热引起的头昏脑涨、胸中郁闷、腹痛腹泻，也可用于晕车晕船、水土不服。

（2）十滴水：能清暑散寒。适于中暑所致的头昏、恶心呕吐、胸闷腹泻等症。

（3）藿香正气水：能清暑解表。适于暑天因受寒所致的头昏、腹痛、呕吐、腹泻突出者。

（4）清凉油：能清暑解毒。可治疗暑热引起的头昏头痛，或因贪凉引起的腹泻。

（5）无极丹：能清热祛暑、镇静止吐。

（6）避瘟散：为防暑解热良药。能祛暑化浊、芳香开窍、止痛。

（7）金银花：具有祛暑清热、解毒止痢等功效。可开水泡代茶饮。

（8）菊花：具有消暑、平肝、利尿等功效。高血压患者尤宜。以开水泡代茶饮。

（9）荷叶：适宜中暑所致的心烦胸闷、头昏头痛者。高血压患者尤宜。以开水泡代茶饮。

至和之常制。

善摄生者，卧起有四时之早晚，兴居有

——孙思邈

第四十五回　夏季养生——疾病预防

温馨提示：夏季气温高，人们的饮食量和睡眠时间都比其他季节少，人体的水分也比其他季节失去得多，身体抗病能力减弱，极易引起疾病。

夏季阳气最盛，万物生长，其中也包括一切致病微生物，因此是疫病、泄泻、中暑等疾病的发病高峰期。因此，我们在夏季养生的同时，也要注意夏季多发疾病的预防和保健。

一、预防疫病

夏季天气炎热、潮湿，适宜细菌及一些致病微生物生长。一旦食入被污染以及变质的食物，容易发生痢疾、食物中毒等，所以要特别注意饮食有节。

二、预防泄泻

泄泻也是夏季的高发病，或饮食不洁，或饮食不节，过食生冷，或贪凉饮冷等损伤脾胃，脾胃阳气受损而发生泄泻。

三、预防中暑

夏季人体阳气开泄，容易出汗，而夏季气候特点是高温和高湿度，在此环境中长时间工作或强体力劳动又无充分防暑降温措施时，出汗过多，津液容易不足，损伤心阳及心阴，出现头晕、头痛、心慌、口渴、恶心、呕吐、晕厥或神志模糊、抽搐、烦躁不安或昏迷等症状则为中暑，此外在室温较高、通风不良的环境中，年老体弱、肥胖者也易发生中暑。

四、预防老年人中风

炎热的夏季，人体出汗较多，中医认为"血汗同源"，老年人体内水分比年轻人要少，出汗后容易血液黏稠而运行不畅，即中医所说"因虚而瘀"，同时由于老年人心气不足，无力推动血液运行易生瘀滞，所以对患有高血压、高脂血症或心脑血管病的老年人来说，夏季发生中风的几率自然增高。预防首先则应是要注意

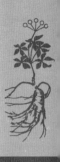

讓你不生病

赢得健康

93

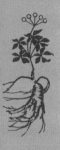

补充水分。因老年人生理反应迟钝，故要做到"不渴时也常喝水"。此外，应量力而行，做一些简单的中医养生功法，如八段锦、太极拳等，以促进气血的运行。

五、防心火过旺克制肺金

夏季，火气当令，此时，人体内的心火也随之旺盛，"心主火，火能克金"，对于心火过旺之人，夏季应减苦而增辛，减苦味食物可以防止心火过旺，增加辛味食物可增强肺气的抗御能力，如可服用辛凉的草药，如菊花、薄荷、金银花、连翘，以利心火，同时可清解暑热。

六、高度重视春夏养阳

春夏养阳，是中医治未病的预防措施之一，也是因时制宜养生的原则之一。春时阳生，夏时阳盛，夏季也是人体阳气最旺之时。因此，人们很容易忽视养阳。殊不知，夏时阳极盛，暑热邪盛，大热耗气，气者阳也，故大热伤人体之阳。再者，夏季人体阳气浮于表而虚于里，人们又往往贪凉饮冷，容易损伤脾肾之阳。故春夏养阳十分必要。一方面，既要善处阴凉以避大热，又要顺时而养，让皮肤毛孔开泄，阳气宣发，勿长时间待在低温空调房中致使闭汗。另一方面也应考虑到人体阳气盛于外而虚于内的状态，当避贪凉饮冷，避湿露，避寒湿，以免损伤人体脾肾之阳气。

此外，高度重视夏季的情志调养。由于夏季天气炎热，人们很容易产生烦躁情绪，因此心理养生不可忽视，首先要做到心静，心静自然凉，必须清心寡欲，保持平和心态和愉悦心情，不应发怒，正如古人所说要"静养勿躁"，这样才能使气机宣畅，通泄自如，避免因情志诱发心病。

生之道。
衣食寝处皆适，能顺时气者，始尽养
——孙思邈

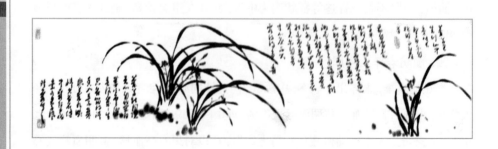

第四十六回　夏季养生——冬病夏治

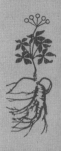

温馨提示：长夏是养阳的重要时节，特别是夏至。夏至之时，天之阳气最旺，欲去阴寒之病、伏邪之病，治疗素体阳虚者，在秋、冬容易反复发作或加重的慢性、顽固性肺系（呼吸系统）疾病及骨关节疾病，以夏治为宜。

冬病夏治是来源于中医理论的一种疗法。冬病是在冬天容易发作或者容易加重的疾病，这种疾病往往可以在夏天疾病缓解期进行治疗，减少在冬天或者春天发作次数、缓解发作程度。冬病夏治是根据《内经》的"春夏养阳、冬秋养阴"理论产生的。

"冬病夏治"，由于夏季阳气旺盛，人体阳气也达到四季高峰，尤其是三伏天，肌肤腠理开泄，选取穴位敷贴，药物最容易由皮肤渗入穴位经络，能通过经络气血直达病处，所以在夏季治疗冬病，往往可以达到事半功倍的效果。

冬病夏治，效果最为理想的是呼吸系统疾病：慢性支气管炎、支气管哮喘、肺气肿、慢性阻塞性肺疾病、过敏性鼻炎、变异性咳嗽等中医辨证属阳虚为主，或寒热错杂以寒为主的患者，其中，以老年慢性支气管炎的治疗效果最显著。也适用于怕冷、怕风、平素易感冒或冬季反复感冒的虚寒体质的患者。

冬病夏治方法：在中医里有很多治疗方法，其中最常用、最方便的是穴位贴敷疗法，在穴位上贴一些药物，通过这些药物来顾护人体阳气。中药贴敷疗法，就是在古人疗法的基础上对药物进行研究、加工以后，贴敷在人体的穴位上，通过刺激人体的穴位经络，调整阴阳，提高机体的免疫力，以达到防病、治病的目的。穴位敷贴多选用具有辛温、祛寒、通经等功效的药物制作成贴敷膏，利用全年气温最高、阳气最旺的夏至后的"三伏"期间，以人体背部的俞穴为主要穴位进行贴敷，达到治病、防病目的。

天灸疗法是冬病夏治最常用的方法，着眼于扶正祛邪，即依靠药物的性能，

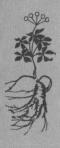

并借助"天之阳气"以扶助、激发人体阳气，以祛除体内伏邪宿痰，实为治本之法。天灸疗法主要提高机体免疫力，着眼远期疗效，具有疗效独特、操作方便、毒副作用少等优点。

穴位贴敷取穴：大椎、肺俞、膏肓、脾俞、肾俞、膻中等。大椎在后正中线上，第七颈椎棘突下凹陷中；肺俞在背部，当第三胸椎棘突下，旁开1.5寸；膏肓在背部，当第四胸椎棘突下，旁开3寸；脾俞在背部，第十一胸椎棘突下，旁开1.5寸；肾俞在腰部，当第二腰椎棘突下，旁开1.5寸；膻中在前正中线上，两乳头连线的中点。

操作方法：三伏天每伏的第一天，共3次。用三伏贴膏剂贴敷于大椎、肺俞、膏肓，成人留4~6个小时，儿童留1~2个小时。

日出而作，日入而息。
——沈德潜《古诗源·击壤歌》

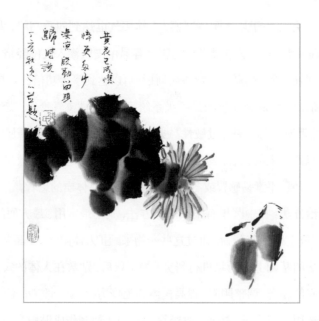

第四十七回　秋季养生——气候特点与起居调理

温馨提示：秋季包括立秋、处暑、白露、秋分、寒露、霜降6个节气，是由热转凉，再由凉转寒的过渡性季节。秋天，是热与冷交替的季节，讲究秋令衣食住行的卫生，有利于预防疾病，保障身体健康。

一、气候特点

秋季气候与自然界变化的主要特点是秋燥，自然界由"生长"转向"收藏"。秋风一起，人的气血开始从外面向里面走。中医理论认为"肺与秋气相应""燥为秋季之主气"，所以，秋季养生的重点是保养肺脏和注意预防"燥邪"对人体的侵害。

中医学认为，从性质来分，燥气可有温燥与凉燥之别。初秋之气，由于禀受了夏季炎热气候的余气，刚烈肃杀，形如老虎咬人之凶猛，故称之为温燥；深秋之气，由于接近寒冷的冬季，寒意加深，则称为凉燥。至于进行高温作业的人，由于出汗太多，引致体

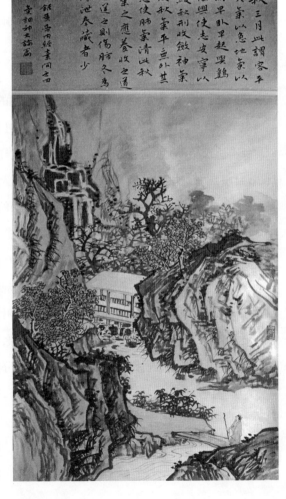

让你不生病

嬴时健康

97

内津液严重损耗，则不分季节均可出现，属于中医"内燥"之列。

二、起居规律

秋季天地阳气日衰，阴寒内生，即白天逐渐缩短，而黑夜逐渐变长，因此在秋季人们应该早睡早起，起床时间要比春季稍迟一些。

（一）睡眠调节

秋天，天高风劲，使肺气收敛，因此睡眠应做到"早睡早起"，睡眠时头向西卧为好。深秋时节气候较寒冷，不宜终日闭户或夜间蒙头大睡，要养成勤开窗通风，夜间露头而睡的习惯，保持室内空气流通，减少呼吸疾患。

（二）皮肤保护

秋燥最易伤皮（肤）。秋季皮肤的养护首先要补充水分，多洗温水浴，浴后抹些护肤品。洗澡按摩有利于促进血液循环，使肺和皮肤气血流畅，皮肤充满活力，从而润肤益肺。

（三）春捂秋冻

俗话说："春捂秋冻。"秋冻是秋季一种有益的养生方法。是指秋风时至，虽然天气转凉，但衣被要逐渐添加，不可一下加得过多，捂得太严；即便是晚秋，穿衣也要有所控制，有意识地让机体"冻一冻"。这样，避免了多穿衣服产生的身热汗出，汗液蒸发，阴津耗伤，阳气外泄，顺应了秋天阴精内蓄、阳气内收的养生需要，也为冬季藏精做好准备。现代研究表明，微寒的刺激，可提高大脑的兴奋性，增加皮肤血流量，使皮肤代谢加快，机体的耐寒能力增强。

（四）节制房事

中医认为，在秋季应注意顺应自然界收藏的规律，节制房事，蓄养阴精。这点对于中年人特别重要。因为当人年过40岁以后，阴气由旺盛逐渐减弱，到了老年精力更加衰退，这是自然的趋势。如果能善自珍摄，不过分透支体力，注意养肾保精，则能延缓衰老，达到长寿，所以中年人节欲十分必要。

疾共杀之。

　　　襄处不时，饮食不节，逸劳过度者，

——《孔子家语·五仪解》

第四十八回　秋季养生——饮食调理

温馨提示：秋天一到，天气就渐渐变凉了，此时往往容易使人感冒着凉，所以，发生咳嗽痰喘的病人较多。一些有咳嗽老病的患者，也容易在秋季犯病。中医根据季节的变化对人体影响的规律，总结出了秋季易损伤肺气的理论：如起居上要注意"早卧早起"，衣服宜适当增减。饮食上宜注意多食温和滋润的食物，少食辛辣燥烈的食品，等等。在身体锻炼方面应该适当做一些有助于补养肺气的运动。

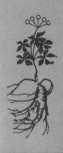

秋季饮食调养应遵循"养阴防燥"的原则，饮食宜养阴，滋润多汁，具体方案如下：

一、养肺

秋气内应肺。肺是人体重要的呼吸器官，是人体真气之源，肺气的盛衰关系到寿命的长短。秋季气候干燥，很容易伤及肺阴，使人患鼻干喉痛、咳嗽胸痛等呼吸疾病，所以饮食应注意养肺。秋季食梨正当时，秋季时节，天高气爽，空气中水分减少，此时人们易出现咽干鼻燥、唇干口渴、咳嗽无痰、皮肤干涩等"秋燥"现象。素有"百果之宗"的梨，对秋燥症有其独特的疗效。

要多吃些滋阴润燥的食物，如银耳、甘蔗、燕窝、梨、芝麻、藕、菠菜、鳖肉、乌骨鸡、猪肺、豆浆、饴糖、鸭蛋、蜂蜜、龟肉、橄榄。多食芝麻、核桃、糯米、蜂蜜、甘蔗等，可以起到滋阴润肺养血的作用。此外还可适当食用一些药膳，如：参麦团鱼、蜂蜜蒸百合、橄榄酸梅汤等。

二、养阴

阴者，藏精而起亟也，秋季是阴气生长的时候，此时养阴，精化为气，即藏精起气。秋冬养阴是谓秋冬之时，万物敛藏，养生者宜顺时而养，须护藏阴精，使精气内聚，以润养五脏。因此秋季要注意养护阴精，预防秋燥伤阴。

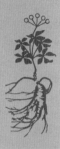

三、少辛增酸

秋季，肺的功能偏旺，而辛味食品吃得过多，会使肺气更加旺盛，进而还会伤及肝气，所以秋天饮食要少食辛味食物，如：葱、姜、蒜、韭菜、辣椒等。在此基础上多吃些酸味食物，以补肝气，如：苹果、石榴、葡萄、芒果、樱桃、柚子、柠檬、山楂、番茄、荸荠等。

四、宜多吃粥

初秋时节，天气仍较热，空气潮湿，闷热蒸人，且秋季瓜果成熟，难保人们不贪食过度，这些均会伤损脾胃，所以秋天早晨多吃些粥，既可健脾养胃，又可带来一日清爽。秋天常食的粥有：山楂粳米粥、鸭梨粳米粥、兔肉粳米粥、白萝卜粳米粥、杏仁粳米粥、橘皮粳米粥、柿饼粳米粥等。

五、宜多吃鱼

秋天是需要进补的季节，但很多人都害怕大量进补导致肥胖，不妨吃点鱼肉。鱼肉脂肪含量低，其中的脂肪酸被证实有降糖、护心和防癌的作用。

六、不宜冷热同饮

许多儿童喜欢热食物和冰淇淋同吃，有的孩子喜欢一边喝热汤，一边吃冷饮。殊不知，食物温度的骤然变化会造成胃肠黏膜不同程度的损伤，导致胃肠道吸收食物发生障碍，形成水一样的大便腹泻。

起居无常，惟适之安。

——韩愈《送李愿归盘谷序》

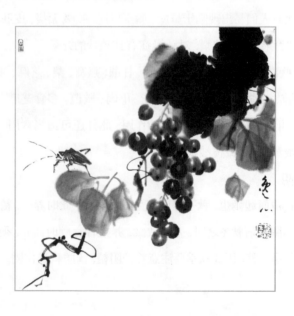

第四十九回　秋季养生——运动调理

温馨提示：金秋时节，天高气爽，是运动锻炼的好时期。但因人体的生理活动也随自然环境的变化处于"收"的阶段，阴精阳气都处在收敛内养的状态，故运动养生也要顺应这一原则，即不要做运动量太大的项目，以防汗液流失，阳气伤耗。祖国医学主张秋季多做"静功"锻炼，如六字诀里默念呼气练功法、内气功、意守功等，道理也就在于此。

秋季气候宜人，吐纳健身可保肺健身，在一年中，秋季是锻炼的最好时期。秋季秋高气爽，能见度好，宜登高远眺，聚友欢笑，以抒胸臆。此外秋季晨起可在空气新鲜和避风的地方做一些较平和的运动，如太极拳、太极剑、八段锦等。不能使身体有大汗，以免加重身体的干燥。运动前后要多喝水，以免干燥上火。

一、运动减肥

尽管一年四季皆可减肥，但还是以秋天减肥效果最好。因为现代医学研究证明，肥胖会随着季节的变化而改变。夏季，由于天气炎热，出汗多，能量的消耗较大，脂肪细胞代谢也较快，因而肥胖程度有所减轻。到了秋天，随着天气逐渐转凉，脂肪细胞逐渐积聚，以防止热量扩散，加之脂肪细胞的组织结构较好，并具有极强的化学活性，在夏季虽然可以萎缩，但一般不会死亡，到了秋天便又会重新活跃起来，如果这时不加以抑制，人体就开始趋于肥胖，但这时也正是我们减肥的最好时节。

二、登高远眺

秋季可以极目远眺，感天地之宽广；可以登高览胜，赏初秋之色彩斑斓；或聚友煮茶、烹蟹品酒、赏菊品果，抒情怀以解秋愁。登山是一项集运动与休闲于一体的健身养生运动。登高可增强体质，提高肌肉的耐受力和神经系统的灵敏性。在登山的过程中，人体的心跳和血液循环加快，肺通气量、肺活量明显增加，内脏

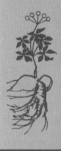

器官和身体其他部位的功能会得到很好的锻炼。登高还有助于防病治病。患有神经衰弱、慢性胃炎、高血压、冠心病、气管炎、盆腔炎等慢性疾病的病人，在进行药物治疗的同时，配合适当的登高锻炼，可以提高治疗效果。

三、练六字诀里的"丝"字功

六字诀是一种古代养生术，属于呼吸锻炼功。它是通过人在呼气时发出"嘘、呵、呼、丝、吹、嘻"六个字的音，再配合吸气，来达到锻炼内脏、调节气血、平衡阴阳的目的，从而起到健体强身、祛病益寿的作用。

中医学认为，人体五脏里的肺脏与秋季相应，秋季宜注意保养肺脏，而常练六字诀里的"丝"字功，有助于养肺气。秋季若常练此功，可治痰多气壅、口干咽痛；早晨练功一定要到空气新鲜、树木茂盛的公园中，在练功时应防止七情干扰，不恣意房事等。

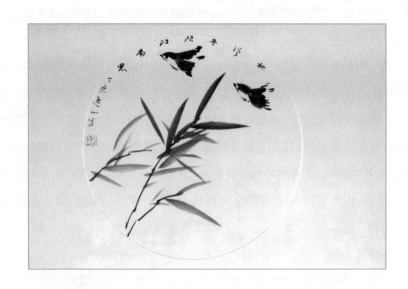

以延年之术。——高濂《遵生八笺·序》

起居宜慎，节以安乐之条；却病有方，导

第五十回　秋季养生——药物调理

温馨提示:秋风乍起、天气转凉。在夏秋之际,骄阳暴烈,既有夏天的炎热,又有秋天的干燥;人体出汗多、体液消耗过大,使人咽干舌苦、皮肤干裂、干咳少痰等。据中医理论,秋季应以养阴清热、润燥止渴、调理脾胃、清心安神的饮食进行生理性调整。

中医认为,秋季有利于调养生机,去旧更新,是人体最适宜进补的季节。但秋季进补,应选用"补而不峻""防燥不腻"的平补之品,当首推芡实。

(1)芡实粥:将炒芡实50克倒入锅内,加水煮开片刻,再加淘洗干净的大米100克,粥成即可食用。常吃可健身体,强筋骨,聪耳明目。也可制作芡实糊:将炒熟的芡实1000克研磨成粉,临服时,取50～100克粉末冲开水调服。随自己爱好,可加入芝麻、花生仁、核桃肉等。民间常用炒芡实60克、瘦牛肉100克,加调料煮烂食用,也能取得较好的疗效。

(2)芡实扁豆粥:取炒芡实30克、炒扁豆20克、红枣10枚、糯米100克共加水煮成粥,每日1次。对于老人肾气虚弱,夜尿多者,可常服芡实金樱粥。其制作方法是,取生芡实50克、金樱子20克、粳米100克,加水慢火熬成粥食用。对于老年性支气管炎、哮喘的患者,在没有感冒的情况下,可用芡实炖老鸭子服食。具体制作方法是,将老鸭子宰杀后,去毛、内脏,洗净血水,再把洗净的生芡实200克装入鸭腹,置砂锅中,加水适量,武火烧沸后,放入葱、生姜、料酒,文火炖熬2小时,至鸭肉熟烂即成。食用时加入少许食盐、味精,吃肉喝汤。

秋季药物保健法应以清润为主,补养气血为辅。

一、清润秋燥中药

秋燥有温燥、凉燥之别,在用药上应予以区分。今将常用的润燥药介绍于下:

(1)沙参:性味甘、微寒。功能:润肺止咳,养胃生津。

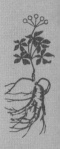

让你不生病

（2）天冬：性味甘、大寒。功能：养阴清热，润燥生津。

（3）麦冬：性味甘、微寒。功能：养阴清热，润肺止咳。

（4）百合：性味甘、微寒。功能：润肺止咳，清心安神。

二、养阴滋补中药

在秋季，应养阴滋补肝肾，因为秋为肺所主，肺盛而肝弱，滋补肝肾，调理脏腑之间的平衡。

（1）女贞子：性味甘、苦、凉。功能：滋肾益肝，乌须明目。

（2）胡麻仁：性味甘、平。功能：滋养肝肾，润燥滑肠。

（3）干地黄：性味甘、苦。功能：清热，凉血，生津，滋阴。

（4）玄参：性味甘、苦、寒。功能：养阴生津，泻火解毒。

（5）黄精：性味甘、平。功能：补脾润肺。

（6）玉竹：性味甘、微寒。功能：养阴润燥，生津止渴，适用于肺胃燥热伤阴之证。

三、益肺润燥中成药

（1）枇杷膏：由枇杷叶制成。功能：清肺润燥，止咳化痰，适用于肺热燥咳。

（2）雪梨膏：由大雪梨制成。功能：养阴润肺，清燥止咳，适用于慢性支气管炎。

（3）二冬膏：由天冬、麦冬制成。二冬均为甘寒清润之品，都具有养阴润肺之功效，但天冬功在肺肾，麦冬功在肺胃，二药合用，互相协同，相互补充，功能养阴润肺，祛痰止咳，适用于咳痰少，痰中带血，鼻干咽痛等肺阴虚等症状。

养生之诀，当以睡眠居先。
——李渔《笠翁文集》

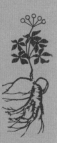

第五十一回　秋季养生——疾病预防

温馨提示: 秋季是各类传染疾病、过敏性疾病等的高发季节, 在这种昼夜温差较大、气候干燥之季, 如果不能做好预防疾病工作, 那么很容易感染气管炎、肺炎、咽炎等疾病。因而预防秋季疾病很重要, 预防应从日常生活着手。

在秋季乍冷乍热情况下, 如果不能及时增减衣服, 就会冷热不均, 很易感冒, 如果过早添加衣服, 就会出汗, 汗毛孔敞开, 血液流动增快, 散热功能加强, 加速散热。如不能及时调节体内和外界的急剧变化, 当秋季的凉风吹来时, 就会出现发热、咳嗽、流涕等感冒症状, 如果抵抗力低或治疗不及时, 可发展成气管炎、肺炎等疾病。

一、防秋燥

燥为秋季肃杀之气所化, 其性干涩枯涸, 故曰"燥胜则干"。燥邪为害, 最易耗伤人体的津液, 形成阴津亏损的病变, 表现出各种干涩的症状和体征, 诸如皮肤干涩皲裂、鼻干咽燥、口唇燥裂、毛发干枯不荣、小便短少、大便干燥等。

燥为秋季主气, 与肺相应。燥邪以干涩伤津和易于伤肺为最重要特征。不论外燥还是内燥, 均可见口、鼻、咽、唇等官窍干燥之象, 以及皮肤、毛发干枯不荣等。饮食方面调养也是一种积极的因素, 应少吃辛辣食物, 多吃养阴润肺的食物, 如梨、萝卜等。

二、防感冒

秋季气候忽热忽凉, 是伤风感冒的多发季节。因此, 要遵循"耐寒锻炼从初秋开始"的规律, 注意随天气变化及时增减衣服, 运动锻炼对增强体质、减少感冒也很有帮助。

秋季预防感冒方法:

(1) 早晨用冷水洗脸, 晚上用热水泡脚, 以提高对寒冷的抵抗力。

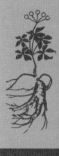

讓你不生病

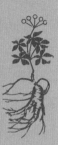

（2）早晨到室外散步、爬山、打太极拳或做操，进行适当锻炼。

（3）早晨起床后，两手伸开，以掌相搓30次，并按摩迎香穴10次，两手食指按摩风池穴至酸麻胀为宜。

（4）注意居室通风和消毒，每日早晚用食醋在房内熏蒸一次，每次15分钟。

（5）衣服不要穿得过多，出汗时，不要马上脱衣摘帽，避免伤风受凉。

三、防脾胃病

肺主气，脾益气；肺主行水，脾主运化水湿。故肺与脾密切相关。脾气虚弱，运化失常，则水谷精微不得入肺以益气，导致肺气虚弱，土不生金；反之，肺失宣降，影响及脾，脾因之而不能输布水谷精微，中焦失养。

四、防哮喘复发

哮喘病人对10月气温、湿度等气象要素的变化极为敏感，而抵抗力弱容易引起上呼吸道感染而诱发哮喘。另外，食物和空气中的过敏物质大量增加也是该病易发的重要原因。因此，首先要弄清引起哮喘发作的致敏原，尽量避免与之接触。

五、防皮肤感染

秋季皮肤易被病源寄生虫和蚊虫叮咬，出现红肿且奇痒，搔抓后可继发细菌感染，出现脓疱疮（疹）等。所以被蚊虫叮咬之后切不可抓搔，可涂抹风油精、清凉油消肿止痒。

不见仙方见睡方。
——曹庭栋《老老恒言·半山翁诗》

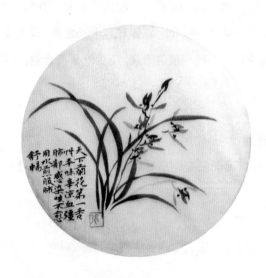

第五十二回　冬季养生——气候特点与起居调理

　　温馨提示: 冬季, 是指我国农历十、十一、十二月, 包括立冬、小雪、大雪、冬至、小寒、大寒等6个节气。冬季(冬藏)万物生机潜伏, 正是人体"养藏"最好时刻, 也是"冬令进补""养肾防寒"的重要季节。

　　冬季不宜起得太早, 最好等待日出以后, 适当运动, 身体微微出汗为宜, 保证肾气旺盛, 防止严寒气候的侵袭, 以达避寒取暖, 精、气、神内藏的目的。

一、气候特点

　　冬季的气候特点主要是寒冷。在北方, 寒冬腊月, 冰天雪地, 自然界的许多动物都纷纷回归巢穴, 进入"蛰伏"的冬眠状态之中。即使在南方也因为天气寒冷, 日短夜长, 人们大都相对减少户外活动, 早睡晚起; 平时则添衣加被, 避免受寒潮之侵袭。因此, 冬季由于气候寒冷, 肾炎、肾盂肾炎、遗尿、尿失禁、水肿等各种风寒引起的疾病就容易复

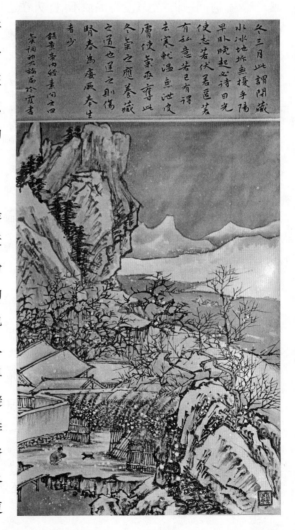

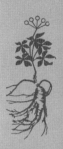

发或加重。冬季以寒气为主,若人们不能应时增添衣被,就可使人抵抗力下降,心、胃、肺等脏器的功能紊乱,甚至引起气管炎、胃痛、冠心病复发,使感冒、关节痛、咳嗽、风湿性关节炎、高血压等病发生或加重。

二、起居规律

(一)睡眠

冬季作息时间应"早睡晚起",起床的时间最好在太阳出来之后。因为早睡可以保养人体阳气,保持温热的身体,而迟起可养人体阴气。待日出再起床,就能躲避严寒,求其温暖。睡觉时不要贪暖而蒙头睡。被窝里的空气不流通,氧气会越来越少,时间一长,空气变得混浊不堪。人在这样的环境中睡觉,就会感到胸闷、恶心或从睡梦中惊醒、出虚汗,第二天会感到疲劳。

(二)保暖

(1)头暖:头部暴露受寒冷刺激,血管会收缩,头部肌肉会紧张,易引起头痛、感冒,甚至会造成胃肠不适等。

(2)背暖:寒冷的刺激可通过背部的穴位影响局部肌肉或传入内脏,危害健康。除了引起腰酸背痛外,背部受凉还可通过颈椎、腰椎影响上下肢肌肉及关节、内脏,促发各种不适。

(3)脚暖:一旦脚部受寒,可反射性地引起上呼吸道黏膜内的毛细血管收缩,纤毛摆动减慢,抵抗力下降。后果是病毒、细菌乘虚而入,大量繁殖,使人感冒。

(三)防止烫伤

(1)盥洗烫伤:寒冷时,裸露在外的面部、手部表面血管收缩,温度较低,尤其是刚从室外归来时。此时突然用热水盥洗,热量不能及时被血液吸收,很容易被烫伤,最终会因受烫伤皮肤血液循环变差而诱发冻疮。

(2)被窝烫伤:偏瘫、截瘫、老年性痴呆症患者和老人易发生烫伤,他们的肢体皮肤感觉迟钝,不知闪避,因此他们在睡觉时用热水袋、电热毯要控制好温度,家人要多留心观察他们的取暖情况。

(3)取暖器烫伤:电炉、油汀等取暖器表面金属部位在使用时温度很高,老人和幼童行动迟缓,手脚接触时容易烫伤,家人还须多加照看,注意安全。

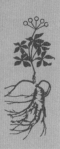

安能寐。
大惊不寐,大病不寐,大喜不寐,大
——邵雍《能寐吟》

第五十三回　冬季养生——饮食调理(上)

温馨提示：人们经过了春、夏、秋、冬近一年的消耗，脏腑的阴阳气血会有所偏衰，合理进补可及时补充气血、抵御严寒侵袭，又能使来年少生疾病，从而达到事半功倍的养生目的。因此，在饮食上要时刻关注肾的调养，滋阴潜阳，注意热量的补充，要多吃些动物性食品和豆类，补充维生素和无机盐。

　　四季养生应遵循"春夏养阳、秋冬养阴"原则，饮食应滋阴潜阳、增加热量，对于冬季，"养肾防寒""滋阴潜阳""温煦阳气"至关重要。

一、养肾防寒

　　寒气内应于肾。肾是人体生命的原动力，是人体的"先天之本"。冬季阳气内敛，人体的生理活动也有所收敛。此时，肾既要为维持冬季热量支出准备足够的能量，又要为来年贮存一定的能量，所以此时养肾至关重要。在饮食上，就要时刻关注肾的调养，注意热量的补充，要多吃些动物性食品和豆类，补充维生素和无机盐。狗肉、羊肉、鹅肉、鸭肉、大豆、核桃、栗子、木耳、芝麻、红薯、萝卜等均是冬季适宜食物。

　　驱寒保养第一方：当归生姜羊肉汤。

　　原料：当归6克、生姜50克、羊肉500克。

　　组方：主要部分是当归、生姜、羊肉。

　　当归功效：补血和血，调经止痛，润燥滑肠。

　　另外附加药材：红枣、枸杞、陈皮少许，红枣补中益气，养血安神；枸杞滋补肝肾，益精明目；陈皮理气健脾，调中、燥湿、化痰；加黄芪补气效果更佳。

　　做法如下：

　　(1)将所有药材都放入砂锅大火烧开，再小火慢煲。

　　(2)然后将锅里放点麻油，小火炒出姜片的香味。

讓你不生病

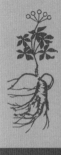

（3）再放羊肉片快速炒几分钟，加点黄酒，注意不宜炒太久，因为肉片很薄，肉会很快变老。

（4）炒好后放入盘里，等汤熬好后，吃的时候加到砂锅里。也可以不炒，直接等汤好后放入羊肉，但是香味不够，膻味很重。冬天怕冷，当归生姜羊肉汤很好，既是美味佳肴，又补益身体，有益养生保健。

二、滋阴潜阳，温熙阳气食品

（1）羊肉：冬天吃羊肉非常合适，因为羊肉性温，能给人体带来热量。中医说它是助元阳、补精血、疗肺虚、益劳损之妙品，是一种良好的滋补强壮食物。

（2）鹅肉：自古以来流传着"喝鹅汤，吃鹅肉，一年四季不咳嗽"的谚语。常食鹅汤、鹅肉，可以防治咳嗽，还能补益五脏。

（3）鸭肉：冬天除吃一些能补阳的食物外，还要注意养阴，鸭肉营养丰富，是滋补妙品，尤适于体内有热、上火的人食用，特别是低烧、虚弱、食少、便秘和水肿的人，食鸭肉最有益。

（4）狗肉：具有滋肾壮阳的作用，这对素体虚寒、阳气不振者尤其有益。对于肾之阴精亏少、阴阳渐衰的中老年人来讲，还可配食乌龟、甲鱼等护阴之品，以求阴阳平衡。

冬季养生，重在防寒养肾。中医认为，肾主纳气，与肺司呼吸的功能相辅相成。肺为气之主，脾胃为气之源，肾为气之根，有摄纳肺所吸入清气的作用。肾的纳气功能正常，则呼吸均匀和调；肾不纳气，即可出现动辄气喘、呼多吸少的病象。冬季是呼吸系统疾病高发季节，养肾有助于肺气呼吸，预防此类疾病。

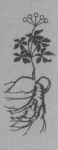

一张一弛，文武之道也。
——《礼记·杂记》

第五十四回　冬季养生——饮食调理（下）

温馨提示：冬季气候寒冷，阳气闭藏，人体处于能量蓄积的时期，加之自然界的寒邪易伤人体之阳气，饮食宜温热，且宜进食性温之食物，以达到"藏热量"的效果，而肾是人体的根本所在，所以，冬季养生调养摄取食物当以补肾温阳、培本固元、强身健体为首要原则。

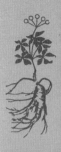

由于冬天以"藏"为特点，故此时节人体需要闭藏肾精，防止阳气外泄，蓄积精气，储存能量，因此中医认为冬天是人体进补的最佳时节。进补，从食材上可分为食补和药补；从补的方面可分为补阴与补阳。

一、多食黑色

冬季在五行中属水，与人体的肾气相呼应，冬季固本补肾甚为重要，五色之中，黑色通于肾；五味之中，咸味入于肾。所以，黑色的食品入肾补肾，有宜肾抗衰老的作用，因此冬天应当适当多吃黑芝麻、黑米、黑豆、黑木耳、黑枣、蘑菇、乌骨鸡、海带、紫菜等食物；另外食用一些干果和坚果，具有补肾养肾功效，如核桃、板栗、松子、榛子、何首乌等，正合时宜。上述食物还兼具健脑、乌发补肾之功效。

二、温食忌硬

冬季调养摄取的食物宜温性为主，要少吃寒凉食物，以补益人体虚弱的阳气。如以鹿肉、狗肉、羊肉、驴肉、韭菜、桂圆、栗子、胡桃仁来温补肾阳；以海参、龟肉、芝麻、黑豆等填精补髓。黏硬、生冷的食物多属阴，冬季吃这类食物易损伤脾胃。食物过寒，可使脏腑血流不畅，有损人体健康。因此，冬季饮食宜温热松软。

三、增苦少咸

需要注意的是，咸味入肾，可致肾水更寒，寒凉之品则易损元阳，故冬令饮食不可过咸，并忌寒凉。冬天肾的功能偏旺，如果再多吃一些咸味食品，肾气会更

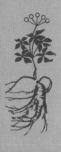

旺，从而极大地伤害心脏，使心脏力量减弱，影响人体健康。因此，在冬天里，要少食用咸味食品，以防肾水过旺。因此，多吃些苦味食物，以补益心脏，增强肾脏功能，常用食物如：槟榔、橘子、猪肝、羊肝、大头菜、莴苣、醋、茶等。

四、辨证进补

冬季进补也应辨证而为，要补宜适度，适可而止。

小儿，内脏娇嫩、易虚易实，饮食又往往不知节制，以致损伤脾胃，其在冬令的补益，当以健脾胃为主，可食茯苓、山楂、大枣、薏仁等。

青年学生，日夜读书，往往休息睡眠不足，心脾或心肾虚，其在冬令的补益可选用莲子、首乌等。

中年人，身负重任，不注意休息，而导致气血耗伤，故冬令补益以养气血为主，可食龙眼肉、黄芪、当归等。

老年人，身体虚弱，冬令必须进补，老年人无病时，可选用杜仲、首乌等，若有病，则必须辨证进补。

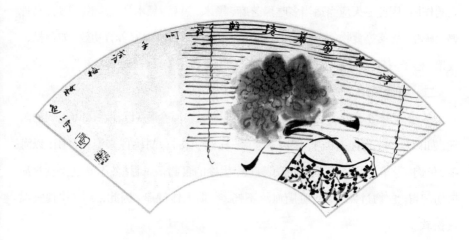

户枢不朽是也。
——《三国志·魏书·华佗传》

动摇则谷气得消，血脉流通，病不得生，譬犹

第五十五回　冬季养生——药物调理

温馨提示：中医认为，肾主闭藏，贮藏五脏六腑之精。肾藏之精包括禀受于父母而贮藏于肾的具生殖繁衍作用的精微物质，即先天之精，及后天获得的水谷之精，即后天之精。先天之精与后天之精是维持人体生长发育、生殖和脏腑功能活动的有形的精微物质。

肾为先天之本，生命之根，肾精宜藏不宜泄。肾精充则化源足，肾火旺则生命力强，精充火旺，阴阳相济，则生化无穷，机体强健。肾气与冬气相应，冬季寒水当令，气候比较寒冷。养生应注意"静顺"，万物归藏，封藏有节而阴平阳秘。因此，如何保证肾中之精得以闭藏而不外泄就成为冬季养生的关键。俗话说，"冬不藏精，春必病温"。冬季人体阳气内藏、阴精内守，是机体能量的蓄积阶段，对于身体虚弱的人是进补的好季节。

一、进补应辨证而为

冬季是体虚之人进补的好季节，但"虚"的原因各不相同，因此进补时要因人而异、因体质而异。在医生的指导下，针对人体气虚、血虚、阴虚、阳虚，分别选用如下常用中药饮片进行泡药酒，虚者补之，实者泄之。如：

（1）气虚者：人参、山药、茯苓、冬虫夏草等。

（2）血虚者：阿胶、龙眼肉、紫河车、何首乌等。

（3）阴虚者：熟地、西洋参、枸杞子、桑葚、黄精等。

（4）阳虚者：杜仲、鹿茸、肉苁蓉、蛤蚧等。

二、进补需分男女老少

小儿内脏娇嫩、易虚易实，饮食又往往不知节制，以致损伤脾胃，其在冬令的补益，当以健脾胃为主，可食茯苓、山楂、大枣、薏仁等。而青年学生日夜读书，往往休息睡眠不足，心脾或心肾虚，其在冬令的补益可选用莲子、首乌等。不少中年

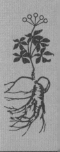

讓你不生病

扁鹊健庸

人身负重任,不注意休息,而导致气血耗伤,故冬令补益以养气血为主,可食龙眼肉、黄芪、当归等。老年人身体虚弱,再加上身患多种疾病,故老年人冬令必须进补。老年人无病时,可选用杜仲、首乌等;若有病,则必须辨证进补。

三、冬季进补莫过激

进补是为了调节身体的各种机能,使身体更健康。但如果进补过偏,则补而成害,使机体又一次遭遇损伤。例如,虽为阴虚,但一味大剂量养阴而不注意适度,补阴太过,反而遏伤阳气,致使人体阴寒凝重,出现阴盛阳衰之证。所以进补要补宜适度,适可而止。

四、宜用"膏滋"和"底补"

说到冬令进补,大家经常会提到"膏滋"和"底补"两种方式。

(1)膏滋,是指有滋补作用的中药复方经多次加热煎煮后,加糖、胶而熬制成的稠厚半固剂型。膏滋内含大量的蜂蜜或糖,甘甜爽口,营养丰富,并且大部分杂质已被除去,体积小,携带方便,是一种深受欢迎的营养保健剂。

(2)"底补"又作"引补"。所谓"底",就是打基础,在这样的基础上,服补药可增加滋补效力,但又不会发生"虚不受补"的现象。如可选用芡实炖牛肉,或芡实、红枣、花生仁加红糖炖服,以调整脾胃功能。也可炖些羊肉,加红枣成羊肉大枣汤,也有同样功效。

不欲甚劳,不欲甚逸。
——《彭祖摄生养性论》

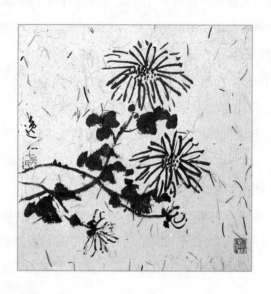

第五十六回　冬季养生——情志调理

温馨提示：冬季养神，情志调理至关重要，要着眼于"藏"。欲求精神安静，必须控制情志活动。做到如同对待他人隐私那样秘而不宣，如同获得了珍宝那样感到满足。这样就能无扰乎阳，养精蓄锐，有利于来春的阳气萌生。

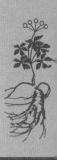

冬天养神，关键在于掌握冬令之气"闭藏"的特点，精神调养应使"神藏于内"。所谓神藏于内，是指重视和保持情绪的安宁，及时调整不良情绪，保持平静的心态，保证冬令阳气伏藏的正常生理不受干扰，对人体脏腑有着良好的影响，实际上是一种"神补"。

一、防止不良情绪发生

由于冬季养神要重视"志藏"，故冬天里不可像春天一般精神外露，或者豪情满怀，或者意气昂扬，而应该处于一种内敛状态，情志不可过于外达。因此，人们要尽量避免引起情志不舒，注意保持情绪乐观，遇到不顺心的事情要注意保持冷静，以避免神志反常，喜怒无度，杂虑太多而伤神，进而伤及人体脏腑。

二、防止寒邪伤阳

冬季气温较低，天亮较迟，凌晨外出锻炼易遭受寒气伤害，容易增加诱发呼吸系统和心血管疾病的风险。所以，冬季晨练特别是老年人冬季晨练时间不宜过早，应于太阳出来之后再行晨练，而且要注意防寒护阳，如多穿衣保暖，以预防感冒、气管炎、四肢末梢冻伤、心脑血管疾病等情况发生。另外，冬季应坚持睡前热水泡脚，有利于驱寒而保护阳气。

三、防止饮食不当损伤脾胃、心气、阴精

冬季寒气主时，而生冷、黏硬的食物如瓜果、冷饮、年糕、粽子等性质属阴，容易伤阳，极易损伤脾胃阳气，冬季要少食或忌食。由于冬季肾脏当令，肾气偏亢，而肾属水、味咸，心属火、味苦，肾强则易于伤心（水克火），因此冬季饮食养

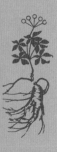

生还要"多食苦、少食咸",以免心气受伤。另外,冬季人们若取暖无度,食用或使用温热的食物或药物补益太过,又会引起阴精虚损而出现口干舌燥、心烦上火、大便干结等病症,可多食鸭肉、百合、银耳、萝卜等平补养阴食物或梨子、苹果、荸荠、香蕉等甘凉养阴清热的食物,以调理阴阳失衡的状况。

四、防止不合理运动锻炼耗损阳气、阴精

冬季要做一些轻柔的运动,避免大幅度的运动导致大汗淋漓,而造成阴精耗损,阳气外泄。外出运动要适当多穿衣服,选择的场所以避风向阳的处所为主,以免外感风寒引起发热感冒等。冬季锻炼最好不要过早,晨练应在日出后进行;要避免在大风、大寒、大雪、雾露中锻炼。

五、防止进补导致阴阳失衡

冬令是进补强身的最佳时机,多用性温益精之品,以补益精气。但同时还要注意冬季为人体阳气内蕴之时,不可过服温热之品以免太过伤阴,适当给予滋补阴精之品,以使阴阳互生互化。人体之精气不可骤补,需要缓慢进补。无论是食补还是药补,均应遵循辨证进补和不虚不补的原则。

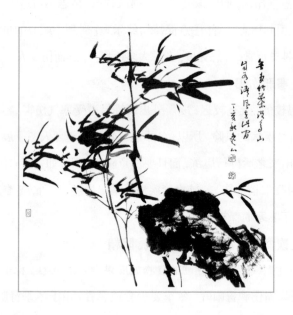

第五十七回　冬季养生——运动调理

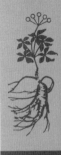

温馨提示：在冬天，因为气候寒冷，许多人不愿意参加体育运动。提醒朋友们："冬天动一动，少闹一场病；冬天懒一懒，多喝药一碗。""夏练三伏，冬练三九。"这些都说明，冬季坚持体育锻炼，非常有益于身体健康。

通过冬季运动养生来调理身体，增强体质，预防疾病。中医认为："正气存内，邪不可干。"冬季运动总结出的"秋凉"方法，实质上是对机体耐寒能力适应性的锻炼。比如：冬泳、跳绳、打球、登山等。

一、耐寒锻炼

耐寒锻炼对人体的心血管、呼吸、消化、运动、内分泌系统等都有帮助，从而减少冠心病、脑血管意外、感冒、咳嗽、关节炎、肥胖病等的发生。同时耐寒能使人长寿，对于年轻人来说，耐寒还可以锻炼人的坚强意志和顽强精神，尤应提倡。

二、冬泳

冬泳是一项集防病、治病、健身、抗衰于一体的运动项目，它能显著增强体质、提高机体抵抗力和免疫力。冬泳前必须做充分的准备活动，待身体发热后方可下水。初练时，下水时间不宜过长，每次游10米即可，在此基础上逐步增加。冬泳时间的长短，要依天气和个人情况而定，不可强求一致。冬泳还应注意，最多每天1次或隔日1次，否则体力消耗太大，反而有害；必须持之以恒，如果间隔时间过长，以前锻炼中身体产生的适应能力就会降低；饱食后、饥饿时、疲乏后，不宜进行冬泳；冬泳后，不要饮酒取暖。

三、跳绳

冬天，如果不愿到室外进行锻炼，不妨在家里跳跳绳，这项活动简单易行，但健身效果极佳。跳绳时可以显著改善双脚的控制能力和协调能力。双手转动绳

讓你不生病

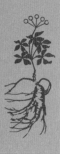

子时，还可锻炼肩关节和腕关节。随着跳动的节律，心血管系统和呼吸系统得到锻炼。此外，跳绳还是一项有效减肥的运动。对于孩子们来说，雪地跳绳则有着更多的乐趣。

四、运动应循序渐进

（1）有的人长期不运动，但是会觉得，如果不加大运动量，就没有意义。其实这是错的，这样做很可能会给身体造成损伤，要量力而行。

（2）长期坐办公室的人，肌肉处于一种僵硬状态，颈椎、腰椎和膝关节都容易出现肌肉劳损的问题，有的还有经脉粘连的问题。此外，这些人的关节力量也普遍较差，所以不建议开始就做大重量的力量练习，大运动量只是雪上加霜。

（3）一般来讲，产后半年是开始瘦身的最好时机，但是一定要特别注意运动的内容和强度。一些超负荷的拉伸运动就不适合这类人群。

（4）患关节炎的人，即使已经痊愈了，在冬天做运动也是要特别注意的，一些大重量的力量练习就不合适。

（5）关节部位受过损伤的人，好了之后以为没事了，结果健身时又感到不适。如果有过关节损伤的经历，有些拉伸动作是不能做的。

（6）现在有车一族越来越多，长期开车的人膝关节和踝关节都比较僵硬，如果拉伸运动做得不够，就可能会拉伤或抽筋。

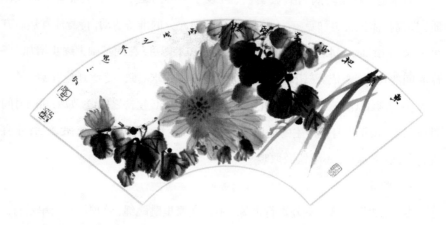

第五十八回　冬季养生——疾病预防

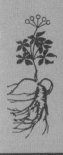

温馨提示：中医防病、治病注重人体内调，预防疾病也是从养生着手。面对近期强冷空气的到来，冬季的味道也越来越近，中医也推出了冬季预防疾病措施。中医学认为，冬季养生应从预防疾病着手。

冬季气候寒凉，最易使人引起寒症，如室温过低、衣着过薄或贫血者、营养失调者、体内激素失调者，在寒冷时会出现腰痛、失眠、关节痛、夜尿等症。冬天容易引起慢性支气管炎急性发作。寒潮更使人精神紧张，出现冬季抑郁症，使人全身乏力，郁郁寡欢，还会诱发心肌梗塞、肺气肿、风湿症、慢性肝炎等病。冬季的低气温环境容易诱发冠心病、高血压、慢性阻塞性肺病，以及关节炎。一年之中，冬季也是人死亡率最高的季节。

一、预防咳嗽、哮病、喘病、肺胀（慢性阻塞性肺疾病COPD）

此类疾病是呼吸系统常见病、多发病，尤其在冬季好发，要注意此病的调养，尽量减少或避免COPD的发作。此病病程较长，患者多容易出现性格内向、压抑，易于低沉。应学会调节不良情绪，和喜怒、去忧伤、防惊恐，保持良好的精神状态。饮食上避免寒凉刺激之品，不宜食生冷、过咸、辛辣、油腻等难于消化的食物，忌峻补滥补；饮食忌过饱，以免伤脾气，可适当进食白萝卜、扁豆、红小豆等；戒烟限酒。冬季气候寒冷，寒邪易侵袭人体，故既往有慢性阻塞性肺疾病的患者在此季节注意防寒保暖，预防感冒、呼吸道感染而加重原发病。为了增加机体的抗病能力，慢性阻塞性肺疾病患者可以选择改善呼吸系统机能、活动不剧烈的运动项目，如太极拳、八段锦、五禽戏等，促进肺的吐故纳新运动，防止感冒，增强对冷空气和疾病的抵抗能力，提高呼吸道防御功能。还可以进行腹式呼吸锻炼，每日数次，每次10~20分钟，长期坚持。另外，可进行耐寒锻炼。如每日清晨到户外呼吸新鲜空气，冬天始用温热水洗手、洗脸、洗脚，以后逐渐用冷水代替，逐渐提

讓你不生病

高机体耐寒能力, 减轻或缓解疾病发作。

自我常用保健穴位有: 肾俞、气海、关元。肾俞在腰部, 当第二腰椎棘突下, 旁开1.5寸; 气海在下腹部, 前正中线上, 当脐中下1.5寸; 关元在下腹部, 前正中线上, 当脐中下3寸。

操作方法: 用拇指按揉肺俞、肾俞、气海、关元, 以穴位有酸胀感为度, 每穴每次按揉5~10分钟, 每日1次。也可用温和灸法灸肺俞、肾俞、气海、关元, 或借助温灸盒施灸, 每个穴位灸10分钟, 隔日1次。如此可补肾益肺。

二、预防胸痹(冠心病)

由于寒冷刺激是胸痹(冠心病或心绞痛)发作的一个重要诱发因素, 因此冬季是冠心病的高发季节, 要特别注意养护防治胸痹(冠心病或心绞痛)发作。

冠心病患者多脾气急躁、易怒, 因此要注重情志调节, 养成平和心态, 宽以待人, 处事随和, 避免恼怒或情绪激动。建议冠心病患者合理膳食, 少肥甘厚味, 可适当多食用富含膳食纤维的食物如粗粮、魔芋、红薯, 食用新鲜蔬菜, 避免饱餐, 忌过食辛辣, 戒烟限酒。冰封之际冠心病患者宜早睡晚起, 保证居室环境温暖舒适, 避免寒冷刺激。冬季避风寒, 注意保暖。虽然寒邪侵袭人体可能容易导致心绞痛发作或冠心病发病, 但患者也应坚持有氧运动锻炼。患者要待太阳出来时再外出锻炼, 避免剧烈运动或出大汗, 避免锻炼时间过长, 外出锻炼时注意防寒保暖。如果运动时出现胸闷、胸痛、呼吸困难等不适症状, 应立即停止运动, 及时就医。

自我常用保健穴位有: 膻中、内关。膻中在胸部, 当前正中线上, 平第四肋间, 约两乳头连线的中点; 内关在前臂掌侧, 腕横纹上2寸, 掌长肌腱与桡侧腕屈肌腱之间。

操作方法: 用拇指按揉膻中、内关, 以穴位有酸胀感为度, 每穴每次按揉5~10分钟, 每日1次。或用艾条温和灸法灸膻中、内关, 每穴每次灸5分钟, 隔日1次。如此可温阳散寒、行气活血, 预防冠心病。

三、骨关节病

骨关节病是老年人多发的疾病, 中医认为此病的发生多与肝肾不足、筋骨失养为基础, 加之感受风、寒、湿邪闭阻经脉, 称之为痹症。冬季寒气主时, 骨关节

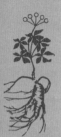

有病当求医, 病愈药须止。
——邵雍《感事吟》

病患者容易在此季节病情发作或加重。

骨关节病患者经常会因为关节活动疼痛而影响外出活动，从而导致情绪不佳，因此患者要注意保持心情舒畅，避免不良情绪刺激。中医认为肾主骨，骨关节病很多都存在肝肾不足的问题，刚好可以借冬藏之际进补，补益肝肾，强健筋骨。冬季骨关节病的起居调护主要就是注意防寒保暖，尤其是病变关节的保暖，防止感寒加重病情。另外，患者可以每日坚持睡前足浴，促进下肢血液循环，起到温经通络的作用，对缓解关节疼痛有很好的辅助治疗效果。患者应注意避寒就温，外出时注意保暖，尤其是膝关节、腰部的保暖；进行适当的和缓的运动锻炼方式，如散步、太极拳、八段锦等。

自我常用保健穴位有：肩井、足三里、犊鼻、阳陵泉。肩井在肩上，前直乳中，当大椎与肩峰端连线的中点上；足三里位于下肢，外膝眼下3寸，距胫骨前缘1横指；犊鼻：屈膝，在膝部，髌骨与髌韧带外侧凹陷中；阳陵泉在小腿外侧，当腓骨小头前下方凹陷处。

操作方法：用拇指按揉肩井、足三里、犊鼻、阳陵泉，或双手拿捏两侧肩井穴，以穴位有酸胀感为度，每穴每次按揉5~10分钟，每日1次。或用艾条温和灸法灸足三里、犊鼻、阳陵泉，每穴每次灸5分钟，隔日1次。如此可温经通络，有效防止骨关节病。

四、预防冻疮

冻疮是由于寒冷引起的局限性炎症损害，冻疮是冬天的常见病，据有关资料统计，我国每年有两亿人受到冻疮的困扰，其中主要是儿童、妇女及老年人。冻疮一旦发生，在寒冷季节里常较难快速治愈，要等天气转暖后才会逐渐愈合，欲减少冻疮的发生，关键在于入冬前就应开始预防。具体预防方法如下：

（1）用新鲜的生姜片涂搽常发冻疮的皮肤，连搽数天，可防止冻疮再生；若冻疮已生，可用鲜姜汁加热熬成糊状，待凉后涂冻疮患处，每日两次，连涂3天，就会见效。

（2）温差水泡法：取一盆15℃的水和一盆45℃的水，先把手脚浸泡在低温水中5分钟，然后再浸泡于高温水中，每天3次，可以锻炼血管的收缩和扩张功能，减少冻疮的发生。

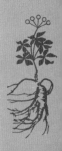

让你不生病

赢得健康

121

（3）将新鲜鸡蛋煮熟，取蛋黄放在铁勺上榨出油，去渣后冷却备用。冻疮溃烂处，先用双氧水清洗，然后敷上鸡蛋黄油，外用纱布包扎，三五天即愈。鸡蛋黄油也适用于治疗湿疹、慢性皮肤溃疡、烫伤等。

（4）取干红辣椒5~7只，加水煮沸成辣椒汤，待水不烫时泡洗易患冻疮处，每日1次，连用5天。

（5）选用独头紫皮大蒜1个（普通的亦可），剥皮捣烂如泥，放在烈日下曝晒至温热，每天在生过冻疮的部位涂抹4~5次，连涂4~5天，可不再有冻疮（若局部皮肤出现淡红或发痒等症状为正常现象）。

（6）"十滴水"外擦冻疮局部，每天6~10次，对于冻疮未溃者疗效较好；若局部皮肤破溃糜烂，可先用红霉素软膏涂擦，待炎症消散后再使用十滴水。

（7）风油精治疗冻疮：将患处洗净，取本品少许涂搽患处，接着用手轻轻地揉搓，直至局部发热，每日3次，连续3周，适用于冻疮初起，局部红肿硬痛者，但冻疮破溃者不宜使用。在冬季来临时，每日取本品少许外搽患处，可预防冻疮。此外，用正骨水等亦可。

五、预防皮肤瘙痒

冬季皮肤瘙痒一般刚开始并不严重，开始可能只局限于一处，但渐渐地会因为抓得过猛，导致皮肤发炎、抓痕，引发湿疹、脱屑、皮肤变薄，甚至细菌感染，常常阵发性发作，影响入睡。皮肤瘙痒发生部位多是大腿内侧，小腿伸侧及关节周围等处。老年人为多见，干性肤质的人也容易出现，并常在洗澡后出现。

对于皮肤瘙痒，不要出现瘙痒就想抓挠，平时要接触水或清洁剂时，戴上手套，不用热水烫洗，洗澡时水温不超过32℃，使屋内空气尽量湿润，沐浴时不宜用肥皂等脱脂作用强烈的洗涤剂，避免搓擦，避食辛辣刺激性食物，激光脱毛必要时可用药物止痒，生活中尽量减少情绪激动。另外，茶叶里含有丰富的微量元素锰，可保护皮肤，提倡每天适量饮茶。

六、预防手足皲裂

手足皲裂也是一种冬季常见皮肤病，肌肤骤受寒冷风燥，皮下汗腺分泌减少，角质增厚，失去弹性，在皮肤受到损伤或化学物质的刺激下，手指、脚跟、手脚掌侧，有增厚出现，易发生皲裂，也可因患手足湿疹、冻疮并发此病。走路还会出

欲身之无病，必先正其心。
——尤乘《勿药须知》

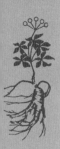

现足部裂口、刺痛，甚至出血、感染。这种病和遗传有关，缺乏维生素人群也容易患此皮肤病。

对症指南：对于手足皲裂，应注意防寒保暖，保护手部、足部，衣服鞋袜要宽松干燥。如果出现皲裂，因为患病地方角质层较厚，康复起来需要较长时间，可涂抹皮肤防裂剂或防裂膏，过敏性体质的人还要补充维生素，减少酸碱化学产品对皮肤的接触。此病病程较长，冬季要多吃滋补气血的食物。

七、预防银屑病

银屑病好发于冬季，在北方发病率更高，因为天气寒冷，假体、隆鼻、银屑病是一个比较大的病种，是一种慢性病，它分寻常型、脓疱型、关节型、红皮病型等，一般说来，寻常型在患者中是比较普遍的，可以是局部也可以是全身性，表现为一块块的红斑，红斑上面有一种很厚的白色的皮，一层层地掉，但是它与干燥没有直接关系，天气寒冷的时候容易发作。如果患者是银屑病的话，就不建议大家自行处理，一定要到医院由医生明确诊断，精心治理。

对症指南：在日常起居方面有一些好的建议给大家。银屑病的冬季护理要求多多，小的方面具体就要谈到少吃辛辣刺激类食物，忌不良嗜好，如大量饮酒抽烟等；在沐浴方面，对皮损伤口切忌洗烫或直接用手揭皮，并要注意给皮肤保温，贴身衣物的选择宜为纯棉类。当然，一份积极向上的心态更是在遭遇银屑病骚扰过程中不可缺少的。

在具体治疗上，应咨询正规医院专家，对反复发作的皮损，不宜选用有刺激性的外用药。对稳定期的皮损选用含汞剂等重金属药物为主要成分的药物时，不应大面积长期应用。目前认为药物可以抑制细胞过度增殖，从而达到治疗银屑病的目的，但这些药物往往毒性很大，很多患者使用后，确实能改善临床症状，但停药后往往复发，且病情较前更顽固难治。临床的一些重症银屑病患者往往是因为使用药物不当所致，不仅危及生命，而且造成繁重的经济负担。

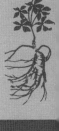

让你不生病

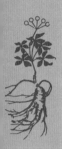

第五十九回　四时养生小结

温馨提示：时时讲健康，是天天有健康的基础；天天讲健康，是季季有健康的前提；季季讲健康，是年年有健康的保障。做到合理膳食、适量运动、戒烟限酒、心理平衡、学习健康知识、改变不良行为，形成良好的生活规律和工作习惯。把做健康"功课"作为我们大家每天生活、工作的一个组成部分，就会达到事半功倍的效果。

四时养生规律要注意的问题：做到三个一致、一个节制，即起居与太阳出没一致；行为情感与自然物候气机升降一致；饮食、进补与季节时令一致；节制房事，尤其在冬夏二季。还有冬伤于寒，春生病温，且夏至以后病暑；春伤于风，夏生病痢；夏伤于暑，秋生疟疾；秋伤于湿，冬生咳嗽的四时病变规律。

这里应强调指出的是，季节性蔬菜、水果是顺应并吸收了自然四时阴阳五行正气之物。现代科学测定也证明其营养丰富，含有害物质和污染物少，既便宜又利于养生；反季节大棚蔬菜则相反，营养含量大幅下降，而有害物质和污染物含量却明显升高，既贵又不利于养生。另外，有许多食物是四季皆宜食用的，如米、面、红薯、玉米、黄豆、花生、高粱、芝麻、赤豆、扁豆等粮食，青菜、萝卜、胡萝卜、菠菜、芹菜、香菇、黑木耳、山药、土豆、海带、紫菜等新鲜蔬菜，大枣、胡桃、苹果、梨、山楂、橘子等水果或干果，猪肉、鸡肉、鸡蛋、牛奶、酸奶、鲫鱼、鲢鱼等蛋白质食物。从传统中医来讲，一般性平之食物四季皆可常用。

逆春季养生之道而为则内伤肝藏，到夏天则变生寒性疾病，不利于夏季养长；逆夏季养长之道而为则内伤心藏，到秋天则发生疟疾，到冬天还可再次发作，不利于秋季养收；逆秋季养收之道而为则内伤肺藏，到冬天则发生寒泄病，不利于冬季养藏；逆冬季养藏之道而为则内伤肾藏，到来年春天则发生痿厥病，不利于春季养生。

若能清心寡欲，久久行之，百病不生。
——龚居中《红炉点雪》

一年四季，春生、夏长、秋收、冬藏。春防风、防寒，重在养肝；夏防湿，重在养心；长夏防暑、防湿，重在养脾；秋防燥，重在养肺；冬防寒、防风，重在养肾。我们应遵循"春夏养阳，秋冬养阴"的原则，主动适应一年四季的物候变化规律，才能健康长寿。同时，还要遵从起居、情志、饮食、运动等养生的方法，生活工作要有规律，日出而作日落而息。如：春、夏起居应晚睡早起，秋季起居应早睡早起，冬季起居应早睡晚起等。饮食结构合理，做到"五低"（低热量、低脂肪、低动物蛋白、低盐、低糖）和"两高"（高维生素、高纤维）的饮食结构。菜谱应季节而变化，保持新鲜、多样、可口。经常敲打肝胆、膀胱经，通过按摩、理疗、针灸、拔罐等方法，通经活络，有助于功能和体力恢复，调整亚健康状态，有利于人的心身健康。

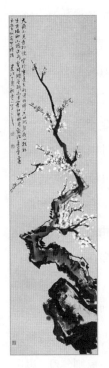
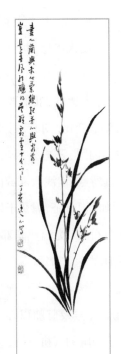
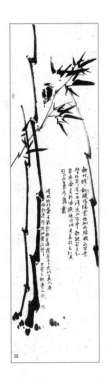
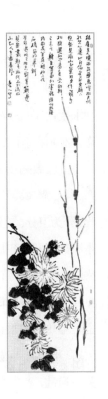

第六十回　心态调摄养生——情志影响健康

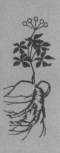

　　温馨提示：讲心态养生必然要讲到情志养生，因为人是有感情的，情志变化就是感情的变化，它会使体内分泌各种化学物质，作用于神经和内分泌系统，影响人们的生理功能和新陈代谢。七情之中，有六情属恶性刺激，唯有喜属于良性刺激。喜为心志，笑为心声，笑是喜形于外的体现，所以，经常保持喜悦、乐观的情绪，对健康是有好处的。

　　七情六欲通常是指喜、怒、忧、思、悲、恐、惊。正常的生理情感表达，如：喜，使人快乐、愉悦；怒，使人发怒、气愤；忧，使人忧愁、烦恼；思，使人思念、牵挂；悲，使人悲痛、伤感；恐，使人恐惧、害怕；惊，使人吃惊、惊讶、意外。六欲，即求生欲、舒适欲、爱恨欲、优越欲、求知欲、表达欲。我们要拥有一个健康的心态，必须保持七情六欲的相对平衡。因此，情志变化，对心态养生至关重要。

　　中医致病因素一般分为三大类：外因、内因、不内外因。外因指六气（风、寒、暑、湿、燥、火）太过，又称六淫致病，其特点：由浅入深或由轻而重的病理过程，分为卫分、气分、营分、血分四个阶段。如：卫分证，常见于外感热病的初期，是温热病邪侵犯肺与皮毛所表现的证候；气分证，为温热病邪由表入里，阳热亢盛的里热证候；营分证，为温热病邪内陷营阴的深重阶段，病位多在心与心包络；血分证，为邪热深入血分而引起耗血动血的证候，是卫气营血病变的最后阶段，也是温热病发展演变过程中最为深重的阶段，累及脏腑以心、肝、肾为主。内因致病，指七情太过太急，其特点：一是，影响内脏的气机升降，使气机的升降协调关系逆乱，表现为"怒则气上，喜则气缓，悲则气消，恐则气下，惊则气乱，思则气结"。人体是一个统一的有机整体，心藏神，为"五脏六腑之大主"，故情志的刺激，虽能影响各个脏腑，但首先影响的是心（即神明之心）的功能，然后方能分别影响其他各脏腑之功能。又如，肝主疏泄，可以调畅气机，调节情志，故肝失疏

病有内同而外异，亦有内异而外同。

——孙思邈

泄,气机紊乱,情志的抑郁或亢奋失于调节,则又是情志疾病发生之关键。二是,情志异常波动,可使病情加重,或迅速恶化。根据临床观察,在许多疾病的过程中,若患者有较剧烈的情志波动,往往使病情加重,或急剧恶化。如有高血压病史的患者,若遇事恼怒,肝阳暴张,血压可迅速升高,发生眩晕,甚至突然昏厥,半身不遂,口眼㖞斜。心脏病患者,也常因情志波动使病情加重或迅速恶化。三是,七情过激,或情志刺激过久,可直接伤及内脏,不同的情志变化,又可以伤及不同的脏腑,如,"怒伤肝""喜伤心""思伤脾""悲伤肺""恐伤肾"等。

愤怒、悲伤、忧思、焦虑、恐惧等不良情绪压抑在心中而不能充分疏泄,便对健康有害,直接影响心、肝、脾、肺、肾的功能,破坏人的内环境,比六淫致病更加严重。所以,保持一个良好的心态,心理平衡就能提高机体适应内外环境的能力以及增强抵抗疾病的能力,从而起到防病治病的作用,即使患病后,保持良好的心情可加速康复,还可以利用心理活动规律防病治病。因此,心态养生与精神调摄对人的健康和生命极为重要。

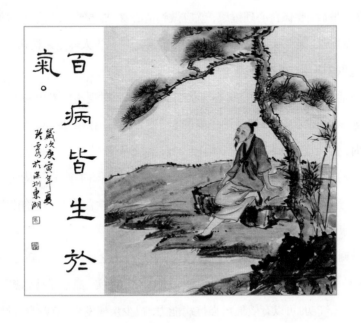

第六十一回　心态调摄养生——清静养神

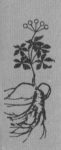

温馨提示：我们提倡的思想清静主要是思想专一，排除杂念，不要相互攀比，不追求名利，不贪图物质享受，不见异思迁，想入非非；要知足常乐，乐于助人，胸襟豁达，才能集中精力，心定神安，专心致志地从事学习、生产和生活。

首先，心静可以胜躁治乱，可以抗衰老延年。思想上清静无为，并不是要饱食终日，无所用心，不做一个无志向、无抱负的庸人，而是要树雄心、立大志，排除杂念，驱除烦恼，专心致志，更有利于学习工作，更有利于机体的正常生理代谢。其次，清静养神还要放弃对名利的追逐，对物质享受的追求。告诫人们，醉心于名利的人，身体衰惫了，要名利还有什么用呢？再次，在物质生活方面，人当知足常乐。不能奢求无度，胡思乱想，永不满足。不然，就会扰乱心神，影响脏腑组织的正常功能。最后，要保持心理健康，就应做到清心寡欲。老年人当绝欲，薄名利，禁声色，廉货财，损滋味，除佞妄，去妒忌，静养心神是古人养生之诀窍。

一、调神摄生，首在静养

清静恬淡养神，是一种自我心理状态的调摄，面对现实世界中种种生死、穷达、宠辱、得失的矛盾，都取淡泊平静的心态，为防病治病之良药。"虚邪贼风，避之有时；恬淡虚无，真气从之，精神内守，病安从来？"对外，顺应自然变化和避免邪气的侵袭；对内，谨守虚无，心神宁静。这样外御内守，真气从之，邪不能害。说明"养生贵乎养神"，不懂得养神之重要，单靠饮食营养、药物滋补，是难以达到健康长寿目的的。

社会调查发现，凡经过重大精神挫折、思想打击之后，又未得到良好的精神调摄，多种疾病的发病率都有明显增加。社会实践证实，经常保持思想清静，调神养生，多练气功，可以有效地增强抗病能力，减少疾病发生，有益身心健康。

以药物养身，以术数延命。

——葛洪《抱朴子·论仙》

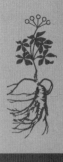

二、清静养神的方法

(一) 少私寡欲

少私，是指减少私心杂念；寡欲，是降低对名利和物质的嗜欲。因为私心太重，嗜欲不止，欲望太高太多，达不到目的，就会产生忧郁、幻想、失望、悲伤、苦闷等不良情绪，从而扰乱清静之神，使心神处于无休止的混乱之中，导致气机紊乱而发病。如果能减少私心、欲望，节制对私欲和对名利的奢望，减轻不必要的思想负担，使人变得心地坦然，心情舒畅，从而促进身心健康。要做到少私寡欲，提醒朋友们注意两点：一是明确私欲之害，以理收心；二是要正确对待个人利害得失。

(二) 养心敛思

养心，即保养心神；敛思，即专心致志，志向专一，排除杂念，驱逐烦恼。所谓凝神，即是心神集中专注一点，不散乱，不昏沉。可见，这种凝神敛思的养神方法，并非无知、无欲、无理想、无抱负、毫无精神寄托的闲散空虚。要保养心神之良效，就必须具备凝神敛思、心地光明磊落，志有所专的品德。从容温和，排除杂念，专心致志，心胸豁达，神清气和，乐观愉快，不仅有利于学习、工作和生活，还有利于健康长寿。

五脏六腑之精气，皆上注于目而为之精。

庚寅年　北亭写

讓你不生病

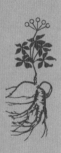

第六十二回　心态调摄养生——立志养德

温馨提示：立志养德是精神养生中的调神养生法之一，即树立理想，坚定信念，充满信心，保持健康的心理状态，是养生保健的重要一环。中医还认为，道德高尚，光明磊落，豁达大度，有利于神志安定，气血调和，精神饱满，形体健壮，能够达到养生的效果。与此同时，现代生理学和生物信息反馈疗法研究证明，坚定意志和信念，能够影响内分泌的变化，改善生理功能，增强抵抗力，有益于健康长寿。

儒家讲究修身、齐家、治国、平天下，表现出自强不息、积极进取、具有阳刚之雄，鼓励人们树立勇往直前、百折不挠的精神，有强烈的社会责任感，建功立业，这种思想有利于社会的发展和个体的心理塑造。现代人养生，首先要立志，所谓立志，就是要有为全人类服务的伟大志向，树立起生活的信念，对生活充满希望和乐趣。也就是说要有健康的心理、高尚的理想和道德情操，这是每个人的生活基石和精神支柱。

一、立志修养

理想和信念是青少年健康成才的精神保障，有了正确的志向，才会真正促使他们积极探索生命的价值，寻找生活的真谛，追求知识，陶冶情操，促进身心全面健康发展。理想和信念又是老年人延长生命活力的"增寿剂"，不畏老是健康长寿的精神支柱，产生不畏老精神的重要思想基础就是晚年的理想和追求。老年人应重视健身养体，心胸开阔，情绪稳定，热爱生活，为社会发挥"余热"，从而使内心感到无愧于一生的无限快乐的思想，这种思想又有益于健康。

理想和信念是生活的主宰和战胜疾病的动力。科学证明人的内在潜力很大，充满自信心，顽强的意志和毅力是战胜疾病的极为重要的力量。事实证明，信念、意志坚定的人，能较好地控制和调节自己的情绪，保持良好的精神状态。生活实践也证实了不少病残者靠自己的信心、意志和努力，主宰自己的命运，为社会做出

药者疗也，所以治疾也，无疾则勿药可也。
——《申鉴》

了可贵的贡献。

从生理上来讲，道德高尚、光明磊落、性格豁达、心理宁静，有利于神志安定、气血调和，人体生理功能正常而有规律地进行，精神饱满，形体健壮。这说明养德可以养气、养神，使"形与神俱"，健康长寿。树立理想，坚定信念，充满信心，量力而行，保持健康的心理状态，是养生保健的重要一环。现代生理学和生物信息反馈疗法研究证明，坚强的意志和信念，能够影响内分泌的变化，如白血球大幅度升高，改善生理功能，增强抵抗力，故有益于健康长寿。

二、道德修养

古人把道德修养作为养生的一项重要内容。孔子提出"德润身""仁者寿"的理论。他在《中庸》中进一步指出："修身以道，修道以仁"，"大德必得其寿"。他认为讲道德的人，待人宽厚大度，才能心旷神怡，体内安详舒泰得以高寿。古代的道家、墨家、法家、医家等，也都把养性养德列为摄生首务。

朋友们，要养性养德，塑造美好的心灵，助人为乐，养成健康高尚的生活情趣，获得巨大的精神满足，是保证身心健康的重要措施。

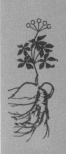

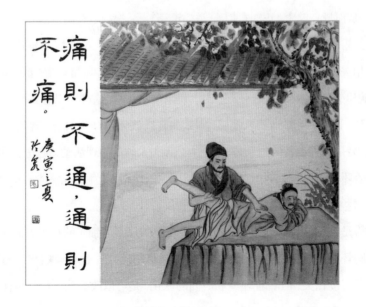

不痛则不通，通则不痛。

庚寅之夏 北元

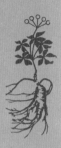

第六十三回　心态调摄养生——乐观开朗

温馨提示：性格开朗、精神乐观是健身的要素、长寿的法宝，这是人所共知的常理。而忧愁郁闷则是人体衰老的催化剂。不论在什么情况下，都始终保持着开朗乐观的心境，顺利时是这样，身处逆境也是如此。人生不如意十常八九，不要去计较，随遇而安，淡泊名利，这样就会发现生活的美好，才能知足常乐，怡然自得。

人要健康长寿就要调节情绪，保持愉快、乐观。否则，无论社会或家庭提供多好的养老环境也不可能实现健康长寿。

一、情绪乐观

情绪乐观既是人体生理功能的需要，也是人们日常生活的需要。孔子在《论语》中说："发愤忘食，乐以忘忧，不知老之将至云尔。"可见，乐观的情绪是调养精神、舒畅情志、防衰抗老的最好的精神营养。精神乐观可使营卫流通，气血和畅，生机旺盛，从而身心健康。正如《素问·举痛论篇》云："喜则气和志达，营卫调利。"

永葆乐观的情绪，首先，要培养开朗的性格，因为乐观的情绪与开朗的性格是密切相关的。心胸宽广，精神才能愉快。其次，对于名利和享受，要培养"知足常乐"的思想，要体会"比上不足，比下有余"的道理，这样可以感到生活和心理上的满足。再次，培养幽默风趣感，幽默的直接效果是产生笑意。现代科学研究已证明，笑是一种独特的运动方式，它可以调节人体的心理活动，促进生理功能，改善生活环境，使人养成无忧无虑，开朗乐观的性格，让生命充满青春的活力。

二、性格开朗

性格是人的一种心理特征，它主要表现在人已经习惯了的行为方式上。性格开朗是胸怀宽广、气量豁达所反映出来的一种心理状态。性格虽然与人的基因和遗传因素直接相关，但随着环境和时间的变化，是可以改变的。人们都有一个使自己的性格适应于自然、社会和自身健康的改造任务。

预防诸病也。

为以康健为常然，常须安不忘危，

——孙思邈

医学研究已证明，人的性格与健康、疾病的关系极为密切。情绪的稳定，对一个人的健康起着重要作用。性格开朗、活泼乐观、精神健康者，不易患精神病、重病和慢性病，即使患了病也较易治愈，容易康复。不良性格对人体健康的影响是多方面的，它可以从各方面对人体大脑、内脏及其他部位产生危害。

培养良好性格的基本原则是，从大处着眼，从具体事情入手，通过自己美好的行为，塑造开朗的性格。首先要认识到不良性格对身心健康的危害，树立正确的人生观，正确对待自己和别人，看问题、处理问题要目光远大，心胸开阔，宽以待人，大度处事，不斤斤计较，不钻牛角尖，科学、合理地安排自己的工作、学习和业余生活，丰富生活内容，陶冶性情。

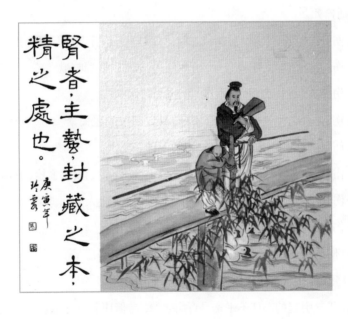

第六十四回　心态调摄养生——心理平衡

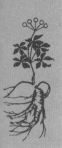

温馨提示:要做到心态平衡,就要充分认识心理不平衡的危害。因此,保持一个良好的心态,积极向上,拥有一个快乐的心情是解决心理不平衡最有效的手段之一。

一、心理不平衡的危害

中医认为,百病生于气。科学研究证明,人的思想情绪与其生理之间存在着密切的关系,长期的情绪紧张、焦虑、怨恨等使信息系统活动紊乱、无序,导致阴阳失调、行为失控、机体细胞受损,极易发生病变。

(1)伤心:心主血脉而藏神明,气愤时心跳过速、胸闷等异常表现可诱发心脏病,重则猝死。

(2)伤肝:人处于气愤、愁闷状态时,可致肝气不畅、肝胆不和、肝部疼痛。

(3)伤肺:生气时人呼吸急促,可致气逆、肺胀、气喘咳嗽。

(4)伤脾:气极忧虑,气血不畅,可伤脾胃。

(5)伤肾:经常生气,可使肾气不畅,易致闭尿或尿失禁。

(6)伤胃:气满之时,胃气上逆,胃纳不佳。

(7)伤脑:气愤至极,气血上冲,会导致血压升高,易发脑血栓、脑出血。

(8)伤肤:皮肤也是一种心理器官,经常气闷会让人颜面憔悴,皱纹多生。

(9)伤内分泌:生闷气可致甲状腺功能亢进。

(10)伤小肠、大肠:生气可致便秘。

(11)致癌:生气可使机体内细胞失衡,癌细胞增多。

可见,生气引起的心理不平衡是百病之源,是健康长寿之敌。

二、怎样才能达到心理平衡

(1)在奉献中感受快乐:以德养生,才有快乐。常言道,"害人之心不可有"。不管做什么事,要处处为别人着想;别人有困难,要尽心尽力地给予帮助。

养生畅志,立志修德。
——张仲景

在工作中，感到自己有价值，对社会有贡献，因而感到幸福与快乐。

（2）在交往中分享快乐：与人交流，化愁为喜。如今的社会发展变化很快，人作为社会一员，要适应社会，与社会融为一体。比如，社会上有人发财，有人下岗，境遇不同，差别很大。如果眼睛只盯着发财，想要大房子，想开好车子，吃饭下馆子，欲望太高，物质要求太强，心理落差就越大，久而久之就容易造成人体阴阳失衡、气血不调而生病。因此，要经常与家人、朋友、同事交流，正确分析和看待这些问题，学会知足常乐，顺其自然。心平气和了，病则无以生之。恬淡虚无，无我忘我，才是养生之道。物质上淡然，心情上安然，交往上大度，做到忍让、理解、宽容，便会喜由心生。

（3）在逆境中寻找快乐：人生一辈子，会遇到各种各样的事情，有悲有喜，有忧有愁，甚至有诬陷，有牢狱之苦。处在逆境中，容易悲伤痛苦，情绪低落；时过境迁，还对过去的事耿耿于怀，不能自拔；特别是遭人误解，更是激动、愤怒不已。这些不良情绪，都不利于养生。而在苦中寻乐，善于自我排解，自我减压，才会收到意想不到的效果。

如意时，不要得意忘形，沾沾自喜，即使有人赞赏自己，也要有一个正确的认识和评价。被人误解时，不要生气，要分析哪些是对的，哪些是错的，从中吸取教训，提高自己。逆境时，不灰心丧气，要与人敞开心扉，在交流中得到鼓励，获得勇气和力量。保持从容平和的心态，包容一切，避免烦闷在心，造成肝郁气滞致病，时时事事心态平衡，快快乐乐一世一生，此乃养生之秘诀。

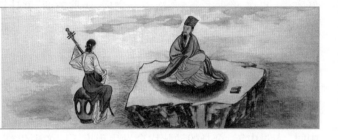

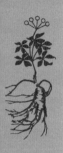

第六十五回 心态调摄养生——节制法

温馨提示: 现代医学认为, 精神紧张可以导致许多疾病, 例如, 胃溃疡、神经衰弱、免疫功能降低等。正如《内经》所说, "怒则伤肝" "喜则伤心" "悲忧则伤肺" "思伤脾" "恐则伤肾"。

所谓节制法, 就是节制情感的方法。过度、过激的情绪如大怒、狂喜、过度思虑、悲伤、剧烈惊恐等, 对人体健康危害甚大。

一、戒怒

以怒为例, 一个人在大怒时, 不仅什么蠢事都会干得出来, 以致铸成大错, 而且对身体健康十分不利。大怒易致气血上涌, 面红耳赤, 血压升高; 久怒不息则伤肝, 肝气不舒则出现胸痛腹胀、食欲不振, 严重者可致气血逆乱而死亡。因此, 节怒戒怒对于养生保健是至关重要的。药王孙思邈把戒大怒作为"三戒"之首, 《老老恒言》指出"养生健身所忌最是怒", 把"戒怒"作为重要养生原则。

制怒之法, 首先, 是以理制怒。即以理性克服感情上的冲动, 在日常工作和生活中, 虽遇可怒之事, 但想一想其不良后果, 可理智地控制过极情绪, 使情绪反应"发之于情""止之于理"。其次, 可用提醒法制怒。在床头或案头写上"制怒""息怒""遇事戒怒"等警言, 以此作为自己的生活信条, 随时提醒自己, 可收到良好效果。再次, 怒后反省。每次发怒之后, 吸取教训, 并计算一下未发怒的日子, 减少发怒次数, 逐渐养成遇事不怒的习惯。

二、缓乐

加拿大一位贫穷的鞋匠, 在确知自己中了百万元的巨彩后, 竟"因乐暴亡", 直到入殓之时, 仍面带笑容。这种因过度兴奋造成的猝死, 时常发生在中老年人中间。人过中年, 全身的动脉均会发生程度不同的硬化, 营养心肌的冠状动脉当然不会例外。如若心脏剧烈地跳动, 必然增加能耗, 心肌将会发生相对的供血不

恼一恼, 老一老; 笑一笑, 少一少。

——胡文焕《养心要语》

足，从而出现心绞痛甚至心肌梗塞，或心跳骤停。这是"乐极生悲"的一个原因。此外"乐极生悲"还可致血压骤然升高，健康的人尚可代偿，若已患高血压症，过度兴奋就会导致"高血压危象"，表现为突然感到头晕目眩、恶心呕吐、视力模糊、烦躁不安。"高血压危象"尽管可能持续几个小时，却可由此引起脑血管破裂发生猝死。可见，"乐极"亦不可取，为了健康长寿，任何情绪的过分激动都是不可取的，应采取"冷处理"的方法，对于喜事与悲事、兴奋与气愤、顺境与逆境、快乐与痛苦等，都应一视同仁，善于自我调节情感，保持稳定的心理状态，一定注意不要超过正常的生理限度。

现代医学研究证明，情志刺激与免疫功能之间的联系息息相关。任何过激的刺激都可削弱白细胞的战斗力，减弱人体免疫能力，使人体内防御系统的功能低下而致病。为了健康长寿，任何情绪的过分激动都是不可取的。总之，要善于自我调节情感，以便养神治身。对外界的事物刺激，既要有所感受，又要思想安定，七情平和，明辨是非，保持安和的处世态度和稳定的心理状态。

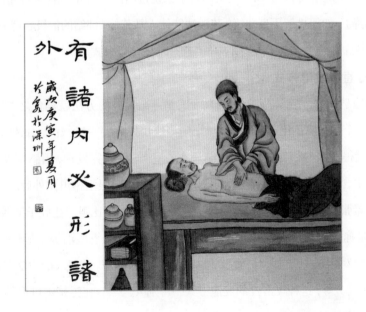

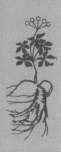

第六十六回　心态调摄养生——疏泄法

温馨提示：古人曾说："不如人意常八九，如人之意一二分。"一般来说，人的一生中处于逆境的时间是大大多于顺境的时间。中医学认为，"百病皆生于气"，如果不良情绪是暂时的，机体很快就可恢复正常。但是，如果不良情绪过分强烈或持续的时间太长，就可能造成脏腑功能失调，引起疾病，如溃疡病、高血压、神经官能症及一些精神病的发生。

即使是历史上的帝王将相，生活中的富豪、名人等，各人都有各自的烦恼和忧伤。现代研究证实，持久的不良情绪，特别是表现为烦恼、忧郁、悲伤的消极情绪，还可通过神经、内分泌系统影响机体的免疫功能，使人体对细菌、病毒及肿瘤细胞的抵抗力下降。正如一位英国哲学家说过的："生命的潮汐因快乐而升，因痛苦而降。"如何排解不良情绪？疏泄法能使人从苦恼、郁结的消极心理中解脱，尽快地恢复心理平衡。下面介绍一些心理疏泄的主要方式。

一、直接发泄方式

中医学认为，"郁则发之"，排解不良情绪最简单的方法就是使之"发泄"，例如，一个人悲痛欲绝或委屈万分时，痛痛快快地大哭一场，让眼泪尽情地流出来，就觉得舒服些，切忌把不良情绪埋在心底。现代研究发现，因感情变化流出的眼泪中含有两种神经传导物质，这两种传导物质随眼泪排出体外后，可缓和悲伤者的紧张情绪，减轻痛苦和消除忧虑。所以痛哭一场比眼泪往肚子里咽要好得多。哭是痛苦的外在表现，也是一种心理保护措施，强忍眼泪等于慢性自杀。哭作为一种发泄方式，虽然不"雅"，但却有它的积极作用。有些人的方法是摔打家具、打人骂人等，这种攻击性的发泄方式一害别人，二害自己，是不可取的。

二、宣泄的方式

情绪压抑，有时不宜一下子发泄出来，可采取宣散疏导，逐渐发泄的形式。一

养心莫善于寡欲。欲不可纵，欲纵成灾；乐不可极，乐极生衰。

——万全《养生四要》

个人遇到不顺心的事，受到挫折，甚至遭到不幸，比如，在恋爱中遭到挫折、亲朋好友去世、生活中发生重大的事故、工作学习上或家中有不愉快的事等，怒从心头起，或心中泛起阵阵愁云时，首先可冷静下来，控制一下自己的感情，然后找自己诚恳、乐观的知心朋友、亲人倾诉自己的苦衷，或向亲人、朋友写书信诉说苦闷、烦恼。俗话说："旁观者清。"从亲友的开导、劝告、同情和安慰中得到力量和支持，苦闷、忧愁和烦恼之情会随之消散。所以，广交知心朋友，扩大社会交往，建立良好的人际关系，是医治心理不良情绪的良药。另外，在情绪不佳时，可写诗作赋、撰写文章，抒发自己的情感，也是疏泄不良情绪的有效方法。

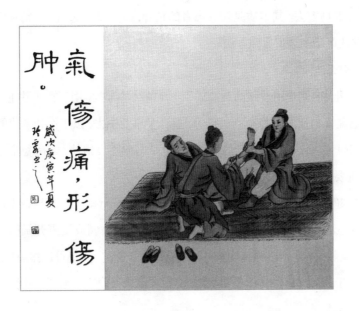

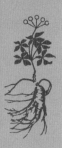

第六十七回　心态调摄养生——转移法

温馨提示：精神转移方法很多，如全身心地投入到工作或学习中去，通过忘我的努力开辟一个新天地，以成功的喜悦来抚平、医治心灵的创伤，也可借助于音乐歌吟、琴棋书画、游览观光等方式来移情易性，以产生舒畅情志、疏理气机等方面的治疗效应。

转移法又可称移情法，即通过一定的方法和措施改变人的思想焦点，或改变其周围环境，使其与不良刺激因素脱离接触，从而从情感纠葛中解放出来，或转移到另外事物上去。其本质是转移患者的精神，以达到调整气机，精神内守的作用。转移法可采取以下几种方法。

一、升华超脱

（1）升华，就是用顽强的意志战胜不良情绪的干扰，用理智战胜生活中的不幸，并把理智和情感化作行为的动力，投身于事业中去，以工作和事业的成绩来冲淡感情上的痛苦，寄托自己的情思。这也是排除不良情绪，保持稳定心理状态的一条重要保健方法。

（2）超脱，即超然，思想上把事情看得淡一些，行动上脱离导致不良情绪的环境。在心情不快、痛苦不解时，可以到环境优美的公园或视野开阔的海滨漫步散心，可驱除烦恼，产生豁达明朗的心境。如果条件许可，还可以作短期旅游，把自己置身于绮丽多彩的自然美景之中，使精神愉快，气机舒畅，忘却忧烦，寄托情怀，美化心灵。

二、移情易性

移情，即排遣情思，改变内心情绪的指向性；易性，即改易心志，经过排除内心杂念和抑郁，改变其不良情绪和习惯。华岫云《临证指南医案》说："情志之郁，由于隐情曲意不伸……郁症全在病者能移情易性。""移情易性"是中医心理

善摄生者，先除欲念。
——陈继儒《食色绅言》

保健法的重要内容之一。"移情易性"的具体方法很多，可根据不同人的心理、环境和条件等，采取不同措施，进行灵活运用。情绪不佳时，听听适宜的音乐，观赏一场幽默的相声或喜剧，苦闷顿消，精神振奋。可见，移情易性并不是压抑情感。如对愤怒者，要疏散其怒气；对悲痛者，要使其脱离产生悲痛的环境与气氛；对屈辱者，要增强其自尊心；对痴情者，要冲淡其思念的缠绵；对有迷信观念者，要用科学知识消除其愚昧的偏见，等等。

三、运动移情

运动不仅可以增强生命的活力，而且能改善不良情绪，使人精神愉快。因为运动可以有效地把不良情绪的能量发散出去，调整机体平衡。当自己的情绪苦闷、烦恼，或情绪激动与别人争吵时，最好的方法是转移一下注意力，去参加体育锻炼，如打球、散步、爬山等活动，也可采用传统的运动健身法和太极拳、太极剑、导引保健功等。传统的体育运动锻炼主张动中有静，静中有动，动静结合，因而能使形神舒畅，松静自然，心神安合，达到阴阳协调平衡，且有一种浩然之气充满天地之间之感，一切不良情绪随之而消。此外，还可以参加适当的体力劳动，用肌肉的紧张去消除精神的紧张。在劳动中付出辛勤的汗水，促进血液循环，活跃了生命功能，使人心情愉快，精神饱满。

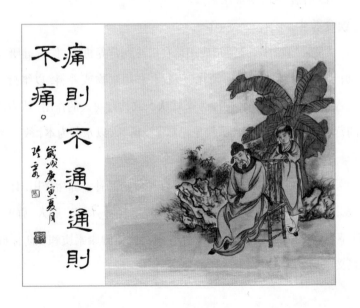

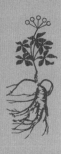

第六十八回　饮食养生——天人相应观(上)

　　温馨提示:中医认为,在人体饮食营养方面如何回归自然,运用时令及天人相应的观点指导人们饮食养生非常重要。早在2000年前,古代医者就认识到饮食的性质对机体的生理和病理方面的影响。"五味所生"等说明作为自然界的"味"对机体脏腑的特定联系和选择作用。除此外食物对脏腑尚有所克、所制、所化等作用。中医饮食营养学是在中医理论指导下,应用食物来保健强身,预防和治疗疾病,或促进机体康复以及延缓衰老的一门学科。

　　中医也常据天人合一的整体营养观运用食物来达到补虚、泻实、调整阴阳的目的。自古以来,以养生益寿,防治疾病的各家学说,无不用人体内部与自然界的协调统一的法则来制定各种体逸劳作,饮食起居的措施,提倡既要注意全面膳食,"合而服之",同时又主张饮食因地、因人、因病之不同,饮食内容也要有所变化,做到"审因用膳"和"辨证用膳"。

一、饮食养生

　　习称"食养""食补",是泛指应用饮食来达到营养机体,保持健康或增进健康的活动;营养是指机体摄取、消化、吸收和利用食物或养料,以维持正常生命活动的过程。早在2000年前,中国医家就认识到饮食对人的作用,认为饮食是必不可少的营养物质。《素问·平人气象论篇》指出"人以水谷为本,故人绝水谷则死"。

　　按中医中药有关文献统计,常用的近百种食物的补益养生作用,计有聪耳、明目、乌发、生发、增力、益志、安神、健肤、美容、轻身、固齿、肥人、强筋、壮阳、种子(助孕)、益寿等20余种。这些作用在提高人体健康素质和预防保健方面有着重要意义。

得神者昌,失神者亡。
——《素问·移精变气论篇》

二、饮食治疗

习称"食疗""食治"，是泛指利用饮食来治疗或辅助治疗疾病的活动。孙思邈曾指出："食能祛邪而安脏腑，悦神、爽志，以资气血。"如今，中医食疗不少成果也逐渐被现代医学所证实，如：临床应用芹菜防治高血压病；应用燕麦防治高脂血；应用红枣防治贫血；应用木耳防止眼底动脉出血；应用百合、苦瓜等防治病毒和细菌性感染等疾患。

三、饮食节制

习称"食节""食用"，泛指饮食的方法、方式，包括饮食的合理习俗、饮食卫生制度。中医食节内容极为丰富，它体现了中华民族饮食文明和古代卫生学水平。如中医提倡的全面膳食而不偏食；不暴食暴饮，食量有限度；讲究食物卫生清洁，食前食后有良好卫生习惯，进茶进酒要适量，等等。

四、饮食宜忌

习称"食忌""食禁"。饮食的宜与忌实质上是强调饮食的针对性，得当则为益，失当则为忌。

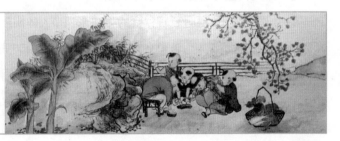

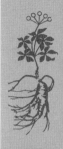

讓你不生病

贏得健康

143

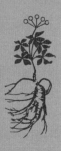

第六十九回　饮食养生——天人相应观（下）

温馨提示：中医认为，在人体饮食营养方面如何回归自然，运用时令及天人相应的观点指导人们饮食养生非常重要。天人相应，也就是要顺应自然规律和调顺四时的原则。中医认为，春食凉、夏食寒，以养其阳；秋食温、冬食热，以养其阴。一年四季，五味各有所宜。

在中医"天人相应"的理论指导下，特别强调传统饮食养生，调补阴阳、审因用膳及因时调补的原则。例如，生活在潮湿环境中的人群适量地多吃一些辛辣食物，对驱除寒湿有益；而辛辣食物并不适于生活在干燥环境中的人群，所以说各地区的饮食习惯常与其所处的地理环境有关。一年四季不同时期的饮食也要同当时的气候条件相适应。例如，人们在冬季常喜欢吃肥牛火锅、涮羊肉等，有增强机体御寒能力的作用；而在夏季常饮用乌梅汤、绿豆汤等，有消暑解热的作用。这些都是天人相应在饮食养生中的体现。

把握天人相应的饮食调理的3个原则：

第一，调补阴阳。通过合理饮食的方法来调节人体阴阳的平衡。传统养生学认为，人体在正常情况下应该保持在"阴平阳秘"的健康状况，如果机体失去阴阳的平衡状态就会产生疾病，并可以通过饮食来调节阴阳以保持健康。例如，人们常用甲鱼、龟肉、银耳、燕窝等来养阴生津，滋阴润燥以补阴虚；常用羊肉、狗肉、鹿肉、虾仁等来温肾壮阳，益精填髓以补阳虚。这些就是饮食调补阴阳的体现。

第二，审因用膳。根据个人的机体情况来合理地调配膳食。我们知道人体需要全面而均衡的各种营养成分，所以《黄帝内经》提出"谷肉果菜，食养尽之"。在保证全面营养的前提下，还应根据每个人的不同情况适当地调配饮食结构。如阴虚者多进食补阴的食品；阳虚者多进食补阳的食品；气虚者多进食补气的食品；血虚者多进食补血的食品；体质偏于实症者多进食一些有清泻作用的食品。

心乱则百病生，心静则万病息。
——罗天益《卫生宝鉴》

第三, 因时调补。由于四季气候存在着春温、夏热、暑湿且盛、秋凉而燥以及冬寒的特点, 而人的生理、病理过程又受气候变化的影响, 故要注意使食物的选择与之相适应。如在阳气升发的春季, 特别是少雪温盛、气候异常时, 饮食应该清淡, 不宜过食油腻烹煎动火之物, 并应选食鸭梨、荸荠、橘子、甘蔗等果品为辅助, 常食绿豆汤、绿豆芽等食物, 取其清淡、甘凉, 以免积热在里。在夏季, 遇暑热兼湿之候, 肤腠开泄、汗出也多, 使人常易贪食生冷, 寒冷之物太过则更伤脾胃。因此炎暑之季, 切忌过食生冷与油腻厚味, 宜食甘寒、利湿清暑少油之品, 常可选食西瓜、冬瓜、白兰瓜等瓜果, 常饮绿豆汤, 并以灯心、竹叶、酸梅水、冰糖煎水代茶饮用, 取其清热、解暑利湿、养阴益气之功。秋气凉燥, 当少食辛燥, 选用蜂蜜、秋梨等柔润之物, 山药、薏米等健脾补胃之品。冬季万物潜藏, 天寒地冻, 阴盛阳衰, 进食胡桃、羊肉之类, 自可补肾助阳, 以迎来年。

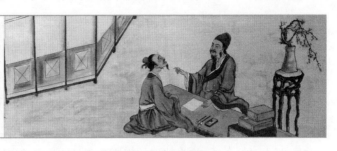

第七十回　饮食养生——因时制宜观

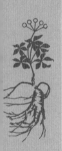

温馨提示：一年四季气温不同，人体生理机能也随之发生变化，食谱安排也要相应进行调整，以适应这些变化，更利于养生。因此，人们在不同的季节，应选择不同的饮食。因时施膳的原则：春温——酸——升补；夏热——苦——清补；暑湿——甘——淡补；秋燥——辛——平补；冬寒——咸——温补。四季调补必须随季节变换而改变治疗方法和调整饮食种类、结构和药膳组成。

《饮膳正要》中说："春气温，宜食麦以凉之；夏气热，宜食菽以寒之；秋气燥，宜食麻以润其燥；冬气寒，宜食黍以热性治其寒。"这段话说明了由于四时气候的变化对人体的生理、病理有很大影响，故人们在不同的季节应选择不同的饮食。

春天，万物复苏，阳气升发，人体之阳气亦随之升发，此时应养阳，在饮食上要选择一些能助阳的食品，如葱、荽、豉等，使聚集一冬的内热散发出来。在饮食品种上，也应由冬季的膏粱厚味转变为清温平淡。冬季一般蔬菜品种较少，人体摄取的维生素往往不足，因此，在春季膳食调配上，应多采用一些时鲜蔬菜，如各种绿色蔬菜春笋、菠菜、芹菜、太古菜等；在动物性食品中，应少吃肥肉等高脂肪食物。

夏季酷热多雨，暑湿之气易乘虚而入，人们往往会食欲降低，消化力也减弱，大多数人厌食肥肉和油腻食物等。因此，在膳食调配上，要注意食物的色、香、味，尽力引起食欲，使身体能够得到全面足够的营养。中医认为，夏季阳气盛而阴气弱，故宜少食辛甘燥烈食品，以免过分伤阴，宜多食甘酸清润之品，如绿豆、西瓜、乌梅等。《颐身集》指出："夏季心旺肾衰，虽大热不宜吃冷淘冰雪、蜜冰、凉粉、冷粥。"否则饮冷无度会使腹中受寒，导致腹痛、呕吐、下利等胃肠疾患，这点对年老体弱的人尤其重要；此外，夏季食物极易腐烂变质，一定要注意

正气存内，邪不可干。——《素问·遗篇刺法论篇》

饮食卫生,不喝生水,不生吃瓜果蔬菜等。

秋天,气温凉爽、干燥,随着暑气消退,人们从暑热的困乏中解脱出来,食欲逐渐提高,再加上各种瓜果大量上市,应特别注意"秋瓜坏肚"。立秋之后,不论是西瓜还是香瓜、菜瓜,都不能恣意多吃了,否则会损伤脾胃的阳气。因气候干燥,在饮食的调理上,要注意少用辛燥的食品,如辣椒、生葱等皆要注意,宜食用芝麻、糯米、粳米、蜂蜜、枇杷、甘蔗、菠萝、乳品等柔润食物。

冬天,气候寒冷,虽宜热食,但燥热之物不可过食,以免使内伏的阳气郁而化热。饭菜口味可适当浓重一些,有一定脂类。因绿叶蔬菜较少,故应注意摄取一定量的黄绿色蔬菜,如胡萝卜、油菜、菠菜及绿豆芽等,避免发生维生素A、维生素B$_2$、维生素C缺乏症。为了防御风寒,在调味品上可以多用些辛辣食物,如辣椒、胡椒、葱、姜、蒜等。此外,炖肉、熬鱼、火锅亦可多食一点。冬季切忌黏硬、生冷食物,此类食物属阴,易伤脾胃之阳。对于体虚、年老之人,冬季是饮食进补的最好时机。

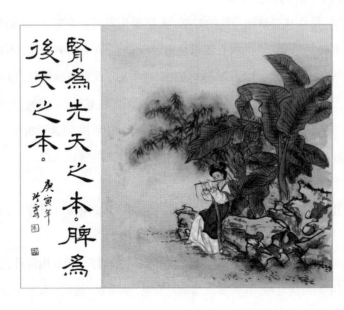

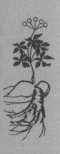

第七十一回　饮食养生——因人制宜观

温馨提示：饮食的调制，不可千篇一律，应当因人制宜，从个体的体质特点出发，这样更有益于人体的健康。人的体质随年龄、性别有所差异，需要的营养结构也有所不同，所以饮食的调制也应因人而异。因人施膳的原则：体胖者远肥腻，宜清淡；体瘦者远香燥，宜滋阴生津；阳盛实热之人，宜清热泻火；阳虚有寒之人，宜温热养阳食物。

饮食调摄，因人们的年龄、体质、职业不同，应有差异。病患之人，可根据病症的寒热虚实、阴阳偏盛，结合食物的五味、四气升降浮沉及归经等特性来加以确定。

一、不同年龄的饮食要求

胎儿期，是指从受孕到分娩的时期，为使胎儿先天营养充足，此期加强孕妇的膳食营养极为重要。总的饮食要求是以可口清淡、富有营养为佳，不宜过食生冷、燥热、辛辣和油腻的食物。具体地说，怀孕早期，饮食宜少而精，以新鲜蔬菜瓜果为佳，忌食辛辣刺激之品，以免加重妊娠反应。在妊娠4~7月时，孕妇宜食富有蛋白质、钙、磷的食品。如磷存在于黄豆、鸡肉、羊肉中，钙含于蛋黄、乳类、虾皮中，而鱼肉中蛋白质含量丰富。妊娠晚期，孕妇应多吃优质蛋白，并注意动物蛋白与植物蛋白的搭配食用。

新生儿期，是指从初生到满月的时期。此时一定要用母乳喂养。母乳中不仅含有孩子所需要的营养物质，而且含有较多的抗体。

婴儿期，是指从满月到1周岁的时期。这个时期的喂养，最好用母乳；若不能喂奶，可采用牛奶或代乳粉，并需要添加辅助食品，如菜水、蛋黄、水果泥、碎肉等。

幼儿期，是指1~3周岁的时期，食物应以细、烂、软为宜，既不要给孩子吃油腻食物，更不要吃刺激性食品。添加的辅食应该由流质到半流质，到固体，由少到

阴平阳秘，精神乃治；阴阳离决，精气乃绝。——《素问·阴阳应象大论篇》

多，由细到粗。

儿童期，是指从3~12岁这段时期，在饮食上，营养价值可高一些、精一些，使之充分被消化、吸收、利用；另外，在食量上应有所节制。

青少年生长发育迅速，代谢旺盛，必须全面、合理地摄取营养，并要特别注意蛋白质和热能的补充。为此，应保证足够的饭量，并摄入适量的脂肪。

健康的中年人常用的饮食，一般除了正常热量的饮食外，就是在劳动量增加的情况下，分别考虑给予高热量、高蛋白的饮食。所谓正常热量的饮食，一般认为，每天每公斤体重需蛋白质1克左右，脂肪为0.5~1.0克，糖类每天400~600克，其他各种矿物质、维生素，主要由副食品予以补充。

老年人的饮食中必须保证钙、铁和锌的含量，每人每天分别需要钙600毫克、铁12毫克和锌15毫克。人到老年后，体内代谢过程以分解代谢为主，所以需要及时补充这些消耗，尤其是组织蛋白的消耗，每天所需蛋白质以每公斤体重1克计算。此外，老年人要注意米、面、杂粮的混合食用，并应在一餐中尽量混食，以提高主食中蛋白质的利用价值。

二、不同体质的饮食要求

对于阴虚之体质，应多吃些补阴的食品，如芝麻、糯米、蜂蜜、乳品、甘蔗、蔬菜、水果、豆腐、鱼类等清淡食物，对于葱、姜、蒜、椒等辛味之品则应少吃。

阳虚之体质者，应多食些温阳的食品，如羊肉、狗肉、鹿肉等，在夏日三伏之时，每伏可食附子粥或羊肉附子汤一次，配合天地阳旺之时，以壮人体之阳。

气虚之体质者，在饮食上要注意补气，药膳"人参莲肉汤"可常食；粳米、糯米、小米、黄米、大麦、山药、大枣，这些都有补气作用，亦应多食之。

血虚之体质者，应多食桑葚、荔枝、松子、黑木耳、甲鱼、羊肝、海参等食物，因为这些食物均有补血养血的作用。

阳盛之体质者，平素应忌辛辣燥烈食物，如辣椒、姜、葱、蒜等，对于牛肉、狗肉、鸡肉、鹿肉等温阳食物宜少食用。可多食水果、蔬菜、苦瓜。因酒是辛热上行的，故应戒酒。

血瘀之体质者，要多吃些具有活血祛瘀作用的食物，如桃仁、油菜、慈姑、黑大豆等；酒需长饮，醋可多食，因二者均有活血作用。

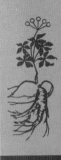

讓你不生病

顧好健康

149

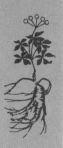

痰湿之体质者，应多食一些具有健脾利湿、化痰祛痰的食物，如白萝卜、紫菜、海蜇、洋葱、扁豆、白果、赤小豆等，对于肥甘厚味之品，则不应多食。

气郁之体质者，可少量饮酒，以活动血脉，提高情绪，平素应多食一些能行气的食物，如佛手、橙子、陈皮、荞麦、茴香菜、香橼、火腿等。

三、不同职业的饮食要求

体力劳动者，首先要保证足够热量的供给，因为热量是体力劳动者能进行正常工作的保证。为此，必须注意膳食的合理烹调和搭配，增加饭菜花样，提高食欲，增加饭量，以满足工人们对热量及各种营养素的需求。此外，还要多吃一些营养丰富的副食以及蔬菜和水果。

脑力劳动者，脑消耗的能量占全身总消耗量的20%，因此，脑需要大量的营养。经研究证实，核桃、芝麻、金针菜、蜂蜜、花生、豆制品、松子、栗子等均有健脑补脑的良好功效，可多食之。此外，蔬菜水果是钙、磷、铁和胡萝卜素、核黄素、维生素C的主要来源，因此，脑力劳动者亦应多食之。由于一般脑力劳动者活动量较小，对脂肪和糖的消耗量不大，所以不宜多食含糖和脂肪过多的食品，否则会造成体脂过多，身体肥胖。

此外，不同的地域对人的体质也有相应的改变。这些差异，在饮食方面也要引起注意，因地施膳。药膳顺乎自然，除了顺应四时气候外，还应顺应四方地理。西北地区地属多高原区，而气候亦较为寒冷、干燥，药膳宜温、宜润。因为地区寒凉，易伤人体阳气，故宜用温性的药物和食物制作药膳以胜寒凉之气，又由于多风致燥，燥则易伤人体阴液，伤阴液则易使人皮肤、黏膜干燥，故宜用滋润的药物和食物制作药膳以胜其干燥。东南地区地势较低洼，气候也较温热、潮湿，药膳宜甘、宜辛、宜燥。因为地区潮湿，易伤脾胃，困顿阳气，故宜用甘淡渗湿、辛燥、散湿、甘味健中之品，如茯苓、山药、薏米、砂仁、陈皮、白术、扁豆、大枣、莲子等。

疾之先。——元·朱震亨《丹溪心法》与其救疗于有疾之后，不若摄养于无

第七十二回　饮食养生——平衡饮食观（上）

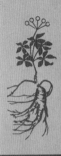

温馨提示：中西医都认为食疗是人体自我调理最基本的措施。根据前面提到："五谷为养，五果为助，五畜为益，五菜为充"和"四气""五味"为原则指导我们养生是非常重要的。

一、清热利湿方

（1）绿豆粥：绿豆50克，大米适量，加水熬成粥，再加适量白糖，能清暑利湿解毒。现代医学也认为有一点降转氨酶作用，多主张乙肝患者常食用。

（2）赤豆薏米粥：赤小豆50克、薏米50克，加水熬成粥，能健脾利湿解毒。

（3）车前子粥：车前子50克，纱布包好后加入大米煮粥，对大便稀溏、小便黄赤者更为适宜。

二、醒脾开胃方

（1）荷叶粥：大米加水煮粥，取鲜荷叶一张，洗净覆盖在饭锅上（不用锅盖），粥色淡绿清香，有醒脾开胃、清暑祛湿的作用。

（2）山药鸡金粥：用山药粉60克、鸡内金粉10克，糯米适量，共熬成粥，有健脾止泻、消积健胃的作用。

（3）鲜藿香茶：鲜藿香3克，冲入开水，盖好焖几分钟，鲜橘皮两三个，洗净后切成细丝，放入碗内，置蒸锅中蒸10分钟左右，取出放凉，拌入白糖1~2勺。能舒肝理开胃进食，适用于饮水代茶，有芳香醒脾作用。

（4）山楂冰糖水：山楂50克，冰糖25克，煎水代茶。味酸微甜，有开胃进食，代瘀消积的作用。

（5）盐水菠萝：取菠萝一个，剥去果皮，挖去果丁，切小块放入淡盐水中浸泡半天，然后食菠萝肉。有开胃醒脾，化湿清热作用。

（6）绿梅荷叶饮：取鲜荷叶一大张，切碎，清水煮10分钟，再加入绿萼梅（即

让你不生病

赢得健康

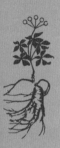

白梅花的花蕾）3克，再煮5~10分钟，放凉后频频饮之代茶，有疏肝开胃、生津、清暑、解毒的作用。

（7）白蝉花（栀子花）茶：白蝉花3克，加水煮5分钟，以水代茶饮，有行气和胃、清暑化湿的作用。

三、调补滋养方

（1）银耳红枣汤：取银耳（白木耳）5克，用水浸泡半天，洗净后加入红枣20枚，下锅前先入蜂蜜一勺，小火熬汤，每次不得少于1小时。连汤带银耳红枣一起吃，能滋阴补血，健脾和胃，润肺通便，适合于白细胞和血小板低或肝脾肿大的病人服用。

（2）黄芪山药粥：生黄芪、山黄芪等量，研成细粉后混合，每次用时取60克，加入适量糯米（或用大米、小米均可），小火熬1小时成粥，能补益中气，健脾消肿，生肌长肉，固表防止感冒。黄芪还有诱发体内干扰素，增强抗病毒及免疫功能。

（3）黄花汤：用瘦猪肉（或猪肝）100克，加入黄花（即金针菜）30克，调入适量油盐佐料煮汤，食肉喝汤，能滋补身体，黄花尚有解郁疏肝作用。

（4）芡实莲子粥：将莲子（去除绿芯）30克、芡实30克、糯米适量共熬成粥，将熟时兑入少许核桃仁及黑芝麻，再熬3~5分钟，下锅前撒入冰糖末，能健脾补肾，生津养胃。

我命在我，不在天。——《仙经》

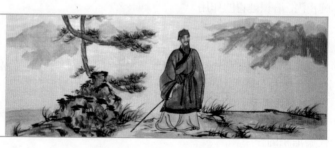

治风先治血，血行风自灭。

第七十三回　饮食养生——平衡饮食观（下）

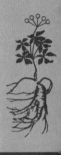

　　温馨提示：2500多年前的《黄帝内经·素问》已记载"五谷为养，五果为助，五畜为益，五菜为充，气味和而服之，以补益精气"及"谷肉果菜，食养尽之，无使过之，伤其正也"。中医讲究平衡饮食，与现代提倡的合理膳食是异曲同工的。

　　日常饮食坚持五谷、五果、五畜、五菜和四气五味的合理搭配。"五谷为养"，其中"五谷"有两种说法：①指稻、黍、稷（粟）、麦、菽（大豆）。②指麻（大麻）、黍、稷、麦、菽。作为养育人体之主食，黍、秫、麦、稻富含碳水化合物和蛋白质，菽则富含蛋白质和脂肪等。谷物和豆类同食，可以提高营养价值。我国人民的饮食习惯是以碳水化合物作为热能的主要来源，而人类的生长发育的自身修补则主要依靠蛋白质。

　　"五果为助"系指枣、李、杏、栗、桃等水果、坚果，有助养身和健身之功。水果富含维生素、纤维素、糖类和有机酸等，可以生食。有些水果若饭后食用，还能帮助消化。故五果是平衡饮食中不可缺少的辅助食品。

　　"五畜为益"指牛、犬、羊、猪、鸡等禽畜肉食，对人体有补益作用，能增补五谷主食营养之不足，是平衡饮食食谱的主要辅食。动物性食物多含高蛋白、高脂肪、高热量，而且含有人体必需的氨基酸，是人体正常生理代谢及增强机体免疫力的重要营养物质。

　　"五菜为充"则指葵、韭、薤、藿、葱等蔬菜。各种蔬菜均含多种微量元素、维生素、纤维素等营养，有增食欲、充饥腹、助消化、补营养、防便秘、降血脂、降血糖、防肠癌等作用。

　　中医认为药食同源，任何食物都有不同的性味，通常分为："四气"，即寒、热、温、凉，寒凉的食物属阴，温热的食物属阳；"五味"，即辛、甘、酸、苦、咸，分别入五脏，辛入肺，甘入脾，酸入肝，苦入心，咸入肾。因此，"四气""五味"指导我们体质养生是非常重要的。

寒性、凉性食物一般具有清热泻火、解毒养阴之功，适于体质偏热者或暑天食用，如小米、绿豆、赤小豆、豆腐、西瓜、梨、柑、柿、甘蔗、鸭肉、兔肉、猪肉、蟹、甲鱼、田鸡、蜂蜜、竹笋、苦瓜、黄瓜、白菜、萝卜、番茄、菠菜等。

温性、热性食物大多能温中、散寒和助阳，适于体质虚寒者或冬令季节食用，如糯米、酒、醋、大枣、荔枝、红糖、羊肉、牛肉、狗肉、虾、鸡、鲫鱼、鲢鱼、葱、姜、辣椒、胡椒等。

此外，祖国中医学又把食性平和的食物列为平性，健康者可长年食用，如黄豆、黑豆、番薯、马铃薯、南瓜、莲子、葡萄、苹果、菠萝、椰子、香菇、蘑菇、白糖、鸡蛋、鲤鱼、黑鱼等。

食物之五味既能满足每个人不同的嗜好，又有不同的功效。

辛味食物如生姜、辣椒等，大多含有挥发油，有散寒、行气、活血之功，但过食则有气散和上火之弊。

甘味食物如白糖、大米等，富含糖类，有滋补、缓和之力，过食则壅塞郁气。

酸味食物如青梅、柠檬等，含有有机酸，有收敛、固涩之利，但过食则痉挛。

苦味食物如苦瓜、杏仁等，多含有生物碱、甙类、苦味质等物，有燥湿、泻下之益，但食多则骨重。

咸味食物如食盐、紫菜等，钠盐较多，有软坚、润下之功，但多食则血凝。

值得注意的是，许多食物往往同时具有多种味道，而食物的性与味又关系密切，且烹任方法的不同可使食物之性味发生改变。

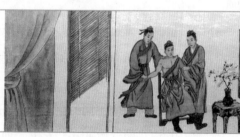

第七十四回　饮食养生——合理搭配观

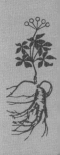

温馨提示：一个人，如果只吃单一的食物是不能维持身体健康的，因为有些必需的营养素，如一些脂肪酸、氨基酸和某些维生素等，不能由其他物质在体内合成，只能直接从食物中取得。而自然界中，没有任何一种食物，含有人体所需的各种营养素。因此，为了维持人体的健康，就必须把不同的食物搭配起来食用。

饮食养生，并非是无限度地补充营养，而是必须遵循一定的原则和法度。概括地说，主要有四：一要"和五味"，即食不可偏，要合理配膳，全面营养；二要"有节制"，即不可过饱，亦不可过饥，食量适中，方能收到养生的效果；三要注意饮食卫生，防止病从口入；四要因时因人而宜，根据不同情况、不同体质，采取不同的配膳营养。这些原则对于指导饮食营养是十分重要的。

饮食的种类多种多样，所含营养成分各不相同，只有做到合理搭配，才能使人得到各种不同的营养，以满足生命活动的需要。因此，全面的饮食，适量的营养，乃是保证生长发育和健康长寿的必要条件。早在2000多年前，《素问·脏气法时论篇》中就指出："五谷为养，五果为助，五畜为益，五菜为充，气味合而服之，以补精益气。"《素问·五常政大论篇》也说："谷、肉、果、菜，食养尽之。"全面概述了饮食的主要组成内容。其中，以谷类为主食品，肉类为副食品，用蔬菜来充实，以水果为辅助。人们必须根据需要，兼而取之。这样调配饮食，才会供给人体需求的大部分营养，有益于人体健康。

现代营养学把食物分成两大类：一类主要是供给人体热能的，叫热力食品，也叫主食，在我国主要是粮食；另一类是副食，主要是更新、修补人体的组织，调节生理机能的，又叫保护性食品，如豆制品、蔬菜、食油等。从现代科学研究来看，谷类食品含有糖类和一定数量的蛋白质；肉类食品中含有蛋白质和脂肪；蔬菜、水果中含有丰富的维生素和矿物质。这些食物相互配合起来，才能满足人体

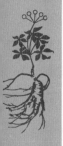

对各种营养的需求。如果不注意食品的合理调配，就会影响人体对所需营养物质的摄取，于健康无益。

在实际生活中，要根据合理调配这一原则，结合具体情况，有针对性地安排饮食，对身体健康是十分有益的。据专家介绍，因人和人之间的身高不同、体重不同、从事职业不同、健康程度不同，菜肴营养配比很难有量化标准，只能掌握"均衡饮食、合理营养"的八项准则（这八条准则是《中国居民膳食指南》一书中确定的）：

（1）食物多样，谷类为主。

（2）多吃蔬菜、水果和薯类。

（3）常吃奶类、豆类。

（4）常吃适量的鱼、虾、禽、蛋、瘦肉，少吃肥肉和荤油。

（5）食量和体力活动要平衡，保持适宜体重。

（6）多吃清淡少盐的食物。

（7）饮酒要限量，葡萄酒常喝一点。

（8）吃的要卫生，不吃变质的食物。

邪之所凑，其气必虚。

——《素问·评热病论篇》

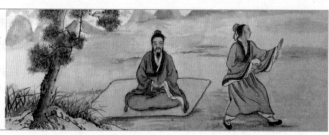

第七十五回　饮食养生——五味调和观

温馨提示：我国古代平衡膳食理论还强调根据食物的特性，将食物分为四性和五味。所谓"四性"指寒、热、温、凉；"五味"指辛、甘、酸、苦、咸。并提出春凉、夏寒、秋温、冬热的膳食原则，膳食要"寒热相宜"，患病时要"热证寒治，寒证热治"。长寿经验中就有这么一条：什么都吃（指吃得杂），什么都不多吃（指不过量）。

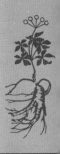

所谓"五味"，是指酸、苦、甘、辛、咸。中医认为，味道不同，作用也不同。人们的口味千差万别，酸、苦、甜、辣、咸，各不相同。这五种类型的味道，不仅是人类饮食的重要调味品，可以促进食欲，帮助消化，也是人体不可缺少的营养物质。中医养生认为，为了健康，各种味道的食物都应该均衡进食。

一、酸

中医讲"酸生肝"。酸味食物有增强消化功能和保护肝脏的作用，常吃不仅可以助消化，杀灭胃肠道内的病菌，还有防感冒、降血压、软化血管之功效。以酸味为主的乌梅、山萸肉、石榴、西红柿、山楂、橙子，均富含维生素C，可防癌、抗衰老，防治动脉硬化。

二、苦

古有良药苦口之说。中医认为"苦生心"，"苦味入心"，能泄、能燥、能坚阴。泄有通泄、降泄、清泄之意。苦味具有除湿和利尿的作用，像橘皮、苦杏仁、苦瓜、百合等；如苦瓜，常吃能治疗水肿病。

三、甜

中医认为，甜入脾。食甜可补养气血，补充热量，解除疲劳，有调胃解毒、和缓、解痉挛等作用，如红糖、桂圆肉、蜂蜜、米面食品等。

157

四、辣

中医认为,辣入肺,有发汗、理气之功效。人们常吃的葱、蒜、姜、辣椒、胡椒,均是以辣为主的食物,这些食物中所含的"辣素"既能保护血管,又可调理气血、疏通经络。经常食用,可预防风寒感冒。但患有痔疮便秘、神经衰弱者不宜食用。

五、咸

五味之冠,百吃不厌。中医认为"咸入肾",有调节人体细胞和血液渗透、保持正常代谢的功效。呕吐、腹泻、大汗之后宜喝适量淡盐水,以保持正常代谢。咸味有泻下、软坚、散结和补益阴血等作用,以咸为主的食物如盐、海带、紫菜、海蜇等。

因此,我们在选择食物时,必须五味调和,这样才有利于身体健康。若五味过偏,会引发疾病。《黄帝内经》就已明确指出:"谨和五味,骨正筋柔,气血以流,腠理以密,如是则骨气以精,谨道如法,长有天命。"说明五味调和得当是身体健康、延年益寿的重要条件。

要做到五味调和,一要浓淡适宜;二要注意各种味道的搭配,酸、苦、甘、辛、咸的辅佐,配伍得宜,则饮食具有各种不同特色;三是在进食时,要做到味不可偏亢,偏亢太过,容易伤及五脏,于健康不利。

食物对人体的营养作用,还表现在其对人体脏腑、经络、部位的选择性上,即通常所说的"归经"问题。如:茶入肝经,梨入肺经,粳米入脾、胃经,黑豆入肾经,等等。有针对性地选择适宜的饮食,对人们养生和健康具有重要的意义。

生理上的疲惫和痛楚。

一种美好的心情,比十剂良药更能解除

——马克思

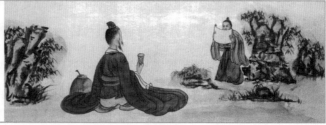

第七十六回　饮食养生——现代七大营养物质观

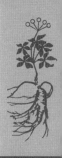

温馨提示: 饮食养生是门大学问。首先，人体最需要的营养物质有七大类: 蛋白质、脂类、碳水化合物、维生素、矿物质、水和膳食纤维。其次，由于食物的味道各有不同，对脏腑的营养作用也有所侧重。

人们生活好了，吃什么对身体健康有利? 五光十色的食物摆在面前，我们无法正确选择，能吃的都吃。营养的最高境界是合理膳食，营养均衡，也就是吃好饭，喝好水，最后达到均衡。某一类食物吃多了或是吃少了，都会使人体得病，因此人体需要尽量向均衡靠拢。营养均衡的标志就是摄入适量蛋白质、脂类、碳水化合物、维生素、矿物质、水和膳食纤维。然而，你知道七大营养物质在人体新陈代谢中维持生命与健康的作用吗?

七大营养物质在人体发挥的作用: 一是作为能源物质，供给人体所需要的能量(主要是蛋白质、碳水化合物和脂类); 二是作为人体"建筑"材料，供给人体所需要的能量，主要有蛋白质; 三是作为调节物质，调节人体的生理功能，主要有维生素、矿物质和膳食纤维等。这些营养素分布于各种食物之中，只要你能广食、杂食，就可以得到。

一、蛋白质

蛋白质是生命的物质基础。它是由氨基酸组成的具有一定构架的高分子化合物，是与生命、生命活动紧密联系在一起的物质。蛋白质占人体体重的20%，中国人很难达到，只占16%~18%，人体每日有3%的蛋白质参与代谢，每天必须均衡补充优质蛋白质，把消耗掉的3%补回来，食物(如豆、奶)中的蛋白质是不能被人体吸收的，只能通过体内的氨基酸才能转为人体应用。人体中的蛋白质不能全部在体内合成，必须从食物中补充。其功能为: ①构成组织和细胞的重要成分，其含量约占人体总固体量的45%。②用于更新和修补组织细胞，并参与物质代谢及

159

生理功能的调控。③提供能量。人体每天所需热能大约有10%～15%来自蛋白质。富含蛋白质的食物：豆腐皮、黄豆、蚕豆、猪皮、猪肝、燕麦、莲子、猪（瘦）肉、猪心、猪肾、猪血、核桃、牛（瘦）肉、鱼、兔肉、鸡肉、鸡肝、鸭肉、海参、鸡蛋、龙虾、牛奶、羊奶等。

二、脂类

脂类是脂肪及类脂的总称，是机体的重要组成成分。脂肪是脂肪酸及甘油的化合物，富含脂肪的食物有动物油和植物油。类脂主要有磷脂、糖脂、胆固醇及胆固醇酯等。脂肪是人体内含热量最高的物质，主要有四大功能：维持正常体重、保护内脏和关节、滋润皮肤和提供能量。一般人体日需脂肪占食物总热量的15%～30%。一般正常活动的人每天摄入25克左右的油脂就可以满足生理需要，长时间参加活动可以增加到每天30～36克。但要注意，如果活动量不足，额外摄入的热量就会转变为身体的脂肪，使人发胖，而不是长出结实的肌肉。

脂肪的功能有：①氧化提供能量。②某些荷尔蒙（激素）的合成前体。③促进脂溶性营养素的吸收。富含脂类的食物：各种油类如花生油、豆油、菜油、麻油、猪油。食物中奶类、肉类、鸡蛋、鸭蛋含脂肪也很多，还有花生、核桃、果仁、芝麻中也含有很多脂肪。日常生活中蛋糕、油条含脂肪也多。

三、碳水化合物

碳水化合物亦称糖类。是由碳、氢、氧3种元素组成的物质，此类化合物的分子式中氢和氧的比例恰好是2∶1，看起来像是碳和水的化合，故称碳水化合物。碳水化合物是保护肝脏、维持体温恒定的必要物质。组成碳水化合物的三元素是淀粉、蔗糖、葡萄糖。糖给人体提供70%的热量，一般每天250～750克的主食就可以满足人体热量的需求。机体各个组织中都有一定的糖储备，所以，一般孩子在参加一般性体育活动时，不需要额外补充糖，只有在孩子参加大运动量活动，或长时间的耐力活动时，要适当增加主食的摄入。因为运动中热量消耗较大，如果长期供能不足，会导致身体消瘦、机体抵抗力减弱。碳水化合物的功能：①供能。人体所需能量的70%左右由碳水化合物氧化分解供应。②组织细胞的重要组成成分。③与蛋白、脂类等形成活性成分。富含碳水化合物的食物：大米、番薯、土豆、淀粉、水果、甘蔗、疏菜、玉米等。

养生莫善寡欲，至乐无如读书。
——郑成功

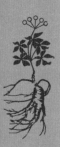

四、维生素

维生素又名维他命，是维持人体生命活动必需的一类有机物质，也是保持人体健康的重要活性物质。维生素在孩子的生长发育和生理功能方面是必不可少的有机化合物质。如果缺少维生素，会导致代谢过程障碍、生理功能紊乱、抵抗力减弱，以及引发多种病症。一般天然食物中就含有各种我们所需要的营养素，而且比例适宜，所以，孩子在合理膳食中就可以获得充足的维生素。只有在持续、高强度、大运动量的情况下，热能营养不能满足需要，或蔬菜水果供应不足时，才需要额外补充维生素。要注意，过量摄入维生素和维生素缺乏一样，会导致不良后果。缺钙会导致佝偻病，缺铁会导致贫血，缺锌会导致发育不良，缺少维生素C会导致患坏血病。维生素的功能：多种酶的活性成分，参与物质和能量代谢。富含维生素C的食物有：新鲜的蔬菜和水果；富含维生素A的食物：蛋黄、鱼肝油、奶油、动物的肝脏；富含胡萝卜素的食物：莴笋、胡萝卜、番茄、红薯等；富含维生素B的食物：麦麸、动物肝脏、肉类、鱼类、家禽、蛋类、豆类、奶制品。

五、矿物质

矿物质又叫无机盐或灰分。人体需要的矿物质分两大类——常量元素和微量元素。儿童少年时期对钙、磷、铁的需要量较高，在运动期间，由于大量排汗，导致盐分随汗液丢失，必须即时补充，才能预防肌肉痉挛，并帮助缓解身体的疲劳。可以通过运动饮料补充无机盐。矿物质的功能：①是构成机体组织的重要材料。②调节体液平衡。③维持机体酸碱平衡。④酶系统的活化剂。富含钙较多的食物：豆类、奶类、蛋黄、骨头、深绿色蔬菜、米糠、麦麸、花生、海带、紫菜等；富含磷较多的食物：粗粮、黄豆、蚕豆、花生、土豆、硬果类、肉、蛋、鱼、虾、奶类、肝脏等；富含铁较多的食物：以肝脏中含铁最丰富，其次为血、心、肝、肾、木耳、瘦肉、蛋、绿叶菜、小白菜、雪里蕻、芝麻、豆类、海带、紫菜、杏、桃、李等，谷类中也含有一定量的铁质；富含锌较多的食物：海带、奶类、蛋类、牡蛎、大豆、茄子、扁豆等；富含碘较多的食物：海带、紫菜等；富含硒较多的食物：海产品、肝、肾、肉、大米等。

六、水

水是地球上最常见的物质之一，是包括人类在内所有生命生存的重要资源，也是生物体最重要的组成部分。水在生命演化中起到了重要的作用。

水是"生命之源"。水是一切生命所必需的物质，是饮食中的基本成分，在生命活动中有重要生理功能。没有水就没有生命，水的资源紧缺，能够给生命用的水更是不多了。水占人体体重的60%~70%，夏天如果多吃西瓜和多喝水，可达70%，喝水少达60%，平均是65%。人体是水做的，100斤的体重有60斤是水。

参加运动的孩子要积极主动补水。比如，运动前15~20分钟补充400~700毫升水，可以分几次喝。在运动中，每15~30分钟补充100~300毫升水，最好是运动饮料。运动后，也要补水，但不宜集中"暴饮"，要少量多次地补。参加运动的孩子，只有保持良好的水营养，才能有良好的体能和健康。如缺少水分，会造成脱水等症状，重则导致死亡。

水的功能：①人体构造的主要成分，占成人体重的60%~70%。②营养物质的溶剂和运输的载体。③调节体温和润滑组织。

七、膳食纤维

膳食纤维是指能在人体小肠消化吸收，而在人体大肠部分或全部发酵的可食用的植物性成分、碳水化合物及其相类似物质的总和，包括多糖、寡糖、木质素以及相关的植物物质。膳食纤维具有润肠通便、调节控制血糖浓度、降血脂等一种或多种生理功能。膳食纤维的功能：①改善肠道功能。②调节脂类代谢。③调节糖类代谢。④调节酸碱体质。⑤帮助控制体重。含膳食纤维丰富的食物：在未精制谷类、干豆类、薯类中膳食纤维含量高，各类蔬菜、水果中含量也很丰富。

总之，保持人体健康，七大营养素缺一不可，过剩同样有害。人体必需的七大营养分别是蛋白质、脂肪、碳水化合物、无机盐（矿物质）、维生素、食物纤维和水。人体本身就是由这些营养素构成的。以正常的成人为例，蛋白质占体重的16%，脂肪占18%，糖占0.7%，无机盐占5.2%，维生素占0.1%，食物纤维和水占60%。七大营养素缺一不可，而且还要结构合理。

动是健康的源泉，也是长寿的秘诀。

——马约翰

第七十七回　饮食养生——饮食有节观

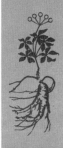

温馨提示:《黄帝内经》即有"饮食有节,度百岁乃去",而"饮食自倍,脾胃乃伤"之记载。生命早期过度进食,会促进早发育早成熟,而成熟后的过度进食,又可增加许多疾病的发生,如心血管疾病、脂肪肝、肝硬化等,从而危害健康,缩短寿命。适当节制饮食,已成为最为简便易行的养生之道。具体做法是:营养荤素有度,饭量是晨好午饱夜饭少。

饮食有节,就是饮食要有节制。这里所说的节制,包含两层意思:一是指进食的量,一是指进食的时间。

一、定量

定量是指进食宜饥饱适中。人体对饮食的消化、吸收、输布,主要靠脾胃来完成。进食定量,饥饱适中,恰到好处,则脾胃足以承受。消化、吸收功能运转正常,人便可及时得到营养供应,以保证各种生理功能活动。反之,过饥或过饱,都对人体健康不利。

二、定时

定时是指进食宜有较为固定的时间,早在《尚书》中就有"食哉惟时"之论。有规律地定时进食,可以保证消化、吸收机能有节奏地进行活动,脾胃则可协调配合,有张有弛。饮食则可在机体内有条不紊地被消化、吸收,并输布全身。如果食无定时,或零食不离口,或忍饥不食,打乱胃肠消化的正常规律,都会使脾胃失调,消化能力减弱,食欲逐渐减退,有损健康。我国传统的进食方法是一日三餐。

定量、定时是保护消化功能的调养方法,也是饮食养生的一个重要原则,历代养生家都十分重视这个问题。一日之内,人体的阴阳气血的昼夜变化盛衰各有不同。白天阳气盛,故新陈代谢旺盛,需要的营养供给也必然多,故饮食量可略

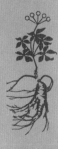

大; 夜晚阳衰而阴盛, 多为静息入寝, 故需要的营养供给也相对少些。因而, 饮食量可略少, 这也有利于胃肠的消化功能。所以, 自古以来, 就有"早饭宜好, 午饭宜饱, 晚饭宜少"之说。

(一) 早饭宜好

经过一夜睡眠, 人体得到了充分休息, 精神振奋, 但胃肠经一夜时间, 业已空虚, 此时若能及时进食, 则体内营养可得到补充, 精力方可充沛。所谓早饭宜好, 是指早餐的质量, 营养价值宜高一些、精一些, 便于机体吸收, 提供充足的能量。尤以稀、干搭配进食为佳, 不仅摄取了营养, 也感觉舒适。

(二) 午饭宜饱

中午饭具有承上启下的作用。上午的活动告一段落, 下午仍需继续进行, 白天能量消耗较大, 应当及时得到补充。所以, 午饭要吃饱, 所谓"饱"是指要保证一定的饮食量。当然, 不宜过饱, 过饱则胃肠负担过重, 也影响机体的正常活动和健康。

(三) 晚饭宜少

晚上接近睡眠, 活动量小, 故不宜多食。如进食过饱, 易使饮食停滞, 增加胃肠负担, 会引起消化不良, 影响睡眠。所以, 晚饭进食要少一些, 也不可食后即睡, 宜小有活动之后入寝。《千金要方·道林养性》说:"须知一日之忌, 暮无饱食……饱食即卧乃生百病。"

节食则无疾, 择言则无祸。——何坦

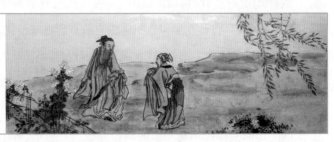

第七十八回　饮食养生——烹调有方观

温馨提示：合理的烹调可以使食品色、香、味俱全，不仅增加食欲，而且有益健康。在多种烹调方法中，以蒸对营养素的损失最少，其次是炸，再其次是煎、炒，对营养素破坏最厉害的是煮。不论哪种方法，最好能够做到热力高，时间短。总之，要掌握做菜的火候恰到好处。

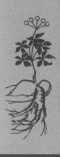

各类食物中所含营养素的数量一般是指烹饪前的含量，大多数的食物经过加工、贮存和烹饪会损失一部分营养成分，因此，不但要认真选择食物，还要科学合理地保存、加工和烹饪食物，以最大限度地保留食物中的营养素。

一、面食的加工与烹饪

面粉常用的加工方法有蒸、煮、炸、烙、烤等，制作方法不同，营养素损失程度也不同。一般蒸馒头、包子、烙饼时营养素损失较少；煮面条、饺子等大量的营养素如维生素B_1（可损失49%）、维生素B_2（可损失57%）和尼克酸（可损失22%）可随面汤丢失，所以煮面条、饺子的汤尽量喝了；炸制的面食如油饼等可使一些维生素几乎全部被破坏，所以要少吃。

二、米类的烹调

米类加工前的淘洗就可损失较多营养素，根据实验，大米经一般淘洗，维生素B_1的损失率可达40%～60%，维生素B_2和尼克酸可损失23%～25%，洗的次数越多，水温越高，浸泡时间越长，营养素的损失越多。所以淘米时要根据米的清洁程度适当洗，不要用流水冲洗，不要用热水烫，更不要用力搓。

三、肉类和鱼类的烹调

红烧或清炖维生素损失最多，但可使水溶性维生素和矿物质溶于汤内；蒸或煮对糖类和蛋白质起部分水解作用，也可使水溶性维生素及矿物质溶于水中，因此在食用以上方法烹调的肉类或鱼类食物时要连汁带汤一起吃掉。炒肉及其他动

165

物性食物营养素损失较少。炸食可严重损失维生素,但若在食品表面挂面糊,避免与油接触则可以减少维生素的损失。

四、蛋类的烹饪

蒸、煮和炒营养素损失少,炸鸡蛋维生素损失较多。

五、蔬菜的烹调

蔬菜是我国人民膳食中维生素C、胡萝卜素和矿物质的主要来源。浸泡可使维生素B族和维生素C损失,在切菜过程中也可损失部分维生素C。所以洗菜时要用流水冲洗,不可在水中浸泡,要先洗后切,不要切得太碎,吃菜时要连汤一起吃;做汤或焯菜时要等水开了再把菜放入,且不要过分地挤去水分;蔬菜要现做现吃,切忌反复加热。

六、烧烤食物要少吃

烧烤食物有诱人的香味和可口的滋味,但食物经过烧烤,维生素被大量破坏,脂肪、蛋白质也会受到损失。肉类在烧烤过程中可产生某种致基因突变的物质,可以诱发某些癌症,还会产生某些致癌作用较强的3,4-苯并芘。此外,烧烤时还会产生二氧化碳、二氧化硫等有害气体和灰尘,污染空气,所以无论什么人还是少吃烧烤食物为宜。

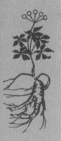

良好的健康状况和由之而来的愉快情绪,是幸福的最好资金。
——斯宾塞

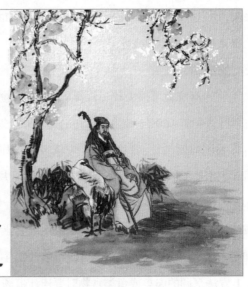

有诸内必形诸外,观其外可知其内。

166

第七十九回　饮食养生——食品安全观

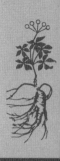

温馨提示: 俗话说: "病从口入。"说明了注意食品安全、饮食卫生的重要性。但一些人却不以为然, "不干不净, 吃了没病"的口头语, 会不时在人们耳边响起。在广大农村, 特别是边远的地方, 这更是需要人们高度重视的一个问题。

　　注意饮食卫生, 也是我国的优良传统。自古以来, 饮食卫生一直为人们所重视, 把注意饮食卫生看成是养生防病的重要内容之一。

　　因为中国人经历了太多的饥饿时期, 导致现在什么都吃、什么都能吃、什么都敢吃, 越吃也越挑了。煮饭淘米时还要搓了再搓, 米本来加工得越来越精了, 再经过这样一搓, 什么营养价值都没有了。科技发达了, 导致什么都用高科技的, 喂猪养鱼、种菜种果……都采用科技化了, 农药超标, 防腐剂、添加剂等化学添加剂污染也就越来越严重。现在环境污染严重, 如何在这种环境中保护自己, 如何让自己健康地活着就需要学营养。归纳起来, 主要有三。

一、饮食宜新鲜

　　新鲜、清洁的食品, 可以补充机体所需的营养, 饮食新鲜而不变质, 其营养成分很容易被消化、吸收, 对人体有益无害。食品清洁, 可以防止病从口入, 避免被细菌或毒素污染的食物进入机体而发病。因此, 饮食要保证新鲜、清洁。《论语·乡党》中就有"鱼馁而肉败不食, 色恶不食"; 张仲景在《金匮要略》中进一步指出"秽饭、馁肉、臭鱼食之皆伤人"。告诫人们, 腐败不洁的食物、变质的食物不宜食用, 食之有害。新鲜、清洁的食品才是人体所需要的。

二、宜以熟食为主

　　大部分食品不宜生吃, 需要经过烹调加热后变成熟食, 方可食用, 其目的在于使食物更容易被机体消化吸收。同时, 也使食物在加工变热的过程中得到清洁、消毒, 除掉一些致病因素。实际上, 在人类取得火种以后, 吃熟食便成为人类

167

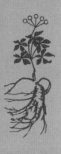

的饮食习惯，以致发展为烹调学。孔子的"脍不厌细"，也是着眼于熟食而言。故饮食以熟食为主是饮食卫生的重要内容之一，肉类尤须煮烂。《千金要方·养性序》说："勿食生肉，伤胃，一切肉惟须煮烂。"这对老年人尤为重要。

三、注意饮食禁忌

在人类长期的实践过程中，人们逐渐认识到，有些动、植物于人体有害，吃入后会发生食物中毒，如海豚、发芽的土豆等，误食会影响健康，危及生命。因而，在饮食中应多加小心，仔细辨认。汉代医家张仲景就提出了有关食品禁忌的问题，在《金匮要略》中指出："肉中有朱点者，不可食之"，"六畜自死，皆疫死，则有毒，不可食之"，"诸肉及鱼，若狗不食，鸟不啄者，不可食之"，"生果停留多日，有损处，食之伤人"，"果子落地经宿，虫蚁食之者，人大忌食之"。这些饮食禁忌，至今仍有现实意义，在饮食卫生中应予以足够重视。

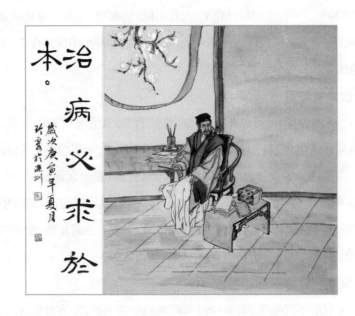

健康犹如真正的朋友，不到失去的时候，不知道它的珍贵。
——培根

第八十回　饮食养生——进餐情绪不可忽视

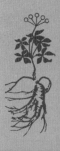

温馨提示: 饮食养生要讲究方式, 这就是说, 不光要吃得营养, 还要真正懂得吃的科学和方法。吃的具体方法, 主要包括进餐时的情绪、进餐的方式、进餐后的卫生等事项。这些都至关重要, 因为吃的方法不对, 会影响食物的消化、吸收。事实证明, 任何紧张和不安都会破坏食欲, 抑制唾液分泌。所以, 在进餐时应保持良好安定的环境和舒适愉快的心情, 尽量避免不良因素的干扰。有些家庭常常利用吃饭的机会, 争论问题, 训斥孩子, 这都不符合营养卫生学的要求。

进餐情绪不可忽视是饭前首先要注意的一个问题, 即要有一个好的情绪, 因为情绪好坏直接影响着进食。食欲是人之本能, 丧失食欲的人, 任何美味佳肴, 吃到口里也如同嚼蜡, 毫无兴趣。据报道: 江西一位妙龄女郎患神经性厌食症, 终日靠吃水果过日子, 看到别人进餐时, 自己却躲在屋里喝开水。现代医学认为, 人的下丘脑有一群专管食欲的神经细胞, 叫食欲中枢。食欲中枢在大脑控制之下, 依靠胃部的反馈信息进行工作, 因此也受人的情绪所制约。当情绪愉快时, 吃什么都津津有味。因为愉快的情绪和兴奋的心情都可使食欲大增, 胃肠功能增强; 相反, 人在愤怒、忧郁或苦闷时, 茶不思, 饭不想, 勉强吃下也难以消化, 正如古人所云:"食后不可便怒, 怒后不可便食。"

安静愉快的情绪有利于胃的消化, 乐观的情绪和高兴的心情都可使食欲大增, 这就是中医学中所说的肝疏泄畅达则胸胃健旺。反之, 情绪不好, 恼怒嗔恚, 则肝失条达, 抑郁不舒, 致使脾胃受其制约, 影响食欲, 妨碍消化功能。古有"食后不可便怒, 怒后不可便食"之说, 故于进食前后, 均应注意保持乐观情绪, 力戒忧愁恼怒, 不使其危害健康。

进食时, 要使情绪舒畅乐观, 可以从以下几个方面着手:

(1)进食的环境要宁静、整洁。这对稳定人的情绪是很重要的。喧闹、嘈杂及脏乱不堪的环境，往往影响人的情绪和食欲。

（2）进食的气氛要轻松愉快。进食过程中，不回忆、不谈论令人不愉快的事情，不急躁、不争吵，保持轻松愉快的气氛。

（3）轻松、柔和的乐曲有助于消化吸收。《寿世保元》中说："脾好音声，闻声即动而磨食。"故在进食时，放一些轻柔松快的乐曲，有利于增进食欲及加强消化功能。

无求便是安心法，不饱真为祛病方。
——张之洞

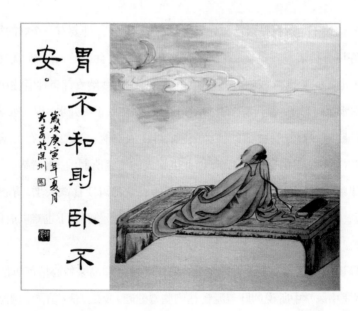

胃不和则卧不安。

第八十一回　饮食养生——细嚼慢咽方式好

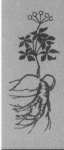

温馨提示：细嚼慢咽虽然是一种单纯的口腔动作，但并不只是关系到口腔的问题，它对于人的健康与防病也有很大的影响。若在吃饭时养成细嚼慢咽的习惯，也是养生之妙道。在咀嚼时，不要单侧咀嚼。单侧咀嚼天长日久会造成下颌骨单侧肥大，对侧的牙床也会萎缩。因此，要养成双侧咀嚼的习惯，有利于食物的消化和营养物质的吸收。

人对食物的消化过程，是从口腔开始的。食物进入口腔后，首先用牙齿把它们嚼碎，使大块的东西变成碎小的容易吞咽、消化的食糜。人还生有3对唾液腺：腮腺、颌下腺和舌下腺。这些腺体能分泌唾液，正常成人每天约分泌唾液1.5升，唾液中含有淀粉酶，可以促进食物中的淀粉分解，使之转变成麦芽糖。了解食物在口腔中的消化过程，就可以懂得细嚼慢咽的重要，如果吃饭时狼吞虎咽，不仅食物嚼不烂，而且食物在口腔里停留时间短，来不及起化学变化，吞下去后必然加重胃肠道的负担，有时还会引起打嗝儿。尤其是老年人，他们的牙齿不好，细嚼慢咽更为必要。

现代医学研究证实，细嚼慢咽好处很多：①促消化。可减轻胃肠负担，帮助消化，提高摄取营养的效率。②抗癌作用。细嚼可增加唾液分泌，使食物得到唾液充分搅拌，可使食物中的致癌物转化为无害物质。美国医学家研究发现，多咀嚼对致癌物质有中和作用，研究人员将唾液加入致癌物质中，致癌物质可丧失其致癌作用。③预防肥胖症。咀嚼和肥胖也有很密切的关系。人的脑中有控制食欲的中枢，多用一些时间咀嚼食物，食欲中枢能发出正确的指令，使人的饮食适量并有饱腹感，长此下去，自然可避免食因性肥胖症。④中和食盐。食物中的食盐过量不利于身体健康。食物经过反复咀嚼之后，能促使细胞分泌矿物质，其中的钾可与体内的盐发生中和反应。⑤促进血液循环。多咀嚼具有改善脑部血液循环的作

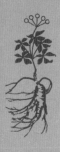

用。咀嚼时,下颌肌肉牵拉该部位的血管,加速了太阳穴附近血液的流动,从而改善心脑血液循环。⑥美容作用。多咀嚼可使集中在口腔周围的表情变得发达,使面部毛细血管畅通,这对防止皱纹及改善面部营养都有好处。⑦固齿作用。多咀嚼使牙齿活动加强,发挥了固齿的功效,并可预防下颌松脱。⑧抗衰老作用。人到老年,胃肠功能减退,吞咽反射减弱,细嚼慢咽可起到防噎、助消化、抗衰老的功效。

与此同时,注意进食姿势。一些人喜坐低凳或蹲着吃饭,这样不符合饮食卫生。究其原因是胃体受压,食物在食管里不能顺利通过贲门入胃,食道黏膜长期受到机械刺激,容易损伤变性,甚至发生癌变。所以,进餐时应当端坐,上体与大腿应大于90°角,这样才能保证食物畅通入胃。还要食宜专心。思伤脾,进食时,应该将头脑中的各种琐事尽量抛开,把注意力集中到饮食上来。进食专心致志,既可品尝食物的味道,又有助于消化吸收,也可增进食欲。倘若进食时,头脑中仍思绪万千,或边看书报边吃饭,没有把注意力集中在饮食上,心不在"食",那么也不会激起食欲。纳食不香,自然影响消化吸收,这是不符合饮食养生要求的。

保持健康,这是对自己的义务,甚至也

是对社会的义务。

——富兰克林

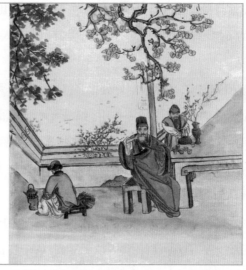

第八十二回　饮食养生——培养良好的饭后习惯

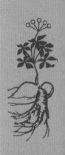

温馨提示：饭后，要注意养成良好的饮食卫生习惯，如食后漱口、食后摩腹、食后散步、注意忌口等，培养这些良好的饮食卫生习惯对人体健康与长寿也非常重要。

一、食后漱口

食后还要注意口腔卫生。进食后，口腔内容易残留一些食物残渣，若不及时清除，往往引起口臭，或发生龋齿、牙周病。早在汉代，《金匮要略》中即有"食毕当漱口数过，令牙齿不败口香"之说。经常漱口可使口腔保持清洁，牙齿坚固，并能防止口臭、龋齿等疾病。

二、食后摩腹

食后摩腹的具体方法是：吃食以后，自左而右，可连续做二三十次不等。这种方法有利于腹腔血液循环，可促进胃肠消化功能，经常进行食后摩腹，不仅于消化有益，对全身健康也有好处，是一种简便易行、行之有效的养生法。

三、食后散步

进食后，不宜立即卧床休息。饭后宜做一些从容缓和的活动，才于健康有益。如果在饭后边散步边摩腹，则效果更佳。《千金翼方》将其归纳为："食后，还以热手摩腹，行一二百步，缓缓行，勿令气急，行讫，还床偃卧，四展手足，勿睡，顷之气定。"这是一套较为完整的食后养生方法，后世多所沿用，实践证明行之有效。

四、注意忌口

食疗是生活中不可缺少的保健和防治疾病的手段，以某种角度看，人们天天在接受食疗，因此时时应该注意忌口，这样才能使食疗发挥应有作用。像一般年老、体虚之人，到了冬天，会吃点桂圆、莲心、红枣、芝麻、胡桃等当点心。还有一种是治疗某些疾病或者配合一些药物来进行辅助治疗。例如：水肿病人可以用鲤

173

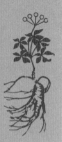

鱼和赤小豆烧汤服用，以达到利水消肿的目的。食疗特别要注意忌口：

（1）进行食补或食治的食物，有一部分是药物，有一部分不做药用，但是都有不同的温热寒凉之性。因此，不同体质的人使用时，首先应注意忌什么，例如：平时"火气"比较大的人，有的属于阳虚体质的，就要忌服桂圆一类偏温热的食物；而平时胃肠功能不好的人，吃油腻之品会引起腹泻，应该忌服胡桃、芝麻一类带有油脂，易引起滑肠的食物。

（2）在进行食疗时，要注意疾病的不同症候的性质，例如：胃脘痛的人，经过检查为胃、十二指肠球部溃疡，大多数病人为脾胃虚寒，故应忌服生冷之品，在夏天尤其要忌服冷饮；绞痛的人，经过检查为胆道感染、胆石症，大多数的病人为湿热内蕴，故应忌服油炸、油腻之品，否则湿热腻滞，气机阻滞不畅，疼痛更加严重了。

（3）对于某些疾病，在运用药物治疗的同时，配合食疗，也应该重视忌口。例如：发热之后，余热不清，病人常为低热不退、神疲口干、乏力、不思饮食，应该忌服鱼腥、肥肉一类食品，以无碍脾胃之气的恢复。又如，口腔溃疡是口腔科常见病症，在中医的辨证论治上有一种阳气虚的病人，当忌服巧克力一类食品，以防虚火不退而致溃疡不合。

康长寿的基础，好心境是健康长寿的保障。

好习惯是健康长寿的银行，好营养是健

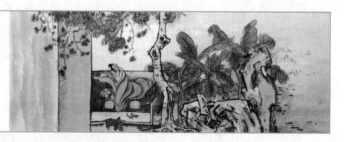

第八十三回　中药养生

温馨提示: 中药养生, 是通过服用中药来调整人的机体状态, 以增进健康、延缓衰老的养生方法。具有抗老防衰作用的药物, 称为延年益寿药物。中医进补讲究辨证进补, 根据人的体质和中药的性质, 一般分为气虚体质、阳虚体质、阴虚体质、血虚体质等, 也有对应的中药, 分为补气类、养血类、滋阴类和补阳类等。

中医认为, 人体健康长寿很重要的条件是先天禀赋强盛, 后天营养充足。脾胃为后天之本, 气血生化之源, 机体生命活动需要的营养, 都要靠脾胃供给。肾为先天之本, 生命之根, 肾气充盛, 机体新陈代谢能力强, 衰老的速度也缓慢。正因如此, 延年益寿药物的健身防老作用, 多立足于养护先天、后天, 即以养护脾、肾为重点, 并辅以其他方法, 以达到强身、保健、养生的目的。

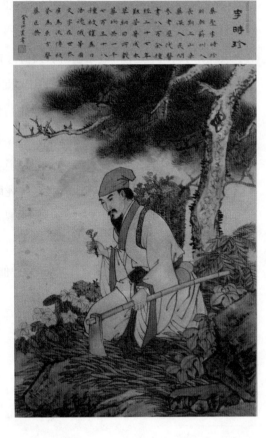

中医认为, 人之所以长寿, 全赖阴阳气血平衡。运用方药养生以求益寿延年, 其基本点即在于调理阴阳, 调整阴阳的偏盛偏衰, 使其恢复动态平衡状态。

用补益法进行调养, 一般多用于老年人和体弱多病之人, 这些人的体质多属

"虚"，故宜用补益之法。无病体健之人一般不需服用。尤其需要注意的是，服用补药应有针对性，倘若一见补药，即以为全然有益无害，贸然进补，很容易加剧机体的气血阴阳平衡失调，不仅无益，反而有害。故不可盲目进补，应在辨明虚实，确认属虚的情况下，有针对性地进补。

进补的目的在于调节阴阳平衡，进补应恰到好处，不可过偏。过偏则反而成害，导致阴阳新的失衡，使机体遭受又一次损伤。虚人当补，但虚人的具体情况各有不同，故进补时一定要分清脏腑、气血、阴阳、寒热、虚实，辨证进补，才能取得益寿延年的效果，而不会出现偏颇。此外，服用补药，宜根据四季阴阳盛衰消长的变化，采取不同的方法。否则，不但无益，反而有害健康。

衰老是个复杂而缓慢的过程，任何益寿延年的方法，都不是一朝一夕就能见效。药物养生也不例外，不可能指望在较短时期内依靠药物达到养生益寿的目的。因此，用药应缓慢得到功效，要有一个渐变过程，不宜急于求成。如果不明白这个道理，则欲速不达，不但无益，而且有害。这是药物养生中应用的原则，也是千百年来，历代养生家的经验之谈，应该予以足够的重视。

根据中医养生实践，一般常用的养生中药分为补气类、养血类、滋阴类和补阳类四种。

（1）补气类中药主要有：人参、西洋参、党参、太子参、黄芪、白术等。

（2）养血类中药主要有：熟地、何首乌、龙眼肉、阿胶、当归、紫河车等。

（3）滋阴类中药主要有：沙参、玉竹、黄精、麦冬、天冬、桑葚、女贞子、枸杞子等。

（4）补阳类中药主要有：鹿茸、菟丝子、仙灵脾、肉苁蓉、杜仲、蛤蚧、巴戟天等。

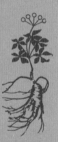

第八十四回　中药养生——补气药

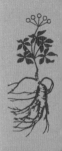

温馨提示：补气药，又称益气药，就是能治疗气虚病症的药物。具有补肺气、益脾气的功效，适用于肺气虚及脾气虚等病症。脾为后天之本，生化之源，脾气虚则神疲倦怠，大便泄泻，食欲不振，脘腹虚胀，甚至出现浮肿、脱肛等症；肺主一身之气，肺气不足，则少气懒言，动作喘乏，易出虚汗。凡呈现以上症候，都可用补气药来治疗。

介绍几种常用补气药：

一、人参

味甘微苦，性温。人参一味煎汤，名独参汤，具有益气固脱之功效，年老体弱之人长服此汤，可强身体，抗衰老。人参切成饮片，每日噙化，可补益身体，防御疾病，增强机体抵抗能力。近代研究证明，人参可调节网状内皮系统功能，其所含人参皂甙，确实具有抗衰老作用。

二、西洋参

味甘、微苦，性凉。归心、肺、肾经。补气养阴，清热生津。用于气虚阴亏，内热，咳喘痰血，虚热烦倦，消渴，口燥咽干。西洋参切成饮片，每日噙化，具有抗疲劳、抗氧化、抗应激、抑制血小板聚集、降低血液凝固性的作用，还有调节血糖的作用。不宜与藜芦同用。西洋参中的皂甙可以有效增强中枢神经，达到静心凝神、消除疲劳、增强记忆力等作用，可适用于失眠、烦躁、记忆力衰退及老年痴呆等症状。还可保护心血管系统、提高免疫力抗肿瘤、促进血液活力、辅助治疗糖尿病。

三、党参

味甘，性平。归脾、肺经。补脾肺气，补血，生津。用于脾肺气虚证、气血两虚证、气津两伤证。本品对热伤气津之气短口渴，亦有补气生津作用，适用于气津两伤的轻证，宜与麦冬、五味子等养阴生津之品同用。本品不宜与藜芦同用。党参能

177

调节胃肠运动、抗溃疡、增强免疫功能，还有延缓衰老、抗缺氧、抗辐射等作用。

四、太子参

味甘，微苦，性微温。补益脾肺，益气生津。治肺虚咳嗽，脾虚食少，心悸，怔忡，水肿，消渴，精神疲乏。用于脾气虚弱，胃阴不足，食少体倦，口渴舌干；肺虚燥咳，咽干痰黏；气阴不足，心悸失眠。表实邪盛者不宜用。太子参可以提高免疫功能，改善心功能。

五、黄芪

味甘，性微温。本品可补气升阳，益卫固表，利水消肿，补益五脏。久服可壮骨强身，治诸气虚。清宫廷保健，多用黄芪补中气，益荣血。单味黄芪480克，用水煎透，炼蜜成膏，以白开水冲服。近代研究表明，黄芪可增强机体抵抗力，具有调整血压及免疫功能，有性激素样作用，可改善冠状循环和心脏功能，还具有抗衰老作用。

六、白术

味苦甘，性温。入脾、胃经。补脾，益胃，燥湿，和中。治脾胃气弱，不思饮食，倦怠少气，虚胀，泄泻，痰饮，水肿，黄疸，湿痹，小便不利，头晕，自汗，胎气不安。阴虚燥渴，气滞胀闷者忌服。白术健脾益气功效相关的药理作用为调整胃肠运动功能、抗溃疡、保肝、增强机体免疫功能、抗应激、增强造血功能等作用；其燥湿利水功效与利尿作用有关；而安胎功效与抑制子宫收缩作用有关，还具有美容的作用。

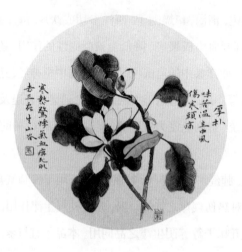

一指的东西。
——亚美路
健康是一种自由，是一切自由中首屈

第八十五回　中药养生——养血药

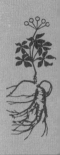

温馨提示：养血药，又叫补血药，就是用于治疗血虚病症的药物。血虚的症状，主要是，面色萎黄，嘴唇及指甲苍白，没有红润的颜色，并且有头晕、耳鸣、心悸、健忘、失眠等症；女子还有月经不调的症状。在使用养血药时，如遇血虚兼气虚的，需配用补气药；血虚兼阴虚的，需配用滋阴药。养血药中，不少兼有补阴的功效，可以作为滋阴药使用。养血药性多黏腻，凡湿浊中阻，脘腹胀满，食少便溏的不宜应用；脾胃虚弱的，应与健胃消化的药物同用，以免影响食欲。

介绍常用几种养血药：

一、熟地

味甘、性微温，有补血滋阴之功。《千金要方》载有熟地膏，即将熟地300克，煎熬3次，分次过滤去滓，合并滤液，兑白蜜适量，熬炼成膏，装瓶藏之。每服二汤匙（9～15克），日服1～2次，白开水送服。对血虚、肾精不足者，可起到养血滋阴，益肾添精的作用。近代药理研究表明，本品有很好的强心、利尿、降血糖作用。

二、何首乌

味苦甘涩，性温，具有补益精血，涩精止遗，补益肝肾的作用。久服长筋骨，益精髓，延年不老。近代药理研究表明，何首乌含有蒽醌类、卵磷脂、淀粉、粗脂肪等。而卵磷脂对人体的生长发育，特别是中枢神经系统的营养，起很大的作用。且其对心脏也可起到强心的作用，能降低血脂，缓解动脉粥样硬化的形成。

三、龙眼肉

味甘，性温，有补心脾，益气血之功。清代养生家曹庭栋在其所著的《老老恒言》中有龙眼肉粥的记载。即龙眼肉15克、红枣10克、粳米60克，一并煮粥。具有养心、安神、健脾、补血之效用。每日早晚可服一两碗。该书云："龙眼肉粥开胃悦脾，养心益智，通神明，安五脏，其效甚大。"然而"内有火者禁用"。近代药理研

讓你不生病

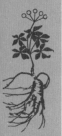

究表明，龙眼肉的成分内含有维生素A、维生素B和葡萄糖、蔗糖及酒石酸等，对神经性心悸有一定疗效。

四、阿胶

味甘，性平，具有补血滋阴，止血安胎，利小便，润大肠之功效。单服，可用开水，或热黄酒烊化；或隔水炖化，每次3~6克，适用于血虚诸证。近代药理研究表明，本品含有胶原、多种氨基酸、钙、硫等成分，具有加速生成红细胞和红蛋白作用，促进血液凝固作用，故善于补血、止血。

五、当归

味甘、辛，性温，具有补血活血、调经止痛、润肠通便等功效。用于血虚萎黄，眩晕心悸，月经不调，经闭痛经，虚寒腹痛，肠燥便秘，风湿痹痛，跌扑损伤，痈疽疮疡。近代药理研究表明，当归对子宫平滑肌、心血管系统有作用及抗心律失常作用。

六、紫河车

味、甘、咸，性微温，具有养血、补气、益精等功效。紫河车可单味服用，也可配方服用。单味服用，可炖食，亦可研末服。用新鲜胎盘一个，挑去血络，漂洗干净后，炖熟食用。或洗净后，烘干，研为细末，每次3~10克，温水冲服。近代药理研究表明，紫河车有激素样作用，可促进乳腺和子宫的发育；由于紫河车含有γ-球蛋白及干扰素，故能增强人体的抵抗能力，可预防和治疗多种疾病。

盲、迷信和不卫生的习惯作斗争。

我们必须告诉群众，自己起来同自己的文

——毛泽东

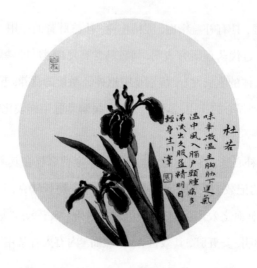

杜若 味辛微温 主胸胁下逆气 温中风入脑 户头肿痛 涕泪出 久服益精明目 轻身生川泽

第八十六回　中药养生——滋阴药

温馨提示：滋阴药又叫养阴药或补阴药，就是能治疗阴虚病症的药物，具有滋肾阴、补肺阴、养胃阴、益肝阴等功效，适用于肾阴不足、肺阴虚弱、胃阴耗损、肝阴亏乏等病症。肺阴虚：干咳，咯血，虚热，烦渴；胃阴虚：唇赤，舌绛，苔剥，津少口渴，或不知饥饿，或胃中虚嘈，甚或有呕、秽等症；肝阴虚：两眼干涩昏花，眩晕等症；肾阴虚：潮热，盗汗或遗精等症。各种阴虚病症都可用滋阴药治疗，但滋阴药各有专长，应随症选用。滋阴药大多甘寒滋腻，如遇脾肾阳虚、痰湿内阻、胸闷食少、便溏腹胀等症，不宜应用。

介绍几种常用滋阴药：

一、沙参

味甘、微苦，性微寒。归肺、胃经。养阴清热、润肺化痰、益胃生津。主治阴虚久咳、痨嗽痰血、燥咳痰少、虚热喉痹、津伤口渴。近代药理研究表明，沙参有祛痰、抗真菌、强心作用。

二、玉竹

味甘，性平、微寒。归肺、胃经。可养阴润肺、除烦止渴。对老年阴虚之人尤为适宜。近代药理研究表明，本品有降血糖及强心作用，对于糖尿病患者、心悸患者有一定作用。本品补而不腻，凡津液不足之症，皆可应用，但胃部胀满、湿痰盛者，应慎用或忌用。

三、黄精

味甘，性平。益脾胃，润心肺，有填精髓之作用。《太平圣惠方》载有取黄精法：将黄精根茎不限多少洗净、细切，用流水去掉苦汁。经九蒸九晒后，食之。此品对气阴两虚，身倦乏力，口干津少有益。近代研究证明，黄精具有降压作用，对防止动脉粥样硬化及肝脏脂肪浸润也有一定效果。所以，常吃黄精，对肺气虚患

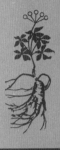

讓你不生病

者有益，还能防止一些心血管系统疾病的发生。

四、麦冬

味甘，微苦，性寒。归肺、胃、心经。滋阴润肺，益胃生津，清心除烦。主治肺燥干咳，肺痈，阴虚劳嗽，津伤口渴，消渴，心烦失眠，咽喉疼痛，肠燥便秘，血热吐衄。虚寒泄泻、湿浊中阴、风寒或寒痰咳喘者均禁服。近代药理研究表明，麦冬对中枢神经系统、心血管系统、免疫活性有影响。

五、天冬

性寒，味甘、苦。养阴生津，润肺清心。用于肺燥干咳、虚劳咳嗽、津伤口渴、心烦失眠、内热消渴、肠燥便秘、白喉。近代药理研究表明，天冬对心血管系统、肝功能有影响，抗炎抑菌，杀蚊、蝇作用，抗肿瘤，对代谢有影响，对子宫平滑肌有作用，还有祛痰止咳作用。

六、桑葚子

味苦，性寒。可补益肝肾，有滋阴养血之功。《本草拾遗》云："利五脏、关节，通血气。久服不饥……变白不老。"《滇南本草》谓其："益肾脏而固精，久服黑发明目。"将桑葚水煎，过滤去滓，装于陶瓷器皿中，文火熬成膏，兑适量白蜜，贮存于瓶中。日服两次，每次9～15克（一两汤匙），温开水调服。具有滋补肝肾，聪耳明目之功能。近代药理研究证明：桑葚的成分含有葡萄糖、果糖、鞣酸、苹果酸（丁二酸）、钙质、无机盐、维生素A和D等，临床上用于贫血、神经衰弱、糖尿病及阴虚型高血压。

七、女贞子

味甘，微苦，性平。可滋补肝肾，强阴明目。《神农本草经》谓其："主补中，安五脏，养精神，除百疾，久服肥健，轻身不老。"《本草纲目》云："强阴健腰膝，变白发，明目。"其补而不腻，但性质偏凉，脾胃虚寒泄泻及阳虚者慎用。近代研究证明：女贞子的果皮中含三萜类物质，如齐墩果醇酸、右旋甘露醇、葡萄糖。种子含脂肪油，其中有软脂酸、油酸及亚麻酸等成分。本品有强心、利尿作用。

八、枸杞子

味甘，性平。专于补肾、润肺，生津、益气，为肝肾真阴不足、劳乏内热补益之要药。用于虚劳精亏，腰膝酸痛，眩晕耳鸣，内热消渴，血虚萎黄，目昏不明。枸杞

这是自我修养的物质基础。

健全自己的身体，保持合理规律生活，

——周恩来

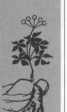

粥，用枸杞子30克、粳米60克，煮粥食用，对中老年因肝肾阴虚所致之头晕目眩、腰膝疲软、久视昏暗及老年性糖尿病等，有一定效用。《本草纲目》云："枸杞子粥，补精血，益肾气。"对血虚肾亏之老年人最为相宜。近代药理研究表明，对免疫功能有影响，有延缓衰老、抗肝损伤、降血糖、补肾、保肝功能，降血压、抗疲劳、抗肿瘤作用。

九、石斛

味甘，性微寒。归胃、肺经。能养阴清热，益胃生津。用于阴伤津亏，口干烦渴，食少干呕，病后虚热，目暗不明。禁忌：热病早期阴未伤者、湿温病未化燥者、脾胃虚寒者（指胃酸分泌过少者）均禁服。近代药理研究表明，本品有增强免疫功能、促进消化、护肝利胆、抗风湿、降低血糖血脂、抗肿瘤、保护视力、滋养肌肤、抗衰老作用。

十、百合

味甘，性微寒。归心、肺经。养阴润肺，清心安神。用于阴虚久咳，痰中带血，虚烦惊悸，失眠多梦，精神恍惚。具有养阴润肺止咳功效，用于肺阴虚的燥热咳嗽，痰中带血，如百花膏。治肺虚久咳，痨嗽咯血，如百合固金汤。具有清心安神功效，用于热病余热未清，虚烦惊悸，失眠多梦等。药用时煎服，10~30克。清心宜生用，润肺蜜炙用。近代药理研究表明，具有止咳、祛痰、平喘、升高外周白细胞的作用及抗疲劳效能。

十一、龟板

甘咸、性寒。滋肾潜阳，益肾健骨，养血补心。主治阴虚阳亢，阴虚内热，虚风内动；肾虚骨痿，囟门不合；阴血亏虚，惊悸，失眠，健忘。宜先煎。虚而无热者忌用。近代药理研究表明，对免疫功能、生殖系统有作用及抗肿瘤作用。

十二、鳖甲

味咸，性寒。归肝、肾经。滋肾潜阳，软坚散结。主治滋阴潜阳，软坚散结，退热除蒸。用于阴虚发热，劳热骨蒸，虚风内动，经闭，癥瘕，久疟疟母。宜先煎。虚而无热者忌用。近代药理研究表明，具有强壮、免疫促进、抗肿瘤作用，能抑制结缔组织的增生，可消失结块，并具有增加血浆蛋白的作用，有谓可用于肝病所致的贫血。

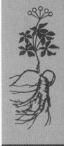

让你不生病

养肝健脾

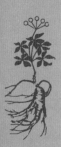

第八十七回　中药养生——补阳药

温馨提示：补阳药，就是能治疗阳虚病症的药物。具有助肾阳、益心阳、补脾阳的功能，适用于肾阳不足、心阳不振、脾阳虚弱等症。肾阳为一身之元阳，肾阳虚则有畏寒、肢冷、阳痿、遗精、遗尿等症。心主血脉，心阳虚则冷汗淋漓、面色无光、脉细欲绝或出现结代脉等。脾主运化，脾阳虚则完谷不化、便溏、泄泻、食欲不振等。由于祖国医学认为"肾为先天之本"，所以助阳药主要用于温补肾阳。对于肾阳衰微不能温运脾阳所引起的泄泻，以及肾气不足，摄纳无权所引起的喘促，都可选用适当的补肾阳药来治疗。至于心阳虚，可用温里药或补气药治疗。助阳药性多温燥，凡有阴虚火旺的症状，应该慎用，以免发生助火劫阴的弊害。

介绍几种常用补阳药：

一、鹿茸

味甘、咸，性温。入肝、肾经。补督脉，助肾阳，生精髓，强筋骨。用于肾阳不足、阳痿、肢冷、腰瘦、小便清长、精衰、血少、消瘦乏力及小儿发育不良、骨软行迟等症。鹿茸是一味补督脉的要药，适用于肾阳不足、精衰血少及骨软行迟等症。本品可单味服用，也可配合熟地、山萸肉、菟丝子、肉苁蓉、巴戟天等同用。还可用于冲任虚损、带脉不固、崩漏带下等症。鹿茸髓补益肝肾，调理冲任，固摄带脉，故可止漏束带，用治崩漏带下属于虚寒症状者，可与阿胶、当归、熟地、山萸肉、山药、白芍、乌贼骨等配伍同用。此外，本品亦可用于慢性溃疡经久不敛及阴性疮肿内陷不起等症，有补养气血、内托升陷的功效。

二、鹿角（附：鹿角胶、鹿角霜）

味咸，性温。入肝、肾经。温补肝肾、强筋骨、活血消肿。用于肾阳不足、畏寒肢冷、阳痿、遗精、腰瘦脚弱以及崩漏等症属于虚寒者。鹿角温补肝肾而强筋骨，主要用于肾阳不足引起的各种病症，常与地黄、山萸肉、肉苁蓉、菟丝子、巴戟天、

健康是金子一样的东西。
——高尔基

184

杜仲等配合应用。还可用于阴症疮疡及乳痈初起等症。鹿角既能温补肾阳，又有活血消肿之功，故常用于虚寒疮疡之症，有良好的消散作用，为外科常用之品，可配肉桂、白芥子等内服，也可醋磨外用。此外，本品又能用于乳痈初起，可用单味研粉吞服；如乳痈红肿热痛，可配合蒲公英、全瓜蒌、夏枯草、象贝母、金银花、连翘等清热解毒、消肿散结药物同用。

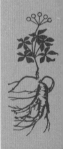

三、淫羊藿

味辛，性温。入肝、肾经。补肾助阳，祛风湿。用于肾虚阳痿、遗精早泄、腰膝痿软、肢冷畏寒等症。淫羊藿功能温肾助阳，故适用于肾阳不足的症候。治阳痿遗泄，可配仙茅、山萸肉、肉苁蓉等品；治腰膝痿软，可配杜仲、巴戟天、狗脊等品。还可用于寒湿痹痛或四肢拘挛麻木等症，还能散风除湿，故又可用于风湿痹痛偏于寒湿者，以及四肢麻木不仁或筋骨拘挛等症，可与威灵仙、巴戟天、肉桂、当归、川芎等配伍同用。本品性温而不热，对偏于肾阳虚的患者，久服无不良现象。

四、仙茅

味辛，性热。有小毒。入肾经。温肾壮阳，祛寒除湿。用于肾阳不足，命门火衰所致的阳痿精寒，腰膝风冷，筋骨痿痹等症，还能补命门而兴阳道，除寒湿而暖腰膝，对肾阳不足、命门火衰所致的阳痿精寒、筋骨痿痹等症，常与淫羊藿等配合应用。

五、巴戟天

味辛、甘，性微温。入肾经。补肾助阳，散风祛寒湿。用于肾虚阳痿，遗精早泄，腰膝痿软等症。巴戟天温而不燥，补而不滞，能补肾阳、强筋骨。用于阳痿遗泄，常与肉苁蓉、菟丝子等同用；治疗腰膝痿软，常与续断、杜仲等药配伍应用。还用于下肢寒湿痹痛等症。还能助肾阳、散寒湿，治痹痛，用治上述症候，常与附子、狗脊等配合应用。巴戟天温肾助阳而强筋骨，虽其味辛而兼温，可散风祛寒湿，但其性柔润而不燥，故在临床上不用于一般风湿痛，唯肾阳虚而下肢寒湿痹痛者，始考虑应用。如属湿热下注、足膝红肿热痛等症，忌用。

六、补骨脂

味辛、苦，性大温。入脾、肾经。补肾助阳。用于下元虚冷，阳痿，遗精，早泄，腰部虚痛，及小便频数、遗尿等症。用于肾阳不足，阳痿遗泄、尿频、遗尿等症，常配合仙灵脾、菟丝子等同用；对于腰部酸痛，常与川断、狗脊等配合应用。也用于虚冷泄泻，能补命门火而温运脾阳，治虚冷泄泻，常与肉豆蔻等同用。同时，用于虚喘。肾气不足，摄纳无权，每易引起喘促，能纳气平喘，多与胡桃肉配伍以治虚寒气喘。如属阴虚火旺，大便秘结者，不宜应用。

七、肉苁蓉

味甘、咸，性温。入肾、大肠经。补肾助阳，润肠通便。用于肾虚阳痿，遗精早泄及腰膝冷痛，筋骨痿弱等症。肉苁蓉温而不燥，补而不峻，用于肾虚阳痿、遗精、早泄等症，可配合熟地黄、菟丝子、山萸肉等同用；治腰膝冷痛、筋骨痿弱，可配合续断、补骨脂等同用。肉苁蓉性温而柔润，与巴戟天相似，都可用于下元虚冷的症候，且常配合同用。但巴戟天散风祛寒湿，可用于下肢寒湿痹痛；而肉苁蓉则滋液而润燥，可用治津液不足的肠燥便秘。

八、益智仁

味辛，性温。入脾、肾经。补肾固精，缩尿，温脾止泻，摄涎唾。用于下元虚冷、不能固密所致的遗精、早泄、尿频、遗尿及白浊等症。益智仁能温肾助阳、涩精缩尿。用于肾虚遗泄，可与补骨脂、菟丝子等配伍；用于尿频、遗尿，可与山药、乌药等配伍；用于肾虚白浊或小便余沥，可与川萆薢、乌药等配伍。本品辛温气香，有暖脾止泻的功效，可与党参、白术、干姜、炙甘草等配伍，用治脾寒泄泻冷痛。本品又能温脾以摄涎，可与党参、茯苓、半夏、陈皮、山药等品配伍同用。益智仁善于温脾摄涎唾，它所治的涎唾多而自流，乃是脾虚不能摄涎所致，必无口干、口苦的现象；如属脾胃湿热所引起的口涎自流，多有唇赤、口苦、苔黄等症，则宜用黄芩、白芍、甘草等品，不可用辛温的益智仁。

九、菟丝子

味辛、甘，性平。入肝、肾经。补肾固精，养肝明目。用于肾虚阳痿，遗精，早泄，耳鸣，小便频数、淋沥及肾虚腰痛，带下等症。菟丝子能助阳而益精，故适用于阳痿遗精，小便频数及肾虚腰痛等症，可与枸杞子、潼蒺藜、杜仲等配伍。本品能滋养肝肾，故可用于肝肾不足、两目昏糊等症，可与枸杞子、女贞子、潼蒺藜等同用。此外，本品又能助脾以止泻，可用治脾虚久泻，常与白术、茯苓、山药、莲肉等配伍。

幸福的首要条件在于健康。——柯蒂斯

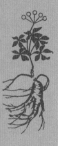

十、蛤蚧

味咸,性平。有小毒。入肺、肾经。补肺肾,定喘嗽。用于肾虚气喘,肺虚咳喘等症。本品长于补肺益肾,尤能摄纳肾气,故对虚劳咳嗽,肾虚气喘,肺虚咳喘等症,可与人参、茯苓、贝母、甘草等配合应用。

十一、冬虫夏草

味甘,性温。入肺、肾经。滋肺补肾,止血化痰。用于肺虚咳血,肾虚阳痿等症。本品有滋肺阴、补肾阳的作用,为一种平补阴阳的药物,民间有用本品单味煎服,作为病后调补之品。在临床使用时也可配合补益药同用,如治虚劳咳血,常与沙参、麦冬、生地等配合应用;治阳痿遗精,可与枸杞子、山萸肉、山药等同用。

十二、锁阳

味甘,性温。入肝、肾经。补肾壮阳益精,润燥滑肠。用于肾虚阳痿,腰膝无力,遗精滑泄等症。本品甘温体润,能益精兴阳、养筋起痿,对肾虚阳痿、腰膝无力等症,常与牛膝、枸杞子、山萸肉、五味子、熟地等配合应用。

十三、续断

味苦,性微温。入肝、肾经。补肝肾,强筋骨,续伤折,治崩漏。用于肝肾不足,腰膝酸痛,脚软乏力等症。续断补肝肾、强筋骨的功效,与杜仲相近,故在临床上用于肝肾不足、腰膝酸痛、乏力等症时,两药往往同用。还用于筋骨折伤等症。本品能通利血脉,有接骨疗伤作用,为伤科要药,常配伍地鳖虫、自然铜等同用。也用于妇女经水过多,妊娠胎动漏血等症。本品能补肝肾而治崩漏,在临床上常与杜仲、阿胶、当归、地黄、艾叶炭等药配伍同用。

十四、杜仲

味甘,性温。入肝、肾经。补肝肾,强筋骨,安胎。用于肝肾不足、腰膝酸痛、乏力、眩晕、阳痿、小便频数等症。肝主筋,肾主骨,肾充则骨强,肝充则筋健。杜仲可补肝肾,故有强筋骨的功效,常用于肝肾不足、腰膝酸痛乏力等症,在临床应用时,可视症情需要,或与续断、狗脊等配伍,或与补骨脂、胡桃等同用。本品性偏温补,宜于下元虚冷之症,故又可用治肾虚阳痿、小便频数,常与补骨脂、菟丝子等配伍。至于用治肝肾不足所致的眩晕,宜合滋养肝肾的药品如女贞子等同用。还用于孕妇体虚,胎元不固,腰酸、胎动。本品用以安胎,如孕妇胎动不安兼有肝肾不足病症者,可与桑寄生、白术、续断等配伍同用。

187

第八十八回　中药养生——辨证进补

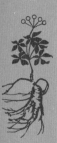

温馨提示：在进补时要对虚弱症状仔细观察，全面分析，辨别出虚证的性质（气、血、阴、阳）、发病的部位（心、肺、脾、肝、肾等）和疾病的趋势，最后制定相应的进补方法，这就是辨证施补。

中医认为，"一药一性，百病百方"，进补时，要依据自身的情况选择相应的补品。服用补品的剂量、个人体质、年龄等都是进补时要注意的。剂量要适度，依据四季的不同特点选择适宜的补品。火旺体质不宜大补；阴虚体质则不宜服用寒凉性的补品；年老体弱的慢性病患者，只能"平补""缓补"，而不可"骤补""峻补"，急于求成；小儿、青少年进补亦要适可而止；脾胃虚弱者要着重调养脾胃，否则就会"虚不受补"。

一、气、血、阴、阳虚证

（一）阴虚证是指机体阴液不足的证候

主要表现为形体消瘦，面色憔悴，目眩耳鸣，口燥咽干，舌质嫩红，少苔或无苔，脉细。伴有五心烦热，潮热盗汗，颧红，舌质红绛，脉细数者，为阴虚内热证，也称为"虚热证"。温热病后期，阴液耗伤，还可见心烦不眠，或昏沉欲睡，手足蠕动，时有抽搐。

进补方法主要采取滋阴的方法，可选用六味地黄丸、左归丸、大补阴丸、二至丸等方剂。同时可食用一些滋阴的食物，如蜂蜜、饴糖、百合、枸杞子、银耳等。

（二）阳虚证是指阳气不足的证候

主要表现为面色苍白，疲乏无力，少气懒言，畏寒肢冷，蜷卧自汗，口淡乏味，小便清长，大便稀溏，舌质淡、胖嫩，苔白润，脉迟无力等。

进补方法重在温阳，可选用金匮肾气丸、全鹿丸、右归丸、龟龄集等方剂。同时可食用温阳的食物，如虾、核桃仁、麻雀、狗肉、鹿肉、羊肉等。

保持健康是做人的责任。
——斯宾诺莎

（三）气虚证是指正气不足、脏腑功能低下的证候

主要表现为神疲乏力，声低懒言，气怯气短，头晕泪汗，纳呆少食，舌淡胖嫩，脉虚无力。严重时可见神昏，汗出，肢冷，脉搏微弱。气虚严重者可表现为气陷，出现腹部坠胀感或腰酸腰痛，同时伴有脱肛、子宫下垂或其他内脏下垂等症。

进补方法重在补气，可选用四君子汤、参苓白术散、补中益气汤、玉屏风散等方剂。同时可适当的食用补气的食物，如鸡肉、菱角、栗子、糯米、泥鳅等。

（四）血虚证是指血液亏虚，失于荣养的证候

主要表现为面白无华或萎黄，唇色、爪甲淡白，头晕眼花，心悸失眠，手足发麻，妇女月经失调（经少、经闭或周期延迟），舌淡，脉细弱。

进补方法重在补血，可以根据不同的情况选用四物汤、八珍丸、十全大补膏、河车大造丸等方剂。同时可食用补血的食物，如猪心、猪肝、龙眼肉、花生、菠菜等。

二、心系虚证

（一）心气虚弱

主要表现为心悸，气短，自汗，易惊，健忘，面色淡白，少气懒言，神疲乏力，难以入眠，舌苔白，舌质淡，脉细弱等。

进补方法：补益心气，可选用养心汤等方剂。还可选用人参、茯苓、酸枣仁、五味子等中药，辅以猪心、羊心、莲子等食物。

（二）心阳虚弱

主要表现为心悸或怔忡，易惊，健忘，难寐或但欲寐，面色苍白，自汗神疲，少气懒语，畏冷肢凉，苔白，舌质淡润，舌体胖，脉细弱迟。心阳衰微则大汗淋漓，四肢厥逆，甚者昏迷，脉微欲脱或见结代等。

进补方法：温补心阳，可选用保元汤等方剂。还可选用人参、黄芪、刺五加等中药。

（三）心血亏虚

主要表现为心悸或怔忡，心烦，不寐，健忘，头晕目眩，面白无华，唇指甲淡，舌质淡白，脉细弱等。

进补方法：补血安神，可选用四物汤等方剂。同时可选用补血食物，如猪心、

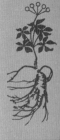

鸡蛋、鹌鹑、大枣、桑葚、葡萄、龙眼肉等。

（四）心阴亏虚

主要表现为心悸或怔忡，心烦，不寝，潮热或低热，五心烦热，盗汗，唇燥咽干口苦，尿黄便结，舌红少津，无苔或薄黄苔，脉细数等。

进补方法：滋阴安神，可选用补心丹等方剂。同时可选用柏子仁、玉竹、麦门冬、猪皮、鸡蛋等。

三、肝系虚证

（一）肝血亏虚

主要表现为两眼干涩，视物模糊，或雀目，头晕，面白无华，唇、指甲淡白，胁痛，经少或经闭，舌质淡白，脉弦细等。

进补方法：补养肝血，可选用补肝汤等方剂。同时可选用当归、熟地黄、白芍、枸杞子、猪肝、鸡肝、牛肝、牛蹄筋、菠菜、胡萝卜等。

（二）肝阴亏虚

主要表现为两眼干涩，视物模糊，胁痛，潮热或低热，五心烦热、盗汗、唇燥咽干，口苦，尿黄便结，舌红少津，无苔或薄黄苔，脉弦细数等。

进补方法：滋补肝阴，可选用一贯煎等方剂。此外可选用女贞子、龟板、石斛、乌骨鸡、鸽肉、鹌鹑等。

四、脾胃系虚证

（一）脾气虚弱

主要表现为食少，腹胀便溏，面色苍白，气短乏力，舌苔淡白，脉缓细弱等。进补方法：补益脾气，可选用四君子汤、参苓白术散等方剂。同时可选用党参、白术、黄芪、山药、猪肉、兔肉、鸽肉、鲫鱼、粳米、大豆、扁豆等。

（二）脾阴亏虚

主要表现为消瘦乏力，纳呆不思食，食之腹胀，唇干口燥，五心烦热，尿黄便结，舌红苔少，脉细数或涩等。进补方法：滋补脾阴，可选用中和理明汤等方剂。此外可选用当归、柏子仁、何首乌、桑葚、牛奶、蜂蜜、松子、黑芝麻、香蕉、菠菜等。

（三）脾阳虚弱

主要表现为面色苍白、形寒肢冷、口淡不渴、纳呆食少、食后腹胀、尿清便

理想的人是品德、健康、才能三位一体的人。
——木村久一

溏、浮肿、尿少、白带清稀、舌淡苔白滑、脉沉细迟弱等。进补方法：温补脾阳，可选用理中丸等方剂。此外可选用益智仁、补骨脂、骨碎补、肉桂、巴戟天、狗肉、羊肉、鸡肉、鲢鱼、刀豆、糯米等。

（四）胃气虚弱

主要表现为纳呆、口淡无味、不思饮食、胃脘微痛、舌质淡、脉细弱等。进补方法：补中益气，可选用补中益气汤等方剂。同时可选用人参、太子参、黄芪、白术、茯苓、山药、乌骨鸡、鸡肉、兔肉、牛奶等。

（五）胃阴亏虚

主要表现为口渴咽燥，饥不欲食，大便干燥，干呕呃逆，舌光红少津，脉细数等。进补方法：滋补胃阴，可选用益胃汤等方剂。同时可选用黄精、玉竹、石斛、沙参、天门冬、麦门冬、西洋参、银耳、木耳、豆腐、猪肉、粳米等。

（六）胃阳虚弱

主要表现为胃脘疼痛，作胀，吞酸嘈杂，呕吐呃逆，四肢厥冷，喜热饮，舌苔白滑，脉沉迟等。进补方法：温补胃阳，可选用羊肉、黄牛肉、鸡肉、鲸鱼、刀豆、糯米、饴糖等。

五、肺系虚证

（一）肺阴亏虚

主要表现为颧红，潮热盗汗，五心烦热，口燥声嘶，干咳无痰或少痰，或痰中带血，尿黄便结，舌红少苔，脉细数等。进补方法：滋阴润肺，可选用百合固金汤等方剂。此外可选用沙参、麦冬、百合、玉竹、西洋参、山药、猪肺、银耳、豆浆、梨、甘蔗等。

（二）肺气虚弱

主要表现为少气懒言，倦怠无力，常自汗出，声低气促，咳喘无力，痰多清稀，易患外感，舌质淡，苔薄白，脉虚弱等。进补方法：补益肺气，可选用补肺汤等方剂。同时可选用党参、黄芪、巴戟天、人参、补骨脂、猪肺、胡桃肉、糯米等。

六、肾系虚证

（一）肾阴亏虚

主要表现为腰膝酸软，头晕耳鸣，或耳聋；遗精，形体消瘦，五心烦热，潮热

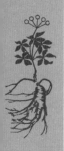

或低热，盗汗、颧红、口干咽燥，尿黄便结，舌红少苔少津，脉细数等。进补方法：滋补肾阴，可选用六味地黄丸等方剂。此外可选用何首乌、枸杞子、女贞子、熟地黄、桑葚子、黑豆、黑芝麻、乌骨鸡、猪皮、猪脑等。

（二）肾精亏虚

主要表现为头晕健忘、耳鸣耳聋、发脱齿摇、腰膝酸软、舌淡脉沉细等。进补方法：补益肾精，可选用河车大造丸等方剂。此外可选用熟地黄、菟丝子、骨碎补、黄精、紫河车、鹿肉、海参、黄牛肉、蜂乳、黑芝麻等。

（三）肾气虚弱

主要表现为腰膝酸软，神疲乏力，小便频数，甚至遗尿，男子可表现为滑精早泄，女子可表现为白带清稀，舌苔淡白，脉沉弱等。进补方法：补益肾气，固肾摄精，可选用桑螵蛸等方剂。还可选用杜仲、蛤蚧、仙茅、海马、巴戟天、核桃仁、栗子、豇豆、猪肾、鸡肝、鸽蛋等。

（四）肾阳虚弱

主要表现为腰酸膝软，耳鸣头晕，面色苍白，神疲乏力，喜卧嗜睡，形寒肢冷，或见阳痿，尿清，舌淡胖，白润苔，脉沉细迟弱等。进补方法：温补肾阳，可选用附桂八味丸等方剂。此外可选用仙茅、锁阳、海马、蛤蚧、韭子、肉苁蓉、淫羊藿、鹿茸、冬虫夏草、对虾、麻雀肉等。

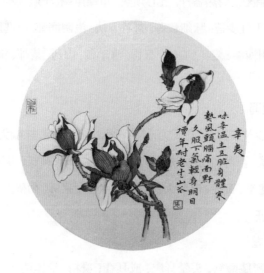

身体健康者常年轻；无负于人者常富有。

——莎士比亚

第八十九回　中药养生——因时进补

温馨提示：进补作为养生的重要内容，同样也应当顺应四时。一是要根据一年四季的气候特点，二是要注意季节对人体的影响，采取相应的方法：如神补、食补和药补，才能够取得事半功倍的效果。

一、春季的神补、食补和药补

四季的进补首先是精神方面的调养，使人精神条达，情绪稳定，从而提高人体免疫力，保持机体的稳定性。根据不同季节进行神补、食补和药补。

（一）神补

春季的神补主要是畅神，以使志生。春季阳气升发，天地俱生之时，万物复苏，一派生机，欣欣向荣。人在此时的调神养生，应顺应阳气升发、万物外向生长的特点，注意陶冶情操，晚睡早起，披开束发，宽衣解带，散步于庭院之中，以使形体舒缓，神气畅达从容，保持愉悦之情，切忌感情抑郁，以逆生理。这里所说的"生""予""赏"皆指神气的活动，应当顺应春季阳气升发之势，与自然界融为一体，以使志生。为了达到这一目的，春天可以通过散步、踏青、赏花、郊游等来舒畅自己的情志。居住在城市的人限于条件，已不可能广步于庭，但可以在寓所附近的公园或绿地进行散步，使四肢、肌肉、关节适度地运动，使气血流畅，功能协调，精神振奋。周末，全家老小或朋友可以到郊外踏青、赏花、游览，使人精神焕发，心情愉悦。

（二）食补和药补

春季的食补和药补宜选择甘平的食物和药物以健脾和胃，保证机体对营养的吸收。健脾的目的主要是防止春天肝本过旺而克脾。根据五脏的原理，春季肝的活动较为旺盛，因此春天的补益就必须注意补养脾胃，正如孙思邈在《千金要方》中所说："省酸增甘，以养脾气。"适当减少酸性食物，增加甜味食物。除了补

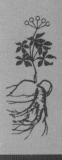

讓你不生病

养脾气以外，还要注意增加一些具有疏理肝气的食物和药物的进入，如大枣、胡萝卜、菠菜、马兰头、荠菜、芹菜、荸荠、菊花脑、枸杞子、菊花、党参、黄芪等。中成药可以选用香砂六君丸、补中益气丸、人参健脾丸等。

二、夏季的神补、食补和药补

（一）神补

夏季的神补主要是充神，以使志长。夏季天气炎热，阳气旺盛，万物盛长，生机勃勃，争芳斗艳，大阳地阴之气交合，开花结实。就人而言，夏令正值人体阳气旺盛外浮之时，人宜晚睡早起，切勿厌恶长日，以使阳气充盛，人之情志精神充沛饱满，充分得以抒发，处于外向状态，保持欢快之情，切不可恼怒。心情舒畅，神气向外，阳气得神而不郁，脏腑气血自然安和。夏季神补可以从改变居室的环境、赏花、纳凉聊天、避暑旅游等方面进行。

在居室增加淡绿、浅蓝的冷色调。案头摆上一盆文竹，有条件的可以在庭院或阳台养上两小缸荷花或两盆栀子花。如此竹影疏斜，荷叶滴翠，栀子香浓，手摇纸扇，凉风习习，怒气自然难以产生，何愁心志不畅。

（二）食补和药补

夏季的食补和药补应选用清淡的食物和清心解暑的药物。夏季湿气较重，易于困脾，故夏季除了应选用清凉的食物，还要注意化湿健脾。所用的食物和药物不仅具有解暑的作用，同时还具有开胃增食、健脾助运的作用。这些食物包括玉米、薏苡仁、绿豆、西瓜、黄瓜、丝瓜、冬瓜、茄子等。药物包括西洋参、莲子、木香、地骨皮、金银花、茯苓等。补益的中成药可以服用参苓白术散、金银花露、薯蓣丸等。

三、秋季的神补、食补和药补

（一）神补

秋季的神补主要是敛神，以使志收。秋季是万物成熟收获的季节，阳气渐趋收潜，阴气逐渐旺盛，气候由热转凉，自然界渐呈清肃之景象。肃杀之气降临，人体之阳气开始收敛。此时对神的调摄，亦当顺其自然，宜早睡早起，神志保持清静、安宁，使神气内敛，处于内向状态，不使志意外露，阳气外泄，以免受秋令肃杀之气伤害。秋季的调神当与秋天的阴升阳降、阳气始敛的自然规律相适应。赏月

疾病有成千上万种，但健康只有一种。
——白尔尼

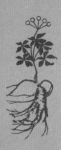

则是绝妙的方法，中秋之夜于湖畔池边，举目望那明月渐上中天，水面月影摇曳；或置身于松林石径，月光透过松影，点点片片，洒落于小路，如雪似霜，微风阵阵，松林轻语，此情此景当会让人神敛志收。

（二）食补和药补

秋季的食补和药补要选用滋阴润燥、补养肺气的食物和药物。秋季气温渐凉，气候干燥。秋燥容易伤及人的肺脏，耗伤人的肺阴，使人出现口咽干燥、咳嗽少痰、大便秘结等症状，因此根据燥者润之、滋阴润肺的补养原则，采用具有甘润作用的食物和药物进行补益。选用的食物和药物包括梨、甘蔗、木耳、香蕉、蜂蜜、百合、天冬、麦冬、沙参、银耳等。中成药可选用大补阴丸、六味地黄丸、麦味地黄丸等。

四、冬季的神补、食补和药补

（一）神补

冬季的神补主要是藏神，以使志伏。冬季寒气笼罩，万物闭藏，气潜匿，阴气盛极，大地千里冰封，一派阴盛寒冷之景象。此时人体之阳气亦潜藏于内，所以此时的调神，以收敛为是，使心情处于心满意足之状态，保证体内阳气的闭藏，气不被扰动。志意内藏而不外露，有隐私之状。同时注意，早卧晚起，皮肤开泄汗出而伤阳。冬季的调神，当顺应阴盛阳衰的气候变化，符合冬季养生规律。在温暖的阳光之下，尽情地获取大自然的给予，享受那曝背之乐。夜晚避免过多的夜生活，尽可能地早早将息，以此收种、养神、藏神。

（二）食补和药补

冬天的食补和药补宜选用具有温阳补肾作用的食物和药物。冬季是收藏的季节，同时冬季气温较低，皮肤血脉收紧，容易出现阴寒盛、阳气衰的情况，因此要遵循温阳补肾、温而不散的原则进行补益。冬季进补可选用糯米、核桃仁、狗肉、桂圆、虾仁、黑豆、人参、鹿茸等进行补益。同时可选用金匮肾气丸、人参鹿茸丸等。

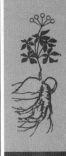

让你不生病

第九十回　中药养生——因人进补

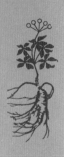

温馨提示: 人从出生到老, 要经过婴幼儿、青少年、中年及老年几个时期, 不同时期又各有其特点; 人所从事的工作, 因职业、职务、工种之不同, 各有其特点; 另外, 人有胖有瘦之分, 体质差异, 性别不同, 在进补时应区别各种情况, 要有针对性。

一、幼儿期

幼儿期包括婴幼儿和幼童期。中医认为幼儿的主要特点是"稚阴稚阳"及"三有余""四不足"。稚阴稚阳, 是说幼儿的身体、脏腑、生理功能均未发育健全、成熟。三有余四不足, 是指小儿阳常有余, 阴常不足; 肝常有余, 心常有余, 肺常不足, 脾常不足, 肾常虚。

幼儿对营养物质的需求较多, 其食补和药补应当以健脾和胃助运为主, 以促进脾胃对营养物质的吸收, 可以选用粳米、扁豆、大枣、莲子、山药、黄精、熟地、白术、黄芪、茯苓等。中成药可以选用八珍糕、玉屏风散等。现今社会生活水平提高, 孩子一般很少发生营养不足的情况, 但要注意的是出现营养过剩, 甚至滥补, 造成孩子脾胃受损, 严重的可导致孩子躯体和身体发育的失衡, 造成以后的心脑血管病发生率提高等。

婴幼儿的神补: 夫妻恩爱、和睦互助的家庭对孩子身心健康大有裨益。这种家庭的孩子精神放松、思想活跃、性格开朗、积极乐观, 与人相处和谐。为了孩子的健康成长, 父母应当和睦相处, 同时还应经常与孩子嬉戏娱乐, 出外游玩, 培养孩子良好的兴趣爱好, 以保持孩子的童心、童趣和求知欲, 让孩子在轻松愉快的环境中增长知识, 得以健康成长。

二、青少年期

青少年处于幼童期与成人期之间的过渡时期, 身体迅速生长, 是学习文化科学知识最繁忙的时期。同时, 中枢神经系统及下丘脑亦迅速发育成熟, 第二性征

196

肤更美丽的衣服。

世界上没有比结实的肌肉和新鲜的皮

——马雅可夫斯基

显现，性器官发育趋向成熟，女孩有了月经，男孩会出现遗精。青少年时期一般不需要特殊进补，只要供给其生长发育必需的营养即可；适当增加一些健脾补脑充髓的食物，如大枣、核桃仁等，女孩也可以适当、适时增加一些补血的食物，如猪肝、菠菜、大豆等。

有些青少年思想不稳定，负担过重，不注意劳逸，寝食偏废，对性的好奇心过重，过多的手淫，会产生头昏目眩，神疲乏力，心烦易怒，失眠梦遗（女子月经不调），记忆力减退，食欲不振等症状。辨证施补，可采用补益心脾、交通心肾的方法进行补益。

青少年的神补：重点是要引导孩子刻苦学习、报效祖国，做到德、智、体、美、劳全面发展。在学校既要培养青少年刻苦钻研、不怕困难的顽强精神，又要防止只重视智力教育，放松道德和意志力的培养。

三、中年期

中年期肩负着社会家庭重任，不仅有对事业的追求，而且上有老下有小，工作任务繁重，家务亦重，是人生压力最大，也是体内能量消耗最多的时期，需要及时补充必要的营养物质，以保证人生这一阶段历史任务的完成，同时也为老年期的生活质量打下良好的基础，即中医所说的"再振根基"。进补是为了保证足够和全面的营养，可食大豆、大枣、核桃仁、芝麻、莲子、松子、人参、枸杞子、熟地、党参、何首乌等进行补益，其总的原则是以肺、脾、肾为主，兼顾五脏的补养。

中年时期的神补：中年时期由于社会责任重大，工作任务繁忙，又有家务的拖累，人际关系比较复杂，所以这一阶段的神补要注意做到以事业为乐，以苦为乐，同时要努力培养和保持自己乐观的精神、豁达的胸怀。人际相处要以诚相待，宽以待人，多为别人着想，保持良好的人际关系，与社会生活相和谐。碰到问题和矛盾时要及时排解。日常生活要充分利用闲暇时间，培养和保持一定的兴趣爱好，以缓解因事业、工作、家庭、人际关系带来的紧张情绪。

四、老年期

老年期各种功能逐渐衰退，形体趋于懈惰。老年人脏腑衰弱，气血虚少，特别是肾气、肾精不足更为明显。脏腑衰弱，又以脾胃为关键。

因肠胃功能日渐衰弱，胃肠容纳量减少，其蠕动功能也相应迟缓。"年长者肠

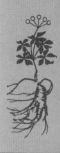

讓你不生病

197

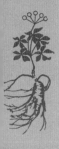

健全的精神寓于健全的身体。

——洛克

胃日弱，容纳少而转化迟。"由于脾胃弱，水谷之精气不足，不能滋补先天，故肾气、肾精会不足，气血生化乏源，故而气血虚少。

老年人的进补要做到五脏同补。同时又要根据肾气不足，脾胃功能虚弱的情况，侧重补养脾肾，以增强脏腑功能，延年益寿，提高晚年生活质量。可多食核桃仁、黑芝麻、大豆、桂圆、莲子、栗子、木耳、香菇、大枣、山药、百合、玉米等。同时可以选六君子丸、补中益气丸、六味地黄丸、金匮肾气丸等中成药进行补益。

老年期的神补：因退休、机体功能的衰退，容易产生无所事事，悲观失望的情绪。针对这一特点，老年人应"老有所学"，通过各种方式的学习，充实生活，心理上保持年轻。可根据自己的身体状况和兴趣爱好为社会再做奉献，做到老有所为。培养良好的兴趣和爱好，丰富自己的精神生活，与人同乐，保持社会交往和良好的人际关系。在家庭当中，在日常生活中，积极寻找乐趣，逗逗孙子，学学烹饪，种花养草等，从小劳之中，获得无穷乐趣。

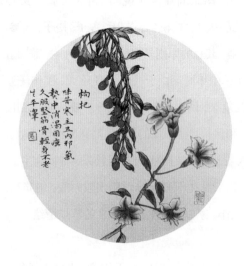

第九十一回　中药养生——顾护脾胃

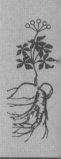

温馨提示: 使用滋补药, 一定要顾护脾胃, 这是因为脾胃为后天之本, 百虚皆由于脾胃。如大病久病之后或年老体弱的虚衰, 常非一脏一腑, 多见五脏皆虚, 气血阴阳俱不足, 此时用补当遵孙思邈"五脏不足, 调于胃", 通过补脾胃, 使脾气先旺, 则气血阴阳化生有源, 五脏六腑皆得其养。此外, 在"虚不受补"的情况下, 也要首先顾护脾胃。

所谓"虚不受补", 是指体质虚弱较甚或阴阳气血俱虚时, 当用补药滋补, 若脾胃不健, 反可致气机壅滞, 加重脾胃之虚, 药力难行, 体虚愈甚, 此时用补, 要以运脾为先。又因为滋补药多腻滞, 尤以滋补阴血之品为甚, 往往滞胃呆脾, 故在运用补药养生时, 常应配以调理脾胃之品, 如陈皮、木香、藿香、佩兰、苍术、厚朴等。上述各药不仅能使脾胃功能健旺, 而且能防补药腻滞之弊。

一、日常生活要顾护脾胃

首先, 要保持良好的情绪。不良情绪可导致食欲下降、腹部胀满、嗳气、消化不良等, 而良好的情绪则有益于脾胃的正常运转。

其次, 饮食要有规律。包括进食的时间要有规律, 即三餐定时; 每餐进食的量也要有规律, 不能暴饮暴食。同时, 食物的品种搭配也要遵循营养学的要求, 素食为主, 配以少量荤菜。多吃水果, 少吃有刺激性和难于消化的食物。

再次, 要避免受凉。俗话说: "十个胃病九个寒。"应从气候受凉和食物受凉两方面加以注意。在春秋季节气候变化频繁时, 要注意胃部保暖; 生冷的食物也要尽量少吃。如果感到胃脘部发冷, 可及时服用生姜茶。

二、治病时要顾护脾胃

注重养护脾胃, 不仅在日常生活当中要注意, 在病中和病后也应贯穿这个宗旨。张仲景深谙"脾胃乃身之枢纽"之说, 在《伤寒杂病论》几乎每一治疗法则中

讓你不生病

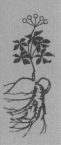

都包含了保胃气之法，每一方中都有养胃之品。

在辨证的基础上施治时，张仲景多采取"攻而不过，中病即止"的原则，以保护胃气。如服桂枝汤之类发汗解表药时就曾提出，如果吃一剂药就出汗的话，可停止服用后面的药物，不必把所有的药都吃完；服大青龙汤时也告诫"一服汗者，停后服"。因为开发腠理、解肌祛邪的同时，也容易损伤脾胃之气。如果做到"中病即止"，注意顾护胃津，就能维持脾胃的正常功能。又如服大承气汤、小承气汤及大陷胸汤等泻下通便剂后，张仲景同样告诫："如果服后已排便的话，剩下的药就不要吃了。"在服栀子豉汤时张仲景又说："出现呕吐症状之后，剩下的药就不要再吃了。"攻下剂最易损伤脾胃，若脾胃伤了，正气没有了后援，那么疾病就很难治愈，所以攻下剂应该点到为止，一旦过量服用就会伤阳败胃。

病愈后，张仲景还强调通过节制饮食来保养胃气。如果病情已经缓解，但到了晚上却出现微烦的症状，是因为疾病刚刚痊愈，就强吃了很多饭食的缘故。刚刚痊愈的患者，他的脾胃之气还很虚弱，尚不能消化过多的食物，所以会出现微微烦躁的症状，即"食复"。这时应减少一些饮食，休养脾胃，待脾胃功能恢复后，症状自会缓解。上述方法充分说明了顾护胃气的重要性。

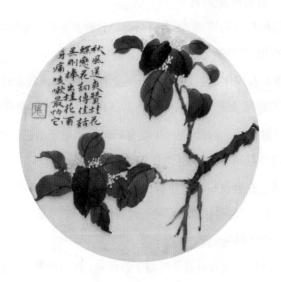

获得金钱的，就是健康。健康当然比金钱更为可贵，因为我们所赖以

——约翰逊

第九十二回　中药养生——走出误区

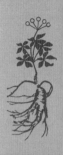

温馨提示：人为什么要进补？为什么有些人进补后往往会上火？为什么进补后却没什么效果？清代名医余听鸿很早就给了后人准确的回答："见病不可乱补，一日误补，十日不复。"

告诉我们进补不当带来的危害：一天吃错了补品，十天也恢复不了。

进补的本来目的，是使身体更加强健，但中医药专家提醒，吃补品一定要依据自己的身体状况正确选择，不然，不仅起不到强身健体的作用，反而可能对身体有害。比如，感冒时，吃人参、鹿茸、黄芪这类大补的东西就容易上火，可能流鼻血；而脾胃虚弱、身体虚寒的人，盲目吃凉性的补药，就可能要拉肚子。

一、滋补中药并不是人人都需要

滋补中药，用在需要的人身上就是补品，用在不需要的人身上就是"毒药"。

俗话说，是药三分毒。中医理论认为，中药的"毒"是指有偏性的东西。在临床上，中医是用药物的偏性来纠正身体的偏性。如果吃补药使身体产生不平衡的话，就是补"偏"了。拿人参来说，它有很强的补气作用，可以补虚养气，但如果给年轻人吃，他本来身体里面火力就很旺，吃了人参往往流鼻血。滋补中药，用在需要的人身上就是补品，用在不需要的人身上就是"毒药"。中医非常讲究平衡，人体既有不足的一面，需要补，也有亢盛的一面，需要抑制。如果补得太过了，就会适得其反，破坏平衡，营养过剩，也可能产生疾病。

二、进补前要先弄清药性

选择中药进补，首先要弄清中药的药性。

"中药药性主要有四气和五味两个方面，即用性味来说明药物功效。"中药利用"气"和"味"来发挥疗效，"四气"即根据阴阳理论分为温、热、寒、凉，"五味"是指药物的味道，包括辛、甘、酸、苦、咸。

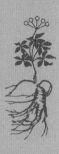

一般来说，温、热是指能够治疗寒证的药物，而寒、凉则是指能够治疗热证的药物。如进补时常用的石膏和附子两味中药，石膏具有清热泻火的作用，属于寒性，而附子可以温中散寒，属于热性。

"五味"同样具有不同的作用。据介绍，辛可发散行气，甘可补气止痛，酸能收敛生津，苦可泻火降逆，咸则能通便散结。

"冬季常用的补药中，大部分是具有'甘'味的中药。"如人参、甘草等都是"甘"味药物，具有补气、治疗虚症的作用。"甘"味药物水解后大都分解为糖类、氨基酸和蛋白质等有益于人体的营养物质，滋补功效明显。选择中药进补时就要考虑药物的"气味"，调和人体的阴阳平衡，从而达到进补的作用。

三、辨清体质再进补

搞清药性后，接下来是要辨清自己的体质。

虚则进补，不虚不补。需要进补的虚症可分为阳虚、阴虚、气虚、血虚等四种体质，进补的原则是"平衡阴阳，调和气血"，哪方面虚就补哪方面，不虚则不用进补。

冬季因为气温低，人们容易出现怕冷的状况，即中医所说的"阳虚则外寒"，阳虚体质的人总是手脚发凉，不敢吃凉东西；阴虚体质的人则怕热，经常感觉手心、脚心发热，面颊潮红，口干舌燥，容易失眠；气虚体质的人表现为常出虚汗，呼吸短促，经常疲乏无力，易感冒；血虚体质的人表现为经常头晕眼花，手足发麻等。

辨清自身体质后，进补需"辨证"选材，如阳虚者可选择鹿茸、附子等增加阳气；阴虚者可用银耳、鳖甲等滋阴；气虚者可用人参、黄芪等补气；血虚者可用阿胶、当归等补血。

在食物方面：阳虚体质者，宜食韭菜、姜、辣椒、狗肉等温补壮阳的食物；气虚者宜食用山药、鸡肉等补气；血虚者宜食用菠菜、牛肉等补血，冬季要少吃辛辣、烧烤和油炸食物，多喝水，以免上火。此外，在煮粥或熬汤里可加一些沙参、黄芪、麦冬等，但用量不要太多。

四、中药进补也有副作用

中药进补并非多多益善，很多补药有一定的副作用，使用时需注意。

人参、黄芪等补药，服用过多会出现头晕、胸闷、腹胀、食欲不振等症状，尤其是人参吃多了还会出现人参中毒综合征。滋阴类药物吃多了会造成胸闷、胃胀等症状。

由于人体的体质以及对药物的反应不同，有时即使正常使用药物，也会出现不适症状和副作用。如果服用补气类的药物后出现胸闷等不适症状，可以喝些茶水或是吃些萝卜等缓解；服用补血滋阴类的药物后出现恶心、食欲不佳等症状，可以吃些香砂养胃丸等缓解。如果服补药后不适症状严重，一定要及时就医。

此外，中药进补还和个人的脾胃功能有关，进补前可先到医院进行相关检查，以避免或减少副作用的出现。

五、冬令进补要避开误区

冬令进补并不是说每个人到了冬天一定要进补，年轻体壮无病之人和无虚症者不必进补。

冬令进补要避开误区。老人进补时，要根据自身情况，确定虚症所在，特别是本身有慢性病的老人，更要在专业的中医医生指导下有针对性地进行滋补，如糖尿病患者忌用甘草及含糖量较多的药物，因为进食这类食品和药物，会加速病情发展，使血脂增高、血黏度增加、血压升高，结果越补越糟。身体健康的孩子无须刻意进补，而先天性营养不良、身体发育缓慢或平时体弱多病的孩子需要对症进补。同时，如果孩子正在患病，一定要在病痊愈后才可以进补，进补前要搞清孩子的体质。

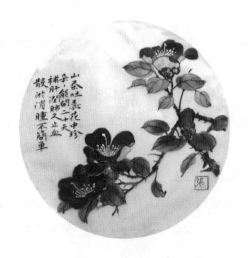

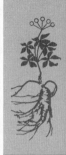

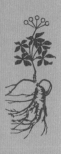

第九十三回　中药养生——虚则补之（补法）

温馨提示：中药养生，重在补虚。立秋之后，我国大部分地区都有秋冬进补的习惯，秋季"进补"也就是人们常说的"贴秋膘"，又称"引补"或"底补"。用补益法进行调养，一般多用于老年人和体弱多病之人，这些人的体质多属"虚"，故宜用补益之法。中医强调进补的原则是"虚则补之"，不是虚症患者是不能吃补药的。而虚症又分阴虚、阳虚、气虚、血虚等，对症服药才能补益身体。

秋冬进补在祖国医学中早就有所记载，《黄帝内经》中就提出了"食养"的概念。进补的方法分为食补和药补两大类，一般体质不虚，无明显疾病，而仅想增强体质的人应以食补为主；而对于因病需要药补的人群来说，则必须在医生的指导下进行，切忌随便服用各类滋补药。秋冬进补的基本原则是虚则补之，具体步骤大致如下：首先在秋天气候凉爽时，可先服用一些较为平和的补品，也就是达到"底补"目的。秋季的"底补"是作为进补的先导，为冬季"进补"做好准备。"底补"宜选用北芪、冬虫夏草、当归、枸杞、党参、红枣、花生米、芡实、山药、大枣、龙眼肉、核桃仁、百合、莲子、苡仁等性味平和的滋补品，食品则包括鸡、鸭、鱼、肉、排骨、豆类、蔬菜等。

阳虚者多见腰膝冷痛、四肢不温、小便频数、大便溏泄、阳痿早泄等症，食补应以羊肉、狗肉、鸽肉、雀肉、胡桃仁、韭菜、海参、泥鳅为主，如当归生姜羊肉汤，对阳气虚的老年人来说尤为适宜。药补可适当选用人参、鹿茸、肉桂等品。

阴虚者多见虚烦不眠、口苦咽干、午后潮热、颧红、便秘、舌质红少苔等症状，食补应以鹅肉、鸭肉、鳖、龟、牡蛎肉、藕、银耳、芹菜、菠菜、猪肝、猪肾、芝麻、麦冬等为主，如鸭肉同当归炖服，有补血润肠通便之功。药补可选用补阴药，如生地黄、熟地黄、龟板等，成药可选用大补阴丸、龟龄集、六味地黄丸等。

气虚者多见体倦乏力、面色苍白、气短喘息、懒言声低、饮食不佳或大便溏

身体虚弱，它将永远不会培养有活力的灵魂和智慧。

——卢梭

泄、舌淡苔薄白等表现，食补可选用山药、鱼类、黄豆、大枣、莲子、桂圆、百合等，药补可选用人参、黄芪、党参、炒白术等，成药可选用人参健脾丸、四君子汤、补中益气丸等。

血虚者多见头晕眼花、心悸失眠、面色苍白，口、舌、唇、指甲色淡等症状，食补可选用猪肉、鸡肉、龙眼肉、动物肝、猪血、红枣、骨头汤等，补血药可选用当归、阿胶、熟地等，成药可选用养血安神丸、天王补心丹。

此外，有些人认为秋冬进补，多多益善，实际并非如此。应从以下3个方面来判断"进补"是否合适：

（1）睡眠情况，如果进补后很兴奋，睡不着觉，就是过了。

（2）口腔内长疮、咽喉上火疼痛、口内有异味，也是补多了。

（3）看大便，大便干结或溏泄均是补过的征象。建议进补时从小量开始，根据自己的感觉适量递增，以精力充沛、食欲正常、浑身舒服、不燥不虚为宜，这样才能达到科学进补的目的。

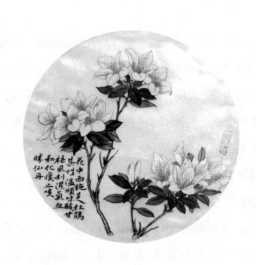

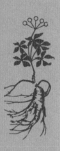

第九十四回　中药养生——实则泻之（下法）

温馨提示：实则泻之指证属于实的，用去邪气的泻法治疗。须用泻法的实证，如燥屎、寒积、痰饮、瘀血、食滞等，通常对应泻法有寒下、润下、温下、祛痰、祛瘀、消导治疗方法。

当今之人，生活水准提高了，往往重补而轻泻。实际上，泻实之法也是抗衰延年的一个重要原则。但在养生调摄中，亦要注意攻泻之法的恰当运用，不可因其体盛而过分攻泻，攻泻太过则易导致人体正气虚乏，不但起不到益寿延年的作用，反而适得其反。故药物养生中的泻实之法，以不伤其正为原则。

下法是通过排便方式，将体内宿食、燥屎、冷积、瘀血、结痰等病理物质从下窍排出，从而祛邪除病。如果出现大便难解问题，都可以此解决。积滞原因不同，解决方法也各异。

六腑（胆、胃、大肠、小肠、膀胱、三焦）是人体的通道。便秘可因大肠自身的病变引起，也可因肺所致，肺和大肠都主降，只要任何一方不能正常，就会形成便秘。正常情况下，肺要肃降，大肠才能正常下传，大便才能排出，否则就会形成粪便滞留（便秘）。排便怎么会与肺有关？按中医理论，肺和大肠是表里，肺降，大肠才能降；同样，大肠不降也会喘咳、气臭等，二者互为因果关系。

一、肺热便秘及其保健

症状：咳嗽或喘，气粗、口臭、口舌干燥、舌苔黄、脉数（快）。

方法：清肺润肠。先用润法，不行就用下法。第一，便秘轻者可服麻子仁丸，是清热润肠的良好中成药；便秘重的，要用下法，必须就医。第二，有热性便秘平时要多吃梨、杏仁及饮菊花茶，多吃蔬菜，尤其是土豆、含纤维素多的绿色蔬菜。第三，注意常空腹饮水。

体弱病欺人，体强人欺病。

二、肠热便秘及其保健

症状：屁臭、大便干结、尿黄、口唇生疮。

方法：多吃西瓜、蔬菜即可；可服用麻子仁丸。生吃红、白萝卜是治便秘的"金不换"。

三、津枯便秘及其保健

症状：便干、食少。

方法：润肺健脾。可服用杏仁、山药、白术、百合、梨等。

四、虚秘及其保健

虚秘有肺脾气虚、肾虚及血虚便秘三种。

肺气虚便秘特点是气短乏力，神疲困倦，大便时心慌，出汗，面色白，舌质淡、苔白，脉无力，常感肛门下坠。保健方法是益气润肠。轻则可服人参片或西洋参片泡水饮，或服补中益气丸。

老年体弱的便秘要考虑多伴有肾虚，因为肾主管人体二便，不但小便多要益肾，大便不出也要补肾。如果便秘伴畏寒、手足冷、乏力、神疲、舌质淡、脉弱无力的，那就是脾肾阳虚引起脏寒冷秘，由于阴气固结、阳气不运导致。保健方法用温肾开秘，可服金匮肾气丸，如不行需咨询医生，食疗用五仁（核桃仁、黑芝麻仁、杏仁、松子仁、柏子仁）加蜂蜜。

血虚便秘多发生在产后，或体虚、失血后。特点是面色苍白、指甲淡白、齿龈白、头晕心慌、乏力、大便难下，脉细数，舌质淡。保健用当归炖肉，酌加红、白萝卜，或服八珍丸。

此外，还有一种便秘叫气秘，是由于七情不舒、肝气郁结引起，特点是腹胀，两胁胀，急躁易怒。保健方法用舒肝理气，可服加味逍遥丸之类。此外，还须顺气消除心烦。

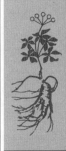

讓你不生病

207

第九十五回　中药养生——实则泻之（消食法）

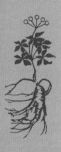

健康胜于财富。幸福的首要条件在于健康。

——柯蒂斯

温馨提示：以消化饮食、导除积滞为主要作用的中药，又称消食药，多属辛甘性平之品，具有消食、导滞、行气、除胀等功效，主要治疗饮食不消、宿食停滞所致的脘腹胀闷、嗳腐吞酸、恶心呕吐、厌食、大便失常，以及脾胃虚弱、消化不良等症。

常用药有莱菔子、麦芽、神曲、谷芽、山楂、鸡内金、阿魏等。有些消导药还可用于治疗痰多气滞，咳嗽喘息；乳汁郁积，乳房胀痛，回乳断奶；痛经闭经，胸痹瘀阻；遗精遗尿等症。

使用消食药时须根据食积成因及兼证的不同合理配伍。脾胃虚弱、运化无力、食积内停者，配益气健脾药，以扶正祛邪、标本兼顾；中焦虚寒、脘腹冷痛、食积停滞者，配温里散寒药，以温运脾胃、消食化滞；湿浊中阻、食积不消、脘痞不饥者，配芳香化浊、燥湿健脾药，以化湿开胃、消食运脾；食积气滞、脘腹胀满疼痛者，配行气宽中药；食积化热、积滞内结、便秘尿赤者，配苦寒泻下药，以泻热通便、消食化滞。

日常生活中常用的消食药：

一、山楂

性味：酸甘、微温。归经：入脾、胃、肝经。功能：消积食、散瘀滞、健脾胃。主治与功用：消食健胃。适用于肉积不消，腹胀腹痛之证，也用于呕吐、泄泻、厌食嗳腐等证。常配神曲、莱菔子、茯苓等，如保和丸。禁忌：脾胃虚弱及血虚者慎用。用量：10~30克。

二、神曲

性味：甘、辛、温。归经：入脾、胃经。功能：消食、健胃。主治及功用：①适用于食积胀满，配山楂、麦芽、莱菔子。②适用于食滞，消化不良，泄泻配苍术。用量：10~15克。禁忌：无食滞者慎用。

三、麦芽

性味:甘、平。归经:入脾、胃经。功能:消食健胃,回乳。主治与应用:升发脾胃之气,帮助淀粉性食物的消化,常用于米、面、薯、芋等食物积滞不消及小儿乳食不化之吐乳等症。用量:10~30克。

四、谷芽

性味:甘温,或甘平(生则甘平,炒则甘温)。归经:入脾胃经。功能:消食健脾。主治与应用:①本品功同麦芽而善消谷积。②消食之力缓和,故每与麦芽同用。③遇有食积腹胀之证,常与行气宽中药厚朴、陈皮等用。④谷芽略具健脾作用,对于脾胃虚弱,食欲不振者,需与补气健脾药如党参、白术等同用。用量:15~30克。

五、鸡内金

性味:甘、平。归经:入脾、胃、小肠、膀胱经。功能:消食积、止遗溺。主治与应用:①适用于各种食积、食滞、消化不良及小儿疳积等证。②适用于胆及泌尿系结石,常配金钱草、海金沙等。③适用于治遗尿,配龙骨、牡蛎、茯苓、桑螵蛸等。用量:6~10克。禁忌:脾弱无积者忌用。

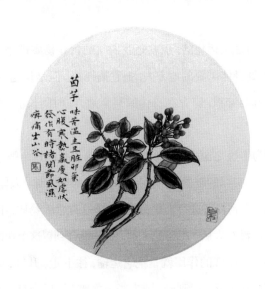

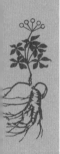

第九十六回　中药养生——实则泻之（化痰法）

温馨提示：中医认为："肥人多痰。"这种痰显然是指肥胖之痰浊，也就是脂肪过多。我们经常看到肥胖之人，动则气短、胸闷，甚则头晕、呕吐、恶心，舌苔滑腻。有的人痰火重，性情急躁，易于发脾气、恼怒，以致血压高，头涨脑鸣而痛，睡眠不安，舌苔黄腻，大便干结，多发心、脑血管病变。遇上这些病证，选用宽胸化痰法最为合适。

　　在生活越来越好的现在，痰这个东西导致越来越多的疾病，中医把痰分成两类，第一类叫做有形之痰，第二类叫做无形之痰。有形之痰，就是咳嗽咳出的，感冒、嗓子疼，咳嗽吐出来的，可以咳出来的，指呼吸系统中的这种痰。无形之痰，是看不到的，其最核心的地方在脾。痰形成后，可随气流行，外而经络筋骨，内而五脏六腑，无所不至，影响人体脏腑的气机升降和气血运行，所以正确适当地使用化痰方药，有利于人体的气血运行，发挥脏腑正常的生理功能，从而达到延缓老化的目的。

　　中医认为脾作用是主运化的，也就是我们吃的营养物质进来消化完后，要通过脾的运输作用运到身体需要的地方去，把它消耗掉。但是运送的环节如果出现问题了，营养物质就会堆积，储存在身体的某个地方，时间长了就变质了，形成了垃圾，就叫做痰。

　　中医认为，脾为生痰之源，肺为助痰之气，中医里指的这个脾又是指什么呢？中医的脾不是指一个实际的脏器，而是指一个功能的集合体，人体的饮食过程是这样的，食物吃了后进到胃里进行消化，消化完了这种营养物质，中医认为大肠小肠都是归胃管理的，没有大肠、小肠的区别，都是集合到胃这个功能里，然后胃消化完了的这个营养物质，脾的作用就是把它运输，往上走，升轻，好的东西，轻者就是有营养的东西，往上运，运到肺，肺为华盖之脏，然后全身上下布散，全身都

健全的身体，比皇冠更有价值。

——英国谚语

得到营养的功能，总体来说，脾是消化系统的管理者、实施者和运输者。

常用化痰药物如：瓜蒌，古称栝楼，为宽胸化痰主要药，可降血脂，尤善治冠心病。瓜蒌仁还有润肠作用，对痰火内结，大便不畅者尤适用之。薤白即小蒜，临床常与瓜蒌配合同用，即汉代名医张仲景用治胸痹心痛的栝楼薤白汤，千百年来沿用不替。枳实、枳壳俱能宽胸化痰，配陈皮、半夏即为温胆汤法，常用治肥胖痰湿重，惊悸、失眠等症。半夏能化痰和胃止呕，与陈皮配合，为二陈汤的主药。传统作为化痰湿的主要方剂。临床通治各种痰证，不论呕吐痰涎，或是咳嗽痰多、眩晕、惊悸等症每多用之。查阅方书，实由温胆汤蜕化而来。陈皮即橘皮，气味芳香，既可和中理气，又能化痰降脂。市售之陈皮梅、橙皮条等，确甚可口，亦为食疗降脂之佳品。

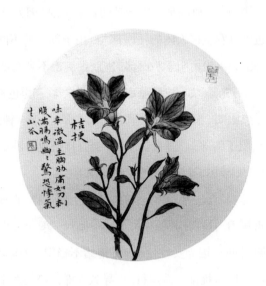

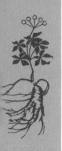

第九十七回　中药养生

——实则泻之（活血化瘀法）

　　温馨提示：血瘀体质的人总是被来自身体的某些痛楚所困扰，这是因为他们的血脉运行得不是那么通畅，不能及时排出和消散离经之血。当这些失去其生理功能的血液停留在体内，就会壅遏于经脉之内，瘀积于脏腑器官组织，而产生疼痛。如果稍有碰触就会留下一块瘀斑，或是眼睛里的红丝很多，这就说明你该活血化瘀了。

　　中医认为，人体是一个有机的整体，由脏腑、气血、经络、肢体组成。脏腑主管人体的各种生理功能，气血则是人体活动的物质基础。因为经络分布于全身各处，所以瘀血症也可以发生在人体的任何部位，由于部位的不同，瘀血症可以出现各种不同的症状。如果瘀血阻于头面部，皮肤细胞得不到充足的水分和营养，会出现面色萎黄，没有光泽。如：皮肤基底层的代谢产物和黑色素逐渐瘀积，日久就形成了黄褐斑、黑眼圈。大脑细胞缺氧会引起头晕、头疼、神经衰弱和失眠的症状。如果气血瘀阻于胸部，心脏血脉受阻，会直接造成心脏缺血缺氧，出现胸闷、心慌的症状，日久则可以导致冠心病、心绞痛等疾病。

　　现代女性由于本身有经、带、胎、产等特殊的生理过程，在日常生活中又肩负工作、家庭的双重压力，往往比其他人群更易受到风、寒、暑、湿、热等外邪的侵害，导致气机失调。同时，因为女性较敏感，情绪不稳定，又易因忧郁、急躁、怒气、思虑过度等内在因素扰乱气血运行，而导致气滞血瘀的发生，所以女性是最易生发生瘀血证的人群。

　　如果气血瘀阻于下腹，或主管生育功能的冲任二脉出现气滞血瘀的情况，则会导致子宫、附件、乳房等女性生殖系统器官发生胀痛不适，日久就可能引起炎

健康的乞丐比有病的国王更幸福。——叔本华

症或肿块的发生。

　　正是由于气滞血瘀的病证发生如此广泛，所以活血化瘀的治疗方法在中医治疗中用途广泛，而且形成了以清代名医王清任为代表的活血化瘀流派，临床上常以活血化瘀的方法治疗包括妇科炎症、黄褐斑、胸痹证、乳房肿块、跌打损伤等各种疾病，疗效显著。

　　具有活血化瘀作用的中药有许多，如红花、桃仁、当归、川芎、郁金、三七、丹参等。经现代药理学研究证明，这些中药具有镇静止痛、改善血液流变性，防止血栓形成，抑制血小板凝集，改善血液循环，抗菌消炎、促进炎症渗出物的吸收等药理作用。

　　桃红四物汤，其安全性、有效性历经千年验证。桃红四物汤即桃仁、红花加当归、熟地黄、白芍、川芎，含有多种具有活血化瘀作用的中药成分，可以通经活络，行气活血，具有祛斑养颜、活血调经、改善睡眠的功效，同时促进血液微循环，能有效地改善女性皮肤、心脏、大脑、盆腔的血液循环。

　　活血——改善皮肤细胞的微循环，使皮肤气血充盈，营养和水分增多，有效消除黑色素，没有黄褐斑，肌肤更健康。

　　活血——改善心、脑的血液循环，消除血管痉挛，给心脏和大脑提供更多新鲜氧气，增加心脏的收缩力，使心、脑更具活力，生活更轻松。

　　活血——改善女性盆腔的血液循环，舒经活络，消胀止痛，改善炎症部位的血液供应，告别妇科难言之痛，活出健康女人味。

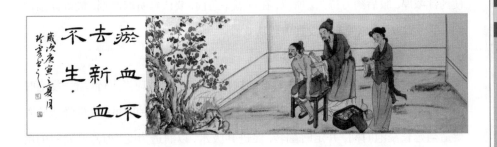

让你不生病

翱翔健康

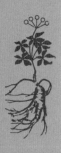

第九十八回　中药养生——中药煎煮方法

温馨提示: 前面介绍了中药性能和功效及其临症应用。殊不知, 中药煎煮有很多讲究之处, 涉及临床疗效和医疗安全, 不可忽视。最近, 市卫人委牵头起草并归口, 由深圳市市场监督管理局2011年10月26日发布, 2011年11月1日实施的深圳市标准化指导性文件 (SZDB/Z 47—2011) ——《中药饮片煎煮规范》。因此, 煎煮中药, 要讲科学, 根据中药饮片的质地、性质、有效成分, 进行分类指导, 分为先煎、后下、另煎、烊化等; 把买回来的中药放进砂锅, 按照医生注明的煎煮水量, 直接加水煎煮至一定浓度, 这是个误区。

煎煮中药讲究火候, 火候有"文火"缓煎与"武火"急煎之分。实际上, 就是根据药物的不同性质和治疗需要, 对于水量、火力及煎煮时间进行区别: 如治感冒的解表药, 或通利大便的攻下药, 水量宜少, 头煎只要水浸过药面就行, 火力宜大, 迅速煎沸后, 再煎15分钟左右即可; 第二煎及第三煎加水都只需与药面相平, 急火煮沸约10分钟即可, 只有这样, 才能保持药效。又如治疗虚弱病证的补养药, 水量宜多, 头煎加水应高出药面近半寸, 火力宜小, 煎沸后再煮20~30分钟; 第二煎及第三煎加水均应超出药面约1寸, 并用微火缓缓煎煮30~40分钟, 这样才能使药汁浓厚, 服后药力持久。所以, 在煎煮中药前, 要认真听取医嘱, 最好详细询问一下煎煮方法, 以便充分发挥中药功效。

一、一般中药饮片煎煮方法

煎药时应使用符合国家卫生标准的饮用水。待煎药物应当先行浸泡, 浸泡时间一般为20~30分钟。但吸水性强的药物相对缩短, 15分钟即可; 较难吸水的则要适当延长浸泡时间, 并定时翻转, 促进其吸水, 以润透为度。煎煮开始时的用水量一般以浸过药面2~3厘米为宜, 花、草类药物或煎煮时间较长的应当酌量加水。若煎药机煎煮浸泡加水量可根据待煎药剂数, 加入相应水量。如果一开始就

富, 信任为最佳的品德。

健康是最好的天赋, 知足为最大的财

——释迦牟尼

用开水煎煮,将使含有淀粉的药物(如山药、芡实、苡仁、谷芽、麦芽、茯苓等)里的淀粉凝结,影响药物效能。

每剂药一般应煎煮两次,将两煎药汁混合后再分装。煎煮时间应当根据方剂的功能主治和药物的性质确定。一般药物煮沸后再煎煮20~30分钟;解表类、清热类、芳香类药物不宜久煎,煮沸后再煎煮15~20分钟;滋补药物先用武火煮沸后,改用文火慢煎30~60分钟。第二煎的煎煮时间应当比第一煎的时间略缩短。煎药过程中要搅拌药料2~3次。搅拌药料的用具应当以陶瓷、不锈钢等材料制作的棍棒为宜,搅拌完一药料后应当清洗再搅拌下一药料。

煎药量应当根据儿童和成人分别确定。儿童每剂一般煎至100~300毫升,成人每剂一般煎至400~600毫升,一般每剂按两份等量分装,或遵医嘱。

煎药容器应当以砂锅或陶瓷、不锈钢等材料制作的器皿为宜,禁用铁质等易腐蚀器皿。

二、特殊中药饮片煎煮方法

凡注明有先煎、后下、另煎、烊化、包煎、煎汤代水等特殊要求,应当按照要求或医嘱操作。

(1)先煎:一般情况下,应煮沸20~30分钟后,再投入其他药料(已先行浸泡)同煎。多为矿物、贝壳及有毒药物如:制川乌、制草乌、制附子、制白附子、商陆、生天南星、生半夏,为了安全起见,最好先煎1小时,以降低毒副作用。

(2)后下:应在第二煎药料即将煎至预定量时,投入同煎5~10分钟。

(3)另煎:应切成小薄片,煎煮约2小时,取汁;另炖药应当切成薄片,放入有盖容器内加入冷水(一般为药量的10倍左右)隔水炖2~3小时,取汁。此类药物的原处方如系复方,则所煎(炖)得的药汁还应当与方中其他药料所煎得的药汁混匀后,再行分装。某些特殊药物可根据药性特点具体确定煎(炖)药时间(用水适量)。

(4)溶化(烊化):应在其他药煎至预定量并去渣后,将其置于药液中,文火煎煮,同时不断搅拌,待需溶化的药溶解即可。

(5)包煎:应装入包煎袋闭合后,再与其他药物同煎。包煎袋材质应符合药用要求(对人体无害)并有滤过功能。

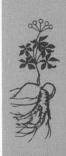

讓你不生病

（6）煎汤代水：应将该类药物先煎15~25分钟后，去渣、过滤、取汁，再与方中其他药料同煎。

对于久煎、冲服、泡服等有其他特殊煎煮要求的药物，应按相应的规范操作。先煎药、后下药、另煎或另炖药、包煎药、煎汤代水药在煎煮前均应当先行浸泡，浸泡时间一般不少于30分钟。

（一）需要特殊煎煮的饮片

（1）先煎：龟甲、鳖甲、赭石、石决明、牡蛎、龙骨、磁石、石膏、紫石英、寒水石、自然铜、蛤壳、珍珠母、鹿角霜、瓦楞子、制川乌、制草乌、制附子、制白附子、商陆、生天南星、生半夏、石斛等。

（2）后下：薄荷、砂仁、豆蔻、沉香、苦杏仁、钩藤、大黄、番泻叶、徐长卿、青蒿、鱼腥草等。

（3）包煎：葶苈子、车前子、旋覆花、生蒲黄、六一散、黛蛤散、益元散、蛤粉、青黛、马勃、滑石粉、海金沙、儿茶等。

（4）冲服：牛黄、砂仁、三七粉、珍珠、朱砂、麝香、熊胆、马宝、猴枣、羚羊角粉、沉香粉、琥珀粉、玳瑁粉、川贝母、湖北贝母、雷丸等。

（5）烊化：阿胶、鹿角胶、龟甲胶、蜂蜜、饴糖等。

（6）另煎：人参、天麻、羚羊角片、西洋参、西红花、冬虫夏草、鹿茸片等。

（7）溶化：芒硝、玄明粉等。

（二）煎煮时需临时捣碎的常用饮片

果实和种子类：丁香、刀豆、大枣、川楝子、五味子、牛蒡子、白果、白扁豆、瓜蒌子、决明子、红豆蔻、豆蔻、芥子、诃子、青果、郁李仁、使君子、胡椒、荜茇、草豆蔻、草果、荔枝核、牵牛子、砂仁、桃仁、莱菔子、益智、预知子、猪牙皂、黑芝麻、榧子、酸枣仁、蔓荆子、薏仁、橘核等（中药传统方法"逢壳必捣，逢籽必破"，有利于煎煮出有效成分，发挥出疗效）。

根和根茎类：山慈姑、平贝母、竹节参、华山参、珠子参、绵马贯众等。

矿物类：白矾、自然铜等。

动物类：海马、鹿角霜、穿山甲、鳖甲、龟甲等。

其他药：儿茶、肉桂等。

忽视健康，就等于拿自己的生命开玩笑！
——陶行知

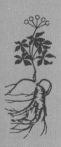

第九十九回　中药养生——常用药酒

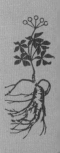

温馨提示: 常用药酒, 一般分为内服和外用两大类。内服药酒通常为补酒, 主要适宜于治疗因脏腑功能失调所致的慢性病。外用药酒, 多用于皮肤瘙痒、脚气、湿疹等皮肤病。

根据虚损的程度和脏腑气血阴阳的分类, 补酒大致可分如下几类:

一、补气类

即在酒中配合补气的药物如人参、白术、山药等配制成人参酒、白术酒、山药酒, 治疗气虚不足, 证见体倦神疲、少气懒言、面色萎黄、四肢无力、虚热自汗等。

二、补血类

即在酒中配合补血的药物如龙眼、熟地、首乌等配制成龙眼酒、首乌酒, 治疗血虚、滋养功能减退的疾病, 证见心悸失眠、面色无华、神疲乏力、肢体麻木等。

三、补阴类

即在酒中配合滋阴的药物如地黄、女贞子、枸杞等配制成地黄酒、女贞子酒、枸杞酒, 用以治疗阴津亏损、不能滋养脏腑机体组织的一类疾病, 证见形体消瘦、头昏眼花、视物模糊、虚烦不眠、便秘尿赤等。

四、补阳类

即在酒中配合温阳的药物如鹿茸、肉苁蓉、仙灵脾等配制成鹿茸酒、肉苁蓉酒、仙灵脾酒, 治疗阳虚不能温煦的一类疾病, 证见畏寒、腰膝酸痛、阳痿精冷、小便清长等。

五、气血双补类

即在酒中配合补气补血的药物如人参、当归等配制成的酒类, 如八珍酒等, 用以治疗气血双亏, 证见心悸失眠、健忘多梦、劳累倦怠、少气乏力等。以下介绍常见病、多发病的内服保健养生酒:

217

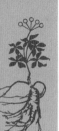

（一）十全大补酒

（1）处方：党参80克、茯苓80克、当归120克、酒白芍80克、炙黄芪80克、炒白术80克、炙甘草40克、川芎40克、熟地黄120克、肉桂20克。

（2）制法：以上八味，用清水漂洗，再用少量50%白酒漂洗，加入5000~6000毫升的瓷罐或玻璃罐内，加入5000毫升，50%白酒，加塞，用保鲜纸密封，浸泡12个月。

（3）功能：温补气血。

（4）用法与用量：口服。1次30~50毫升，1日2次。

（5）适应症：用于气血两虚，面色苍白，气短心悸，头晕自汗，体倦乏力，四肢不温，月经量多。津液亏虚慎用，若需服用应佐以滋阴之品，如麦冬、石斛等煮水同服。

（二）追风透骨酒

（1）处方：制川乌100克、制草乌100克、甘草100克、没药（制）20克、川芎100克、秦艽50克、当归50克、赤小豆100克、天麻50克、细辛100克、天南星（制）100克、甘松50克、白芷100克、香附（制）100克、白术（炒）50克、麻黄100克、乳香（制）50克、地龙100克、茯苓200克、羌活100克、赤芍100克、防风50克、桂枝50克。

（2）制法：以上23味，用清水漂洗，再用少量50%白酒漂洗，加入15000毫升的瓷罐或玻璃罐内，加入10000毫升，50%白酒，加塞，用保鲜纸密封，浸泡12个月。

（3）功能：祛风除湿，通经活络，散寒止痛。

（4）用法与用量：口服。1次30毫升，1日2次。

（5）适应症：用于风寒湿痹，肢节疼痛，肢体麻木。适于中老年有风湿痹痛患者，有腰骨酸痛，腿脚不利，行走艰难，冬季尤甚的人群。

（三）参茸酒

（1）处方：人参4克、黄芪4克、茯苓4克、当归4克、山药4克、龙骨4克、鹿茸4克、远志（蜜制）4克、怀牛膝8克、肉苁蓉8克、五味子4克、熟地黄8克、菟丝子12克、附子（制）4克、红曲2克。

的财富。

健康是最大的财富。健康是人生第一

——爱默生

（2）制法：除红曲、人参、鹿茸粉碎成粗粉外，怀牛膝等12味药物酌予碎断，放在适宜的容器中，加入白酒1.6公斤，盖严，隔水加热或蒸汽加热至沸，立即取出，倒入缸中，加入红曲、人参、鹿茸，密闭浸泡，每日搅拌1次，1周后每周搅拌1次，浸渍1个月，分取上清液，将药渣压榨，榨出液与上清液合并，加入白糖60克，搅拌溶解，过滤，灌装即得。

（3）功能：滋补强壮，助阳固精。

（4）用法与用量：早晚各1次，每次饮6~9毫升，温服。

（5）适应症：可用于气血两亏、腰酸腿痛、步行艰难、手足寒冷、梦遗滑精、妇女血亏、血寒、带下淋漓、四肢无力。

（四）首乌金樱酒

（1）处方：何首乌20克、地黄20克、牛膝40克、桑葚20克、女贞子40克、旱莲草40克、桑叶20克、黑芝麻20克、菟丝子20克、金樱子15克、补骨脂15克、稀莶草10克、金银花50克。

（2）制法：诸药研粗末，装入纱布袋中，以白酒3000毫升浸泡3个月即可。

（3）功能与主治：补肝益肾，强筋壮骨，乌须乌发。

（4）服法：每日早晚各饮1小杯。

（5）适应症：此方抗衰防治，益寿延龄，确有显效。

以下介绍常见病、多发病的外用保健养生酒。外用药切勿内服，并用红色标签标注外用。

（一）祛湿止痒洗剂

（1）处方：大黄200克、野菊花200克、地榆200克、广藿香200克、黄精200克、茵陈200克、蛇床子200克、白矾100克。

（2）制法：以上8味，大黄、野菊花、地榆、广藿香、黄精、茵陈、蛇床子加15000毫升水100℃提取2小时，滤出药液，药渣加12000毫升水100℃提取2小时，合并，过滤，浓缩至3000毫升，加入白矾煮沸，过滤，分装，即得。

（3）规格：150毫升/袋。

（4）功能：清热解毒，杀菌。

（5）用法与用量：用开水冲泡后温洗患处。每次1~2包，冲水500~1000毫

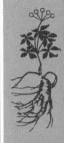

让你不生病

升，一日1~2次。

（6）适应症：用于癣病、湿疹、瘙痒。适于湿疹、阴部瘙痒、股癣等。春季潮湿、夏季湿热引起阴部瘙痒、股癣、湿疹、出红斑等症状。

（7）禁忌：外用药切勿内服，并用红色标签标注外用。

（二）排毒灭癣洗剂

（1）处方：白鲜皮300克、苦参300克、蛇床子300克、地肤子300克、生大黄200克、薄荷100克、白矾100克。

（2）制法：以上7味，白鲜皮、苦参、蛇床子、地肤子、生大黄、薄荷加15000毫升水100℃提取2小时，滤出药液，药渣加12000毫升水100℃提取2小时，合并，过滤，浓缩至3000毫升，加入白矾煮沸，过滤，分装，即得。

（3）规格：150毫升/袋。

（4）功能：排毒、祛湿、止痒（治香港脚方）。

（5）用法与用量：用开水冲泡后温泡双足。每次1~2包，冲水500~1000毫升，一日1~2次。

（6）适应症：用于湿疹、瘙痒，香港脚。内有湿毒，外有瘙痒等症状，南方湿热有脚气本方冲开水后浸泡。

（7）禁忌：外用药切勿内服，并用红色标签标注外用。

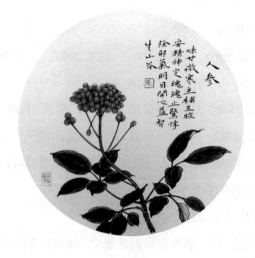

都是在我散步时出现的。——歌德

我最宝贵的思维及其最好的方式，

第一百回 劳逸养生——防病的"金钥匙"

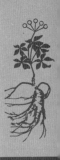

温馨提示:"一个人什么都可以有,但是千万不可以有病。"疾病的起因与先天禀赋不足、遗传及环境因素密切相关,与身体的"后天透支过用"或贪图安逸的生活也有很大的关系。任何疾病都是由量变到质变,尽早采取有效的预防措施至关重要。

劳逸养生包括了体力、脑力、房事三方面的活动和休息状态,始终保持适度,即体力劳动、脑力劳动与休闲、睡眠要配合得当。过劳或过逸均会伤身耗神,不利于健康。而适度的休养可使组织器官不致疲惫不堪,耗费资源。任何组织器官都必须有一定量的活动才能保持其机能状态,只有在运动状态下,血液才能输送到所运动的组织器官,得此带氧血液的充养,组织器官才能维持其机能状态。反之,活动不足供血量也随之减少,组织器官机能状态也难免发生退化。

劳和逸都是人体的生理需要,适度而合理的体力劳动,筋骨肌肉得到血液的供养,可促使气血流畅,使肢节活动自如,机体形态灵活。科学而合理地用脑,脑组织得到血液的供养,可防止大脑衰退,从而调节机体功能,使其保持旺盛。适度的性活动不仅使性器官得到血液的供养从而保持良好的性机能状态,还有舒缓压力、调节心态、调节内分泌、光亮皮肤等作用。隋唐时期著名的医学家孙思邈提出:"养性之道,常欲小劳。"这一主张就是"灯用小炷"的思想。由于遵循这一养生之道,孙思邈活了102岁,是我国古代为数极少的高寿者。

在生活中,必须有劳有逸,既不能过劳,也不能过逸。那么,劳逸养生如何让人们身心健康得到益处呢?

一、调节气血运行

在人生过程中,绝对的"静"或相对的"动"是不可能的,只有动静结合,劳逸适度,才能对人体保健起到真正作用。经常劳动有利于活动筋骨,通畅气血,

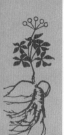

增强体质，能锻炼意志，从而保持生命活动的能力。

现代医学研究认为，合理的劳动对心血管、内分泌、神经、精神、运动、肌肉等各个系统都有好处。如促进血液循环，改善呼吸和消化功能，提高基础代谢率，兴奋大脑皮层对机体各部的调节能力，调节精神。

适当休息也是生理需要，它是消除疲劳、恢复体力和精力、调节身心必不可缺的方法。实验证明，疲劳能降低生物的抗病能力，易于受到病菌侵袭。有人给疲劳和未疲劳的猴子同时注射等量病菌，结果发现疲劳的猴子被感染得病，另一方却安然无恙，这说明合理休息是增强机体免疫能力的重要手段。

二、益智防衰

科学用脑也是养生保健的重要方面。科学用脑，就是用脑的劳逸适度问题，既要勤于用脑，注重训练脑力的功能和开发其潜能，又要注重对脑的保养，防止疲劳作业。在实际生活中，许多人由于惰性的原因，往往容易犯"懒于动脑"的毛病。因此，应大力提倡善于用脑，劳而不倦，保持大脑常用不衰。

现代研究证明，经常性合理用脑，可预防衰老，增加智力，尤其是能够预防老年痴呆。实验证明，在相同年龄组的人群中，经常用脑和不用脑的人相比，能够经常性合理用脑的人脑萎缩少，空洞体积小。

生，可得幸福的长眠。
——达·芬奇

劳动一日，可得一夜的安眠；勤劳一

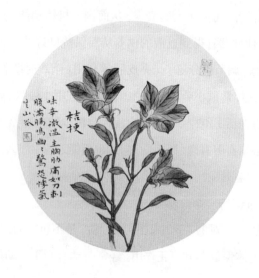

第一百零一回　劳逸养生——诱因

温馨提示：劳动本来是人类的"第一需要"，但劳伤过度则可内伤脏腑，成为致病原因。李东垣在《脾胃论》中提出："劳伤过度可致脾胃内伤百病由生。"《医宗必读》说："后天之本在脾。"因而脾胃伤则气血亏少，诸疾蜂起。人到老年，气血渐衰，尤当注意劳逸适度，慎防劳伤。有劳病，也有逸病。贪图安逸过度，不但使人精神颓废，而且影响人体的气机升降出入，就会呆滞不畅，气机失常，直接影响到五脏六腑、表里内外、四肢九窍，而发生种种病理变化，引发疾病。

你知道长时间站、坐、卧、看，也会导致疾病吗？《素问·宣明五气篇篇》说："五劳所伤，久视伤血，久卧伤气，久坐伤肉，久立伤骨，久行伤筋。"过度劳倦与内伤密切相关。过劳，就是说劳的太过了，超过了一个界限。过劳有哪些方面呢？一般我们说有劳力的过度，大家会想到用力的过度，还有就是劳神的过度，就是我们的心或者脑用的过度，再一个就叫房劳过度，也叫房事的过度，还有一个安逸过度等方面，进行分述。

一、劳力过度

劳力过度有什么特点呢？叫劳则气耗，就是过劳，运动也好，工作也好，体力劳动超过了机体所能承受的程度叫做过，在这种情况下的劳作、运动，就成导致疾病的因素。它的致病特点是什么呢？损伤人体的正气，过度劳作以后，都有一个体会，感觉到乏，中医说这个"乏"是气虚一个特征性的临床表现，劳则气耗。举几个临床表现的例子：懒言少气，上气不接下气，那么神疲乏力，没有精神，过度疲劳以后都没有精神，乏就体现了气耗。劳力过度一般又叫劳形，指长时间的用力过度，导致形体的一种损伤，当然有两个前提，一个是长时间，一个是过度的用力。如果一个人能够拿100斤，免为其难拿了150斤，如果拿了200斤呢，就更过了。如果这样的情况反反复复地长时间进行，就会导致各种各样的劳损、劳力

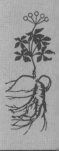

讓你不生病

223

过度的疾病，比如说腰肌劳损，很多的关节病变，另外还有颈椎的病变。颈椎怎么劳呢？比如说老是低着头，那就不合适了。腰椎间盘的膨出，也跟这个有关。另外还有一种情况就是人生病以后，体质下降、虚弱，但是我们不服输或者不注意，然后勉强去用力，这个时候也是不好的，也属于劳力的界限过了，这个也是要注意的。

上面提出了"五劳所伤"。它讲的久视伤气、久立伤骨、久行伤筋，那么就把这个"久"作为一个大的尺度，就是说你过度地去做这个事情，就会造成一些损伤。比如久立伤骨，骨是由肾所主，所以这个时候最容易损伤骨；久行伤筋，人的肝是主筋的，伤筋也就是伤肝。讲到伤人的骨和筋比较容易理解，那么还有一个伤血跟久视的问题。中医强调"目得血而能视"，就是说血是视力正常的一个重要的物质基础，如果过用就会伤血。古时讲的是过视，现在也有相应的情况，那就是电脑的使用。随着社会的变化和进步，电脑走进了千家万户，特别是一些人因为工作的需要，不得不长时间地待在电脑屏幕前，而且是聚精会神地盯着荧光屏。时间长了以后，久视会伤血，也会引起视力的疲劳，表现为眼睛干涩，或者眼睛有异物感，眼睛胀或者疼痛，甚至觉得疲乏、头晕等。视力的下降，或者是看不清东西等一系列表现，都跟用眼过度有密切的关系。

无论是久视、久立还是久行，都有一个最重要的特点，就是久，所以久劳为病。这种久劳不是一天两天的，有一句话叫做"冰冻三尺非一日之寒"，这种天长地久的过劳的状态容易导致很多疾病的发生。

关于这个度，注意三点：一是要注意休息，特别是长时间持续使用电脑别忘了隔一段时间休息五到十分钟；二是休息时尽量远视，这也是一种放松的方法；三是做眼保健操。

另外可以做一些运动，帮助我们缓解和消除视力疲劳。中国人特别擅长两种小球运动——乒乓球和羽毛球，乒乓球和羽毛球都很小，但是打球的时候眼睛可以随着乒乓球和羽毛球不停地转。在这个看的过程中，就可以迅速锻炼眼睛的一个追随的能力，放松眼部的睫状肌，也可以协调眼球睫状肌的运动和协调性，所以这是一个很好的选择。

还有一种情况也要注意，平时很忙，忙得没有时间去运动，但又觉得运动重

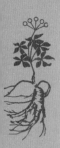

科学的基础是健康的身体。

——居里夫人

要，那怎么办呢？就等到周末的时候约上几个朋友出去运动，拼命地运动，想着我一个礼拜没有运动了，希望用特别剧烈的运动来弥补。但实际上它的作用不是像我们所期望的那样，反而到最后筋疲力尽，大汗淋漓，躺在那里四肢酸软发痛。这个时候要注意一个问题，我们要运动，但是一定要适量，另外要有规律。持之以恒，经常做适量的运动是非常重要的。循序渐进，说起来很容易，做起来很难，我们应该坚持锻炼。

二、劳神过度

讲完了劳力过度，可能大家想到另外一个问题，就是劳神的问题。大家经常见面会讲一句话，真累呀，这个真累应该说是有体力上的累，但是好些人往往说的是心里的累，是一种劳神的累，这种累时间长了以后也可以引起疾病的发生，中医叫做心劳。在这里我想起了一个病案，有一个留学生，他到中国来学习，这个学生很勤奋，很用功，他到这来以后一是要学语言，要学会中国话，至少要用中国话来交流，另外就是完成他选的专业课的课程，特别是考试要通过，成天就在教室、图书馆来回这样走，慢慢他就发现一个现象，自己就觉得白天昏昏沉沉的很累，又不想吃东西，还有大便也变得有的时候干，有的时候稀，不那么通畅。那么为什么会出现这些不正常的情况呢？其中还有一个现象，吃完饭以后觉得肚子特别胀，而且特别是每次吃饭以后非常地明显，然后就来看中医，中医讲脾主思，如果劳神过度，思虑过度，特别是紧张忧郁，容易损伤到脾的思维、思考这样一个能力，那我们就从健脾这样一个角度去调理，还有养心这样去治疗，所以说思虑过度伤脾。那么这些疾病的发生影响了他的生活质量，甚至比较严重的，叫做引起过劳死。过劳死是近年来大家听说比较多的一些情况，许多都是精英，30~50岁之间，正是做事情的时候，而且也是家里的顶梁柱，这个时候应该说他充满着希望，也充满着激情和理想在做着，但是这个时候由于过劳，其实当然过劳是一个诱发，使他的疾病诱发或加重，最后夺去了他的生命，这是一个很遗憾的事情，我们时不时会听到这样的报道。

我们的情志也会影响到我们的生活，就是太过于劳神以后，比如，我们讲对这种事情的忧虑或者担心，时间长了以后我们也觉得一个是郁闷，一个特别疲倦，而且有一种压抑的感觉，这是我们讲的对我们的人体会有一些不好的影响，

225

是很多疾病产生的重要的原因。那么在这里呢，我们强调一个问题，一定要注意这个情志的调节要劳逸结合，就是适当的有一个放松，其实有的时候有一个问题，您把劳神和劳力是分开来说的，其实在很多情况下是劳神和劳力是很难截然分开的。在这里就有一个现象，比如，我们大家听说过，亚健康状态，那么亚健康状态是一种综合征，什么叫综合征，它的表现很多，比如说，有的人是心烦、失眠，而有的人是疲倦的表现，而且它有一个大的特点，它不能够确诊是什么样的疾病这样的问题，那么这种状况我们叫做亚健康，而亚健康就是属于健康和疾病之间。那么健康和疾病之间我们叫做中间状态，也就是说经过努力调整，你可以向好的方向发展，但是如果你忽略它，不注意它，也可以向疾病的方向发展。除了亚健康还有一个就是早衰，有的时候比如说30多岁，就会出现一些衰老的征象，也跟他的心神还有劳累有很大的关系。

三、房劳过度

这个房劳是指性生活而言的，和性生殖功能有关系。在这里不要仅狭义理解为性生活过度，实际上它还包括产育过多，两者都属于房劳范畴之内。性生活是人们生命过程中一个正常的生命现象，在正常条件下的性生活有益于健康而不是有损于健康。这里的房劳是指性生活不节，在这里强调的是劳，就是过度。性生活不节，中医认为可以耗伤肾精，耗伤了肾精就会出现性生殖功能异常。

就女性而言，已婚的女性产育过多，也会损伤肾精，耗伤肾气，导致肾藏精功能的异常，突出表现为性和生殖功能发生改变，也是房劳过度的表现。我们要正确理解房劳：在正常条件下性生活有益健康，只有在超过了生理范围，才能称之为劳，才会转化为发生疾病的一个重要因素。这样一个理论有重要的实践意义，在中医养生学当中有一个学派基于这个理论提出保肾惜精这样一个学说，强调通过各种手段保护肾精，其中之一叫性生活节制。这个理论指导实践，即要求性生活节制，不可过度。这里过劳，包括劳力、劳神、房劳，它们都属于超过正常所允许的范围，才能称之为病因。

中医特别强调，如果是淫逸过度，不注意节制，这个时候会引起许多疾病的发生，那么哪些疾病的发生，会引起精血的衰伤？我们讲是伤精，伤耗的人的肾精之气，中医强调养生都特别强调节制房事，这个是很有讲究的，不注意节制房

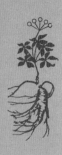

逢君莫问留春术，淡泊宁静比药好。

天天常笑容颜俏，七八分饱人不老，

事，是很多疾病产生的重要的原因，比如说，引起遗精、早泄或者是生殖功能的降低，另外对女士也会出现一些影响，可能会损伤肝，引起月经的失调，还有月经的减少这样一些妇科病。《黄帝内经》说肾者主蛰为封藏之本，这个封藏就指的是藏精，所以要是房事过度，首先损伤的是肾，当然也会有一些精伤的疾病。所以《黄帝内经》就批评一种现象，叫醉以入房，以欲竭其精，以耗散其真，作者认为这是错误的，如果醉酒以后再去行房事，那么这个时候会损伤人的精气，而且特别批评把这种不正常的生活方式当作正常的生活方式，这是不好的。当然其中还有一句话，叫做以酒为浆，浆一般讲的是汤水，也就是说把酒当成汤一样的来喝，这是不好的，我们中国人是喝茶。比如，外国人或者西方人，经常喝酒，当然这个以酒为浆是强调一个嗜酒，我们说这种人是酒仙，不喝则罢，一喝则醉，而且加上醉酒以后再去行房事，是会对人体不好的。

四、安逸过度

过劳不可以，那么过逸可不可以呢？也不可以。过逸是过劳的另一层面，同样会产生疾病。

人们始终处于安逸状态，不思进取，精神颓废，不仅会造成心理不健康，而且会影响人体的生理功能，违背了中医学强调的阴阳协调处于和谐环境。过逸会使我们的气血流动受影响，表现为气滞血瘀或者气血运行阻滞。而气血运行阻滞会影响脏腑的气机，从而影响各脏腑系统发生病理变化。

比如，影响了脾胃功能，就会出现脾胃运化功能减弱，我们如果吃完饭以后就休息，也不运动，那么就影响脾胃的消化功能。长此下去，就会使身体逐渐地衰弱，也可以出现肥胖。只进食不运动，长期就会引起肥胖，导致脏腑功能紊乱引起发生各种各样的疾病。这就是劳和逸，我们从阴阳平衡这个角度来认识，劳和逸过度就是失去它们之间的平衡。根据这个观点，中医学的养生学当中提出一个动形学派，强调运动，它的前提是动静互涵，劳逸适合，但是重点强调"动"。

过度安逸，通常为逸病。当今之人，贪逸无度，气机郁滞。过劳伤人，过度安逸同样可以致病。缺乏劳动和体育锻炼的人，易引起气机不畅，升降出入失常。升降出入是人体气机运动的基本形式。人体脏腑经络气血阴阳的运动变化，无不依赖于气机的升降出入。根据生物进化理论，用则进废则退，若过逸不劳，则气机

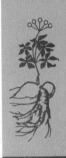

赢得健康

227

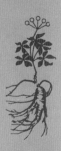

不畅，人体功能活动衰退，气机运动一旦停止，生命活动也就终止。

《黄帝内经》强调，人的气血要不断地运行。人的气血的运行是什么状况呢？如环如端，是一个密闭的内在的循环，而且这种循环是与天地同气，就像天地自然的变化一样，是有规律的，既是在不断地动的，又必须是有规律地动，而不是乱动。为什么叫与天地同气呢？就像我们讲日月的变化，白天黑夜的变化，另外有春夏秋冬的变化，人也要有气血运行的变化，而且这个变化是有规律的，这是中医认为的，一般认为人的气血经脉一定是周游不休的，不能够停止。大家可能要问了，假如是气血运行停止了，中医管它叫什么，或者有不通畅了叫什么？瘀血，就会产生瘀血这样的情况，所以这个时候就强调一个活动，所以大家就会知道，如果是过度的养尊处优，或者是过度的安逸，这样的生活，其实对健康是不利的，久而久之也可以成为致病的因素，引起气机的凝滞或者瘀血的形成。

我们还强调一个久坐的问题，这对"白领"人群至关重要。因为他们经常坐在空调的办公室里，这样既伤气又伤肉。同时，久卧也是一样，既伤气又伤肉，因此，在家里休息的老人或不上班的人群要引起重视。

身体健康，起居有节，能延年益寿；生活没有节制往往缩短生命。

——塞万提斯

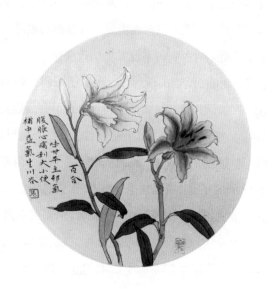

第一百零二回　劳逸养生——原则

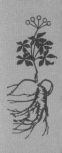

　　温馨提示："百病起于过用"，同时也起于"安逸"。因此，正确掌握劳逸养生的原则至关重要。不过，劳与逸的形式多种多样，并且劳与逸的概念又具有相对性，应当根据个人的具体情况合理安排。

　　养生学家主张劳逸结合，互相协调。劳逸养生我们要把握以下原则：

一、体力劳动要轻重相宜原则

　　在工业劳动方面，要注意劳动强度轻重相宜，更重要是应安排好业余生活，使自己的精力、体力、心理、卫生等得到充分恢复和发展。在田园劳动方面，应根据体力量力而行，选择适当的内容，要注意轻重搭配进行。

　　运动过度会加速身体能量的损耗，因为机体的快速磨损将会出现健康透支，继而缩短寿命。国外有一家保险公司对1000名过早亡故的体育运动员和1000名平常体育锻炼者进行对比调查，发现体育运动员比普通体育锻炼者的平均寿命缩短5岁。这是因为体育运动员为了争夺锦标而"大灶点灯"，使机体出现了健康透支的缘故。

二、脑力劳动要与体力活动相结合原则

　　脑力劳动偏重于静，体力活动偏重于动。动以养形，静以养神，体脑结合，则动静兼修，形神共养。如脑力劳动者，可进行一些体育锻炼，使机体各部位得到充分有效的运动。

　　值得一提的是，体力劳动者感觉劳累时会自动停下来歇一歇，而脑力劳动者却常常连轴运转而不知停歇，结果脑力劳动者因为"大灶点灯"最易出现机体劳损。近年对知识分子进行寿命调查，发现英年早逝者中，专家、学者及教授等脑力劳动者所占的比例最高。著名作家路遥，就是因为"用生命写作"，不知疲倦地"灯用大灶"而出现健康透支，结果只活了42岁。

三、家务劳动秩序化原则

操持家务是一项繁杂的劳动。只要安排得当，则能够杂而不乱，有条不紊，有劳有逸，既锻炼身体，又增添精神享受，有利于健康长寿。反之，若家务劳动没有秩序，杂乱无章，则形劳神疲，甚至造成早衰折寿。

四、休息保养多样化原则

要做到劳逸结合，就要注意多样化的休息方式。休息可分为静式休息和动式休息，静式休息主要是指睡眠，动式休息主要是指人体活动，可根据不同爱好自行选择不同形式。动静结合，寓静于动，既达到休息目的，又起到娱乐效果，不仅使人体消除疲劳，精力充沛，而且使生活充满乐趣。

综上所述，劳力过度、劳神过度、房劳过度、安逸过度，对人体身心健康都是不好的。通过以上这几回，你可要记住——劳逸养生的重要性和必要性及其原则，关键是要求我们做到适度，才能把握劳逸养生，预防疾病的"金钥匙"。

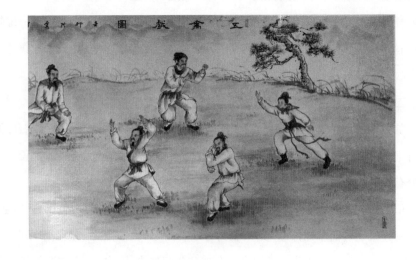

健康的身体乃是灵魂的客厅，有病的身体则是灵魂的禁闭室。
——培根

第一百零三回　运动养生

温馨提示：养生是以培养生机、预防疾病、争取健康长寿为目的。运动养生是指：通过活动身体的方式来调理人体的阴阳平衡，维护健康、增强体质、延缓衰老、延长寿命的养生方法。现就运动养生的意义、原则和注意事项进行分述。

一、运动养生的意义

早在2400年前，医学之父——希波克拉底也说过："阳光、空气、水和运动是生命和健康的源泉。"也说明运动对于生命来说如同空气、阳光、水一样重要。

科学研究也证明，科学地进行健身运动，以及适当的劳动对身体的好处多，主要有：

（1）运动对中枢神经和内分泌系统有良好的刺激作用。运动能促进全身血液循环，增强细胞和组织代谢，有利于机体各系统的氧气和营养物质的供给，增强人体各器官的功能；也可以延缓机体能力的下降，推迟人体各组织器官结构、功能的衰退，使人充满活力。

（2）运动可减少体内脂肪积聚，减轻体重。运动需耗能量，其能量主要来源于脂肪，所以运动可减轻体重，进而可减轻心脏负担，并保持体型，达到健美的目的。

（3）运动可调节情绪，愉悦身心。理论和实践证明，经常到大自然环境中活动，可调节人的情绪，使人心情开朗，神清气爽。

（4）运动可增强心血管功能。经常性锻炼能够增强心脏的收缩力，增加心脏的搏出量和心脏指数，减慢心率，增强心脏的贮备功能。体育锻炼还能降低血液中的总胆固醇和低密度脂蛋白，升高高密度脂蛋白，从而防止动脉粥样硬化的发生。

（5）运动能改善神经系统的功能。健身锻炼对延缓神经系统的老化具有明

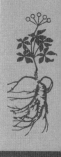

讓你不生病

231

显的效果，主要表现在记忆力较锻炼前明显增强，机体对外界刺激的反应性明显升高，注意力和分析综合能力也有不同程度的改善。

（6）运动能增强呼吸系统的功能。运动对呼吸功能的影响主要表现为升高肺活量，增强肺和组织中的气体交换，提高组织细胞的摄氧能力和对氧的利用。

（7）运动能不断改善消化系统功能，促进新陈代谢。中、老年人通过健身锻炼可以增进食欲，促进消化酶的分泌，改善胃肠动力学，提高外源性营养素的吸收和利用。

（8）运动能提高机体的免疫力功能。研究证明，运动可以提高淋巴细胞的转化能力，刺激B细胞分泌特异性抗体，增强机体的细胞免疫和体液免疫功能。运动还能升高巨噬细胞的吞噬功能，并有助于清除体内的自由基。

（9）运动能促进大脑的发育和智力的发展及提高记忆力。人的智力活动主要靠大脑的运动，而大脑的活动需要占人体需要1/4的供血量，占人体需要1/5的耗氧量。科学证明，体育运动能使大脑释放出一种特殊的化学物质，对发展智力，提高记忆力有着良好的作用。

二、运动养生的原则

生命在于运动，把健康寓于适当的锻炼之中，是一种既经济而又有实际效果的养生方法。唐代名医孙思邈指出："人欲劳于形，百病不能成。"又说："养生之道，常欲小劳。"运动养生的方法有很多，我国传统的健身术有五禽戏、太极拳、太极剑、八段锦，很多高龄名老中医坚持八段锦，仍思维敏捷，声如洪钟，健步如飞。现代普遍应用的散步、慢跑、游泳、舞蹈等运动都可以达到养生健体的作用。

具体运动养生的方法，前面都已叙述，在这里不再重复（具体参见第三十七回春季养生——运动调理；第四十三回夏季养生——运动调理；第四十九回秋季养生——运动调理；第五十七回冬季养生——运动调理）。本回主要强调运动养生的几点原则。

（一）循序渐进，量力而行

运动养生是通过锻炼来达到养生延年的目的。锻炼时一定要掌握好运动量的大小，太小达不到锻炼的目的，太大则超过了机体的耐受限度，又会使身体因

的健康。

身体的健康在很大程度上取决于精神

——约翰·格雷

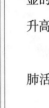

过度疲劳而受损。因此，运动养生强调循序渐进，量力而行。那么如何掌握合适的运动强度呢？目前，一般是根据运动后即测脉搏来判断的，它的计算公式是：

170－年龄=合适的运动心率

例如，一个40岁的人，运动后他的脉搏如果是130次左右，表明运动量合适，若明显超过130次，说明运动量过大，反之则运动量不足。

（二）持之以恒，坚持不懈

锻炼身体不是一朝一夕的事，要注意经常坚持不能间断。名医华佗那句"流水不腐，户枢不蠹"一方面指出了"动则不衰"的道理，另一方面也强调了经常、不间断锻炼的重要性。因此，只有持之以恒、坚持不懈进行适当的运动，才能收到养生健身的功效。

（三）有张有弛，劳逸适度

运动养生，并非指要持久不停地运动，而要有张有弛、有劳有逸，才能达到养生的目的。紧张有力的运动，要与放松、调息等休息运动相交替；长时间运动，一定要注意适当地休息，否则会影响工作效率，导致精神疲惫，甚至影响养生健身。

（四）强调动静结合

不能因为强调动而忘了静，要动静兼修，动静适宜。运动时，一切顺乎自然，进行自然调息、调心，神态从容，摒弃杂念，神形兼顾，内外俱练，动于外而静于内，动主练形而静主养神。这样，在锻炼过程中内练精神、外练形体，使内外和谐，体现出"由动入静""静中有动""以静制动""动静结合"的整体思想。

三、运动养生的要点

在应用传统运动养生方法时还应注意以下几个方面。

（一）协调统一，形神兼练

动以养形，静以养神，体脑结合，则动静兼修，形神共养。脑力劳动偏重于静，体力活动偏重于动。意守是指意识要专注，心无杂念；调息是指呼吸的调节，要均匀、有节奏；动形是指形体的运动，要自然、连贯、刚柔相宜。运动养生紧紧抓住这3个环节，使整个机体得以全面而协调地锻炼，则能增强人体各种机能的协调统一性，促进健康、祛病延年。

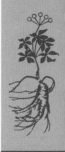

能使身体吃亏。

身体既是心智的基础，发展心智就不

——斯宾塞

（二）顺应时日，莫误良机

早在2000年前，我们的祖先就已经提出了"起居有常"的养生主张，告诫人们要顺应阳气变化，合理安排日常生活。清代养生家张志聪把一日比作四时，他说："一日分为四时，朝则为春，日中为夏，日入为秋，夜半为冬。"因此，提出一天中的运动应该遵循早晨阳气始生，日中而盛，日暮而收，夜半而藏的规律。在锻炼、活动时注意顺应阳气的运动变化，才能够起到"事半功倍"的养生效果。

（三）休息保养多样化

要做到劳逸结合，就要注意多样化的休息方式。休息可分为静式休息和动式休息，静式休息主要是指睡眠，动式休息主要是指人体活动，可根据不同爱好自行选择不同形式。如听相声、听音乐、聊天、看戏、下棋、散步、观景、钓鱼、赋诗作画、打太极拳等。总之，动静结合，寓静于动，既达到休息目的，又起到娱乐效果，不仅使人体消除疲劳，精力充沛，而且使生活充满乐趣。

（四）自测方法

在锻炼中，为了避免运动量过大所带来的疲劳伤害身体和运动量不足达不到锻炼的效果，参加运动的人都应该学会和掌握简易的自我医务监督方法，以了解运动量的大小，并以此来调整和控制。

（1）锻炼后的心情。锻炼后，感觉身体轻松、心情愉快、精力充沛、身体充满活力、皮肤光泽有弹性、渴望继续锻炼，说明运动量适度。

（2）锻炼后的食欲。经过一阶段的锻炼后，如果食欲良好，说明运动量适宜；如果食欲大减甚至厌食，说明疲劳过度，需要适当减少运动量。

（3）锻炼后的睡眠。如果是入睡快、梦少、不易被轻微响声惊醒，晨起精神饱满，说明运动量适宜；如果锻炼后入睡慢、易醒、多梦，晨起仍感困乏，就要减少运动量。

（4）其他不良感觉。运动量过大或健康状态不佳的情况下锻炼后可能会出现头痛、头晕、恶心、气喘、上腹部或心前区疼痛、排汗增加、四肢无力、肌肉酸痛等现象，这就需要适当的休息，调整运动量。这些症状也可随着锻炼水平的不断提高很快消失。

第一百零四回　房事养生
——如何正确树立性观念

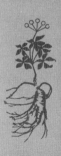

温馨提示: 人的许多病症是因房事不当所致; 人的许多不快是由于房事失常导致的。因此, 房事养生对生命、健康、疾病都具有重要的意义。本回开始从提倡和谐美满的性生活、力戒不良性行为、提倡晚婚晚育、重在清心和保精四个方面进行分述。

一、如何正确树立性观念?

中国具有良好的道德传统, 在性问题上, 的确应该严格恪守一定的道德约束。

过去压抑也不对, 现在过分开放甚至放纵也是不好的。所以现在就是要谈正确的观念, 首先我们应该搞清楚所谓 "性" 的目的究竟是什么?

概括起来说性有三个目的: 第一, 为了生育传宗接代; 第二, 为了增进夫妻间的情感, 是异性间感情表白的一种最高的方式; 第三, 性可给人带来快感, 使人有所享乐。

但我们不能孤立地片面地去追求享乐, 我们还要考虑到婚姻和家庭, 还要考虑到安全性, 所以要有正确的性观念: 第一个要安全; 第二要负责任。

(一) 性安全是避免性传播疾病的有效途径

从安全来讲, 大家都知道有性病、有艾滋病, 它们都是可以通过性途径传播的, 如果一旦不慎感染上了性病、艾滋病就会给自己的身心健康, 给家庭带来影响。例如, 有的男性在外边有了不洁的性接触, 然后感染性病, 又传染给妻子, 甚至间接又传给孩子, 这样就造成家庭的不幸。性病现在是一种比较容易治疗的疾病, 但是, 艾滋病到现在还没有一个彻底治愈的方法, 而且治疗费用也非常昂贵,

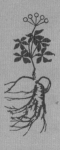

一旦感染上艾滋病给家庭带来的影响是非常深远的。

为了安全最好只有一个伴侣,应该杜绝婚前和婚外这种性接触,始终是一个固定的性伴侣,而且双方都是,这样就没有机会感染性病、艾滋病了。因为毕竟性病的获得要有感染源、有感染途径,如果你不跟性病患者或者艾滋病患者有这种性接触,或者有其他的血液、体液的接触,你就不会得这种病。当然有个别疾病也可以通过间接途径感染,但毕竟是少数,所以我们要严格地遵循性道德规范,那样就不会遇到这样的问题了。

(二)讲究性责任是一种传统道德美德

另外一个就是要负责任。所谓负责任无论是男性朋友还是女性朋友,年轻人的性欲望、性冲动都比较强烈,特别喜欢新鲜的、新奇的这种刺激,很容易越轨,做出不符合道德约束的事情,这样一来就会伤及两个人的感情。一旦发现自己的配偶有婚外恋了,作为受害者一方,心情肯定是非常痛苦的,觉得对方背叛了自己,背叛了当时在结婚时的海誓山盟,这种打击是很大的。如果对方不能够容忍,那么这个婚姻就会走向瓦解。婚姻走向瓦解,就会波及孩子。所以要从安全和负责任两个角度来把好这个关。

健康是对于自己的义务,也是对于社会的义务。

——富兰克林

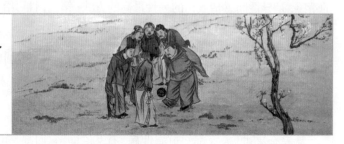

运动骨血则气强。

236

第一百零五回　房事养生——走出性生活的误区

温馨提示：性生活是一个广义的概念，许多男性认为性生活就是性交，这是错误的。性生活包括与爱情有关的感情的交流、爱抚动作以及性交行为。但是，性生活不一定要以性交为结局，或者认为只有性交才算是性生活。

有的人对性知识、性生活认识朦胧，无形中给自己设置了种种障碍，造成夫妻间性生活不协调，从而影响了夫妻关系。常见的性生活误区有以下几方面。

误区一：女性对性的兴趣弱于男性。其实，女性如果身体健康，精力充沛，其性欲不但不会弱于男性，甚至还会超过男性。造成这种误会的原因是，父母从孩子小时就教育女孩应安分守己，男孩则可以肆无忌惮，以致不少女性成年以后仍恪守"家规"。

误区二：性交过程中，女性应扮演被动角色。精神病学专家劳伦博士说：在性生活中为了彼此都达到极大满足，夫妻双方必须都全力地进入做爱过程；让女人采取积极态度，有助于解除男性对性生活成败与否的精神负担，促使"双方性生活更加完美"。

误区三：妻子性欲过旺，性行为过于放纵，会造成丈夫阳痿。从男性的观点来看，妻子的积极主动最能激发丈夫的性欲，妻子的被动行为或性冷淡反而会造成丈夫的性欲减退。

误区四：夫妻间性欲和性偏爱有差异。夫妻生活初始就十分和谐的少见，尤其是现代人，由于交通和传播媒介的现代化，天南海北地选择伴侣，夫妻双方通常背景相差很大，对待性生活的态度和表达爱的方式也不尽相同。

误区五：刻意追求性高潮。据科学家统计，大约只有30%的女性能体会到性高潮，也就是说十次性生活能出现三次性高潮。一般来说，伴侣双方从开始性生活到和谐的性生活有一段过程。如果夫妻双方能经常交流彼此的性感受，及时地

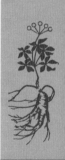

讓你不生病

贏時健康

237

引导对方，则易于达到性和谐。如果夫妻双方在性生活时能够出现正常的愉悦感受，就没有必要在意是否真的出现性高潮。

误区六：重复性交不可取。曾经有人提出过这样一个问题：一晚上同房几次比较适宜？正确的回答应该是：1次。据测算，每过1次性生活消耗的热量，相当于跑一次800米。如果一晚上进行几次性生活，势必增加身体负担，影响第二天的生活。再者，男女双方在同房后，均会有一段时间性欲处于低潮。此时若勉强同房，重复性交最直接的受害者是男性的前列腺和女性的盆腔，易招致前列腺炎和盆腔炎。

误区七：滥用"壮阳"药。市场上出现了形形色色、良莠不齐的所谓"壮阳药""延时药"，我国的性学家在经过大量的调查之后，发现国人的性交时间，即从阴茎插入到射精，多在5～15分钟内，并把少于2分钟定义为"早泄"，大多数人没有必要去服所谓的"壮阳延时药"，许多人需要延长的倒是性交前后性侣身体接触的时间。

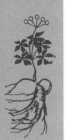

身体虚弱，它将永远不会培养有活力的灵魂和智慧。

——卢梭

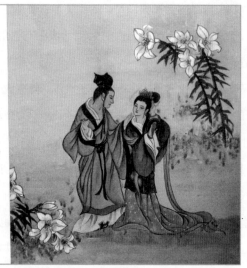

男精壮而女精调，育子之道也。　庚寅年　北慧

第一百零六回　房事养生
——提倡和谐美满的性生活

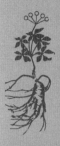

温馨提示：人的性生活，作为人类生衍繁盛的方式，是一种生命活动的表现。性生活是人类的基本生理功能，是否和谐、美满，直接影响到人体的健康与长寿。性生活不是一件可以置之不理、弃而不顾的生活小事，和谐、稳定的性生活，不但不会影响健康，而且使人健康、长寿、延续生命。在性生活方面有"七损八益"之说，这是中医养生的经典理论、特色和优势。

一、提倡和谐美满的性生活

中医养生有句谚语："大风先倒无根树，伤寒偏死下虚人。"这句话的意思是说肾为先天之本，纵欲者必伤肾，人之肾虚，如树之无根，遇到大风必先倒。伤寒，在中医学中是指多种外感热病的总称。下虚是指肾虚，抵抗力弱，一旦患伤寒，容易引起病症的恶化或死亡。

中医养生，在性生活方面有"七损八益"之说，如《素问·阴阳应象大论篇》中有"能知七损八益者，则二者可调，不知用此，则早衰之节也"。

那么什么叫八益呢？依竹简《天下至道谈》所述："八益：一曰治气，二曰致沫，三曰知时，四曰蓄气，五曰和沫，六曰积气，七曰待盈，八曰定倾。"此处所说的八益，实际上指的是将气功导引与两性交媾活动相结合而可补益人体的八个步骤或八种措施。

八益的具体做法是：一是早晨起床打坐，伸直脊背，放松臀部，收敛肛门，导气下行至阴部，使阴部气血充足，这就叫做治气。二是呼吸新鲜空气，吞服舌下津液，屁股下垂，装成骑马的姿势，收敛肛门，导气下行至阴部，使阴液不断产生，这就叫致沫。三是交合之前，男女双方应互相爱抚，尽情地嬉戏娱乐，务使彼

239

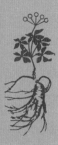

人才懂得健康。
——卡莱尔

健康的人未察觉自己的健康，只有病

此情绪放松，精神愉悦，要等到男女双方均产生了强烈的性欲时再行交合，这就叫知时，即掌握了最适宜的交合时机。四是交合时放松脊背，收敛肛门，导气下行，使阴部精气充满，这就叫蓄气。五是交合时不要急速粗暴，抽送出入应当轻柔舒缓，细微和顺，务使阴部分泌物浓稠而又滑润，这就叫和沫。六是交合时不可贪欢恋战，应当适可而止，不待阴茎萎缩就应离去，以便留有余地，这就叫积气。七是房事快要结束之时，应当纳气运行于脊背，不要摇动，必须收敛精气，导气下行，安静从容地予以等待，俟其精气盈满而后已，待赢即待盈。八是房事结束之时应将余精洒尽，并及时加以洗涤，以便恢复到安静状态，乐之为定倾。从以上八点来看，说明古人强调在行房之前要做好充分准备，白天就要开始操练气功导引，更要做好精神准备，切忌急暴仓促行事。其中第三点强调要等到男女双方均产生了强烈的性欲时才能交合，最后几条指出房事应及时结束，并要及时进行洗涤，以便保护好性器官。诸如此类的论述无不符合性保健和性卫生的原则，因而是十分可取的。

所谓"七损"，是指男女两性在房室生活中有七种情况或做法会损伤人体健康，因而称之为七损。对此，竹简《天下至道谈》作了这样的叙述："七损：一曰闭，二曰泄，三曰竭，四曰勿，五曰烦，六曰绝，七曰费。"依竹简所述，一损是指交合时阴茎疼痛，精道闭塞不通，这叫"内闭"；二损是指交合时大汗淋漓不止，此为阳气外泄；三损是指交接无度，真元亏损，阴精竭耗，故称之为竭；四损是指交合时阳痿不举，有如巾幔一般的柔软，因而称之为勿；五损是指交合时心慌意乱，呼吸喘促，神志不定，称之为烦；六损是指没有性欲时勉强进行交合，这样有害无益，犹如陷入绝境，所以称为绝；七损是指交合时急速图快，只能徒然浪费精力，因而称为费。在上述七损中，尤其值得注意的是三损和六损。三损是说房事过多过滥非常有害，说明男女两性生活一定要有节制，倘若过度竭耗阴精，就会严重损害健康，甚至直接减损人的寿命。六损是说房事不可勉强进行，当一方无性欲时，另一方不可强行要求结合；在通常情况下，是指女方无性欲时，男方切不可强行交合，否则即会严重损伤女方的身心健康，同时又很不利于生育，犹如陷入绝境，因此在两性生活中一定要防止这种现象的发生。竹简《天下至道谈》特别强调，在男女两性生活中，一定要运用"八益"而除去"七损"。因为只有这样，方可避免房劳损伤,保证获得房中补益,使人耳聪目明,身体轻便灵活,精神饱满,气血充足,然后才可以坐享延年益寿之快乐。

古今中外,我们的老祖宗都有一个崇拜性的历史。像古代,奥林匹克运动会,运动员哪一个不是赤身裸体;欧洲的古代建设,人体的雕像维纳斯、蒙娜丽莎、生理女神都珍藏在法国罗浮宫,供人欣赏;在雅加达印尼国家博物馆,也有男性阴茎勃起坚挺文物……今天我们在研究中医房事养生和防治艾滋病的工作中,更要学习和推广科学健康的性医学、性保健、性知识。中医养生提倡和谐美满的性生活,在古代就是指"八益"。

确立夫妻间的性平等地位。性生活过程中,应摒弃"男尊女卑"或"妻子服从丈夫"的思想,在性要求和享有性欲满足与性快感方面双方的权益是平等的。每次性生活,不论哪一方先提出要求,都完全符合自然规律和正常性生理现象,但应当双方都乐意。有时,因为一方精神不爽或身体不适,对方应予体谅、照顾,不能够强求,更不应粗暴地强行交合以满足自己单方面的性欲。女方要坦然地告知对方自己的意愿,不必过分地迁就。如果经常处于勉强应付状态,有可能导致日后的性欲低下或性厌恶,这对男方来说,也是莫大的损失。性生活虽然只是夫妻两人的事,但它负有家庭和社会责任,应受道德的制约。因此,在夫妻生活中仍然要郑重地提倡性文明,这是达到性和谐的根本。

二、重在清心和保精

《黄帝内经》说:"夫精者,身之本也。生之来谓之精。"在中医学中,"精",有广义与狭义之分。所谓广义之精,是指构成人体和维持生命活动的精微物质;狭义之精,是指肾精,是促进人体生长发育和生殖功能的基本物质。精气充满,生命力强,抵抗力亦强,纵欲过多是损伤精气的重要原因,所以中医养生家谆谆告诫要节欲以保精。

《黄帝内经》中"嗜欲不能劳其目,淫邪不能惑其心"意思是说,任何不正当的嗜欲都不应引起注目,任何淫乱邪僻之事都不应惑乱心志,保持清心寡欲,这才是真正的养生之道。与此同时,以下几个层面也应该引起我们的重视。

(1)中医提倡精足体壮,如《马王堆汉墓帛医书》说:"凡彼治身,务在积精。长寿生于积蓄。"意思是说,养生必须节欲,节欲可以保精,精是维持人体生命活

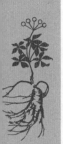

动的精微物质,肾精旺盛不衰,人则长寿。又如《黄帝内经》说:"入房太甚,宗筋驰纵,发为筋痿乃为白淫。"对于这一条告诫,后世说得好:"纵欲催人老,房劳促短命。"

(2)中医提倡清心寡欲,有利长寿。在《千金要方》有"上士别床,中士异被。服药百裹,不如独卧"的警示。《摄生三要》说:"聚精之道,一曰寡欲,二曰节劳,三曰息怒,四曰戒酒,五曰慎味。"《医学入门》中说:"神静则心火自降,欲断则肾水自升。"这些论述和《黄帝内经》中的"恬淡虚无,真气从之"养生思想是一脉相承的。

(3)青春年少,重在戒色。犹如《论语》中说:"少之时,血气未定,戒之在色。"意思是说,未成年男女,血气未充,阴阳未壮,犹待发育充盈,不宜过早考虑性生活。《寿世保元》也强调"弱男则节色,宜待壮而婚"。这对今天都有很大的教育意义。

(4)中医房事养生,反对女子经期性交。如《千金要方》说"妇人月事未绝而与交合,令人成病"。

(5)中医房事养生,反对醉以入房。《素问·上古天真论篇》说:"以酒为浆,以妄为常,醉以入房,以欲竭其精,以耗散其真,不知持满,不时御神,务快其心,逆于生乐,起居无节,故半百而衰也。"

三、提倡晚婚晚育

虽然《黄帝内经》中说:男子二八、女子二七,由于肾气盛,而天癸至,因此,男、女在生理上便分别产生了"精气溢泻""月事以时下",若此时"阴阳和,故能有子"。但是中医养生认为,龚廷贤在《寿世保元》中说:"男子破元太早,则伤其精气;女子破阴太早,则伤其血脉。"意思是说,男子过早性生活,则易伤精气;女子过早性生活,则易伤血脉,对健康是不利的。到底什么时候结婚才好?《泰定养生主论》说:"男人三十而婚,女子二十而嫁。"可见古代养生是提倡晚婚晚育的。

生命开玩笑。

忽略健康的人,就是等于在与自己的

——陶行知

第一百零七回　房事养生——力戒性纵欲

温馨提示：自古房事如水火，能生人也能杀人。纵欲的危害有如下几个方面：一是纵欲会加速衰老。《黄帝内经》早已告诫："以酒为浆，以妄为常，醉以入房，以欲竭其精，以耗散其真……故半百而衰也。"就是说，纵欲者，寿命不可能长。二是纵欲会加快大脑衰老。三是"淫美色，破骨之斧也"，因为骨生于肾，骨髓生于肾精，所以纵欲者骨头易脆、易折。四是纵欲会伤耳，因为肾主耳，耳朵的营养要靠肾精，所以纵欲者易发生耳鸣、耳聋。五是纵欲削弱人体的抗病力。一般认为可能是由于频繁的性生活使身体过度疲劳。

据目前资料来看，主要原因还是纵欲者频繁的性活动使精液过多消耗所致。以下分为婚内纵欲和婚外纵欲。

一、婚内纵欲的危害

婚内纵欲首先导致的结果是严重影响夫妻双方的身体健康。目前，越来越多的影视录像等对所谓"性爱"的刻画越来越夸张、露骨，再加上形形色色性用品的蓄意诱导，使得很多夫妻对夫妻生活不能健康科学地对待，反而平添了更多的迷幻色彩，从而导致其过分地纵欲，不健康地生活。夫妻之间的感情本为人世间至亲的一种感情，因为夫妻双方彼此要从青年相伴经过中年，直到老年，大半生相伴相守，所以应该非常珍惜，更应该健康而科学，才是对对方的真正关爱，对对方负责，也是对自己的珍重。夫妻双方随时都要有清醒的头脑，不要被各种导致纵欲的因素所迷惑和诱导，立场坚定地固守夫妻之间健康、理智的生活和感情，互相帮扶着完成人生各自的使命和任务，并协助进行有意义的创造和贡献才是完美、健康、理智的夫妻生活，才是脱离了低级趣味的真正人生的展示，才会一生无悔。

二、婚外纵欲的危害

婚外纵欲包括各种婚外恋，诸如包二奶、养情人、嫖娼狎妓甚至强奸及"情感陪护"、同性恋等等现象，其后果除了与婚内纵欲产生同样甚至更严重的伤害彼此身心的效果外，还造成极坏的社会危害。首先一点是严重伤害夫妻间的感情，破坏了自己家庭的幸福和安宁，这也是近年来离婚率逐年递增的主要原因；其二，破坏对方的家庭的安宁和幸福，双方在身心上都难以安宁，难以正常生活，很多家庭因此畸形发展并恶化；其三，严重影响子女的健康成长，社会上青少年犯罪者中很大一部分都是父母离异、家庭不和睦者；其四，造成极坏的社会影响，严重地影响着社会安定团结，很多犯罪行为都与之密切相关，从而给社会制造各种各样的负担。

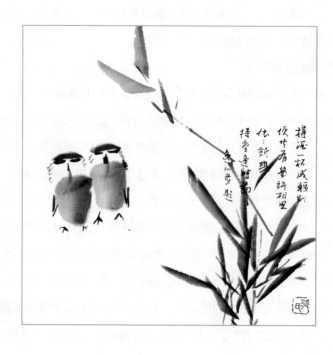

第一百零八回　针灸养生——针刺养生

温馨提示：针灸包括针刺和艾灸两种治疗保健养生方法，是中国古代人民很早就运用的保健强身方法。针刺保健，就是用毫针刺激人体一定的穴位，以激发经络之气，使人体新陈代谢旺盛起来，从而起到强壮身体、益寿延年的目的。此种养生方法，就是针刺保健。针刺保健与针刺治病的方法虽基本相同，但着眼点不同，针刺治病着眼于纠正机体阴阳、气血的偏盛偏衰，而针刺保健则着眼于强壮身体，增进机体代谢能力，旨在养生延寿。

针刺的起源：远古时期，人们有时偶然被一些尖硬物体，如石头、荆棘等碰撞了身体表面的某个部位，会出现意想不到的疼痛被减轻的现象。类似情形多次重复出现后，便引起了人们的注意。他们开始有意识地用一些尖利的石块来刺身体的某些部位或人为地刺破身体使之出血，以减轻疼痛。到了新石器时代，人们已掌握了挖制、磨制技术，能够制作出一些比较精致的、适合刺入身体以治疗疾病的石器，这种石器就是最古老的医疗工具砭石。除了用来刺入身体以治病外，砭石在当时还常用于外科化脓性感染的切开排脓，所以又被称为针石或镵石。可以说，砭石是后世刀针工具的基础和前身。

针刺养生方法非常讲究"气至病所"，即通过一定的手法，当针刺入人体后，患者会由针刺部位产生酸、麻、胀、重感，有时甚至为痛或触电样等等诸多感觉，医者会觉得指下针有沉紧感，使针感向着病所方向扩延和传导，最终到达病变部位。它是行气的主要目的，是得气的最高表现，可以使针下之气达到病变部位，从而调整阴阳平衡，获得更好的临床疗效。

如何达到"气至病所"？让我们掌握"气至病所"的养生保健方法至关重要，通常有以下几种：

（1）针尖的朝向，即针刺入人体后针尖朝向病变的部位，以鼓动气达病所。

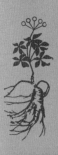

讓你不生病

赢师健康

245

（2）排列针刺，即沿着通向病位的经络顺序取穴针刺，像接力赛样顺序引导经气直达病所。

（3）经络的扪、按、扣、击，针刺入穴位后沿着穴位通向病位的经络扪、按、扣、击等引导经气直达病所。

（4）按压穴位通向病位的反方向使经气不致扩散，集中流向病所等等诸多方法。

但在临床实际工作中，尤其是国外，许多患者惧怕针灸，不能耐受针刺入穴后产生的"得气"针感，故很多针灸术者浅刺和病变部位取穴，多采用"头痛医头""脚痛医脚"为主，即所谓"刺至病所"。如何达到"气至病所"还需病人配合，并掌握以下要领：

（1）以动引气：在针刺前、中、后的不同时期嘱患者活动患部，以助病患部位的气血运行。

（2）呼吸引气：让病人做呼吸运动，以助调气至病所，此法犹适合呼吸系统方面疾患和胸肋部闪挫损伤。

（3）以意引气：所谓以意引气是当病患部位既不能动又与呼吸无关，只是引导病患的意念关注患部，这与人们练气功时意守丹田一样。

针刺养生通过经络系统的感应传导、调节机能平衡来发挥其治疗与保健作用，针刺保健的手法刺激强度宜适中，选穴不宜多，且要以具有强壮功效的穴位为主。

一、针刺养生

（一）针刺养生的概念

针刺养生，就是用毫针刺激一定的穴位，运用迎、随、补、泻的手法以激发经气，使人体新陈代谢机能旺盛起来，达到强壮身体、益寿延年的目的，这种养生方法，称之为针刺养生。

针刺养生与针刺疗疾的方法相同，但各有侧重。保健而施针刺，着眼于强壮身体，增进机体代谢能力，旨在养生延寿；治病而用针法，则着眼于纠正机体阴阳、气血的偏盛偏衰，扶正祛邪，意在祛病除疾。因而，用于保健者，在选穴、施针方面，亦有其特点。选穴则多以具有强壮功效的穴位为主；施针的手法，刺激强

节饮食而后得健康。

——弗拉科利

度宜适中，选穴亦不宜过多。

（二）针灸保健作用

针刺之所以能够养生，是由于刺激某些具有强壮效用的穴位，可以激发体内的气血运行，使正气充盛，阴阳谐调。概括起来，针刺养生的作用有三方面。

1．通经络

针刺的作用主要在于疏通经络，使气血流畅。《灵枢·九针十二原》中指出："欲以微针，通其经脉，调其血气"，针刺前的"催气""候气"，刺后的"得气"，都是在调整经络气血。如果机体某一局部的气血运行不利，针刺即可激发经气，促其畅达。所以，针刺的作用首先在于"通"。经络通畅无阻，机体各部分才能密切联系，共同完成新陈代谢活动，人才能健康无病。

2．调虚实

人体的生理机能活动随时都在进行着。"阴平阳秘"是一种动态平衡，在正常情况下，也容易出现一些虚实盛衰的偏向。如：体质的好坏、体力的强弱、机体耐力、适应能力，以及智力、反应灵敏度等等，对于不同的个体、不同的时期，都会出现一定的偏差。针刺养生则可根据具体情况，纠正这种偏差，虚则补之，实则泻之，补、泻得宜，可使弱者变强，盛者平和，以确保健康。

3．和阴阳

阴阳和谐乃是人体健康的关键。针刺则可以通经络、调虚实，使机体内外交通，营卫周流，阴阳和谐。如此新陈代谢自然会健旺，以达到养生保健的目的。"阴平阳秘，精神乃治"，就是这个道理。

现代研究证明，针刺某些强壮穴位，可以提高机体新陈代谢能力和抗病能力。如：针刺正常人的"足三里"穴，白血细胞总数明显增加，吞噬功能加强，同时，还可以引起硫氢基酶系含量增高。硫氢基为机体进行正常营养代谢所必需，对机体抗病防卫的生理功能有重要作用。这就进一步说明，针刺法确实具有保健防病、益寿的作用。

（三）刺法原则

针刺补泻原则，是针对虚、实不同的病症，而施以相应的治则和方法，即虚证采用补法，实证采用泻法的针灸治疗原则。

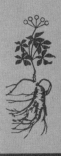

让你不生病

赢得健康

247

针刺养生，可选用单穴，也可选用几个穴位为一组进行。欲增强某一方面机能者，可用单穴，以突出其效应；欲调理整体机能者，可选一组穴位，以增强其效果。在实践中，可酌情而定。

1．施针

养生益寿，施针宜和缓，刺激强度适中，不宜过大。一般说来，留针不宜过久，得气后即可出针，针刺深度也应因人而宜，年老体弱及小儿，进针不宜过深；形盛体胖之人，则可酌情适当深刺。

2．禁忌

遇过饥、过饱、酒醉、劳累过度等情况，不宜针刺；孕妇及身体虚弱者，不宜针刺。

（四）保健针刺常用穴位

（1）合谷：在手背第一、二掌骨之间，约平第二掌骨中点处。本穴是重要的保健穴。直刺0.5~1寸。

（2）足三里：位于膝眼下3寸，胫骨外大筋内。本穴为全身性强壮要穴，可提高人体免疫机能和抗病机能。可直刺1~2寸。

（3）三阴交：位于足内踝高点上3寸，胫骨内侧面后缘。此穴对生殖系统的健康有作用。可直刺1~1.5寸，针刺得气时，即出针；体弱者，可留针5~10分钟。每日1次，或隔日1次。

（4）血海：在髌骨内上缘上2寸。本穴调和气血、祛风胜湿，可防治月经不调、崩漏、经闭、湿疹、膝关节痛。可直刺0.5~1寸。

（5）肾俞：在第二腰椎棘突下旁开1.5寸处。此穴有补肾益精作用。可直刺0.5~1寸。

（6）胃俞：在第十二胸椎棘突下旁开1.5寸处。本穴和胃理气、化湿消滞。可斜刺0.5~0.8寸。

（7）脾俞：在第十一胸椎棘突下旁开1.5寸处，是人体气血化生之源，能防治肢体乏力、背痛、腹胀腹泻等症。宜斜刺0.5~0.8寸。

（8）肺俞：在第三胸椎棘突下旁开1.5寸处，是肺的保健穴。斜刺0.5~0.8寸，不宜深刺。

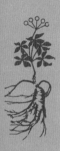

满怀高兴，这是长寿的妙理之一。——培根

在进餐、睡眠和运动等时间里能宽心无虑，

（9）涌泉：在足底前1/3与后2/3交界处，蜷足时凹陷中。本穴能宁神、开窍。可直刺0.5~1寸。

（10）关元：位于脐下3寸，为保健要穴，有强壮作用，可防治腹痛、月经不调、不孕、带下、遗精诸症。宜直刺1~2寸，但孕妇禁针。

（11）气海：位于脐下1.5寸，为保健要穴，有强壮作用。本穴能升阳补气、补虚固本，对月经不调、中风脱症、崩漏、带下、脱肛有一定防治作用。宜斜刺0.5寸，得气后，即出针。最好与足三里穴配合施针，每周1~2次。

（12）命门：第二腰椎棘突下取穴，本穴能大补肾阳之气，固精壮阳，能防治腰痛、痛经、头痛。可向上斜刺0.5~1寸。

（13）中脘：位于脐上4寸处，有健脾利湿、和胃降逆作用。宜直刺1~2寸。

（14）百会：在后发际正中直上7寸处，能开窍宁神、平肝熄风、升阳固脱，对中风、脱肛有作用。宜平刺0.5~0.8寸。

（15）十宣：在手十指尖端，距指甲0.1寸。本穴清神志、利咽喉，是四肢部保健奇穴，对昏迷、中暑、热病、指端麻木、咽喉肿痛、晕厥有较好的治疗作用，可直刺0.1~0.2寸，或用三棱针点刺出血。

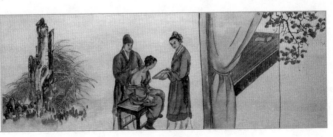

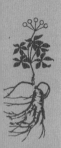

第一百零九回　针灸养生——灸法养生

温馨提示: 保健灸法是一种自然疗法, 它通过艾草在燃烧过程中产生的药性, 随着艾火的热力透入刺激穴位, 通过经络、神经、体液、免疫机能等多层次、多途径的综合机能体系而作用于人体, 从而达到散风寒、扶阳气、和气血、调经络、养脏腑、延年益寿的目的。

保健灸的主要作用是温通经脉、行气活血、培补先天(肾)、后天(脾), 和调阴阳, 从而达到强身、防病、抗衰老的目的。

(一) 保健灸的作用

(1)温通经脉, 行气活血: 气血运行具有遇温则散, 遇寒则凝的特点。灸法其性温热, 可以温通经络, 促进气血运行。

(2)培补元气, 预防疾病: 艾为辛温阳热之药, 可补阳壮阳, 故艾灸有培补元气, 预防疾病之作用。

(3)健脾益胃, 培补后天: 在中脘穴施灸, 可以温运脾阳, 补中益气, 常灸足三里, 不但能使消化系统功能旺盛, 亦可收到防病治病, 抗衰防老的效果。

(4)升举阳气, 密固肤表: 气虚下陷, 则皮毛不任风寒, 清阳不得上举, 因而卫阳不固, 腠理疏松。常施灸法, 可以升举阳气, 密固肌表, 起到健身、防病治病的作用。

(二) 保健灸的方法

艾灸从方法上分, 又可分为直接灸、间接灸和悬灸三种。保健灸则多以艾条灸为常见, 而直接灸、间接灸和悬灸均可采用。

艾灸时间可在3~5分钟, 最长到10~15分钟为宜。一般说来, 健身灸时间可略短; 病后康复, 施灸时间可略长。春、夏二季, 施灸时间宜短, 秋、冬宜长; 四肢、胸部施灸时间宜短, 腹、背部位宜长。老人、妇女、儿童施灸时间宜短, 青壮

多动添活力, 乐观开朗有裨益。

人生百年不足奇, 早起早睡健身心, 少停

——高德江

年则时间可略长。

施灸的时间,传统方法多以艾炷的大小和施灸壮数的多少来计算。艾炷是用艾绒捏成的圆锥形的用量单位,分大、中、小三种。如蚕豆大者为大炷,如黄豆大者为中炷,如麦粒大者为小炷。每燃烧一个艾炷为一壮。实际应用时,可据体质强弱而选择。体质强者,宜用大炷;体弱者,宜用小炷。

(三)保健灸常用穴位

一般说来,针刺养生的常用穴位,大都可以用于灸法养生。同时,也包括一些不宜针刺的穴位。兹举例如下:

(1)常灸足三里,可健脾益胃,促进消化吸收,具防老及强身作用。灸法:用艾条、艾炷灸均可,时间可掌握在5~10分钟。现代研究证明,灸足三里穴确可改善人的免疫功能,并对肠胃、心血管系统等有一定影响。

(2)神阙位于当脐正中处。神阙为任脉之要穴,具有补阳益气,温肾健脾的作用。

(3)膏肓位于第四胸椎棘突下旁开3寸处,常灸膏肓穴,有强壮作用。灸法:艾条灸,15~30分钟。艾炷灸7~15壮。

(4)中脘位于脐上4寸处。为强壮要穴,具有健脾益胃的作用。灸7~15壮。

(5)涌泉,脚趾蜷曲,在前脚掌中心凹陷处取穴。此穴有补肾壮阳,养心安神的作用。常灸此穴,可健身强心。

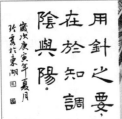

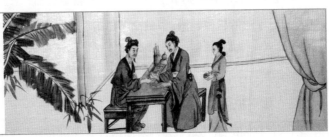

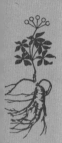

第一百一十回　按摩养生

温馨提示：按摩是指医者运用自己的双手作用于病患的体表、受伤的部位、不适的所在、特定的俞穴、疼痛的地方，具体运用推、拿、按、摩、揉、捏、点、拍等形式多样的手法，以期达到疏通经络、推行气血、扶伤止痛、祛邪扶正、调和阴阳的疗效。

一、按摩的作用

按摩主要是通过对身体局部刺激，促进整体新陈代谢，从而调整人体各部分功能的协调统一，保持机体阴阳相对平衡，以增强机体的自然抗病能力，达到舒筋活血，健身、防病之效果。

（一）疏通经络

《黄帝内经》里说："经络不通，病生于不仁，治之以按摩。"说明按摩有疏通经络的作用。如按揉足三里，推脾经可增加消化液的分泌功能等。从现代医学角度来看，按摩主要是通过刺激末梢神经，促进血液、淋巴循环及组织间的代谢过程，以协调各组织、器官间的功能，使机能的新陈代谢水平有所提高。

（二）调和气血

通过经络的传导来调节全身，借以调和营卫气血，增强机体健康。现代医学认为，按摩手法的机械刺激，以提高局部组织的温度，促使毛细血管扩张，改善血液和淋巴循环，使血液黏滞性减低，降低周围血管阻力，减轻心脏负担，故可防治心血管疾病。

（三）提高机体免疫能力

有人曾在同龄组儿童中并列对照组进行保健按摩，经按摩的儿童组，发病率下降，身高、体重、食欲等皆高于对照组。以上临床实践及其他动物实验皆证明，按摩具有抗炎、退热、提高免疫力的作用，可增强人体的抗病能力。

吃饭不饱，走路不跑，遇事不恼。——董必武

二、按摩的要领

（1）身心放松。按摩时除思想应集中外，尤其要心平气和，全身也不要紧张，要求做到身心都放松，以意领气，医患之间配合默契。

（2）取穴准确。掌握常用穴位的取穴方法和操作手法，以求取穴准确，手法正确。

（3）用力恰当。因为过小起不到应有的刺激作用，过大易产生疲劳，且易损伤皮肤。

（4）循序渐进。按摩手法的次数要由少到多，按摩力量由轻逐渐加重，按摩穴位可逐渐增加。

（5）持之以恒。无论用按摩来保健或治疗慢性病，都不是一两天就有效的，常须积以时日，才逐渐显出效果来，所以应有信心、耐心和恒心。

除上述注意事项外，还要掌握按摩保健的时间，每次以20分钟为宜。最好早晚各一次，如清晨起床前和临睡前。

三、按摩的常用方法

按摩方法主要有推、拿、按、摩、揉、捏、点、拍等形式多样的手法，保健按摩法多以自我按摩为主，简便易行，行之有效。具有代表性的按摩如：眼保健功、干沐浴法等，为大家所熟知，现介绍一些常用自我保健按摩的方法。

（一）熨目

《诸病源候论》云："鸡鸣以两手相摩令热，以熨目，三行，以指抑目。左右有神光，令目明，不病痛。"

操作方法：两手相摩擦，搓热后，将手掌放于两眼之上，这就是熨眼。如此反复熨眼3次。然后，用食指、中指、无名指轻轻按压眼球，稍停片刻。做熨目，宜在黎明时分。

功用：养睛明目，常做此法，可使眼睛明亮有神，而不生病痛。

（二）摩耳

操作方法：两手掌按压耳孔，再骤然放开，连续做十几次。然后，用双手拇指、食指循耳廓自上而下按摩20次。再用同样方法按摩耳垂30次，以耳部感觉发

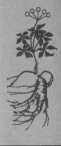

热为度。

功用：常做此法，可增强听力，清脑醒神。

（三）按双眉

操作方法：用双手拇指关节背侧按摩双眉，自眉头至眉廓，经攒竹、鱼腰、鱼尾、丝竹空等穴。做时可稍稍用力，自己感觉略有酸痛为度，可连续按摩5～10次。

功用：明目、醒神。

（四）摩腹

操作方法：用手掌面按在腹上，先以顺时针方向，再以逆时针方向，各摩腹20次。立、卧均可。饭后，临睡前均可进行。

功用：饭后摩腹，有助于消化吸收；临睡前摩腹，可健脾胃、助消化，并有安眠作用。

（五）捶背

捶背分自己捶打及他人捶打两种。

自己捶打两腿开立，全身放松，双手半握拳，自然下垂。捶打时，先转腰，两拳随腰部的转动，前后交替叩击背部及小腹。左右转腰一次，可连续做30～50次。叩击部位，先下后上，再自上而下。

他人捶打坐、卧均可。坐时，身体稍前倾；卧时，取俯卧位，两臂相抱，枕于头下。捶打者用双拳沿脊背上下轻轻捶打，用力大小以捶击身体震而不痛为度。从上而下为一次，可连续打5～10次。

功用：背部为督脉和足太阳膀胱经循行之处，按摩、捶打背部，可促进气血运行，和调五脏六腑，舒筋通络，益肾强腰。

（六）摩涌泉

操作方法：用左手拇指按摩右足涌泉穴；用右手按摩左足。按摩时，可反复摩搓30～50次，以足心感觉发热为度。此法适宜在临睡前或醒后进行。

功用：常摩涌泉穴，具有调肝、健脾、安眠、强身的作用。

以科学锻炼益寿延年中外有例，靠迷信健身长生不老古今无据。
——王顺明

第一百一十一回　气功养生——气功养生的机理

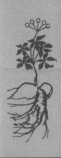

温馨提示：气功之所以有养生益寿的作用，首先，是因为通过练气功，可以疏通人体经络，流通气血，特别是使人体的元气旺盛，所以无病可以强身，有病可以治病；其次，是因为运用气功各种功法的锻炼，可以使"精、气、神"三者融为一体，增强机体的生命活力，生命自然会延长，推迟衰老，健康长寿。

中国著名气功师刘贵珍，在其所著的《气功疗法实践》一书中，较详细地阐明了气功养生的道理，现引用几点如下：

一、培补元气，扶正祛邪

在气功学理论中，贯穿着"以气为本"的论点，在方法锻炼上，也强调培补元气以固本的指导观点。祖国医学把精、气、神视为人体的内因，它概括地反映了人体的机能状态，气功就是外练"筋、骨、皮"、内练"精、气、神"的动静结合的自我锻炼养生法。"精"包括先天肾精和后天水谷之精两部分，二者通过肺心脾诸脏，敷布周身，以保证人体的生长、发育、生殖等生理活动的实现。

气功对精有着明显的影响和作用，只要练功得法，并持之以恒，对先天精与后天精都有加强充实作用。男性患者的遗精、早泄、精冷、精稀及女性患者的带下、崩漏、经少、病理性闭经等现象，都属于精的病理范围，这些病理现象，通过练功都可得到程度不同的效果，此即是气功对阴精发挥作用的佐证。消化功能紊乱、营养障碍的患者，通过气功心肾相交之法，食欲大振、食量增加、消化腺分泌旺盛、合成代谢加强、营养状态得到改善等等，这都是气功对水谷之精发挥作用的佐证。以上是气功对后天精的作用表现。气功对先天之精也同样具有充益作用。先天之精藏于肾，气功意守丹田命门之法，就是充实精水之术。

显然，气功益精固水的作用，就是气功培补元气的机转。练功元气充益后，即可更好地激发与推动脏腑进行正常有效的生理活动，这对维持机体健康具有重

讓你不生病

要意义。此外，又能进一步发挥练气化神的作用。

二、调节阴阳

气功对阴阳平衡的调节性影响是广泛存在的。气功锻炼入静后，则交感神经兴奋强度减弱，气体代谢降低，高反应状态得以纠正，亢强的功能得以调整，这些都是气功抑阳扶阴作用的具体表现。气功的补阳作用也是极其广泛的。根据"肾虚"的理论分型，观察到肾阳虚者，练功后出现的四肢由厥冷变暖，尿酮类固醇恢复到正常水平，血浆三磷酸腺苷、环腺苷酸含量增加，以及白细胞吞噬能力增强等变化，都是气功补阳作用的体现。气功调整阴阳动态平衡的作用，是通过"抑亢扶弱"的双调制效应而实现的，此作用并在不同层次水平上表现出来，这就是气功治病、保健的机转所在。

三、通经活络，调和气血

气功治病、保健的作用，是通过"通经活络"来实现，临床上观察到，经络不通、气血不调的患者，其肢体两侧经络测定值不等或差数悬殊；练功后，凡气血弱者，通过练功，都可得到不同程度的加强。练功过程中，还观察到经络传感明显和内气循环任、督和其他络脉运行等现象，这都是气功通经活络作用的具体表现。

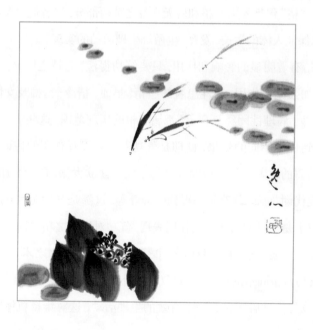

气有正气有志气有骨气气贯长虹。——张文华

不倚老不言老不服老不怕老老当益壮，有朝

第一百一十二回 气功养生——调息、调身、调心

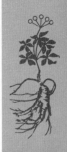

温馨提示：气功养生是指通过调心（控制意识，松弛身心）、调息（均匀和缓、深长地呼吸）、调身（调整身体姿势、轻松自然地运动肢体），使身心融为一体，营卫气血周流，百脉通畅，脏腑和调，以达到强身保健目的的传统养生方法。

气功是着眼于"精、气、神"进行锻炼的一种健身术，它通过调身、调息、调心等方法来调整精、气、神的和谐统一。通过系统的锻炼，可以使"精、气、神"三者融为一体，以强化新陈代谢的活力，使精足、气充、神全，体魄健壮，生命自然会延长，推迟衰老。

练功之法，首先是要在调息、调身、调心上下功夫。所谓调心，就是自觉控制意识活动，是气功锻炼的中心环节。其基本要是做到"清心寡欲"，排除杂念，达到"入静"状态。所谓"入静"，就是通过"意守"，改"胡思乱想"为"静思专想"，做到"无思无想"，恬静愉快。所谓"意守"，就是把注意力集中于体内某一部位或某种活动，或意想某种对身体有益的事情。

所谓调息就是自觉控制呼吸，其基本要求是"细、静、匀、长"，逐步达到无声无息。初练时，求其自然，不可勉强，慢慢做到从有声到无声，由短促到深长。

运气是通过深长呼吸和停闭呼吸，以意领气，打通经脉，意随气行，运行周天，这在古代也称"闭气""引气""行气""运气"等。

调息的意义在于提高了呼吸效率，获得最多的氧气。由于缓慢的呼吸运动，有节奏地改变着胸腹腔的压力，对内脏起了柔和地按摩作用，从而改善了内脏的血液循环。

所谓调身就是自觉控制身体的姿势和动作。调身一般分行、立、坐、卧、做。五种情况都必须与调心和调息配合进行。调身的总要求是宽衣解带，舒适自然，不拘形式。

（1）行，要平正不摇，注意道路，气贯丹田，呼气提肛，吸气放松。

（2）立，两足平行与肩同宽，双膝微屈，躯干平直，含胸收腹，两臂向前半举，屈肘屈腕如抱球状，两目半闭凝视鼻端，然后调息，意守丹田，此所谓"三圆式站桩"。

（3）坐，有自由式和盘膝式两种：自由式，选适当高度之椅、凳或床，双脚踏地而坐，双腿分开与肩同宽，双手仰掌叠放一起置于小腹前，目半睁，视鼻端，或双手合掌如佛，目半睁视指端。盘膝坐，有单盘膝、双盘膝和自然盘膝。上身姿势皆同自由式。行功应备软垫，两腿发麻时，可行自我按摩后收功。

（4）卧，适于病弱或失眠者，可于睡前行此功。以右侧卧位为佳，头稍向前。下面的一只手自然屈肘放枕前，手心向上，上面一只手自然放在大腿上，手心向下，或放丹田处，手心按腹。腿的姿势是，下面的自然伸直或略屈，上面的屈膝120°放另一腿上面。

（5）做，有两个含意：其一是指日常劳作时，采取合理的不易疲劳姿势，配合意守丹田和腹式呼吸；其二是指导引太极拳等各家各派的动功功法，其姿势动作五花八门，学者应选其一种，认真实行。

总之，调身即调整形体，使自己的身体符合练功姿势、形态的要求。

练习气功要掌握以下要领：

一、松静相辅，顺乎自然

所谓松，一方面是全身肌肉放松，这个松必须掌握松而不懈的状态。采用卧式，全身放松较易实现，但在摆好姿势以后，还应全身微微晃动几下，达到卧之舒适。站、坐两式的维持，都必须有一定的肌肉处于紧张状态，但也需最大限度地放松。放松的另一个方面，就是意识的放松，首先要伴随着全身肌肉放松，使整个身体有一个舒适松快的感觉，另外，就是意守呼吸或意守丹田都不能思想过于集中，要消除紧张状态，达到精神意识的放松。所谓静，是指相对安静而言，在呼吸方面出入无声，排除杂念，达到入静。总之，松静自然是练功的关键。

二、练意练气，意气合一

气功之"气"，主要指真气（元气）而言。练气之初，必须由练肺气（呼吸之气）入手。肺气的锻炼，由于功法的不同，采用的呼吸方式也各异。呼吸气的锻

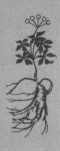

炼，必须由浅入深，由快至慢，逐渐练习，不能要求在短时间内即形成完整的深长呼吸。所谓练意：一为排除杂念，达到入静；二为意守丹田，使整个机体发生更深刻的变化。

练功过程中怎样把练意和练气结合起来？开始锻炼呼吸时，同时也要意守呼吸，以帮助呼吸尽快练好。待深长、均匀的呼吸形成后，再注意腹部随呼吸起落。当呼吸锻炼得很纯熟时，即使不注意呼吸也能自然达到气贯丹田。

三、情绪平衡，心情舒畅

在气功治疗中必须强调情绪平衡，心情愉快，这样才能促进健康、消除疾病，而且在每次做功后都会有舒适和欣快的感觉。

四、循序渐进，勿急求成

初期练功不能急于求成，要求功效，效果都是随着练功时间的进程逐渐显现出来的。练功方法虽然不很复杂，但要掌握得比较熟练，也要通过一定时间的练习才能达到。

五、练养相兼，密切结合

所谓练养相兼，就是练功和合理休养并重。合理休养应包括的内容为：注意适当休息、生活规律、情绪乐观、饮食有节、适度体力活动等。这些内容在整个练功过程中乃至一生，都应当注意，这往往是战胜疾病取得健康的保证，每次练功均应贯彻练养相兼的要求。

六、固定功法，功时适宜

当前各地流传的功法甚多，练功者应在医生指导下，根据病情、体质和日常习惯等，选择1~2种合适功法，进行锻炼，这样既便于掌握，又易获效果。

七、总结经验，避免偏差

气功疗法主要是自行掌握练功要求和方法，不断地进行锻炼。在锻炼中大都不能一帆风顺，严重者可产生偏差。最常见的原因是急于求成、意守强度太大、盲目追求某些感觉，造成呼吸不畅、胸闷气短、头痛头昏、精神紧张等。

因此练功之初，一定要深入细致地体会，总结经验，找到不足，及时纠正，以免形成偏差。

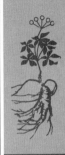

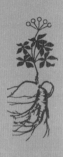

第一百一十三回　环境养生

温馨提示：环境养生是通过合理地选择、利用以及改造居处环境以达到保健防病的养生方法。在环境中，有许多因素每时每刻地作用于人的机体。这些因素，不仅错综复杂，且处于经常不断的变化之中，每个人的健康状况在很大程度上又依赖于他所生活的环境。

环境包括地理环境、气候环境、居住环境、社会环境和每个人居住的小环境。在环境中，有许多因素每时每刻地作用于人的机体。这些因素错综复杂，且处于经常不断的变化之中，人体借助机体内在调节和控制机制，与各种环境因素保持着相对平衡，表现出机体对环境的适应能力，但是人们的这种适应能力是有限的，当有害的环境长期作用于人体，或者超过一定限度，就会危害健康，引起疾病，甚至造成死亡。

一、地理环境与养生

自然环境是人类和一切生物赖以生存和发展的物质基础。生物与自然环境之间有着密切的相互的作用和相互影响的关系。人和生物是地球和环境进化到一定阶段的必然产物。正如《黄帝内经》里所说的："人以天地之气生。"

地理环境因素自古以来就非常受人们重视，居住在空气清新、气候寒冷的高山地区的人多长寿，居住在空气污浊、气候炎热低洼地区的人多短寿。现代医学研究认为，海拔1500~2000米之间的山区，负离子密集，确实是长寿的地理环境。根据我国第三次人口普查统计，百岁以上老人有3700多人，他们大都生活在森林茂密的山庄和少数民族地区。

人与地理环境之间存在着一种必然联系。我们经常见到，习惯了一方水土的人，如果到另一个地方，就会出现"水土不服"，无法正常生活。正是由此，才出现了中国古代的风水理论和风水术。由此可以看出，水和土对人们的生活及健康影

运动是健康的源泉，也是长寿的秘诀。
——马约翰

响很大。

众所周知，人的死亡主要是由疾病所引起，可是从目前的情况来看，仅仅依靠治病的途径来达到延长人类寿命的目的，潜力是十分有限的。因为近百年来，人类死亡原因发生了根本性的变化。它已从以往的各种传染性疾病，改变为以衰老性疾病为主要原因。引起这些病的原因虽然是多方面的，但其中恶劣环境的影响是不容忽视的重要因素。早在100多年前，英国医生就发现，在英国，生活在黏土、砖土和河谷冲积土分布区的居民，癌症死亡率很高，而生活在古老、坚硬的岩层区和排水良好的地区的居民，癌症发病率则很低。美国学者也发现，美国的癌症高发区集中在东北部、五大湖周围以及西部沿岸地区。

适宜的居处环境，可以促进人体的健康长寿；反之则损伤人体，并遗害于子孙后代。古代养生家一向非常重视居处地点的选择，认为应选择一个空气新鲜、风景优美、阳光充足、气候宜人、水源清洁、整洁安宁的自然环境，如山林、海滨、农村、市郊等。科学家们通过调查发现，凡是长寿之乡，都是宁静秀丽的山庄，或是景色宜人的田园。在这样的环境里生活，赏心悦目，精神舒畅，体魄健壮，颐养天年。

二、气候环境与养生

气候与人体健康关系密切，我国医学在防病保健上很强调气候的重要性。《素问·五常政大论篇》指出："必先岁气，无伐天和。"《素问·离合真邪论篇》也说："因不知合之四时五行，因加相胜，释邪改正，绝人长命。"都强调防病治病必须掌握季节变化规律和气候的变化特点。

（一）气温与健康

在影响人体的诸多气候因素中，气温是重要的一个因素。夏季的高温可使人体体温调节发生障碍，出现头晕、胸闷、口渴、恶心等症状，谓之"中暑"。冬季的低气温环境容易诱发冠心病、高血压、老慢支、肺气肿、关节炎、青光眼等病症，特别是在寒流到来、突然降温时更易发病或恶化。医疗气象学的研究报告显示，77%的心肌梗死患者、54%的冠心病患者对气温的变化感受性高，尤其在冬季，由于寒冷刺激和高气压作用，发病率最高。一年之中寒冷的冬季是出现死亡的高峰，当气温在15℃~25℃时，死亡人数最少。由此可见，季节的变化、气温的高低与

让你不生病

人体的寿命有密切的关系。

（二）气压与健康

俗话说："关节酸痛，不雨必风。"气压与人体健康有很大的关系。在低气压的情况下，人会感到憋气、难受，关节炎、风湿痛等患者对气压变化更为敏感。气压突然降低，风湿性关节炎患者就会疼痛加剧。此外，据统计，80%的心脑血管病的患者死亡事故是在气压突然下降的时候发生的。低气压还会使大脑兴奋性增强，人不易入睡，继而造成大脑功能失常，情绪低落，心烦意乱，头涨痛，易激动。

（三）湿度与健康

所谓湿度，是指空气中的含水量，物体潮湿的程度。空气的湿度对人体有直接的影响。一般来说，对人体适宜的湿度是40%～60%，当气温高于25℃时，适宜的相关湿度为30%。秋天，天气凉爽，湿度适中，人的精神状态佳；夏季三伏时节，由于高温、低压、高湿度的作用，人体汗液不易排出，出汗后不易被蒸发掉，因而会使人烦躁、疲倦、食欲不振，易发生胃肠炎、痢疾等。若湿度太低，上呼吸道黏膜的水分会大量散失，从而使抵抗力下降，易引起感冒。干燥的气候常是脑膜炎多发的时节。湿度低还会造成咽干口燥，皮肤干裂。

（四）气流与健康

空气流动形成气流，适度的气流使空气清洁、新鲜，对健康有益。一般认为室内空气的流通不大于1米／秒为宜。气流的变化可影响人的呼吸、能量消耗、新陈代谢和精神状态。反常的气流有害人体健康，如大风暴的来临，会导致大气中含氧量下降，空气中电离子平衡破坏，造成压抑、紧张和疲劳的感觉。慢性支气管疾病和心脏病患者极易发病或病情加重。春秋是多风季节，很多地区此时会出现干热风，使人头痛恶心、烦躁、精神不集中，交通事故、工伤事故、犯罪率以及精神病发病率比平时有所增加。

了解了季节气候变化规律与健康之间的关系，就能巧用天时，采取措施，调整行为，积极地适应气候变化，达到养生防病的目的。

三、居住环境与养生

除自然环境、社会环境外，人的居住环境与养生也有密切关系。人的一生有一半的时间是在居室中度过的，退休后老人在室内的时间更长，因此，居住的环

有规律的生活原是健康与长寿的秘诀。
——巴尔扎克

境和卫生条件将直接影响着我们的健康。

良好的住室条件有益于健康和长寿, 而不良的居室则有损于健康和长寿, 可降低身体抵抗力, 甚至引起疾病。拥挤的住宅会使呼吸道和消化道发病率增高, 潮湿的住宅使人易患感冒、风湿性关节炎, 阴暗的住宅由于紫外线不足, 会增加佝偻病和骨质软化症的发生。

能够选择适宜的居处环境自然很好, 但是由于具体条件的限制, 并非所有的人都能自由地进行选择, 在这种情况下, 改造居处, 创造良好的生活环境就显得十分重要。尤其是城市, 随着现代工业的高度发展, 空气、水源、噪声等污染日益严重, 给人类健康带来了极大的危害, 因此更应重视改造和保护环境。如城市住宅虽无自然山水可依托, 但可植树绿化, 种花修池, 建造街心花园、喷泉、假山等, 既可美化环境, 又能调节气温, 降低噪声, 减少污染, 保持空气的新鲜。同时保证楼群间适当的空旷地带, 从而营造出一个舒适优美的生活环境。唐代养生家孙思邈也在庭院内种上甘菊、百合、竹、莲等多种药用植物, 把住宅周围装点成一所美丽的药花园。改造环境, 还应讲究卫生和居室清洁。良好的清洁卫生习惯是增进健康, 防病延年的重要因素。

就我国大部分地区而言, 住宅朝向应是坐北朝南, 其优点是"冬暖夏凉", 阳光充足, 空气流通。住宅内环境的美化即室内美化要根据房间的用途、空间的大小、家具的陈设, 以及个人兴趣爱好等, 进行因地制宜的布置。

(一) 室内布置

人在室内的活动表现主要有两种形态: 动与静。客厅的陈设设计着眼点是"动", 卧室的布置则应着眼于"静"。家具的陈设宜少不宜多, 尽量保存空间感。在书架、写字台上可摆设淡雅的花草, 使人有仍置身于自然怀抱的感觉。

(二) 居室的色彩

一位哲学家曾说过: "色彩的感觉是美感中最大众化的形式。" 不同的色彩会使人产生不同的感觉, 它直接影响人的精神和情绪。居室的颜色: 黄色, 明亮柔和, 显得活泼、素雅; 绿色, 象征着春天, 生命, 它是人们最喜欢的颜色; 蓝色, 天空和大海的标志, 令人心胸开阔; 白色, 显得纯洁、干净; 浅紫罗兰色, 给人以幽雅、高贵的感觉。总之, 适当的颜色, 可以增加美感和使用效果。

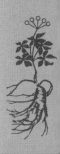

讓你不生病

赢取健康

263

（三）清洁卫生

室内的清洁卫生对人的健康至关重要。房间要每天开窗，使阳光直射房内，空气流通。定期打扫房间，消毒餐具。

四、社会环境与养生

不但自然环境与人们的健康息息相关，社会环境同样和人们的身体状况紧密关联。如《黄帝内经》里就指出："凡欲诊病者，必问饮食居处，暴乐暴苦，始乐始苦，皆伤精气，精气竭绝，形体毁沮。"非常明确地阐明了诊治疾病要注意社会心理因素的影响。

中医的整体观，强调人与自然、人与情志的关系。现在，随着疾病谱的改变，以生物医学为主体的医学模式已逐渐向生物—心理—社会医学模式转变。这越来越与中医整体观追求的从根本上达到人与内环境、外环境的协调统一相似起来。由于人具有生物属性和社会属性，就必须重视社会环境因素对人群健康和疾病的影响。

相传，帝尧时代人们就凿井汲水而饮。春秋战国时期居民中还制定了清洁饮水公约，不遵守者会以法论处。我国考古挖掘的古城遗址遗物也证实，春秋战国时期的城市地下已有用陶土管修建的下水道，当时不仅考虑了饮水卫生，而且还注意保护环境卫生。由此可见，社会环境同样和人们的身体状况紧密关联。

不仅是中国医学，之后发展的西方医学体系中也有诸多关于社会环境与人体健康相关的论述。

18世纪欧洲工业革命时，提出了许多与社会因素相联系的医学课题，促使医学家们去探讨社会因素与人群健康和疾病之间的关系。1766年，德国人约翰·彼得·费兰克建议政府采取措施保护个人和公众的健康，最先提出"医学监督"的想法。1838年德国人捷·埃罗舒提出"社会卫生学"的概念。

1848年法国人儒勒·盖林第一次把"社会"这个词同医学问题联系起来，提出了"社会医学"新概念。他把社会医学分成4个部分：社会生理学——研究人群的身心状态与它的法律、组织、制度、风俗、习惯等的内在关系；社会病理学——研究健康和疾病的社会问题；社会卫生学——研究增进健康，预防疾病的措施；社会治疗学——制定治疗措施和其他手段对付社会可能遇到的不良因素。同年，

来换取其他身外之物！——叔本华

人类所能犯的最大的错误就是拿健康

德国人诺尔曼指出:"医学科学的核心是社会科学。"

20世纪以来,两次世界大战期间暴露出社会因素对健康的影响较为突出,社会医学在发达国家为医学界广泛接受。第二次世界大战后,工农业生产的发展及与之相适应的科学技术的迅猛发展,随之而来的各种社会因素对健康的影响,比以往任何时候都更为突出。社会向医学提出了许多新课题:环境污染造成生态平衡破坏所带来的"公害病",现代工、农业及交通运输业所带来的意外伤残人的增多,人口老化以及社会现代化所引起的疾病谱的变化,等等。

总之,由于人具有生物属性和社会属性,因此必须重视社会环境因素对人群健康和疾病的影响。

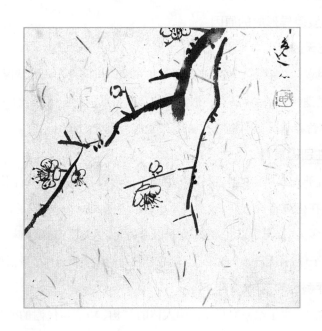

第一百一十四回　体质养生

温馨提示：不同的人在形质、功能、心理上存在着各自的特殊性，这种生理上的身心特性便称之为体质。体质影响人对环境的适应能力和对疾病的抵抗能力，以及发病过程中疾病发展的倾向性，进而还影响着治疗的反应性，从而使人体的生、老、病、死等生命过程，带有明显的个别特异性。体质问题有助于分析疾病，对诊断、治疗、预防疾病及养生均有重要的意义。

我们将从本回开始，主要介绍体质养生，包括体质差异形成的原因、体质的分类、不同体质的养生3个方面。

一、体质差异形成的原因

（一）先天因素

先天因素即"禀赋"，包括遗传和胎儿在母体里的发育营养状况。父母的体质特征通过遗传，使后代具有类似父母的个体特点，是先天因素的一个方面，而胎儿的发育营养状况、对体质特点的形成也起着重要的作用。

（二）性别因素

人类由于先天遗传的作用，男女性别不仅形成各自不同的解剖结构和体质类型，而且在生理特性方面，也会显示出各自不同的特点。一般说，男子性多刚悍，女子性多柔弱，男子以气为重，女子以血为先。《灵枢·五音五味》提出"妇人之生，有余于气，不足于血"的论点，正是对妇女的体质特点作了概括说明。

（三）年龄因素

俗话说"一岁年纪一岁人"，说明人体的结构、功能与代谢的变化同年龄有关，从而形成体质的差异。《灵枢·营卫生会》指出："老壮不同气。"即是说年龄不同对体质有一定影响。

健康是智慧的条件，是愉快的标志。——爱默生

（四）精神因素

人的精神状态，包括喜怒哀乐都能影响脏腑气血的功能活动，所以也可以改变人的体质。《素问·阴阳应象大论篇》里说"怒伤肝""喜伤心""思伤脾""忧伤肺""恐伤肾"，即指情志异常变化伤及内在脏腑。

（五）地理环境因素

人类和其他生物一样，其形态结构，气化功能在适应客观环境的过程中会逐渐发生变异。是故《素问·五常政大论篇》早就指出："必明天道地理。"对于了解"人之寿夭，生化之期"以及"人之形气"有着极其重要的意义。地理环境不同，则气候、物产、饮食、生活习惯等等，亦多有不同，所以《素问·异法方宜论篇》在论证不同区域有不同的体质、不同的多发病和不同的治疗方法的时候，特别强调了不同地区的水土、气候以及饮食、居住等生活习惯对体质形成的重大影响，说明地理环境对体质的变异，既是一个十分重要的因素，又是一个极其复杂的因素。

二、不同体质的养生

针对人群中体质偏颇者，根据体质分型、健康状态、易患疾病等，制定详细的个体化调养方案，包括起居调养、药膳食疗、情志调节、动静养生和经络俞穴按摩保健等。同时根据每个人的具体情况合理选用药物干预和中医非药物疗法，从而达到"未病先防"、维护健康的目的。总的理念就是："未病先防是硬道理，辨体质、分人群、治未病。"人以健康为本，健康以体质为本。体质平和是健康之源，而体质偏颇则为百病之因，所以应采取"辨体施养、辨体施膳、辨体施治"的综合性养生措施。

（一）平和质

平和质即一般健康人的体质状态，是指阴阳平和，脏腑气血功能正常，属先天禀赋良好，后天调养得当之人，表现为体形匀称、肌肉结实，精力充沛，面色红润，食欲、睡眠良好，大小便正常，舌色淡红，舌苔薄白；性格开朗、乐观；不容易得病，若得病也能较快康复；对自然、社会环境适应较强等特点。

对于平和质的人养生保健宜饮食调理而不宜药补，因为平和之人阴阳平和，不需要药物纠正阴阳之偏正盛衰。对于饮食调理首先要"谨和五味"。饮食应清淡，不宜有偏嗜，以保持身体的平衡状态。其次，平和质者还应该注意自然界的

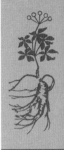

讓你不生病

嬴時健康

267

四时阴阳变化，顺应此变化，以保持自身与自然界的整体阴阳平衡。再者，平和质者还可酌量选食具有缓补阴阳作用的食物，以增强体质。平和质之人春季阳气初生，宜食辛甘之品以发散，而不宜食酸收之味，宜食韭菜、茼蒿、香菜、豆豉、萝卜、枣、猪肉等。夏季心火当令，宜多食辛味助肺以制心，且饮食宜清淡而不宜食肥甘厚味，宜食菠菜、黄瓜、丝瓜、冬瓜、桃、李、绿豆、鸡肉、鸭肉等。秋季干燥易伤津液，宜食性润之品以生津液，而不宜食辛散之品，宜食银耳、杏、梨、蚕豆、鸭肉、猪肉等。冬季阳气衰微，故宜食温补之品以保护阳气，而不宜寒凉之品，宜食大白菜、板栗、枣、黑豆、羊肉、狗肉等。

（二）气虚质

气虚质是由于元气不足，以气息低弱、机体、脏腑功能低下的一种体质状态。表现为神疲乏力、少气懒言、活动时加重等症状，平素体质虚弱，易患感冒；或病后抗病能力弱，易迁延不愈；易患内脏下垂、虚痨等病。

膏方： 冬虫夏草10克，人参、高丽参、西洋参、太子参、山药、黄芪、山楂、麦芽、当归、党参各50克共成膏，蜂蜜、冰糖调味。每晨一匙，开水冲服。但不可过量，例如，人参过量服用可导致出鼻血。

既然是"气虚"，膳食原则当然就是"益气"。在日常食物之外，人参、黄芪、山药、莲子、大枣、茯苓等等都是不错的补充。生发胃气，助消化，使气血生化有源，可用生谷芽、生麦芽之类，去其皮为宜；补气用鲜山药；补血用龙眼；补心用莲子（去心）；补肝用枸杞；补脾用大枣（如有腹满者去大枣）；补肺用百合；补肾健脑用核桃仁；利湿健脾用薏苡仁、冬瓜仁；行气化瘀用山楂；养阴润燥用黑芝麻、柏子仁；理气健脾燥湿化痰少佐陈皮；气血双调，五脏兼顾，注意尽量少吃油炸食物，少喝汤水。同时少吃多餐，避免给本已虚弱的内脏太大压力。

（三）阳虚质

阳虚质是由于人体的阳气不足，而导致的温煦、推动、蒸腾、气化的功能减弱，以虚寒现象为主要特征的体质状态。

表现：多为形体白胖，肌肉不壮，平素畏冷，手足不温，喜热饮食，精神不振，睡眠偏多；面色柔白，目胞晦暗，口唇色淡，毛发易落，易出汗，大便溏薄，小便清长。发病多为寒症，或易从寒化，易病痰饮、肿胀、泄泻、阳痿。阳虚质典型药物

生命在于运动。

——伏尔泰

调质方剂为金匮肾气丸。

膏方: 鹿茸15克, 海马10克, 海龙15克, 巴戟天、补骨脂、菟丝子、仙灵脾、仙茅、锁阳、肉苁蓉、黄精、枸杞子、五味子、芦把子各50克共成膏, 蜂蜜、冰糖调味。每晨一匙, 开水冲服。另外, 如果肾阳亏虚腰膝冷痛可用鹿茸泡酒服, 如阳虚便秘可用中药肉苁蓉温阳润肠通便。但如果没有阳虚症状而服用鹿茸酒, 特别是老年高血压患者有可能导致血压升高, 甚至脑出血。

对于阳虚质来说,"补阳"自然是第一位的, 而"补阳"又多从补肾入手。值得注意的是, 应该慢温、慢补, 缓缓调治, 同时兼顾脾胃。中医所谓"肾阳为根, 脾阳为继", 说的就是只有脾胃健运, 才能"化肾阳为一身阳气之本"。适当多吃些温阳壮阳的食物, 以温补脾肾阳气为主。如羊肉、猪肚、鸡肉、带鱼、狗肉、麻雀肉、鹿肉、黄鳝、虾、刀豆、核桃、栗子、韭菜、茴香等。平时少食生冷黏腻之品, 盛夏也不要过食寒凉。要多吃五香牛肉、五香羊肉、五香狗肉、鸡汤、韭菜炒虾仁、虾仁海马蒸子鸡等, 其作用原理为壮阳去寒温质。阳虚质的人要少吃或不吃寒凉食物。阳虚体质的人也不适宜吃性偏寒湿的香蕉, 饮食应该以温阳为主。阳虚者可吃火龙果、橘子。

（四）阴虚质

阴虚质是由于体内津液精血等阴液亏少, 以阴虚内热为主要特征的体质状态。

表现: 体形瘦长, 手足心热, 平素易口燥咽干, 鼻微干, 口渴喜冷饮, 大便干燥, 面色潮红、有烘热感, 目干涩, 视物花, 唇红微干, 皮肤偏干, 易生皱纹, 眩晕耳鸣, 睡眠差, 小便短涩。平素易患有阴亏燥热的病变, 或病后易表现为阴亏症状。

膏方: 麦门冬、山萸肉、酸枣仁、黄精、明天麻、龟板、鳖甲、石斛、川贝母、天冬、玉竹、菟丝子、枸杞子、鹿角胶各50克共成膏, 蜂蜜、冰糖调味。每晨一匙, 开水冲服。或者干咳无痰可用川贝母和梨炖服, 阴虚盗汗可用鳖煲汤以滋阴潜阳。但此类药物也容易碍脾滞胃, 所以食用时最好也配用山楂、陈皮、鸡内金等消食化滞之品。

阴阳是对立制约的, 偏于阴虚者, 由于阴不制阳而阳气易亢。肾阴是一身阴气的根本, 阴虚应多食滋补肾阴食物, 以滋阴潜阳为法。如芝麻、糯米、绿豆、海参、

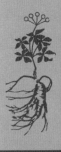

讓你不生病
赢得健康

牛奶、鸭肉、猪皮、豆腐、甘蔗、桃子、银耳、蔬菜、水果等，这些食品多甘寒性凉，有滋补机体阴气功效，也可适当配合补阴药膳有针对性地调养。阴虚火旺的人，也要注意少吃辛辣之品。

（五）血虚质

血虚质就是人体血液质和量不足的状态，是人体血液不足、营养功能减退的一种体质类型。表现多为形体瘦弱，肌肉不壮；面色苍白，唇色、指甲颜色淡白，并且还有头晕眼花，特别是下蹲起立时；易脱发或毛发易断等。容易头晕，也比其他体质的人更容易患贫血和出血性疾病、习惯性的便秘。女性则容易患不孕、功能型子宫出血等。

膏方：当归、枸杞子、何首乌、熟地、阿胶、鹿角胶、龟板胶、龙眼肉、生黄芪、党参、白术、山药各50克共成膏，蜂蜜、冰糖调味。每晨一匙，开水冲服。但此类药物容易碍脾滞胃，所以使用时最好配用山楂、陈皮、鸡内金等消食化滞之品。

既然血不足，就要多吃补血和活血的食物，菠菜、猪肝、党参、黄芪、羊肉、桂圆、红枣、粳米、芝麻都是很好的日常选择。

（六）痰湿质

痰湿质是由于水液内停而痰湿凝聚，以黏滞重浊导致气机不利，脾胃升降失调所致。

表现：体形肥胖、腹部肥满松软，面部皮肤油脂较多，多汗且黏，胸闷，痰多。面色淡黄而暗，眼胞微浮，容易困倦，舌体胖大且舌苔白腻或甜，易患消渴、中风、胸痹等症状。

膏方：黄芪、茯苓、白术、白豆蔻、川朴、苍术、莲子、芡实、薏苡仁各50克，陈皮20克，杏仁20克，桑白皮20克，地骨皮20克，槟榔15克，桂枝10克，甘草10克共成膏，蜂蜜、冰糖调味。每晨一匙，开水冲服。

在日常饮食中可用薏苡仁、赤小豆、白扁豆、冬瓜仁、苦杏仁、白蔻仁、粳米煮粥等调理体质。鲤鱼汤、冬瓜汤、萝卜汤和萝卜丝饼等美味调质也很好。典型的药汤调质方剂有二陈汤、苓桂术甘汤等。饮食宜清淡，应适当多摄取能够宣肺、健脾、益肾、化湿、通利三焦的食物。如赤小豆、扁豆、蚕豆、花生、枇杷叶、文蛤等，还可配合药膳调养。

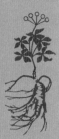

运动是一切生命的源泉。

——达·芬奇

（七）湿热质

湿热质是以湿热内蕴为主要特征的体质状态。

表现：形体偏胖或偏瘦，平素面垢油光，易生痤疮粉刺，容易口苦口干，身重困倦，心烦懈怠，眼睛红赤等。长期居住在潮湿的地方，或者处于温度高湿度又高的气候里都容易变成湿热体质。而喜欢吃甜食和肥腻的食物，或长期饮酒的人也多数都是湿热体质。此类人易患疮疖、黄疸火热等病症。

膏方：生黄芪、枳壳、白术、茯苓各30克，石莲子15克，山药30克，马鞭草30克，泽泻10克，薏苡仁30克，白茅根30克，川萆薢10克，猪苓30克，车前子20克，葛根50克共成膏，蜂蜜、冰糖调味。每晨一匙，开水冲服。

在饮食上尽量做到不食烟酒，不吃辛辣油炸的食物，尽量少吃一些大热大补的食物，比如辣椒、生姜、大蒜等。狗肉、牛肉、羊肉等温热食物也要少吃。宜食用清利化湿食品，如莲子、茯苓、红小豆、蚕豆、绿豆、鸭肉、鲫鱼、冬瓜、丝瓜等，而且多吃富含膳食纤维的果蔬能有助保持大小便通畅，防止湿热郁积。

（八）瘀血质

瘀血质是指体内有血液运行不畅的潜在倾向或瘀血内阻的病理基础，并表现出一系列外在征象的体质状态。血瘀体质之人，宜疏通血气，忌固涩收敛。

表现为瘦人居多，平素皮肤偏暗或色素沉着，容易出现瘀斑、易患疼痛，口唇暗淡或紫；眼眶暗黑，鼻部暗滞，发易脱落，肌肤干等。瘀血质的人往往性格内郁，很容易心情不快甚至烦躁，同时还急躁健忘，且易患出血、癥瘕、中风、胸痹等病。典型药物调质方剂有血府逐瘀汤等。

膏方：西洋参（另煎，冲）120克，生地黄、熟地黄各180克，地骨皮120克，天门冬、麦门冬各90克，白芍药90克，山茱萸90克，女贞子90克，旱莲草120克，炒当归90克，黄芩90克，白术120克，太子参90克，茜草炭120克，黑山栀子90克，黄连30克，香附90克，川续断90克，炒蒲黄90克，黑芥穗90克。上药共煎，去渣浓缩，加入龟板胶90克、陈阿胶90克、鹿角胶90克、白文冰250克收膏。每晨一匙，开水冲服。

在养生调质中宜吃山楂内金粥、桃仁粳米粥、鲜藕炒木耳等。饮食调理可以选用具有活血化瘀功效的食物，如黑豆、黄豆、山楂、香菇、茄子、油菜、番木瓜、黄酒、葡萄酒等。枳壳、陈皮、柴胡这些理气的东西，也是很好的补充，这也符合

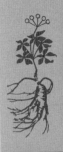

中医"气滞则血瘀，气行则血畅"的治疗原则。

（九）气郁质

气郁质是由于长期情志不畅、气机郁滞而形成的以性格内向不稳定、忧郁脆弱、敏感多疑为主要表现的体质状态。

表现：形体瘦者为多，胸胁胀满，或走窜疼痛，嗳气呃逆，或咽间有异物感，或乳房胀痛，睡眠较差，食欲减退、痰多、大便多干、小便正常。一般来说除了先天遗传的原因，长期压力过大，思虑过度是造成这种体质的普遍原因。而突发的精神刺激，比如，亲人去世、饱受惊恐等也会诱发形成这样的体质，而且往往在受到刺激之后记忆力会明显减退，变得健忘。易患郁症、脏燥、百合病、不寐、梅核气、惊恐等病症。

膏方：当归30克、生地黄150克、酸枣仁150克、柏子仁150克、夜交藤150克、远志15克、玫瑰花30克、八月扎35克、佛手35克、浮小麦150克、大枣50克、柴胡15克、黄芩10克、牡丹皮15克、白术30克、白芍药30克、川楝子15克、甘草10克、蜂蜜150克、白文冰150克收膏。每晨一匙，开水冲服。

饮食上应选用具有理气解郁、调理脾胃功能的食物，杂粮类的如大麦、荞麦、高粱；蔬菜可以多吃刀豆、蘑菇、萝卜、洋葱、苦瓜、丝瓜等；水果适合吃柑橘。

（十）特禀质

特禀质者是由于先天性或遗传因素所形成的一种特殊体质状态。如先天性、遗传性的生理缺陷，先天性、遗传性疾病，变态反应性疾病，原发性免疫缺陷等。此类人环境适应能力差，如过敏体质者对过敏季节适应能力差，易引发宿疾。

过敏体质者易药物过敏，易患花粉症等；遗传疾病如血友病、先天愚型等；胎传疾病如"五迟"、"五软"、"解颅"、胎寒、胎热、胎赤、胎惊、胎肥、胎弱等。

膏方：黄芪、鹿茸、党参、白术、人参、五味子、首乌、灵芝、女贞子、菟丝子、枸杞子、玄参、天冬、麦冬、沙参、肉桂、巴戟天、仙茅、仙灵脾、生地、黄精、山药、肉苁蓉、锁阳、杜仲、蛇床子各50克，蜂蜜、白文冰各250克。每晨一匙，开水冲服。

饮食上应选用具有补肾益脑、调理脾胃功能的食物，坚果类的如核桃、无花果、松子等；可以多吃黑芝麻，水果适合吃猕猴桃、榴莲。

总而言之，应用体质学说结合膏方治疗未病，能起到益寿除病的效果，其奥

溺死在酒杯中的人多于溺死在大海中。

——福莱

秘主要在于其对机体有五大作用。

1．调节免疫功能

膏方中常用的党参、黄芪、白术等补益药能增强机体网状内皮系统的吞噬功能，肉桂、仙茅、菟丝子等有促进抗体提前形成的作用，玄参、天冬、麦冬、沙参等有延长抗体存在时间的作用。

2．清除自由基

人参、五味子、首乌、灵芝等中药具有抗氧化作用；女贞子、菟丝子、枸杞子等补肾类中药具有清除有害自由基作用，可减少癌变的诱发因素。

3．增强内分泌的调节功能

服用肉桂、巴戟天、仙茅、仙灵脾等温肾药，能促进肾上腺皮质的分泌；巴戟天、肉苁蓉、锁阳、杜仲、蛇床子等有促进性腺机能，类似性激素样作用；鹿茸、仙灵脾还能促进精液的生长和分泌，滋肾阴药如生地、女贞子、菟丝子、补骨脂等能纠正神经内分泌代谢失调而产生减肥及促排卵的作用。实验表明，补肾药是通过性腺轴、肾上腺等多水平、多靶器官的调节而发挥作用。

4．调整中枢神经功能

首乌、人参、黄芪、当归、知母等中药对大脑中枢神经的兴奋与抑制有良好的调节作用，能提高智力和加强思维能力，延缓听力下降以及提高皮肤感受的识别力。

5．促进物质代谢

许多补虚的中药均有促进物质代谢作用，如人参、淫羊藿、肉苁蓉、灵芝、黄芪、锁阳、菟丝子、生地、麦冬等有不同程度提高蛋白质、核糖代谢的作用，生地、黄精、山药、花粉、人参、知母、苍术等有调节糖代谢的功能，人参、首乌、女贞子、蒲黄、郁金、决明子等可用来防治脂肪代谢紊乱、肥胖和动脉硬化。

另外，膏方的加工是特别讲究的。药材要道地，细料要分开煎，入胶时要认真掌握火候，入糖时要注意是否黏锅或烧焦，所以煎膏也要有专业知识，切不可自己盲目制作。膏方是一门高深学问，是医、药、工等综合的结果，不得马虎。

此外，音乐养生。中国之古筝、古琴，弹起来令人心旷神怡，适于养生。书法、绘画，亦是中医养生之法。总之，中医之养生方法甚多，不可能尽述，如孙思邈倡导养生十三法，发宜常梳，齿宜常叩，耳宜常鼓，腹宜常摩，等等。

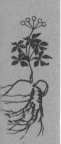

第一百一十五回　体虚感冒

温馨提示：从本回开始，主要介绍20多个常见病、多发病、季节流行病的防治措施。感冒是一年四季的常见病、多发病，通常分为风热、风寒、暑湿、体虚感冒等多种类型。体虚感冒是感冒中的一种特殊类型，多由于素体虚弱、气虚阴亏、卫外不固，以致经常反复感邪导致感冒。本病相当于现代医学的急性上呼吸道感染等疾病。

首先，本回给大家介绍感冒。我们从未病先防、既病防变、瘥后防复3个层次一一分述。

大家对风寒、风热感冒比较了解，通常容易忽视体虚感冒。以下我们将体虚感冒分为3讲来分述。本回主要介绍体虚感冒的易患人群，以及从未病先防、既病防变、瘥后防复3个层次对体虚感冒进行预防保健和治疗。

一、体虚感冒的易患人群

（1）体质较虚的婴幼儿、妇女和老年人。

（2）久病、重病或病后初愈者。

（3）存在慢性支气管炎、哮喘、肺气肿等呼吸道疾病以及糖尿病、慢性肾炎、心脏病、恶性肿瘤等原发病患者。

感冒一年四季均可发病，但以冬春季节为多。由于昼夜温差增大，气候突变、冷暖失常，在汗出后伤风、淋雨受凉等情况下，体质虚弱者都很容易发生感冒。

二、"治未病"方法

（一）未病先防

1. 早期信号

感冒病程短，无早期信号。

2. 防治措施

（1）开展体育锻炼。适当进行户外活动，如散步、慢跑、打太极拳、游泳等；

穷的乐趣。

我生平喜欢步行，运动给我带来了无

——爱因斯坦

进行冷水洗脸淋浴等耐寒训练,以增强体质,提高抗病能力。

(2)注重饮食调理。均衡饮食,多饮水,尤其提倡多吃富含维生素C的水果、蔬菜,如猕猴桃、橙子、西柚、柠檬、梨、芒果、草莓、荔枝、西兰花、椰菜、番茄、洋葱、薯干、青椒、胡萝卜等,有助于预防感冒。

(3)起居有常。培养规律起居,劳逸结合的作息方式。保证充足睡眠,避免过度疲劳,避免淋雨受凉。居处与衣着适宜。居住环境保持润而不燥,注意室内经常通风换气,保持空气清新,减少病毒和细菌传播机会。注意防寒保暖,在气候冷热变化时,及时增减衣被。

(4)调摄情志。《黄帝内经》云"正气存内,邪不可干""精神内守,病安从来"。保持恬淡虚无的心态,有助于养护正气,减少感冒的发生。

(5)戒烟。有吸烟嗜好者应该戒烟。

(6)净化空气。做好劳动保护,防止有害气体、酸雾和粉尘外溢。加强环境卫生,防止空气污染。

(7)药物预防。①冬春风寒的季节,可服贯众汤,贯众、紫苏、荆芥各10克,甘草5克,水煎顿服,连续服用3天。②夏月暑湿的季节,可服藿佩汤,藿香、佩兰各5克,薄荷3克,水煎顿服,连续服用3天。③体虚感冒者,可以经常服用玉屏风散,黄芪15克、防风5克、白术10克、大枣5克,水煎顿服,连续服用3天。

(8)食疗方

①当归生姜羊肉汤

原料:羊肉200克,当归20克,生姜50克,葱白段10克,植物油20克,食盐、水各适量。

制法:将羊肉洗净切片,生姜洗净,切片待用。炒锅上火,下油,油热后,加入羊肉,翻炒几下,加水、生姜、葱白、当归,武火烧开,改用文火炖半小时后,加入盐适量即可。

功效:补虚温中、活血祛寒。适用于阳气不足、气血亏虚,经常感冒者。

②百合麦冬粥

原料:鲜百合30克、麦门冬10克、粳米50克。

制法:上述原料加水1000毫升煮成粥,食时加适量冰糖。

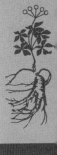

功效: 养阴润肺, 适用于阴虚体质经常感冒患者。

③黄芪红枣瘦肉汤

原料: 黄芪30克、红枣10枚、瘦肉(猪、牛、羊肉均可)500克。

治法: 加水共炖, 可加调味品, 食肉饮汤。

功效: 补脾益气, 适用于各种体虚感冒患者。

④常用食品: 如葱、姜、蒜、食醋、红糖等也有一定的预防感冒作用。

(二)既病防变

1. 辨证论治

(1)气虚感冒

症状: 恶寒较甚, 发热, 无汗, 身楚倦怠, 咳嗽, 咳痰无力, 舌苔淡白, 脉浮而无力。

治法: 益气解表。

代表方: 参苏饮。

处方举例: 人参、茯苓、紫苏叶、葛根、半夏、陈皮、桔梗、木香、枳壳、生姜、大枣、甘草。

(2)阳虚感冒

症状: 恶寒重发热轻, 头痛身痛, 无汗, 面白, 语声低微, 四肢不温, 或自汗。舌淡胖苔白, 脉沉无力。

治法: 助阳解表。

代表方: 麻黄附子细辛汤。

处方举例: 制附子、麻黄、细辛、黄芪、炙甘草。

(3)血虚感冒

症状: 头痛身热, 微恶风寒, 无汗或少汗。面色不华, 唇甲色淡, 心悸头晕。舌淡苔白, 脉细无力或浮。

治法: 养血解表。

代表方: 葱白七味饮。

处方举例: 葱白、淡豆豉、葛根、生姜、地黄、麦冬、陈皮、紫苏叶、荆芥。

生的大门。
静止便是死亡, 只有运动才能敲开永
——泰戈尔

（4）阴虚感冒

症状身热，微恶风寒，少汗，头昏，心烦，口干，干咳痰少，舌红少苔，脉细数。

治法：滋阴解表。

代表方：加减葳蕤汤。

处方举例：沙参、葱白、薄荷、桔梗、甘草。

2．中成药

（1）桂枝合剂：口服，每次10～15毫升，每天2～3次，饭前温开水送服。对于小儿、老人和妊娠期体虚者风寒感冒最为适宜。

（2）玉屏风散（丸）：每次6克，每日2～3次，饭前温开水送服。玉屏风口服液，口服，每次10～15毫升，每日2～3次。适用于体虚易反复感冒患者。

3．单方验方

（1）气虚感冒：取党参20克、苏叶15克、生姜15克、红糖适量。先将党参、苏叶冲洗干净，生姜切细丝，三味共同放入砂锅中，加水适量，煎煮30分钟，去渣留汁，再加入红糖煮化即可。每天1剂，可益气解表，主治气虚感冒。

（2）血虚感冒：取当归20克、熟地15克、葛根20克、粳米60克、红糖适量。先将当归、熟地、葛根冲洗干净后共同放入砂锅中，加水适量，煎煮30分钟，去渣留汁，再将粳米淘洗干净放入药汁中，用小火熬粥，待粥将熟时，放入红糖煮化即可。每天1剂，可养血解表，主治血虚感冒。

（3）阴虚感冒：取党参20克、麦门冬20克、薄荷15克、冰糖50克。先将党参、麦门冬、薄荷冲洗干净后共同放入砂锅中，加水适量，煎煮30分钟，去渣留汁，再加入冰糖稍煮片刻即可。每天1剂，可滋阴解表，主治阴虚感冒。

（4）阳虚感冒：取黄芪20克、桂枝10克、大枣10枚、粳米60克、红糖适量。先将黄芪、桂枝冲洗干净后共同放入砂锅中，加水适量，煎煮30分钟后去渣留汁，再将粳米、大枣淘洗后放入上述药汁中，用小火熬粥，待米烂粥熟时，放入红糖煮化即可。每天1剂，可助阳解表，主治阳虚感冒。

4．食疗

（1）神仙粥方：取糯米50克洗净，加适量水煮成白粥，再加入葱白7棵、生姜7片，共煮5～6分钟，然后加入米醋（最好是陈醋）50毫升搅匀起锅。趁热服下后，

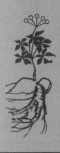

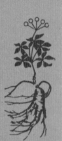

上床盖被，使身体微热出汗，一般连用2~3次，伤风感冒就会痊愈。

（2）姜丝鸭蛋汤：生姜50克、鸭蛋2个、白酒20毫升。生姜洗净去皮，切成丝，加水200毫升煮沸，鸭蛋去壳打散，倒入汤中稍搅，再加入白酒，煮沸即可。每日1次，吃蛋饮汤，顿服，可连服3日。具有解表散寒，用于体虚风寒感冒。

（3）枸杞痊夏茶：枸杞子、五味子各等分。枸杞子、五味子共研末，用开水浸泡封存3小时，即可饮用。每日不拘时代茶饮服。清暑祛热，补虚益精，适用于暑季体虚感冒。

（4）黄芪姜枣汤：黄芪、大枣各15克，生姜3片。加水适量，用武火煮沸，再用文火煮约1小时。益气补虚，解表散寒，适用于四季气虚风寒感冒。

（三）瘥后防复

体虚感冒患者病情刚有好转之时，身体仍为正气不足，卫外不固状态。若复感风邪或时行病毒，很可能会迁延不愈或再发感冒。

（1）生活方式的调摄方面，应注重饮食、强调运动、起居有规、调摄情志、食疗。

（2）积极治疗原发病。在治疗体虚感冒的同时，应积极治疗原有疾病。

（3）在感冒多发季节或流感流行期间，应更加注重个人卫生，预防感冒的发生。

（4）感冒是可以预防的。如坚持冷水洗脸、冷水浴，可提高机体的抗病能力和对寒冷的适应能力。中医认为，"正气存内，邪不可干"就是这个道理。

生活多美好啊，体育锻炼乐趣无穷。

——普希金

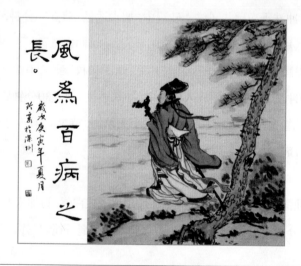

第一百一十六回　鼻鼽

温馨提示：中医认为，鼻鼽是以鼻痒、鼻塞、阵发性打喷嚏和流清水样鼻涕等为主症的疾病。其病机主要是肺虚卫表不固，病变脏腑主要与肺、脾、肾有关，以肺虚为本，也可出现多种并发症。本病有季节性和常年性之分。

本回主要介绍鼻鼽的易患人群，以及从未病先防、既病防变、瘥后防复3个层次对鼻鼽进行预防保健和治疗。

一、鼻鼽的易患人群

鼻鼽可发于任何年龄，但以儿童和青壮年多见。由于环境污染、食品添加剂的大量使用等原因，本病的发病率有日益增多的趋势，据不同文献报道，在普通人群中本病的发病率为10%~30%。

二、"治未病"方法

（一）未病先防

1. 早期信号

（1）鼻痒。是本病发作的前驱症状，儿童经常用手指或手掌将鼻尖向上大力推揉以止痒，日久可形成变应性鼻皱褶。

（2）耸鼻。由于鼻痒，儿童患者经常挤皱鼻子，或龇牙咧嘴，表情怪异。

（3）眼痒。许多患者有眼痒症状，并因揉眼导致眼睛发红及流泪，甚至出现黑眼圈。

（4）鼻塞。鼻塞为鼻黏膜肿胀所致，部分患儿因鼻腔不通气而不得不张口呼吸。

（5）喷嚏。通常是突然发作连续不断地打喷嚏，使患者感到十分痛苦。

（6）鼻涕。多为清水涕，伴随喷嚏而流出。

（7）嗅觉障碍。因鼻塞及嗅区黏膜病变可导致嗅觉下降或者消失。

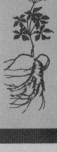

（8）咽痒、咳嗽。鼻䘌常伴有咽部瘙痒，并且往往引起咳嗽。

（9）吸鼻。因鼻涕多及鼻塞，患者常有向后吸鼻动作，以缓解症状。

（10）头昏沉。患者常有头昏昏沉沉、注意力不集中、记忆力下降的感受。

（11）耳痒、耳闷。由病变波及中耳或神经反射所致。

2．防治措施

（1）保持清洁，注意通风

常年性鼻䘌大部分由尘螨、霉菌引发，经常清除室内灰尘以及经常换洗暴晒衣被。晴天经常打开门窗既可减少尘螨、霉菌，又可防止呼吸道感染，降低过敏的可能性。阴雨天可以使用空调或抽湿机来降低室内的湿度。

（2）不养宠物，远离花粉

宠物的皮屑也是重要的致敏原，因此鼻䘌患者不宜养宠物。如果一定要养，至少要经常清扫宠物活动的房间、每周清洗宠物。

花粉过敏者不宜在家种植花草，还应知道引起自己过敏的是哪一种花草树木，就可以利用花粉月历来提醒自己，在该种植物扬花播粉前做好防护措施。做户外活动及各种运动项目时，尽可能选在花粉指数最低的时候，如清晨，或是雨后。

（3）不铺地毯，常戴口罩

地毯是螨虫及霉菌的温床，应禁止在室内铺地毯。在做家务时，可能接触到大量的粉尘、花粉，戴口罩是一种有效的防护措施。

（4）杀灭蟑螂等害虫

（5）防寒保暖

鼻䘌患者多阳气虚弱，比较畏冷，故冬天睡觉前用热水烫脚，早晨起床后，可用手按摩迎香穴至发热。

（6）合理饮食

1）禁吃以下食物：①牛肉、含咖啡因饮料、巧克力、柑橘汁、玉米、乳制品、蛋、燕麦、牡蛎、花生、番茄、小麦。②冷饮、过冷食物会降低免疫力，并造成呼吸道过敏。③刺激性食物如辣椒、芥末等，容易刺激呼吸道黏膜。④特殊处理或加工精制的食物。⑤人工色素特别是黄色五号色素。⑥避免香草醛、苯甲醛、桉油醇等食物添加物。

2）多吃以下食物：①含维生素C及维生素A的食物，如菠菜、大白菜、白萝卜等。②生姜、蒜、韭菜、香菜等暖性食物。③糯米、山药、莲子、薏仁、红糖和桂圆等。

（7）锻炼身体

持之以恒的体育锻炼可增强体质，对预防鼻衄有积极的作用。

1）慢跑：慢跑最好在早上进行，每天15~30分钟。

2）冷水浴：冷水浴应该从夏末秋初就开始，经过一段时间的适应后，深秋和初冬仍应继续坚持。冷水浴每次时间不要太长，几分钟就可以了，在感到寒冷之前就要结束。不能进行冷水浴的人，可以改用冷水洗脸和泡双足来代替。

3）防感按摩法：本法可增强鼻黏膜的抗病能力，具体做法如下：①擦面，首先擦热双手掌，然后沿着鼻旁两侧向头顶际擦去，再沿颞部至耳前下降，复原，做36次。②擦鼻，双手握拳，用双大拇指背侧指节面，从鼻旁两侧上下来回擦36次，用力要恰当，局部至微热为度。③擦背，冬季要注意保温，防止受冻。两手紧握手巾的两端，置在背后，上下来回擦背36次，然后换手做方向相反再擦对侧背36次。④搓脚心，两手搓热，然后先后各搓脚心81次。也可用坐位，赤足踏在一竹棍上来回滚动，练习5~10分钟。

（8）食疗

①大蒜牛肉粥：牛肉75克、生大蒜瓣50克、香菜5克、大米50克、调料适量。牛肉切丝、挂浆，大蒜、香菜洗净切末，大米洗净，入锅加水适量，大火煮开后改小火煮烂，加入牛肉丝煮3~5分钟，再放入大蒜、香菜末及调料即可。趁热食用。

②核桃杏仁汤：核桃仁30克、杏仁10克、生姜3片、蜂蜜适量。将核桃仁和杏仁加水适量炖熟，再加生姜，调入蜂蜜搅匀即成。

③菟丝细辛粥：菟丝子15克、细辛5克、粳米100克、白糖适量。将菟丝子洗净后捣碎和细辛水煎去渣取汁，入米煮粥，粥熟时加白糖即可。

④葱白红枣鸡肉粥：红枣（去核）10枚、葱白5茎、鸡肉连骨100克、芫荽10克、生姜10克、粳米100克。将粳米、鸡肉、生姜、红枣先煮粥，粥成再加入葱白、芫荽调味。

⑤山药羊肉羹：取山药40克、苏叶30克、苍耳草15克、鸭跖草20克、羊肉150

克。将苏叶、苍耳草、鸭跖草洗净，用纱布包扎，山药洗净，切块，羊肉洗净切块，用小火慢煲至羊肉熟烂，去除药袋，加入食盐、桂皮、八角、生姜调味后即可食用，可用于预防过敏性鼻炎发作。

⑥黄芪防风茶：取黄芪40克、防风15克，煎汤当茶常饮，具有补益肺气、祛风抗敏作用，可预防过敏性鼻炎。

（二）既病防变

鼻鼽如果不经过及时治疗，大约30%的患者会逐渐发展为支气管哮喘等，导致比较严重的后果。

1. 辨证论治

（1）肺气虚弱

主证：鼻痒、喷嚏，继则流清涕，嗅觉减退，鼻黏膜多呈淡白或暗灰色水肿。患者平日恶风，怕冷，易感冒，每遇风冷即发作，并见倦怠懒言，咽痒，咳嗽痰稀，面色淡白，动则汗出，苔薄白，脉虚弱等肺气虚证。

治法：温补肺脏，祛风散寒

代表方：温肺止流丹。

药物：人参、荆芥、细辛、诃子、桔梗、甘草。

（2）肺脾气虚

主证：鼻痒，鼻塞、鼻胀较重，继而喷嚏，鼻涕清稀或黏白，淋沥而下，嗅觉迟钝。平时常感头重头昏，神疲气短，祛风寒，四肢困倦，纳差，腹胀，便溏，舌质淡或淡胖，舌边有齿痕，苔白，脉虚缓等肺脾气虚证。

治法：健脾益气，补肺敛气。

代表方：补中益气汤。

药物：黄芪、陈皮、柴胡、当归、人参、甘草。

（3）肺肾两虚

主证：鼻痒，喷嚏连连难已，清涕长流，水肿，鼻底有清稀鼻涕。全身兼见形寒肢冷，面色苍白，咽痒，咳嗽痰稀，腰酸膝软，耳鸣耳聋，小便清长，尿后余沥，夜尿多，舌质淡胖，舌苔白，脉沉细无力等肺肾两虚证。

治法：补肾益气，温阳固表。

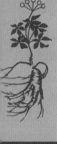

节制和劳动是人类的两个真正医生。——卢梭

代表方: 右归丸。

药物: 熟地黄、山药、山茱萸、枸杞子、杜仲、肉桂、制附子、菟丝子、鹿角胶、当归。

2．中成药

（1）肺气虚弱型: 鼻炎宁胶囊, 每次3~5粒, 每日3次, 温开水送服。

（2）肺脾气虚型: 玉屏风颗粒, 每次5~10克, 每天2~3次, 温开水送服。

（3）肺肾两虚型: 辛芩颗粒, 每次3~6克, 每天2~3次, 温开水送服。

3．针灸

（1）针刺

主穴: 迎香、印堂、百会、肺俞、合谷、上星。

配穴: 风池、足三里、脾俞、肾俞、太渊。

手法: 每次选主穴及配穴各1~2穴, 印堂、迎香两穴均用提插捻转泻法, 使针感外达鼻头, 内及鼻腔, 使鼻部有酸胀感, 其余穴位均采用捻转提插补法, 留针30分钟。每日1次, 7~10天为1疗程。

（2）艾灸

取穴: 印堂、上星、百会、肺俞、脾俞、肾俞。

手法: 悬灸, 每次2~4穴, 进行回旋、雀啄、往返、温和灸4步施灸操作, 每次灸20分钟。每日1次, 10天为1疗程。

（3）穴位注射

可选针刺穴位, 用当归注射液、丹参注射液、胎盘组织液等作穴位注射, 每穴0.5~1毫升, 每周2次。

（4）耳穴贴压

取穴: 神门、肝、肾、脾、肺、目。

方法: 用带有磁珠的胶布贴于耳穴上, 隔日治疗1次, 两耳交替进行, 患者每日按压3~5次, 以按压穴位处有胀痛且耳廓感觉有灼热感为度, 10次为1疗程。

4．外治法

（1）吹鼻: 可用碧云散、鹅不食草干等粉吹入鼻内, 每次0.2~0.5克, 每日3~4次。

（2）熏洗：辛夷15克、金银花15克、公英10克、地丁10克、防风10克、蝉蜕5克、黄芩10克、丹皮8克、菊花8克、白鲜皮10克、白附子8克、桂枝8克。将以上药物水煎取500毫升药液，趁热用药液蒸气熏鼻，熏时患者应尽量深吸气，使药蒸气进入鼻腔内。待药液温后即可用药液冲洗鼻腔。每日熏洗3次。

5．单方验方

（1）无花果30克，鹅不食草、蜂房各15克，蝉蜕12克，甘草10克。每日1剂，水煎分3次服，药渣再煎取药液外洗患处，日3次，7剂为1疗程。

（2）白芍15克，生黄芪20克，白术、防风、当归、辛夷子、五味子、石菖蒲各10克，蝉蜕、甘草各6克，细辛3克。水煎，日1剂，服2次，1个月为1疗程。

（3）乌梅20克，苍耳子15克，黄芪30克，辛夷12克，白芷、防风、荆芥各10克，白术、诃子各9克，柴胡、薄荷各6克，麻黄3克，细辛2克。日1剂，水煎2次，取液混合，分两次服，10天为1疗程。

（4）生黄芪20克，白芍、白术、丁香、生甘草各10克，五味子8克，桂枝、防风各6克，细辛4克。水煎2次，药液混匀，2次分服，7剂为1疗程。

6．食疗

（1）肺气虚损型

苍耳草黄精茶：取黄精40克、苍耳草15克、麻黄4克，煎汤常饮，具有益气宣肺、祛风通窍作用。

（2）肺脾气虚型

①玉屏风粥：黄芪60克、白术30克、防风10克、生姜15克、粳米90~150克。先将前两味煎半小时，后入防风煮沸取汁待用。生姜切成丁，加粳米及适量水煮成粥，倒入药汁调匀，再加红糖或白糖调味服用。有益气固表祛寒的功效。

②健脾鹌鹑：鹌鹑1只、党参20克、茯苓20克、红枣（去核）10枚、山楂5克。鹌鹑处理干净后，将药材置入其腹腔中，放入蒸锅内，水沸后再连续以小火炖4个小时，每两天吃1次。

（3）肺肾两虚型

虫草老鸭煲：冬虫夏草5克、核桃仁50克、老鸭1只。把老鸭宰杀后去毛及内脏，洗净，将冬虫夏草放入鸭腹内，加水适量，用砂锅炖烂后，调味即可。每周1~2

长寿之道在于我有快乐的性格。

——阿巴斯·哈萨

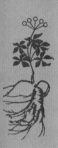

次，连服4周。于立冬前鼻鼽缓解期服食较好。

（三）瘥后防复

不少患者以为病好了而停止治疗，但遇到某些因素的刺激后病症就会复发。所以说鼻鼽十分顽固，病愈后防止复发仍必须引起高度重视。在花粉或者灰尘较多的季节，应关闭房间的窗户或尽量少出门；每周用热水清洗床单、枕巾；保持室内清洁无尘并尽量减少过敏原。房间内空气要通风，保持空气新鲜。坚持体育锻炼，增强对疾病的免疫能力。夏天或运动后大汗淋漓时不宜马上进入空调环境、用电风扇直吹或冲冷水澡，以免受凉感冒而诱发本病。

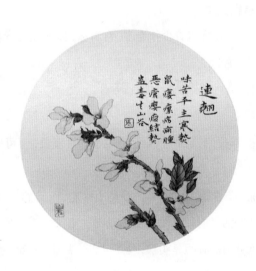

第一百一十七回　鼻渊

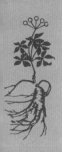

温馨提示：中医认为，鼻渊是发生于鼻窦，以鼻流浊涕、鼻塞、头痛为主症的一种疾患。本病以肺为本，病久可累及脾（胃）、肝、肾，导致湿热内蕴或气阴两虚。其病机主要是痰浊、湿热内蕴，正气虚损，病变脏腑主要与肺、胃（脾）、肝、肾有关，是临床常见病、多发病之一。

本回主要介绍鼻渊的易患人群，以及从未病先防、既病防变、瘥后防复3个层次对鼻渊进行预防保健和治疗。

一、鼻渊的易患人群

任何年龄均可发病，尤以青少年为多。常游泳、跳水及飞行者较多发。

二、"治未病"方法

（一）未病先防

1. 早期信号

鼻渊虽然病变部位隐蔽，但只要注意以下异常现象，便可早期发现，以利及时治疗。

（1）鼻周疼痛：鼻渊患者常有鼻内及鼻周疼痛、沉重感，并在低头、用力、擤鼻涕、咳嗽及跳跃等活动时使鼻窦受到震动而加重。

（2）头痛：急鼻渊常有明显头痛，位于前额、头顶或枕部，并有一定的时间规律。慢鼻渊则多有头部隐痛、昏沉或压迫感。

（3）鼻塞：鼻塞为鼻渊的常见症状之一，由鼻涕瘀积或鼻黏膜肿胀所致。

（4）鼻涕：鼻涕也是鼻渊的常见症状之一，可由鼻前孔流出，也可向后流至咽部。

（5）咳嗽、痰多：由鼻涕向后倒流所致。

（6）发热：急鼻渊患儿可有发热，甚至高热抽搐。

平平静静地吃粗茶淡饭，胜于提心吊胆地吃大酒大肉。

——伊索

（7）吸鼻：鼻涕较浓稠时，患者常用力向后抽吸，以图将鼻涕经口排出。

（8）嗅觉障碍：鼻涕黏稠，阻隔气味分子与嗅觉细胞接触，或嗅区黏膜病变，对气味分子感应失常都可导致嗅觉障碍。

2．防治措施

（1）预防感冒、鼻腔病变：患上呼吸道感染时，要积极治疗，以免并发本病。鼻腔本身病变，如鼻中隔偏曲、各种鼻炎、鼻息肉、肿瘤等影响鼻窦开口通气引流，常为鼻窦炎的诱因。

（2）防止窦腔进水：游泳时要注意鼻窦进水感染，所以凡头部入水前应先深吸气，入水后用鼻呼气，以抵住水入鼻内。

（3）锻炼身体：选择适当的体育锻炼方法对所有的人来说都具有增强体质、预防疾病发生及促进疾病早日康复的积极作用。

（4）擤鼻方法：有鼻涕时，不宜捏住鼻翼使劲擤，可用拇指堵住一侧鼻孔，擤另侧鼻。

（5）气压变化：乘坐飞机易致鼻窦炎。急性上呼吸道感染者应避免乘飞机。如非乘不可，应先用血管收缩剂滴鼻，使窦口通畅。

（6）合理饮食：对鼻渊患者而言，湿热证者应选择具有清热祛湿功效的食品，如冬瓜、绿豆、鲤鱼等；不可多饮高糖饮料，少食生湿或温热的食物，如菠萝、橘子、牛肉等；气虚证者宜选择营养丰富、具有益气健脾功效的食物，如山药、莲子、猪肚等；不宜多食生冷苦寒、辛辣燥热等寒热偏性比较明显的食物。痰湿证者选用具有燥湿化痰、健脾理气功效的食物，如山药、陈皮、鲫鱼等；不吃过咸、肥甘甜腻、生冷滋润以及寒凉、苦寒的食物。肾虚证者应选择滋阴补肾或温补肾阳的食物，如核桃、莲子、冬虫夏草等；不宜多吃柿子、胡椒、莼菜等。

（7）食疗方

①桑菊蜜膏：桑叶、菊花各50克，蜂蜜适量。将桑、菊水煎2次，每次30分钟，二液合并，文火浓缩后兑入蜂蜜，文火熬至黏稠即成，每日2次，每次5克，调入米粥中服食。

②葱姜豆豉汤：葱白连根3根、生姜3片、淡豆豉15克，调料适量。将葱、姜切碎，放锅中加食油，食盐、豆豉煸炒后，加入适量水煮汤，至熟后调味服食。

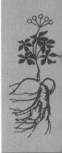

让你不生病

鼻部健康

287

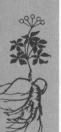

（二）既病防变

1．辨证论治

（1）急鼻渊

①肺经风热

症状：发病急，鼻塞，涕黄或白黏，量少；多有头痛、发热、畏寒、咳嗽等症状。

治法：祛风散热，宣肺通窍。

代表方：银翘散合苍耳子散。

处方举例：辛夷、白芷、薄荷、连翘。

②胃热炽盛

症状：鼻涕黄浊量多，鼻塞较甚，嗅觉差，头痛明显；全身见发热不畏寒，口渴多饮，口臭，小便短赤，大便干结，舌质红，苔黄。

治法：清胃泻火，解毒通窍。

代表方：升麻解毒汤。

处方举例：葛根、白芷、苍耳子、赤芍。

③肝胆热盛

症状：鼻涕黄绿色，黏稠，味腥臭，鼻塞重，头痛甚；全身见发热，口苦咽干，心烦易怒。

治法：清肝泻胆，排脓通窍。

代表方：龙胆泻肝汤。

处方举例：黄芩、栀子、泽泻、当归。

（2）慢鼻渊

①痰浊阻肺

症状：鼻涕白浊，量多，味腥，鼻塞，头昏蒙；可见咳嗽痰多，舌质淡红，苔白腻，脉滑。

治法：宣肺化痰，除浊通窍。

代表方：二陈汤。

处方举例：半夏、茯苓、陈皮、甘草。

早眠早起，使人健康、富有而明智。

——富兰克林

②肺经蕴热

症状: 涕黄黏量少, 可流向咽喉部, 鼻塞; 有头痛、咽痒, 咳嗽, 吐少量黄痰等症。

治法: 宣肺清热, 解郁通窍。

代表方: 辛夷清肺饮。

处方举例: 辛夷、黄芩、栀子、甘草。

③肺虚邪滞

症状: 黏涕量多不止, 色白不臭, 鼻塞时轻时重, 嗅觉减退, 头部隐痛; 平素易患感冒, 自汗恶风, 气短乏力, 舌质淡红, 苔白, 脉弱。

治法: 补益肺气, 祛邪通窍。

代表方: 温肺止流丹。

处方举例: 人参、诃子、甘草、桔梗。

④脾虚湿滞

症状: 黏涕色白量多不止, 不臭, 鼻塞较重, 嗅觉减退, 头昏痛; 面色萎黄, 神疲乏力, 纳少便溏, 舌质胖淡, 苔白腻, 脉缓弱。

治法: 健脾益气, 祛湿通窍。

代表方: 参苓白术散。

处方举例: 党参、茯苓、桔梗、甘草。

⑤肾阳虚衰证

症状: 鼻涕清稀, 量多不止, 鼻塞, 喷嚏时作; 常见形寒肢冷, 精神萎靡, 夜尿频多。

治法: 温补肾阳, 散寒通窍。

代表方: 济生肾气丸。

处方举例: 地黄、泽泻、丹皮、山茱萸。

2. 中成药

（1）肺经风热

①鼻渊舒口服液, 每次1支（10毫升）, 每天3次。

②鱼腥草片, 每次3～5片, 每天3次, 温开水送服。

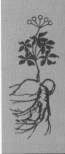

（2）胃热炽盛

①黄连上清片，每次3~5片，每天3次，温开水送服。

②比拜克胶囊，每次3粒，每天3次，温开水送服。

（3）肝胆热盛

①龙胆泻肝丸，每次3~6克，每天3次，温开水送服。

②藿胆丸，每次3~6克，每天2~3次，温开水送服。

（4）痰浊阻肺证

①千柏鼻炎片，每次3~5片，每天3次，温开水送服。

②荔花鼻窦炎片，每次3片，每天3次，温开水送服。

（5）脾虚湿滞

①补中益气丸，每次5~10克，每天3次，温开水送服。

②香砂六君丸，每次3~6克，每天3次，温开水送服。

（6）肾阳虚衰

①附桂地黄丸，每次6~10克，每天3次，温开水送服。

②右归丸，每次5~10克，每天3次，温开水送服。

3．针灸

（1）体针：选取手太阴肺经、足阳明胃经、足少阳胆经穴位及鼻部穴位为主，常用巨髎、四白、迎香、风池等，每次2~3穴，每日1次，实证用泻法，虚证用补法，7天为1疗程。

（2）耳针：取内鼻、额、上颌、肺、胃、肝、胆等穴，每次2~3穴，每日1次，留针20~30分钟，或用王不留行籽贴压。

（3）穴位注射：选取体针穴位1~2穴，注入鱼腥草注射液、丹参注射液等，每穴0.2~1毫升，隔日1次。

（4）电针：取迎香穴，消毒后，将电极置穴位上固定，按患者病情及耐受度调节电流强度，每日1~2次，每次15分钟，7天为1疗程。

（5）灸法：取迎香、上星、前顶等穴，悬灸10~20分钟，以局部皮肤潮红为度，每日1次。适用于虚证患者。

休息与工作的关系，正如眼帘与眼睛的关系。

——泰戈尔

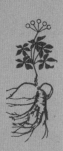

4．外治疗法

（1）滴鼻法：可选用滴鼻灵、鱼腥草液、葱白滴鼻液等，滴鼻，每日3~4次。

（2）吹鼻法：可用冰连散、瓜蒂散等，吹入鼻内，每日3~4次。

（3）熏鼻法：用制川乌、制草乌、金银花、薄荷、柴胡、钩藤、玄参、白芷各15克，加水文火煎30分钟，取汁，浓缩至500毫升，置电炉上加热，吸入药汽30分钟，每日2次。

（4）上颌窦穿刺：适用于无发热而鼻窦积脓者。按常规方法行上颌窦穿刺，生理盐水洗净窦内脓液后，注入鱼腥草液、黄连液或庆大霉素等，每周1~2次。

（5）热敷法：将汤剂药渣趁热用布包裹，熨敷鼻部及鼻窦投影区。

5．单方验方

（1）鼻炎汤：蒲公英30克，苍耳子、黄芩各10克，白芷9克，藁本、桔梗各3克，鱼腥草、败酱草各25克，生地、玳瑁各15克，川芎、辛夷各6克。每日1剂，水煎服。

（2）泄胆清脑汤：柴胡、龙骨、牡蛎各30克，夏枯草、菊花、川芎各15克，薄荷、蝉蜕、地龙、桔梗各10克，白芷12克，黄柏、白附子各6克。每日1剂，水煎服。

（3）不刀平渊汤：鱼腥草50克，苍耳子、辛夷各25克，桔梗20克，白芷、甘草各15克。每日3次，隔日1剂，水煎服。

（4）苍耳散：辛夷15克、苍耳子（炒）10克、白芷30克、薄荷叶3克。晒干，为细末，每次6克，用葱茶调服。

（5）清窦汤：辛夷花、苍耳子、金银花、黄芩、蚤休、浙贝、川芎各12克，白芷6克，桔梗9克，生薏苡仁30克。加减：流黄浊涕量多加龙胆草、鱼腥草、车前子；有虚象加生黄芪、党参、白术、茯苓；头痛加蔓荆子、白蒺藜。每日1剂，水煎服，5剂为1疗程。

（6）苍辛芎丹汤：苍耳子、辛夷各15克，川芎、丹参各30克。每日1剂，水煎服。

6．食疗

（1）绿豆决明子汤：绿豆50克、决明子10克、红糖适量。将二者洗净，同入锅中，加清水适量同煮至绿豆烂熟后，红糖调服。适用于鼻渊属肝胆有热患者。

（2）三花茶：栀子花1朵，金银花、野菊花各10克，茶叶5克。将四者择净，放入茶杯中，冲入沸水适量，浸泡10~20分钟后饮服。每日1剂。适用于鼻渊属肺热者。

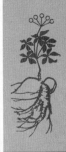

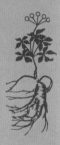

（3）荷叶二花粥：鲜荷叶1张、荷花1朵、扁豆花5朵、大米100克。将鲜荷叶洗净、切细；先取大米煮粥，待熟后调入荷叶、二花，再煮一两沸服食。每日2剂。适用于鼻渊属脾胃有热者。

（4）莲子黄芪鱼腥草炖牛肉：取莲子3克、生黄芪40克、辛夷花6克、鱼腥草60克、黄芩10克、路路通10克、牛肉200克。将黄芪、辛夷花、鱼腥草、黄芩、路路通洗净，用纱布包扎，莲子洗净，牛肉洗净切块，加水适量，用小火慢煲至牛肉熟烂，去除药袋，加入桂皮、生姜、食盐调味后即可食用，具有益气祛风、清肺解毒、宣通鼻窍之功，可用于火热体质之鼻渊患者。

（5）扁豆山药粥：炒扁豆60克、山药60克、大米50克，煮粥服食，适用于鼻渊脾虚者。

（6）辛夷花煲鸡蛋：辛夷花10个、大枣4个、熟鸡蛋2个。先用水煮大枣和鸡蛋，后下辛夷花，饮茶吃蛋。适用于肺气失宣者。

（7）冬瓜薏米汤：冬瓜200～400克、薏仁30～50克，煎汤代茶每日或隔日1次，适用于脾虚夹湿者。

（三）瘥后防复

鼻渊对人体健康危害很大，且不易治愈，所以一定要注意养生，防止复发。应避免导致人体抵抗力下降的各种因素，如过度疲劳、受凉、饮酒等。因为当人体抵抗力下降时，鼻黏膜调节功能差，病菌易乘虚入侵导致发病。要坚持体育锻炼，提高机体对不良刺激的抵抗能力。在冬春寒冷季节或感冒流行期间，尽量少去公共场所。积极治疗上呼吸道疾病及全身其他慢性疾患对防止鼻渊复发有重要作用。

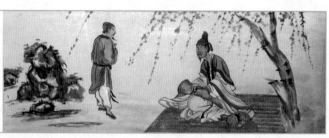

第一百一十八回　咳嗽

温馨提示:中医认为,咳嗽是指肺气上逆作声,咳吐痰液而言,是肺系疾病的主要症状之一。咳嗽的病变主脏在肺,与肝、脾有关,久则及肾,主要病机为邪犯于肺,肺气上逆。一般由于感受外邪引起的咳嗽,称为外感咳嗽;因脏腑功能失调,波及于肺以致的咳嗽,称之内伤咳嗽。本病常见于西医的急慢性支气管炎、支气管扩张等疾病。

本回主要介绍咳嗽的易患人群,以及从未病先防、既病防变、瘥后防复3个层次对咳嗽进行预防保健和治疗。

一、咳嗽的易患人群

以下人群应及时进行肺功能检查,尽早发现病情。

（1）打鼾者。

（2）老年人。

（3）有吸烟史者。

（4）反复呼吸道感染者。

（5）长期有室内污染者。

（6）烟雾暴露者、粉尘职业暴露者。

（7）父辈有慢支者。

二、"治未病"方法

（一）未病先防

1. 早期信号

老慢支早期症状不重,而且病情进展缓慢,常不引起人们重视。但如得不到很好的治疗,5年内可以并发阻塞性肺气肿,10年后可进一步发展成为肺源性心脏病,不易根治。因此老年朋友应引起注意。诱发慢性支气管炎的因素有以下

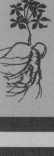

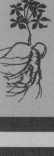讓你不生病

几个方面：

（1）年龄：随着年龄增长，与致病因子（如吸烟、微生物感染和空气污染物）的接触时间也越长；年龄越大，肺功能日益减退，气管、支气管、细支气管等呼吸道的防御功能也逐渐减弱，全身对微生物的免疫力也日渐降低。譬如说，年轻时偶尔感冒，即使不去治疗，只要多休息，多饮水，几天后也就自然痊愈了。而老年人患感冒或上呼吸道感染时，若不及时应用抗生素，几天后，咳出的痰就可能由白色变成黄色，这表示感染已延及下呼吸道，发生了急性支气管炎，甚至是肺炎了。全国慢性支气管炎普查中也证明，随着年龄的增长，慢支的患病率也逐渐增高。14岁及以上人群的慢性支气管炎平均患病率是4%，而50岁以上人群就升高到13%。

（2）气象条件：气温越低，慢性支气管炎的患病率就越高。每年10月后到次年3月气温最低，是支气管炎的多发季节。北方的天气比南方寒冷，所以北方地区慢性支气管炎的患病率，比南方地区要高。日夜温度差别大以及取暖条件差或无取暖条件的地区，慢性支气管炎的发病率也比较高。

（3）营养条件：营养条件差，蛋白质摄入不足，使血液中的蛋白质（包括白蛋白、球蛋白）含量低，结果造成抵抗微生物的抗体形成少，对微生物的抵抗能力低。也就是说免疫力会降低，容易得慢性支气管炎。缺乏维生素，特别是缺乏维生素A及维生素D，使呼吸道抵抗力低，也容易患支气管炎。

（4）居住条件：住房拥挤，冬天取暖条件差，开窗通风少的居民，慢性支气管炎的患病率可能较高。

2．防治措施

（1）体育锻炼

可根据自身体质选择医疗保健操、太极拳、五禽戏等项目，坚持锻炼，能提高机体抗病能力，活动量以无明显气急、心跳加速及过分疲劳为度。

（2）呼吸锻炼

①经常吹笛：吹笛能使横膈肌运动范围增大，使肺泡开放数目增多，改善呼吸功能，缓解呼吸困难和缺氧现象。但有严重肺气肿的人不宜吹笛。

②腹式呼吸：腹式呼吸能保持呼吸道通畅，增加肺活量，减少慢性支气管炎

精神畅快，心气和平。饮食有节，寒暖

当心。起居以时，劳逸均匀。

——梅兰芳

的发作，预防肺气肿、肺原性心脏病的发生。具体方法：吸气时尽量使腹部隆起，呼气时尽力呼出使腹部凹下。每天锻炼2~3次，每次10~20分钟。

③夏季游泳：夏季经常游泳，能改善肺的通气功能，提高呼吸效率。肺活量是通气功能的衡量指标，如果每天能保持游泳30分钟，1个夏季后，肺活量可增500毫升。

（3）戒烟酒

长期大量喝酒能降低机体抵抗力，使慢性支气管炎久久不能治愈。吸烟者患慢性支气管炎的人数，比不吸烟的人高4~5倍。事实表明，戒掉烟酒后，呼吸道症状和反复发作的机会大大减少。这里介绍一种简易戒烟法：将萝卜洗净切成丝，用干净纱布包裹挤出汁液，每天清晨服100毫升，连服1个月，您就不会对烟有好感了。

（4）避毒消敏

空气中有些粉尘和气体能引起支气管炎发作，如棉花纤维、发霉的谷物粉尘、含有螨虫排泄物的房尘，可使支气管充血、水肿、痉挛、增加感染机会，引起咳嗽、哮喘和吐痰等症状。过敏体质的人更应注意远离过敏原。下面的方法对消除过敏有很好的效果：豆浆200毫升，加入味精1克，盐少许，每日1次，经常食用。

（5）冬病夏治

在夏季大暑天用消喘膏外贴能起到防病治病的作用。具体做法：将消喘膏外敷于大椎穴、天突穴、肺俞穴、膻中穴。每次敷贴2天，间隔3~5天换药1次，敷贴3次为1个疗程，每年1个疗程，连续3年夏季敷贴。

（6）及时治疗上呼吸道感染，如感冒、急性鼻炎、急性咽喉炎、急性扁桃体炎等。

（7）食疗

1）宜吃食品：①经常将生姜和胡桃肉一起嚼服。②中药仙灵脾（淫羊藿）10克，瘦肉100~150克炖服，经常食用。③服四仁粥：白果仁、甜杏仁、胡桃仁、花生仁各等份，共研末和匀，每日清晨取20克，鸡蛋1个，煮1小碗服下。

2）忌吃食品：①忌食海腥类食物，这些是慢性支气管炎的发病原因之一，而海鲜和禽蛋类、奶制品又是常见的过敏原。②忌寒凉食物，慢性支气管炎患者，病程较长，大多脾、肺、肾的阳气不足，对寒凉食品反应较大。③忌油炸及辛辣刺激食物，油炸等油腻食品不易消化，易生内热，煎熬津液，可助湿生痰、阻塞肺道，导致咳嗽、气喘加重。而辛辣食物，吃后可助热生痰，并可刺激支气管黏膜，使局部水肿，而咳喘加重。

（二）既病防变

咳嗽一般预后好，尤其是外感咳嗽，因其病轻浅，及时治疗多能短时间内治愈。内伤咳嗽若反复发作，日久不愈，常导致肺、肾、心、脾亏虚，气滞、痰凝、血瘀、水停而演变为肺胀。

1. 辨证论治

（1）风寒袭肺

症状：咳嗽，咳痰色白稀薄，咽痒，可伴鼻塞流涕、发热、头痛身楚、畏寒等症。舌苔薄白，脉浮或浮紧。

治法：疏风散寒，宣肺化痰。

代表方：三拗汤。

处方举例：杏仁、荆芥、陈皮、甘草。

（2）风热犯肺

症状：咳嗽气粗，咳痰不爽，痰黏稠或稠黄，常伴鼻流黄涕、头痛肢楚、发热微恶风等表证。舌苔薄黄，脉浮数或浮滑。

治法：疏风清热，宣肺化痰。

代表方：桑菊饮。

处方举例：连翘、桔梗、鲜芦根、甘草。

（3）燥热伤肺

症状：干咳作呛，无痰或痰少不易咳出，喉痒，咽喉干痛，唇鼻干燥，口干，或伴鼻塞头痛，微寒，身热等表证。苔薄白或薄黄，舌质红干而少津，脉浮数。

治法：疏风清肺，润燥化痰。

代表方：桑杏汤。

处方举例：桑叶、杏仁、南沙参、川贝。

以上三型见于急性支气管炎。

变紫，血管变细。引发脑塞，心肌梗死！

生气四害：血压变高，血脂变稠，血色

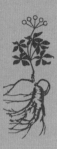

（4）痰湿蕴肺

症状：咳嗽反复发作，痰多色白，咳痰黏稠，胸闷脘痞，纳差腹胀。舌苔白腻，脉弦滑或濡滑。

治法：健脾燥湿，化痰止咳。

代表方：二陈汤合三子养亲汤。

处方举例：半夏、茯苓、陈皮、厚朴。

（5）痰热郁肺

症状：咳嗽气急，痰多黏稠色黄，咳痰不爽，口臭便秘。舌苔黄或腻，脉滑数。

治法：清热肃肺，化痰止咳。

代表方：桑白皮汤。

处方举例：黄芩、山栀、川贝、苏子。

（6）气阴两虚

症状：咳嗽气短，气怯声低，咳声低弱，咳痰稀薄或痰少，烦热口干，咽喉不利，面潮红。舌淡或舌红苔剥，脉细数。

治法：补肺益气，养阴生津。

代表方：生脉散合沙参麦冬汤。

处方举例：沙参、麦冬、紫菀、款冬花。

（7）脾肾阳虚

症状：咳嗽而喘，咳痰稀薄，胸闷气短，甚至喉中疾鸣，动则心悸，畏寒肢冷足肿，食少腰膝酸软。舌质淡胖，苔白，脉沉细。

治法：温肾健脾，纳气平喘。

代表方：肾气丸合六君子丸。

处方举例：熟地、山茱萸、白术、甘草。

2．其他疗法

（1）中成药：复方紫花杜鹃片，每次6片，每日3次。用于痰湿蕴肺型咳嗽。

（2）验方：鹅橘汤：鹅不食草30克、东风橘25克。水煎服，每日1剂。用于风寒袭肺型咳嗽。

（3）外治法：贴脐法：苍桂粉（苍耳子5克、肉桂2.5克、公丁香2克、麻黄12克、

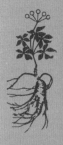

细辛5克、白芥子3克、吴萸2.5克、罂粟壳2克、冰片0.5克，共研细末）用适量姜汁调匀后填脐，外盖胶布封严。2~5日换药1次，10次为1个疗程。适用于各型咳嗽。

（4）针灸疗法

①外感咳嗽：选穴：肺俞、列缺、合谷。方法：毫针浅刺用泻法，风热可强刺，风寒留针或另灸。

②内伤咳嗽：选穴：肺俞、太渊、章门；肝火犯肺者选肺俞、尺泽、阳陵泉、太冲。方法：毫针刺用平补泻法，或加灸。肝火犯肺者不加灸。

（5）食疗：慢性支气管炎患者采用饮食疗法也有辅助疗效。

①益肺粥：猪肺500克、大米100克、薏苡仁50克。将猪肺洗净，加水适量，放入料酒，煮七成熟捞出，切成丁，同淘净的大米、薏苡仁一起入锅内，并放入葱、生姜、食盐、味精、料酒，先置武火上烧沸，然后文火煨熬，米熟烂即可。

②黄芪粥：黄芪20克、粳米60克、白糖适量。将黄芪、粳米共煮成粥，加白糖溶后即成。注意：外感发热者忌服。

③莱菔子粥：莱菔子10克、粳米50克。先将莱菔子炒熟后研末，再同粳米煮粥。注意：气虚体弱者莱菔子宜减少用量。

④人参杏仁粥：苦杏仁15克、大枣10枚、人参15克、桑白皮15克、生姜10克、大米100克。将苦杏仁、大枣、人参、桑白皮、生姜文火水煎30分钟，去渣取汁，加大米煮成粥。

⑤甜杏仁10克，细嚼慢咽，每日2次，有止咳、化痰、定喘等作用。

⑥雪梨1个挖去果核，填入冰糖适量，隔水蒸熟食之，每日早晚各1个。

（三）瘥后防复

咳嗽一般预后好，尤其是外感咳嗽，因其病轻浅，及时治疗多能短时间内治愈。内伤咳嗽的预后一般亦较好，但部分患者易于反复发作，转化为肺胀者，则预后较差。为了控制病变的发展演变，根据"发时治肺，平时治肾"的理论，用补肾固本的方法治疗久咳取得了较好的疗效。

咳嗽在痊愈或好转后则需扶正固本。扶正固本可达到阴阳平衡，巩固治疗效果，提高抵御病邪入侵的能力。生活调摄方面参照本章前述"未病先防"中体育锻炼、呼吸锻炼、戒烟酒、避毒消敏、冬病夏治。采用扶正固本的方药来巩固疗

休息乃劳动者之妙药。

——彼得拉克

效,改善体质。临床一般按三种证型进行调理。

（1）肺脾气虚治则健脾补肺。方药选用玉屏风散合六君子汤。药用：生黄芪、白术、防风、党参、陈皮、茯苓、半夏、甘草、干姜等。

（2）肺肾阴虚治则滋肾养肺。方药选用生脉饮合六味地黄丸。药用：党参、麦冬、五味子、生地、萸肉、丹皮、山药、百合、北沙参等。

（3）脾肾阳虚治则温阳补肾纳气。方药选用金匮肾气丸合参蛤散。药用：制附子、肉桂、熟地、萸肉、山药、丹皮、泽泻、茯苓、人参、蛤蚧、补骨脂、紫石英等。但是,具体情况因人而异,中医强调辨证论治,请在医生的指导下进行诊疗。

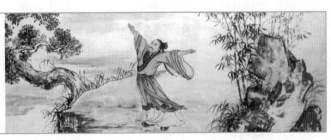

五脏六腑皆令人咳,非獨肺也。

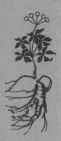

第一百一十九回　哮喘

温馨提示：中医认为，哮喘是以反复发作性的喘息、气急、胸闷或咳嗽等为临床特征的病症，常与感受风寒或邪热、情志内伤、疲劳、食用某些食物等有关，致使气道不畅，肺气不降，引动内腑之宿痰而发病，而宿痰伏肺则是本病的主要病机。其病变脏腑主要为肺、脾、肾三脏。多数患者可自行缓解或经治疗后缓解，常分为发作期与缓解期。本病相当于西医的支气管哮喘、喘息性支气管炎。

本回主要介绍哮喘的易患人群，以及从未病先防、既病防变、瘥后防复3个层次对哮喘进行预防保健。

一、支气管哮喘的易患人群

（1）有家族过敏史，其父母曾患哮喘或其他过敏性疾病或过敏性鼻炎者。

（2）早期婴幼儿患有湿疹、过敏性鼻炎、药物过敏者。

（3）气道呈高反应性的儿童。

（4）3岁前反复患呼吸道病毒性感染者。

（5）被动吸烟，尤其是母亲吸烟和出生后长期生活在烟雾弥漫的环境中的婴幼儿。

（6）出生后为低体重的新生儿更易发生气道狭窄，早期出现呼吸道症状发生过敏和哮喘者。

（7）出生后非母乳喂养者，因为母乳尤其是初乳中含有大量的分泌型IgA，它可以保护婴儿的肠道和呼吸道增强其抗感染能力。而牛乳中则含有大量的异体蛋白，婴儿摄入后可透过肠壁易产生过敏体质，为今后患哮喘埋下了"隐患"。

二、"治未病"方法

（一）未病先防

1. 早期信号

（1）咳嗽：很多哮喘病人最初只表现为咳嗽，并常常被误诊为感冒、支气管

太饥伤脾，太饱伤气。

——曹庭栋

炎。如果咳嗽持续1~2个月不消失，以干咳为主，并常在夜间、晨起及运动后显著，且用抗生素治疗无效，就应想到不典型哮喘的可能。

（2）喘息：支气管哮喘患者的喘息症状表现为发作性喘息，伴哮鸣声，吸气短促，呼气相对吸气延长。喘息症状多突然发作，短者持续数分钟，长者持续数小时甚至数天。

（3）胸闷：患者胸部有紧迫感，呼吸费力。哮喘发作时，患者感觉吸入空气不够用，严重的甚至有窒息感。

（4）其他症状：除了呼吸道症状之外，病人往往还可表现为鼻过敏，眼结膜过敏，以及皮肤过敏（荨麻疹）等伴随症状。部分患者发作时可伴有咽部不适、头痛、呕吐等。

2．防治措施

（1）注意饮食

①忌酒、忌过咸食物：酒和过咸食物的刺激，会加重病情，诱发哮喘。

②多吃高蛋白食物：瘦肉、家禽、大豆等高蛋白食物，可以增加热量，提高抗病力。

③多吃含有维生素A、C及钙质的食物：含维生素A的食物有润肺、保护气管之功；含维生素C的食物有抗炎、抗癌、防感冒的功能；含钙食物能增强气管抗过敏能力。

④常喝咖啡：咖啡因能扩大支气管通道，减少或防止支气管哮喘症状，喝咖啡多的人，哮喘发作的可能性小。

饮食因素是导致支气管哮喘发作的最常见诱因之一。所以，哮喘病人应仔细摸索自己的饮食致敏规律，远离致敏物质。

（2）加强运动

1）体育锻炼：减少和防止哮喘复发，增强体质，可有意识地进行呼吸功能的训练：放松前倾体位呼吸，加压腹式呼吸，缩唇呼气法等，呼吸节律不宜过快，每日两三次。医疗体育要坚持几个月甚至1~2年才能得到效果，必须持之以恒。运动必须量力而行，以不引起疲劳为度。

2）功法：跏趺坐或正坐，病甚时可前部倚靠床架，两腿平躺，如气喘已平，可

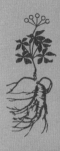

让你不生病

赢时健康

改用站桩式，作自然站立，两脚分开如肩宽，意守可选以下三种：

①意守丹田：排除杂念，两目微闭，内视丹田，吸气时丹田随之轻轻内吸，呼气时丹田随之慢慢放松。以此一吸一放诱使吸气之气逐渐加深，有引入丹田之感，并使呼吸节奏放慢。

②意守会阴：内视会阴，自觉会阴处微微发热，和意守丹田一法相同，逐渐使吸入之气加深，呼吸节奏放慢。

③意守涌泉：内视两脚底涌泉，不作其他思虑，系念久久，呼吸节奏会自然减慢。以上三种意守方法，可任选其一，也可阳虚者意守丹田，阴虚者意守会阴、涌泉。此外，在用以上一种意守法时再配合意守少商。阳虚者意念宜稍重，阴虚者意念宜稍轻。

3）辅助活动：两手掌反复轻轻地捋胸顺气。

气喘已平，可以俯身，两手搓热后，反复按摩两腰部，再反复按摩两脚底涌泉穴，均使之产生热感。此法对肺肾阳虚的患者尤为有效。

哮喘常由感冒诱发，当受凉后有气喘先兆，立即用双手食指或中指掌按摩鼻翼100次，使鼻翼以至双眉之间都感到发热，然后再作捋胸顺气。

（3）调畅情志

中医学认为人的情志活动与五脏的精气津液血的功能密切相关，当人受到突然、强烈或持久的情志刺激，会造成气机逆乱、脏腑气血阴阳失调而生病。日常生活中，精神紧张、恐惧、焦虑等都会诱发哮喘发作。

（4）环境因素

中医学认为外感致病因素与环境影响密切相关，现实生活中应注意如下几点：①改变室内环境。某些新的建筑材料以及室内物品特别是地毯、床垫等家具会增加暴露于环境内的变应原数量。②减少室外环境污染。城市化造成的大气环境污染可使患者的患病率增加。③避免暴露和及时清除工作环境中的危险因素。工作场所中的许多物质可以使气道致敏，并引起哮喘。

（5）食疗方

1）发作期推荐食疗

①干姜茯苓粥：干姜5克、茯苓20克、甘草10克、粳米120克。将干姜、茯苓、甘

草煎汁去渣,与粳米同煮成粥,日服2次,连服半月。适用于寒哮者。

②杏仁豆腐汤:杏仁15克、麻黄20克、豆腐30克,入锅加水文火煎煮1小时,去除药渣,吃豆腐饮汤。早晚各1次。适用于寒性哮喘。

③白果苡仁水:白果10克、薏苡仁60克,加水适量煮透后,加少量冰糖,早晚分服。适用于热性哮喘。

2) 缓解期推荐食疗

①五味肺:猪肺或羊肺1只,五味子50克,两者同煮至极烂,食饮。

②三仙饮:生萝卜、鲜藕各250克,白梨2个,切碎绞汁,加蜂蜜250克,蒸熟服用。

③百合粥:百合50克、粳米100克,共煮成粥。适用于脾肺气虚哮喘患者。

④花生粥:花生50克、山药30克、百合15克、粳米100克、冰糖5克。将花生洗净捣烂,加山药、百合、粳米同煮为粥,加入冰糖,即可服用。本方适用于肺虚者。

⑤蒸山药:新鲜山药250克,饴糖适量。将新鲜山药洗净,去皮,切成块,放在蒸锅中蒸熟后倒入饴糖,即可食用。山药补脾胃,益肺肾,补而不滞,可以常食。

⑥苏子粥:苏子250克,水煎,去渣取汁,加入粳米150克,共煮成粥,每天食用。适用于痰浊壅肺、气机阻滞患者。

⑦虫草老鸭汤:老鸭1只,虫草12根,酒、葱、姜、盐、味精各适量。将老鸭宰杀后,净毛,去内脏,洗净,填入虫草及葱姜调料,加水适量,用文火煨2小时,即可食用。

(二)既病防变

支气管哮喘的治疗目的是为了控制症状,避免加重或出现并发症。

1. 辨证论治

(1) 急性发作期

①冷哮

症状:咳喘、喉中哮鸣如水鸡声,干咳或咳吐稀痰,不能平卧,胸膈满闷如室,面色苍白或青灰,背冷,口不渴;或兼见恶寒,打喷嚏,流清涕,头痛。舌质红,苔白滑,脉浮紧。

治法:宣肺散寒,豁痰平喘。

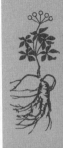

代表方: 小青龙汤。

处方举例: 地龙、桂枝、五味子、干姜。

②热哮

症状: 喘促胸闷, 喉中哮鸣, 声若曳锯, 张口抬肩, 不能平卧, 或痰色黄而胶黏浓稠, 呛咳不利, 胸闷烦躁不安, 面赤, 口渴喜饮。或大便秘结, 或伴发热, 头痛, 有汗。舌质红, 苔黄腻或滑, 脉滑数。

治法: 宣肺清热, 涤痰降气平喘。

代表方: 越婢加半夏汤。

处方举例: 法半夏、地龙、竹沥、黄芩。

③哮病危症

症状: 哮病发作, 喘促气急, 不能平卧, 神气怯倦, 或烦躁不宁, 面色青紫, 汗出如油, 四肢厥冷, 舌色青黯, 苔白滑, 脉微欲绝。

治法: 益气回阳救脱。

代表方: 四逆加人参汤。

处方举例: 附片、干姜、人参、炙甘草。

（2）慢性持续期

①脾肺气虚

症状: 咳嗽短气, 痰液清稀, 自汗畏风, 食少, 便溏, 舌淡边有齿痕, 苔白, 脉濡弱。

治法: 健脾益气, 培土生金。

代表方: 玉屏风散合四君子汤。

处方举例: 茯苓、补骨脂、当归、丹参。

②肺肾两虚

症状: 咳嗽短气, 自汗畏风, 动则加重, 腰膝酸软, 脑转耳鸣, 盗汗遗精, 舌淡脉弱。

治法: 益气温阳, 肺肾双补。

代表方: 四君子汤合固本防喘汤。

处方举例: 白术、茯苓、巴戟天、丹参。

内守，病安从来。

虚邪贼风，避之有时，恬淡虚无，真气从之，精神

——《素问·上古天真论篇》

2．中成药

（1）急性发作期

①寒哮

雷公藤多苷片：每次40毫克，每日1次，空腹时温开水送服。

②热哮

广地龙胶囊：每次3克，1日3次，空腹时温开水送服。

③哮病危症

紫金丹：每次3克，每日2次，温开水送服。

（2）慢性持续期

①脾肺气虚

六君子丸：每次9克，每日2次，温开水送服。

②肺肾两虚

补肾防喘片：每次1丸，每日2次，温开水送服。

3．针灸

（1）急性发作期

①寒哮

主穴：列缺、尺泽、风门、肺俞、天突。

配穴：头痛身痛者，加温溜。寒甚者，加外关。

手法：轻轻捻转，以得气为度，背部穴位加灸法，每日1次，10天为1疗程。

②热哮

主穴：膻中、合谷、大椎、丰隆、中府、孔最、天突。

配穴：热甚者，加曲池、二间。

手法：针时左右捻转提插，每日1次，10天为1疗程。

（2）慢性持续期

①脾肺气虚

主穴：脾俞、足三里、肺俞、膏肓、定喘、太渊。

配穴：心悸者，加神门、内关；便溏者，加关元、命门。

手法：补法，并加灸法。

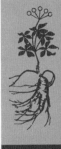

让你不生病

赢时健康

②肺肾两虚

主穴：定端、膏肓、肺俞、气海俞、肾俞、太渊、太溪。

配穴：心悸怔忡者，加内关、神门。手法补法，可加灸法。

4．单方验方

（1）急性发作期

沈祖法验方：白芥子（包）10克、炙苏子10克、炙麻黄10克、射干10克、鹿角片（先煎）10克、仙茅10克、菟丝子10克、莱菔子（包）30克、黑丑（后下）3克、沉香（后下）3克、细辛3克、干姜3克、槟榔5克、生赭石（先煎）28克、仙灵脾15克、生地15克、熟地15克。每日1剂，2次煎服，连服2月。适用于热哮者。

（2）慢性持续期

张惠勇验方：黄芪、党参各300克，茯苓、白术、谷芽、麦芽、白果仁、山药各150克，菟丝子、仙茅、仙灵脾、补骨脂、女贞子、枸杞子各120克，麻黄100克，陈皮90克，细辛60克，蛤蚧2对。将上药先浸12小时，煎煮取汁过滤3次，取浓缩药液2000~2500毫升，加入阿胶250~400克炀溶冲入，气阴两虚者加龟板胶100~150克，冰糖500~1000克，饴糖500克。炼制收膏，每日2次，每次9克，冲服。适用于脾肾气虚者。

5．食疗

（1）急性发作期

①寒哮：白胡椒0.5克、川贝母10克、鸡蛋1个、猪肺喉150克。将川贝母及白胡椒共研为细末，和鸡蛋清一起调匀成糊，灌入洗净的猪肺喉中，然后用线结扎管口，置入锅内，水煮至熟，吃猪肺喉饮汤。

②热哮：北沙参、黑糖各250克，沙参研细过筛，炒黄与黑糖拌匀。1~5岁每次服5克，6~10岁服10克，11~15岁服15克，早晚各1次，温开水冲服。

（2）慢性持续期

①脾肺气虚：白果8枚、红枣10枚、糯米50克，加适量的水煮粥服，早晚分2次服完，15天为1疗程，可连服3个疗程。该方具有敛肺止咳，补中益气功效。

②肺肾两虚：胡桃粥，具有温肾纳气定喘功效。山药粥，具有补中益气，补肺肾功能。

戒久睡，久睡倦神。

——金缨《格言联璧·学问》

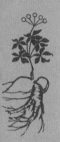

（三）瘥后防复

瘥后防复指哮喘症状得到控制，若调理不当，很容易复发，因此，如何防止复发显得尤为重要。中医有"肺主吸气，肾主纳气"，故支气管哮喘患者有"潜在肾虚"的存在；亦常出现反复感冒、自汗出、纳少便溏、形倦乏力、体瘦无华等肺脾气虚之候；并有宿痰留伏体内（为标）。治疗当重在扶正固本，兼祛宿痰。

1．一般措施

（1）适寒温，做好防寒保暖，以防止外邪侵袭，诱发哮喘。

（2）忌吸烟，避免接触刺激性气体。

（3）宜食清淡饮食。

（4）避免过度劳累和情志刺激，以减少诱发机会。

（5）观察患者的诱发因素，避免发病。平时可常服扶正固本之药，如：补骨脂、巴戟天、淫羊藿、蛇床子等，或方剂：固本防喘汤、肾气丸等，以增强机体抗病能力，减少发作。

2．冬病夏治

即秋冬季易发的疾病夏天治疗。哮喘病夏季中药穴位敷贴是缓解期颇具中医特色的防治方法，实践证明本方法具有较显著的预防复发的效果。

（1）冬病夏治消喘膏：白芥子、延胡索各21克，甘遂、细辛各12克，共研末（此为1人1年的用量），于夏季三伏天开始使用。每次以1/3药末，加生姜汁调成稠膏状，分摊于6块直径约5厘米的油纸或塑料布上，贴于背部肺俞、心俞、膈俞（均为双侧）穴上，后用胶布固定；贴4～6小时。每隔10天贴1次，于初伏、中伏、晚伏各1次，共3次。连贴3～5年。

（2）麻芥玄辛膏：麻黄20克、白芥子20克、延胡索18克、细辛10克、甘草20克、麝香少许。经过提取有效成分按现代技术精制成膏药类剂型，规格为3.5厘米×3.5厘米1贴，含生药1.5克，进行敷贴治疗。取穴：胸及背部两侧对称的心俞、肺俞、膈俞、肾俞、脾俞及风门、大椎、定喘、天突、膻中等穴位交替使用。贴药时间：夏季组在初、中、末伏的第一天各贴1次。冬季组在任何时间均可贴治，10天1次，贴3次为1疗程。连贴3～5年。

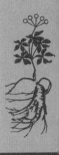

让你不生病

307

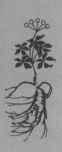

第一百二十回　疳症

温馨提示：中医认为，疳症是由于喂养不当，或因多种疾病的影响，导致脾胃受损，气液耗伤而形成的一种小儿慢性病症。临床以形体消瘦，面黄发枯，精神萎靡或烦躁，饮食异常，大便不调为特征。其病位主要在脾胃，病机为脾胃功能受损，气液耗伤。

本回主要介绍疳症的易患人群，以及从未病先防、既病防变、瘥后防复3个层次对疳症进行预防保健和治疗。

一、疳症的易患人群

（一）喂养不当患儿

小儿神志未开，乳食不知自节，若喂养不当，乳食太过或不及，均可损伤脾胃，形成疳症。太过指乳食无度，过食肥甘厚味、生冷坚硬难化之物，或妄投滋补食品，以致食积内停，积久成疳。正所谓"积为疳之母"也。不及指母乳匮乏，代乳品配制过稀，未能及时添加辅食，或过早断乳，摄入食物的数量、质量不足，致营养失衡，不能满足生长发育需要，气液亏损，形体日渐消瘦而形成疳症。

（二）久病患儿

多因小儿久病吐泻，或反复外感，罹患时行热病、肺痨诸虫，失于调治或误用攻伐，致脾胃受损，津液耗伤，气血亏损，肌肉消灼，形体羸瘦，而成疳症。

（三）禀赋不足患儿

先天胎禀不足，或早产、多胎，或孕期久病、药物损伤胎元，致元气虚惫。脾胃功能薄弱，纳化不健，水谷精微摄取不足，气血亏耗，脏腑肌肤失于濡养，形体羸瘦，形成疳症。

凡心有所爱，不用深爱，心有所憎，不用深憎，并皆损性伤神。

——孙思邈

二、"治未病"方法

（一）未病先防

1．早期信号

当小儿出现消瘦、发育迟缓乃至贫血的时候，其健康已经遭受到一定程度的损害，此时才采取行动只能"亡羊补牢"。其实，父母若能在疾病出现之前及时发现小儿营养状况滑坡信号，并采取相应措施，就可将营养不良扼制在"萌芽"状态。

（1）情绪变化

当体内某些营养素缺乏时，会引起小儿情绪不佳、发生异常变化的情况。

①小儿反应迟钝、表情麻木，提示体内缺乏蛋白质与铁质，应多给小儿吃一点高铁、高蛋白质的食品。

②小儿惊恐不安、失眠健忘，表明体内B族维生素不足。

③小儿情绪多变、爱发脾气则与吃甜食过多有关。除了减少甜食外，多安排点富含B族维生素的食物也是必要的。

④小儿固执、胆小怕事，多因维生素A、B、C及钙质摄取不足所致。

（2）行为反常

营养不良也可引起小儿行为反常，大体上可归纳为以下几种：

①不爱交往、行为孤僻、动作笨拙，多为体内维生素C缺乏的结果。富含维生素C的食物，如番茄、橘子与莴苣，可增强神经的信息传递功能，缓解或消除上述症状。

②行为与年龄不相称，较同龄小儿幼稚，表明体内氨基酸不足，应增加高蛋白食。

③夜间磨牙、手脚抽动、易惊醒，常是缺乏钙质的信号。

④喜欢吃纸屑、泥土等异物，称为"异食癖"，多与缺乏铁、锌、锰等微量元素有关。

2．防治措施

因为疳症主要是喂养不当或挑食、偏食引起的，所以年轻父母应做到以下几方面：

（1）定期健康检测：定期检查孩子各项生长发育指标，如身高、体重、乳牙数目等。

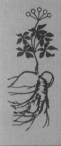

讓你不生病

赢印健康

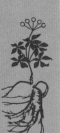

（2）合理喂养：提倡母乳喂养，尤其对早产和低体重儿更为必要。

（3）积极防治疾病：积极预防治疗各种传染病及感染性急病，保证胃肠道正常消化吸收功能。

（4）执行合理的生活制度：保证睡眠充足，培养良好的饮食习惯。经常带小儿到屋外开展户外活动。

（5）推拿疗法：捏脊法，两手沿着孩子的脊柱两侧由下而上连续捏提肌肤，从尾骨下端开始，直至低头时颈后隆起最高处下方。孩子的肌肤娇嫩，家长可预先在手上抹一些凡士林。每次捏脊3~6遍，每天或隔日1次，6次为1疗程。

（6）食疗：

①茯苓粉：取茯苓粉（市售）15克，温开水冲服。茯苓有健脾补中的功用，且能淡渗止泻，脾虚腹泻者尤宜。

②黄芪粥：白米50克、黄芪20克，煮粥食用。黄芪为补气主药，与白米煮粥，有健脾益气之功。

③山药扁豆粥：鲜山药（去皮切片）30克、白扁豆15克、白米30克，同煮粥，加白糖适量食之。扁豆、山药均有健脾养胃作用。

（二）既病防变

若出现入夜视物不明，为肝阴不足的眼疳；出现口舌生疮，为心火上炎的口疳；出现足踝浮肿，为脾病及肾，气不化水的疳肿胀；出现咳嗽、潮热，为肺阴不足的肺疳；出现齿衄、皮肤紫癜者为疳症恶候，提示脾不统血，血不归经；若出现面色苍白，四肢厥冷，呼吸微弱，杳不思纳，为阴竭阳脱的危候。所以，疳症患者一定要早发现，以防传变，出现并发症。

1. 辨证论治

（1）疳气

症状：形体略瘦，面色少华，毛发稀疏，不思饮食，精神欠佳，性急易怒，大便干稀不调，舌质略淡，苔薄微腻，脉细有力。

治法：调脾健运。

代表方：资生健脾丸。

处方举例：白术、山药、茯苓、薏苡仁。

善治食。
——陈直《食治养老序第十三》
善治病者，不如善慎疾；善治药者，不如

（2）疳积

症状：形体消瘦，面色萎黄，肚腹膨胀，甚则青筋暴露，毛发稀疏结穗，精神烦躁，夜卧不宁，或见揉眉挖鼻，吮指磨牙，动作异常，食欲不振或善食易饥，舌淡苔腻，脉沉细而滑。

治法：消积理脾。

代表方：肥儿丸。

处方举例：茯苓、神曲、鸡内金、甘草。

（3）干疳

症状：形体极度消瘦，皮肤干瘪起皱，大肉已脱，皮包骨头，毛发干枯，面色无华，精神萎靡，啼哭无力，腹凹如舟，杳不思食，大便稀溏或便秘，舌淡嫩，苔少，脉细弱。

治法：补益气血。

代表方：八珍汤。

处方举例：党参、茯苓、当归、砂仁。

2．其他疗法

（1）中成药

①肥儿丸：每服1粒，1日2次。用于疳气症及疳积之轻症。

②小儿香橘丹：每服1丸，1日3次。1周岁以下酌减。用于疳积症。

（2）验方

①疳积散：鸡内金30克，神曲、麦芽、山楂各100克，研成细末。每次1.5~3克，糖水调服，每日3次。用于疳积症。

②健脾补血汤：党参、焦三仙、仙灵脾各15克，白术、茯苓、熟地黄各10克，丹参10克，甘草5克。水煎服，每日1剂。小儿药量酌减。用于干疳症。

（3）外治法

①莱菔子适量研末，阿魏调和。敷于伤湿止痛膏上，外贴于神阙穴。每日1次，连用7日为1疗程。用于疳积症腹部气胀者。

②大黄、芒硝、栀子、杏仁、桃仁各6克，共研细末。加面粉适量，用鸡蛋清、葱白汁、醋、白酒少许，调成糊状，敷于脐部。每日1次，连用3~5日。用于疳积症腹部胀实者。

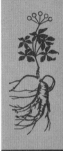

（4）针灸疗法

①体针：主穴：合谷、曲池、中脘、气海、足三里、三阴交。配穴：脾俞、胃俞、痞根。中等刺激，不留针。每日1次，7日为1疗程。用于疳气症、疳积轻症。烦躁不安，夜眠不宁加神门、内关；脾虚夹积，脘腹胀满加刺四缝；气血亏虚重加关元；大便稀溏加天枢、上巨虚。

②点刺：取穴四缝，常规消毒后，用三棱针在穴位上快速点刺，挤压出黄色黏液或血少许，每周2次，为1疗程。用于疳积症。

（5）推拿疗法

①补脾经，补肾经，运八卦，揉板门、足三里，捏脊。用于疳气症。

②补脾经，清胃经、心经、肝经，捣小天心，分手阴阳、腹阴阳。用于疳积症。

③补脾经，补肾经，运八卦，揉二马、足三里。用于干疳症。

（6）捏脊疗法

可用于疳气症、疳积症。背部无肉，皮包骨头者不可应用。

（三）瘥后防复

小儿疳症大多可以痊愈，预后良好。若胃气衰败，食欲全无，或伴有其他严重兼证者，则预后不良。疳症对智力及发育迟缓的影响可能是永久性的。小儿疳症时间越早，其远期影响越大，尤其是知觉和抽象思维的能力缺陷。因此，应重视小儿疳症的预防和治疗。

小儿疳症在痊愈或好转后仍需继续健脾助运，增强脾胃受纳运化功能。为防止小儿再次发生疳症，我们介绍一些健脾助运，增强脾胃运化功能的方法。

1. 健脾开胃方

党参、白术、茯苓、山药、扁豆、佛手各6克，木香、甘草各3克。适合于厌食已久，有面黄肌瘦、头发枯黄、大便不易成形等症状但舌苔很干净的小儿。

2. 运脾开胃方

苍术、神曲、山楂、鸡内金、枳壳、香橼皮各6克，砂仁（后下）3克，谷麦芽各9克。适用于发病时间短，伴有口臭、腹胀、舌苔白腻或厚腻的小儿。

健脾法与运脾法均为中医传统治法，一些药理实验也证实，苍术有增强胃平滑肌的作用，能提高血清锌和铁的含量；神曲含淀粉酶、酵母菌，能促进胃液分泌。

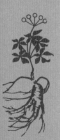

善医者先医其心。

——《青囊秘录》

第一百二十一回　胃痛

温馨提示：中医认为，胃痛，又称胃脘痛，是指以上腹胃脘部近心窝处疼痛为主症的病症。本病病位主脏在胃，与肝脾有关。病机为胃气阻滞，胃失和降，不通则痛。本病相当于现代医学指的急性胃炎、慢性胃炎、胃溃疡、十二指肠溃疡、功能性消化不良、胃黏膜脱垂等病。本回胃痛主要针对慢性胃炎。

本回主要介绍胃痛的易患人群，以及从未病先防、既病防变、瘥后防复3个层次对胃痛进行预防保健和治疗。

一、胃痛的易患人群

1．销售人员

销售人员在饭桌上的应酬成了他工作的一个重要部分，一不小心就会把自己"应酬"进去，让吃喝搞垮了身体。这些人过量饮酒、不定时进餐、吃夜宵等习惯严重损害了肠胃健康，扰乱了其正常的消化、吸收功能，诱发出各类肠胃疾病。

2．在家办公的自由职业者

在网络遍及世界的今天，出现越来越多的在家办公的自由职业者，英文缩写为"SOHO"。他们没有固定的工作时间，想何时工作就何时工作；就在他们生活无限风光的背后，SOHO族的健康也面临风险。他们容易在时间的管理上缺乏自制力，模糊工作与休息的界限，饮食没规律，通宵达旦工作后吃夜宵，白天为了弥补睡眠而误了吃饭，三餐饮食无规律，饮食结构不合理，容易造成营养不良或者营养过剩，不科学的饮食致使胆结石、胃溃疡、胃功能紊乱等疾病接踵而至。

3．教师

许多中年教师，他们在学校往往独当一面，是教育工作的骨干，而在家中又是家庭的支柱。因中年教师上有老人，下有孩子，经济不宽裕，要为一家老小的衣食问题操心。特别是中老年女教师，她们在校当"妈妈"，回家又要当"媳妇"，精神

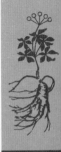

讓你不生病

赢时健康

313

及体力的负担都很重。

4．司机

长期开车饮食不规律，吃冷食，路况不好的情况下整日颠簸，再加上汽车尾气的污染，司机朋友很容易患上胃溃疡。

5．个体业主

个体业主工作时间不规律，早出晚归，饮食起居不定时，最容易患胃痛。同时，个体业主群体多数没有医疗保险，都认为胃痛不是什么大病，挺一挺就过去了，往往延误治疗。

二、"治未病"方法

（一）未病先防

1．早期信号

慢性胃炎是指由于不同病因引起的各种慢性胃黏膜炎性病变。此病较为常见，病程较长，症状持续或反复发作。一般认为是由于不合理的饮食以及长期抽烟、饮酒所致。部分是由于急性胃炎转化而成。患慢性胃炎有如下早期信号：

（1）上腹疼痛：疼痛无节律，不剧烈，隐隐作痛，尤其在餐后疼痛明显。

（2）消化不良：对稍微粗糙的食物耐受力低，食用后会出现不同程度的腹胀、腹痛，少许进食便觉腹部饱胀，并常有嗳气、厌食、恶心的感觉。

（3）面色异常：患者因饮食不调，常导致贫血，所以面色发白，口唇发青。

（4）指甲异常：指甲发暗或呈黄色和浅黑色，说明消化系统有了毛病。

根据不同的早期信号尽快找出病因或诱发因素，并戒除烟、酒，不食刺激性强的食物，及时治疗口腔和咽部的慢性感染。症状明显的患者应卧床休息，避免情绪紧张和过度疲劳，合理饮食。确诊后应进行长期耐心的治疗。

2．防治措施

胃痛的预防，最有效方法是消除致病因素，平时要做到如下几方面。

（1）心情舒畅，劳逸结合：家庭失睦、劳逸失调、情绪紧张等，都会造成大脑皮层与内脏功能的失调，从而产生慢性胃炎的发病基础，这与中医所说的"肝脾不和""肝胃不和""忧伤思虑则伤脾"是一致的。所以，精神调养是预防慢性胃炎不可忽视的重要方面。

亦非养心养性之道。
——李琰《医药入门》
有病贪补而不依症用药……非惟不是却病延年，

（2）要养成良好的饮食习惯：根据病情及食欲情况，一日3餐，也可采用4~5餐。少量多餐可中和胃酸，减少胃酸对病变的刺激，又可供给营养，有利于炎症的修复和愈合。做到定时进餐，吃容易消化的流食或软食，避免吃坚硬、生冷、粗糙、含纤维素多的食物，如韭菜、芹菜、黄豆芽、竹笋等。定时定量进餐，这样可形成良好的条件反射，有利于食物的消化与吸收。

（3）常吃护胃食物：杂粮混合吃，粗杂粮如小米、玉米、小豆、标准粉等，这些粗杂粮比精米、精面所含营养成分更全面，还有牛奶、豆浆、薄面片、细面条、豆腐、嫩菜叶等，上述食物均有保护胃黏膜的作用，日常饮食可经常调剂食用。

（4）细嚼慢咽：细嚼慢咽能充分发挥牙齿的机械作用和唾液分解淀粉、滑润食团的作用，从而减轻胃的负担。反之，狼吞虎咽不仅直接增加胃的负担，而且还能刺激病灶处，导致胃痛复发。

（5）多吃富含蛋白质、维生素丰富的食物：进食家禽、乳类、鱼虾、肉类、豆制品、绿叶蔬菜、水果等食物，既可增强机体的免疫力，又有利于胃黏膜病变的修复。

（6）切忌暴饮暴食：暴饮暴食不仅增加胃部负担，而且容易引起急性胃扩张、急性胰腺炎，如原有溃疡病，甚至可导致胃出血或胃穿孔。因此，千万不要暴饮暴食，每餐以八成饱为宜。

（7）避免吃过冷、过热、过甜、过咸的食物：生冷的食物不仅不易消化与吸收，而且会促进胃酸分泌增多，并直接刺激炎性病灶；过热的食物可使胃黏膜血管扩张，容易诱发出血或病变处糜烂；过甜食物也容易使胃酸分泌增多，使病情加重；过咸食物也可损伤胃黏膜，不利于胃炎病人的康复。

（8）注意营养平衡：日常食谱除忌食的之外，食物的种类尽可能吃得杂些，以保证各种营养素摄入，满足机体需要。主食方面应细粮、杂粮混合吃。而且粗杂粮含食物纤维多，具有清理肠胃、通便排毒的功用。

（9）科学烹调：烹调食物时，可将食物切碎、切细、烹烂。可选用煮、蒸、炖、焖等烹调方法，不宜用油煎、爆炒、醋熘、凉拌等方法加工食物。

（10）对症调理饮食：如病人胃酸过少，可经常吃些酸味食物，如酸牛奶、醋烹菜肴、酸汤面条，以及酸味水果例如山楂、苹果、橘子等，以刺激胃液分泌，帮助消化，促进食欲；如病人胃酸过多，则应忌食容易产酸的食物，如蔗糖、甜糕点、红薯，以及促进胃液分泌增多的浓茶、浓咖啡、浓肉汤等。为中和胃酸可常吃一些碱性食物如苏打饼干、烤馒头干，煮粥时放些碱等措施。如病人伴有贫血，应多吃含铁质丰富的动物肝、肾、瘦肉、动物血、芝麻酱、大枣、黑豆等。

（11）戒烟酒：吸烟会引起胃黏膜血管收缩，使胃黏膜中的前列腺素合成减少，前列腺素的减少会使胃黏膜受到伤害。吸烟又会刺激胃酸和胃蛋白酶分泌，所以嗜烟是引起各种胃痛的重要原因。酒精会使胃黏膜发生充血水肿，甚至糜烂出血和形成溃疡。长期饮酒还损害肝脏、胰脏，引起酒精性肝硬化、胰腺炎。

（12）戒浓茶咖啡：浓茶和咖啡都是中枢兴奋剂，能通过神经反射以及直接的影响，使胃黏膜出血，分泌功能失调，黏膜屏障破坏，促成溃疡发生。

（13）合理用药：①忌服对胃损害较大的药物：大约有40%的胃窦炎患者，是服用阿司匹林、保泰松、强的松等药物引起的。所以服用这类药物宜谨慎。要在饭后服，如有胃部不适，或者见到大便黑色（胃出血），应立即停用。②胃酸缺乏的人，一方面平时慎用碳酸氢钠、氢氧化铝、氧化镁等抗酸药物；另一方面，胃蛋白酶合剂、多酶片、胰酶等增加胃酸的药物也不要轻易服用，要改变助消化药物都可以服用的观念，避免胃黏膜损害。

（14）按摩健胃：用一手拇指，或食指、中指、无名指3个指头，在腹部任何一点缓缓用力向下点按，达到不能再按的深度，然后慢慢抬起。一个部位可点按3~5次，顺序由上而下，由左至右，逐渐移位。晨起和晚上各进行1次。但饱食后或有急性炎症、肿瘤、出血等情况时，不宜施行按摩预防法。

（15）食疗：推荐5种兼顾美味和养胃的食物。

①圆白菜：富含膳食纤维、矿物质，营养价值高。更重要的是，圆白菜当中有维生素K和维生素U，含有抗溃疡因子，可保护胃肠黏膜，经常食用可减少胃部不适，打成菜汁饮用也是好方法。注意，腹胀患者不要吃太多。

②南瓜：含大量果胶，可保护胃壁，减少溃疡。但南瓜皮不好消化，消化不良的患者食用时最好去皮。

③木瓜：含木瓜蛋白酶，有助于分解并加速蛋白质吸收，可缓解消化不良和胃炎。木瓜也是健脾胃、治胃痛的好食物，但木瓜偏寒，不建议空腹食用。

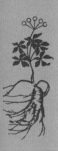

寒病论证，对症用药。
——阳枋《编类钱氏》

④山药：健脾胃、益肾气，可促进消化吸收；黏稠质地也有保护胃壁的功效，还能促进食欲，胃部长期不适导致食欲不振的患者可多吃。

⑤姜：促进血液循环，可缓解天气寒冷造成的胃痛；生姜在中药中也用以治疗恶心、呕吐，对胃痛患者很有帮助。但胃溃疡、胃食管反流患者少用。

（二）既病防变

1．辨证论治

（1）寒邪客胃

症状：胃痛暴作，恶寒喜暖，口淡不渴等。

治法：温胃散寒，行气止痛。

代表方：良附丸。

处方举例：高良姜、香附、乌药、陈皮。

中成药：胃气痛片。

（2）饮食伤胃

症状：胃脘疼痛，胀满拒按，嗳腐吞酸等。

治法：消食导滞，和胃止痛。

代表方：保和丸。

处方举例：神曲、山楂、莱菔子、茯苓。

中成药：保济丸。

（3）肝气犯胃

症状：胃脘胀痛，痛连两胁，胸闷嗳气等。

治法：疏肝解郁，理气止痛。

代表方：柴胡疏肝散。

处方举例：柴胡、芍药、郁金、香附。

中成药：金佛止痛丸。

（4）脾胃湿热

症状：胃脘疼痛，痛势急迫，身重疲倦等。

治法：清化湿热，理气和胃。

代表方：清中汤。

处方举例：黄连、栀子、制半夏、茯苓。

（5）瘀血停胃

症状：胃脘疼痛，痛有定处，食后加剧等。

治法：化瘀通络，理气和胃。

代表方：失笑散合丹参饮。

处方举例：蒲黄、五灵脂、丹参、檀香。

（6）胃阴不足

症状：胃脘隐隐灼痛，似饥而不欲食等。

治法：养阴益胃，和中止痛。

代表方：一贯煎合芍药甘草汤。

处方举例：沙参、麦冬、生地、枸杞子。

（7）脾胃虚寒

症状：胃痛隐隐，空腹痛甚，神疲纳呆等。

治法：温中健脾，和胃止痛。

代表方：黄芪建中汤。

处方举例：生姜、芍药、炙甘草、饴糖。

2．单方验方

（1）寒邪客胃

荜蔻散：荜澄茄、白豆蔻各等份，共研细末，每次服1.5~3克。

（2）饮食伤胃

鸡香散：鸡内金、香橼各10克，共研细末，每次服1~2克。

（3）肝气犯胃

姜附散：姜黄18克、香附（炒）15克。共研细末，每次2~3克。

（4）脾胃湿热

柴胡公英汤：柴胡、枳实各12克，白芍15克，蒲公英30克，法半夏、黄芩各10克，甘草、砂仁（后下）各6克。水煎服。

（5）瘀血停胃

五枯散：五灵脂9克，枯矾4.5克，共研细末，分2次开水冲服。

的人活动锻炼，生理保健。

愚蠢的人钩心斗角，争权夺势；聪明

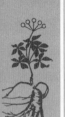

（6）胃阴不足

百合丹参汤：百合30克、丹参20克，水煎服。

（7）脾胃虚寒

虚寒胃痛方：党参、黄芪各12克，干姜10克，茯苓、白芍各20克，炙甘草15克。水煎服。

3．贴敷疗法

（1）老生姜60克、葱30克，捣烂炒热，趁热敷痛处。

（2）食盐250克，炒热用布包好，热熨腹部，冷后再炒再熨，每次敷半小时。

4．埋线疗法

以下三组穴位轮流使用，用羊肠线埋植：①足三里（左），胃俞透脾俞；②中脘透上脘，足三里（右）；③下脘、灵台、梁门。每次间隔20～30天。

5．针灸疗法

（1）针刺内关、中脘、足三里。适用于各种胃痛。实证用泻法，虚痛用补法。

（2）艾灸中脘、足三里、神阙。适用于虚寒性胃痛。

6．食疗

（1）砂仁煲猪肚：猪肚250克、砂仁10克，共煲至猪肚烂熟，盐调味服食。适用于肝气犯胃型。

（2）豆腐石膏汤：生石膏30克、豆腐2块，加适量水煲2小时，调味饮汤。适用于肝胃郁热型。

（3）百合糯米粥：百合30克、糯米60克，加水煲粥，粥将成加入冰糖适量，溶化后服食。适用于胃阴亏虚型。

（三）瘥后防复

胃痛在痊愈或好转后则需扶正固本。生活调摄方面要保持心情舒畅，劳逸结合，养成良好的饮食习惯，细嚼慢咽，适当多吃富含蛋白质，维生素丰富的食物，忌暴饮暴食，忌过冷、过热、过甜、过咸食物，戒烟酒，戒浓茶咖啡，合理用药，按摩等。

从中医的角度看，胃痛一般可以分为两大类，一类是实症，一类是虚症。实症患者病情较急，症状比较重，但预后较好，病情不容易反复。虚症患者病程一般

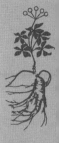

让你不生病

赢钟健萧

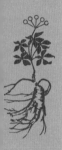

较长，虽然临床症状不一定很严重，但病情较容易反复，很多"老胃病"就属于虚症的情况。

胃痛反复治，不如治反复。中医认为："正气存内，邪不可干。"患者病情反复的关键在于人体正气的强弱。以下几个简单方法，能有效增强人体的正气。

1．艾灸双足三里

足三里穴是胃经合穴，是四总穴之一，也是全身强壮穴之一，具有疏通经络、调和气血、强健脾胃等功能。如果对艾的气味过敏，或寒象不严重者，按摩足三里也有类似的效果。具体方法：将纯净的艾绒用手搓捏成圆锥形的艾炷，先在双侧足三里穴位涂少量的凡士林或温水，以增加黏附作用，再放上艾炷点燃。当穴位的皮肤感到疼痛时，更换艾炷再灸。每天1~2次，每次20~30分钟。

2．炖服参汤

参类药物有补气功效，长期饮用能够培补正气。天气较热时，以太子参为主；天气转凉后，可改为党参或红参；冬天则以高丽参为主，每人每次用10克左右的分量，可以适当加瘦肉、鸡肉等，每周炖服2~3次。

3．胡椒煲猪肚汤

这种方法对平时怕冷的阳虚者较为合适，尤其是在秋冬季节天气转凉时使用。

以上这些方法虽然简单，但非常实用，如果能坚持，不但能有效避免胃痛的复发，还能增强体质。

权势是暂时的，健康是长久的。

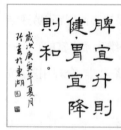

脾宜升则健，胃宜降则和。
岁次庚寅年夏月
张吉於东湖 图

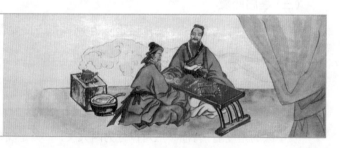

第一百二十二回　泄泻

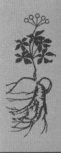

温馨提示：中医认为，泄泻在临床上主要表现为大便次数增多，每日排粪量超过200克，粪便不成形，呈溏软、溏稀、薄状或稀水样，或带黏液脓血，或含有未消化食物。脾虚湿胜，是本病的重要发病因素，其主要病机是脾胃肠道的升降、运化、泌浊、受纳、受盛、化物功能失常，病变脏腑主要在脾、胃、大小肠。临床上如腹泻持续或频频反复超过2个月以上者，即可称为慢性腹泻，相当于现代医学的慢性肠炎、肠道吸收不良、肠易激征、食物过敏、小肠切除过多等。

本回主要介绍泄泻的易患人群，以及从未病先防、既病防变、瘥后防复3个层次对泄泻进行预防保健和治疗。

一、泄泻的易患人群

（1）经常食无定时，过饥过饱者。

（2）经常进食不卫生的食品、腐败变质的食品，或过了保质期的食物。

（3）喜食浓烈味道的食物，油炸、烧烤食物，或嗜好生冷瓜果、冰冻饮料者。

（4）过度劳心、劳力或房劳过度者。

（5）生活过度安逸，养尊处优，既少从事体力劳动，又缺乏体育锻炼者。

（6）长期受不良因素刺激，或自控情绪能力较差，容易出现七情失调者。

（7）过敏体质者，尤其是对某些食物过敏。

（8）长期处于不良环境，如寒冷、潮湿者。

（9）素体胃肠虚弱者。

（10）患有慢性疾病，特别是消化系统慢性疾病者，如慢性肝病、胰腺疾病、胃肠道肿瘤，或因病行胃肠道部分切除者。

二、"治未病"方法

（一）未病先防

1．早期信号

泄泻多由急性腹泻转变而来，主要症状为腹泻，无特别的早期信号。

2．防治措施

（1）调控饮食：必须把好病从口入关。强调饮食要有规律，三餐要定时定量，反对过饥过饱，尤其是暴饮暴食。食物中荤素搭配要合理，坚持以植物性食物为主、动物性食物为辅，食物品种多样化的原则。生冷食物及饮料要尽量少吃少饮。肥腻食物、刺激性食物、难以消化的食物，都要尽量少吃。对于易引起胃肠过敏的食物，如虾、蟹、鱼、燕麦等食物，也要尽量不吃为好。对过了保质期的食品饮料、变质食物以及不洁食物，要拒绝进食。

（2）调节情志：中医认为，七情六欲对人体全身方面的功能均有影响。情志变化必须控制在一定尺度内才能对人体有益而无害，维持人体生理功能。过激则有害。情绪失控可以导致胃肠功能失调，导致腹泻、便秘、腹胀等。

（3）慎起居，避寒凉：最易引起泄泻的六淫邪气为寒邪。脾胃虚寒体质的患者，平日就应注意保暖，尤其是腹部的保暖。建议常服用生姜、胡椒汤水，少吃生冷瓜果及饮料等，以免伤及脾胃阳气。

（4）适当锻炼：适当的体育锻炼能增强及改善人体的脾胃及大小肠功能，可以增加胃肠的蠕动及消化液的分泌，从而促进食物的消化及营养物质的吸收。适当的锻炼确实可以改善胃肠道本身的血液循环，调节胃肠功能。

（二）既病防变

1．辨证论治

（1）寒湿型

症状：大便清稀，甚则如水样，肠鸣腹痛，胃脘痞闷，纳食减少。舌苔薄白或白腻，脉濡缓。

治法：温中散寒，健脾化湿。

代表方：轻者用平胃散；重者用胃苓汤。

处方举例：苍术、白术、厚朴、陈皮、甘草、生姜、大枣、桂枝、泽泻、茯苓、

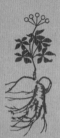

心胸里头能撑船，健康长寿过百年。

猪苓。

（2）湿热型

症状：时有腹痛，泻下急迫，或泻而不爽，粪便黄褐色，味臭，肛门灼热感，伴尿色黄，舌红苔黄腻，脉数。

治法：清热化湿。

代表方：葛根芩连汤。

处方举例：葛根、黄连、黄芩、甘草、马齿苋、白头翁、茯苓、车前子。

（3）食滞型

症状：腹痛肠鸣，泻下粪便臭如败卵，伴有未消化食物，泻后痛减，脘腹痞满，嗳腐酸臭，不思饮食，舌苔垢浊或厚腻，脉滑。

治法：消食导滞。

代表方：保和丸。

处方举例：神曲、山楂、鸡内金、炒麦芽、茯苓、半夏、陈皮、莱菔子、连翘。

（4）肝气乘脾型

症状：时有胸肋胀闷且常嗳气，纳食少，多因恼怒或紧张导致腹痛泄泻发作。

治法：抑肝扶脾。

代表方：痛泻要方。

处方举例：白芍、白术、防风、陈皮、青皮、枳壳、柴胡、茯苓。

（5）脾胃亏虚型

症状：大便时溏时泻，常带有不消化食物，少进油腻则排便次数增多，胃纳少，神疲乏力，气短，面色萎黄，舌淡苔白，脉细。

治法：健脾益气除湿。

代表方：参苓白术散。

处方举例：党参、茯苓、白术、薏苡仁、砂仁、甘草、山药、白扁豆、陈皮。

（6）肾虚型

症状：常于黎明之前腹痛，肠鸣即泻，泻后则安，形寒肢冷，腹凉，腰膝酸软，舌淡苔白，脉沉细。

治法：温肾健脾止泻。

讓你不生病

代表方: 附子理中汤。

处方举例: 附子、党参、白术、炙甘草、茯苓、炮姜、补骨脂、诃子肉、肉豆蔻。

2. 中成药

（1）寒湿型

藿香正气胶囊（丸）: 解表化湿，理气和中。每次3克，每日2~3次，温开水送服。

（2）湿热型

①葛根芩连片: 解肌，清热，止泻。每次3~4片，每日3次，温开水送服。

②香连片: 清热燥湿，行气止痛。每次3克，每日3次，温开水送服。

（3）虚寒型

附子理中丸: 温阳散寒。每次6克，每日2~3次。温开水送服。

（4）食滞型

保和丸: 消积和胃，清热利湿。每次服6~9克，每日2~3次，温水送服。

（5）肝气乘脾型

逍遥散（丸）: 疏肝解郁，健脾和营。每次3克，每日3次。温开水送服。

（6）脾胃亏虚型

①参苓白术丸: 补气健脾，渗湿和胃。每次6~9克，每日2~3次。温开水送服。

②固肠止泻丸: 调和肠胃，涩肠止泻。每次5克，每日3次。温开水送服。

（7）肾虚型

四神丸: 温肾暖脾，固肠止涩。每次服50小丸，每日1~2次，温水送服。

3. 针灸

（1）温针灸

取穴: 中脘、天枢、足三里、上巨虚、脾俞、大肠俞、关元。

操作方法: 患者仰卧位，暴露穴位，穴位常规消毒后，取28号2.5寸毫针，每次选用4~5穴快速进针，并行平补平泻手法至局部出现酸麻重胀感为度，然后用2厘米艾条置于针柄上施灸，待艾火熄灭后起针。每日1次，10次为1疗程。

（2）针刺

主穴: 脾俞、章门、中脘、天枢、足三里。

要活好，心别小，善制怒，寿无数。

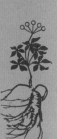

配穴: 命门、关元。

可用针刺补法, 亦可艾灸。

（3）拔火罐

选穴: 天枢、关元、足三里、上巨虚、下巨虚、大肠俞、小肠俞。

（4）耳针

选穴: 大肠、小肠、下脚端、肺、脾。

方法: 每次选2~3穴, 捻转中、强刺激, 留针20~30分钟。

（5）耳穴磁珠敷贴

选穴: 双耳大肠、小肠、脾、胃、肾。

方法: 贴小磁珠24小时, 常用手捏按。

4．推拿治疗（适用于小儿泄泻）

小儿推拿历史悠久, 在治疗泄泻上有一套独特的手法, 不仅可以止泻, 还有强身健体、增强抵抗力、促进发育的作用, 疗效确切, 无副作用, 易被患儿接受。适用于治疗5岁以下小儿, 年龄越小, 治疗效果越好。中医认为"夏为阳", 小儿为"纯阳之体", 所以, 夏季正是治疗泄泻的最佳时机。

操作方法: ①用拇指推脾经、肾经、大肠经、小肠经各100次。②用单手四指螺纹面绕脐作顺时针摩腹5分钟。③用拇指自尾骶部开始直线向上推至腰部, 约推3分钟。④用两手沿脊柱两旁由下而上连续地捏拿患儿肌肤, 两手交替边捏拿边向上推进, 自尾骶部开始, 捏拿到枕颈, 反复操作3~5遍。上述方法每次反复操作两遍, 每日两次。

若小儿泄泻时伴见食积发热、食积腹痛、惊风时, 可用运八卦法: 用一手托住小儿手掌, 一手大指推运小儿手掌心。在施术中应注意: ①小儿手掌心为内八卦, 手背为外八卦, 在施术时两指对运内、外八卦。②一般顺时运为泻, 逆时运为补。③辨证运掐内、外八卦, 运掐次数可灵活掌握。

对泄泻、疳症及脾胃虚弱的患儿可用捏脊疗法, 具体施术方法为: 患儿俯卧, 医者两手半握拳, 两食指抵于背脊之上, 再以两手拇指伸向食指前方, 合力夹住肌肉提起, 而后食指向前, 拇指向后退, 作翻卷动作, 两手同时向前移动, 自长强穴起, 一直捏到大椎穴即可, 如此反复5次, 但捏第三次时, 每捏3把, 将皮肤提起

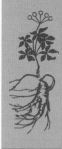

讓你不生病

325

一次。每天一次,连续6天为一疗程。休息一天,再作第二疗程。脊背皮肤感染及有紫癜病患儿禁用此法。

5．外治法

愈溃理肠散:生黄芪15克、肉桂3克、乌梅10克、白及10克、白头翁30克、公丁香5克、黄连3克、白芷10克、冰片5克、麝香0.15克。研细末制成散剂备用。每次5～6克用米醋调成稠膏状敷于神阙穴,伤湿止痛膏覆盖固定,3天换药1次,1月为1疗程,2个疗程评定疗效。

6．单方验方

(1)以鲜马齿苋30～60克煎水一碗,冲入捣碎的大蒜泥10～20克,过滤取汁,可酌加红糖,1日1～2次,同时用生大蒜5克切碎,温水送服,每日2～3次。

(2)鲜橄榄100克,连核,加水200毫升,放砂锅内以文火煎2～3小时,使成100毫升,过滤。成人日服3～4次,每次25～30毫升,5天为1疗程。

(3)马齿苋50～100克(鲜品加倍),扁豆花10～15克,加水煎煮,适加红糖,每日1剂,分2次饮服。

(4)炒车前子末:每服6克,每日3次,米汤调服。

(5)焦山楂末:成人每次6～9克,每日3次,白糖水冲服。

(6)番石榴叶煎汁:番石榴叶10片切碎,白米50克炒至焦黄,放入清水2碗,煎取1碗,去渣温服。

(7)朱良春仙桔汤:仙鹤草30克、桔梗6克、乌梅炭4克、白槿花9克、炒白术9克、广木香5克、生白芍9克、炒槟榔10克、甘草4克。水煎2次,分2次服,日1剂。适用于久泻患者。

(8)印会河清理肠道汤:小条芩12克、赤白芍各15克、丹皮12克、桃仁12克、生薏仁30克、冬瓜子30克、马齿苋30克、败酱草30克,水煎2次,分2次温服,与吃饭隔1小时以上,饭前饭后均可。适用于湿热型泄泻。

(9)路志正乌梅败酱方:乌梅12～15克、败酱草12克、黄连4～6克、木香(后下)9克、当归10克、炒白芍12～15克、炒枳实10克、太子参12克、炒白术10克、茯苓15克、葛根12克、炙甘草6克。水煎2次,分2次温服,日1剂。适用于久泻湿热型。

(10)朱锡祺慢性肠炎丸:焦楂炭135克、苍术60克、山药60克、苦参60克、白头翁60克、补骨脂45克、川朴30克、木香30克、蚂蚁草30克、升麻24克、炮姜24克，上药共研细末，水泛为丸。日服2次，每次6克，服一料药为1疗程。适用于各型慢性结肠炎。

（12）祝德军加味痛泻四逆散：陈皮9克、防风6克、炒白术20克、赤芍15克、白芍15克、木香9克、柴胡6克、炒枳实12克、合欢皮30克、白头翁12克、甘草6克，水煎2次，分2次温服，日1剂。适用于肝气乘脾型泄泻。

7. 食疗

（1）山药饭：山药、莲子肉、薏苡仁、扁豆各30克。洗净切碎，与粳米一起煮饭。

（2）红枣益脾糕：红枣30克、白术10克、干姜1克、鸡内金10克，先将上述药材煎煮取汁，再将汁与面粉500克及适量红糖制成糕，食用。

（3）黄牛肉煮浓汤，常服。

（4）青梅煮酒：将青梅30克洗净，放入瓷杯中，将黄酒100毫升加入，再将瓷杯上蒸笼内蒸20分钟即成。

（5）山药羊肉汤：用羊肉500克、山药150克、生姜15克、葱白30克、胡椒6克、绍酒20克、食盐3克，煮汤服食。

（6）高粱粥：高粱米100克、桑螵蛸20克。先将桑螵蛸用清水煎熬3次，取汁共500毫升。将高粱米洗净，加入桑螵蛸汁煮粥食用。

（三）瘥后防复

未病先防、既病防变与瘥后防复是治疗泄泻，尤其是慢性泄泻的三大环节，密不可分。医患应更加重视“瘥后防复”这一环节，处理不当，前面的防治很可能功亏一篑，造成病人更长久的泄泻，增加病人更多的痛苦。

泄泻病人经治疗，排便次数或排便量接近正常后，由于调理不当，很容易反复发作，致病程缠绵不断。

具体在泄泻病人，就是“扶正”与“祛邪”。稍有不同的是，瘥后防复的目的更为明确，“扶正”与“祛邪”的指向性更强。生活方式的调理可参照前述“未病防治”中的调控饮食、调节情志、起居宜忌、锻炼身体、食疗等内容。瘥后防复，医患密切结合极为重要。患者只有在医生的正确指导下，树立正确的中医养生

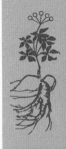

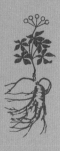

观,减少或避免有损胃肠道功能的因素,掌握胃肠保健方法,才能有效减少泄泻的复发。以下简介"扶正""祛邪"的方法,以调理人体正气,令机体阴阳平衡,巩固疗效,防止泄泻再发。

1．温中、健脾、扶脾、温肾以"扶正"

脾虚是泄泻的重要内因。《景岳全书·泄泻》谓:"泄泻之本,无不由于脾胃。"肝、肾等引起的泄泻,也多在脾虚基础上发生。因此,扶正必健脾。

2．散寒、清热、化湿、消食为"祛邪"

而实邪又以湿、寒、热、食积、气滞等为主。而湿胜是导致泄泻的重要因素,所谓:"湿胜则濡泄","湿多成五泄","无湿不成泄"。因此,祛除湿邪是祛邪的首要任务。湿除则利于脾胃、大小肠功能恢复,止泻,并防复发。

3．自我按摩

(1)揉中脘:一手大鱼际紧贴中脘穴,用力要柔和,顺时针方向旋转揉动,每次2~5分钟。

(2)揉腹:一手掌心贴脐部,另一手按手背,动作较快,用力要柔和,顺时针方向旋转揉动,每次2~5分钟。

(3)擦少腹:以两手小鱼际紧贴肚旁(天枢穴上下),作上下往返擦动,发热为止。

(4)擦胁:以两手大鱼际紧贴两侧胁部,做前后往返擦动,快速有劲,擦热为止。

(5)按揉足三里:以一手拇指螺纹面,紧贴足三里穴,用力按揉至酸胀为宜。

注重养生,先要养心。

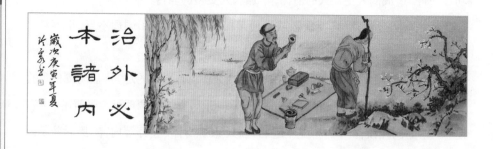

第一百二十三回　积聚

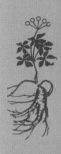

温馨提示：中医认为，积聚的病机与痰、湿、瘀积、虚等密切相关。病变部位在肝，与胆、脾、胃、肾等密切相关。积聚所覆盖的疾病很多，包括现代医学的脂肪肝、肝硬化、肿瘤等皆属此病的范畴。

本回积聚主要针对的是脂肪肝预防保健和治疗。

现代医学认为，脂肪肝是各种原因引起的肝细胞内脂肪堆积。正常成年人摄入成分良好的膳食时，肝脏的脂肪含量占肝脏重量的3%~5%。在某些异常情况下，肝脏内的脂肪量增加，当其脂肪含量超过肝重量（湿重）的5%，或在组织学上超过30%的肝实质时，称之为脂肪肝。本回主要介绍脂肪肝的易患人群，以及从未病先防、既病防变、瘥后防复3个层次对脂肪肝进行预防保健和治疗。

一、脂肪肝的易患人群

（一）嗜酒人群

医学家曾做过下面试验：健康志愿者每日摄入乙醇（酒精）100~200克，连续10~12日，不论其饮食是否含蛋白质，均可发生脂肪肝。低蛋白质饮食只是一种加重因素。

（二）肥胖者

肥胖是脂肪肝最主要的原因之一。肥胖患者由于脂肪组织量增多，体内合成甘油三酯的反应容易进行，合成甘油三酯增多，过剩部分将沉积在肝脏，发生脂肪肝。

（三）偏食者

偏食能导致营养不良，从而形成营养失调性脂肪肝，它是指由于机体营养不平衡、营养不良、吸收不良或摄入营养不良等导致甘油三酯在肝脏的合成与分泌失调，甘油三酯沉积于肝脏而形成的脂肪肝。

让你不生病

（四）长期服用某些药物者

某些物质如四氯化碳、氯仿、黄磷、半乳糖胺等中毒均可引起脂肪肝。生长激素、肾上腺皮质激素、四环素、降脂药也可通过干扰脂蛋白的代谢而形成脂肪肝。

（五）孕妇

妊娠急性脂肪肝发生率为1/1万~1/10万次分娩。如今，诊治水平普遍有了很大提高，但其病死率亦有20%~30%。本病多发生于妊娠后3个月，平均36周左右。

（六）糖尿病患者

据国外学者统计，4%~46%脂肪肝患者有糖尿病，而半数糖尿病患者有脂肪肝，大于60岁的糖尿病病人，脂肪肝发生率高达45%。

（七）儿童

脂肪肝发病年龄以50~60岁多见，但也有早至6岁发生肥胖性脂肪肝的病例。

二、"治未病"方法

（一）未病先防

1．早期信号

约25%以上的脂肪肝患者在临床上可以没有症状。若经治疗，肝内过多的脂肪被移除后其症状就可消失。

（1）食欲不振、乏力：若出现食欲不振、乏力、厌油、腹胀、肝区隐痛等，应怀疑患有脂肪肝的可能。

（2）恶心呕吐：恶心与呕吐是临床上的常见症状。主要表现为上腹部的特殊不适感，常伴有头晕、流涎、脉搏缓慢、血压降低等症状。

（3）肝脏肿大：脂肪肝最常见的表现为肝脏肿大。若肝包膜受伸胀，肝韧带被牵引，脂肪囊肿破裂或发炎，则可见肝区痛及压痛，伴反跳痛，发热，白细胞增多。

（4）蜘蛛痣：蜘蛛痣是皮肤小动脉末端分支性扩张所形成的血管痣，形似蜘蛛，故称蜘蛛痣。蜘蛛痣出现的部位多在上腔静脉分布的区域内，如面、颈、手背、上臂、前胸和肩等。其痣的大小不等，直径可从针头大到数厘米以上。检查时用指尖或针、火柴棒压迫痣的中心（即中央小动脉干部），其辐射状小血管网即褪色，去除压力后又复出现。

（5）男性乳房发育、睾丸萎缩、阳痿，女性月经过多、闭经。肝脏为许多内分泌激素代谢灭活场所，脂肪肝时，病人除出现蜘蛛痣外，还可以有上述内分泌失调的表现。

（6）周围神经炎、舌炎、口角炎、皮肤瘀斑、角化过度。脂肪肝或因脂肪堆积合并饮食中维生素缺乏，病人易出现上述多种维生素缺乏症。

（7）黄疸：黄疸是由于体内胆红素代谢障碍，致血液中胆红素浓度增高，渗入组织，尤其是巩膜、黏膜和皮肤染成黄色所致。

2．防治措施

（1）正确摄入营养

①纠正不良饮食习惯：过量进食、喜零食、夜食或多次间隔进食以及过分追求高品味、高热量和调味过浓的食物，均可引起机体内脂肪过度蓄积，导致肝脏脂肪沉积。

②宜摄入足量蛋白质：可选用去脂牛奶、蒸蛋白、少量的豆制品及猪瘦肉、牛瘦肉、鸡肉、鱼、虾等。

③限制脂肪饮食：少食高胆固醇食品，如脑髓、鱼子、肥肉、动物内脏等，蛋黄每天不应超过2个，以免增加肝脏负担。

④食物烹饪有讲究：食物的加工制作方法很多，可选用的烹饪方法有炖、煨、蒸、煮、熬、凉拌等。如炖瘦肉、豆腐干丝、拌豆腐等。忌用的烹饪方法有煎、炸、烧等。

⑤烹调少用油：烹调时不用油，或只用少量植物油，如豆油、葵花籽油、芝麻油、菜油等，以保证低脂肪，每日的量不得超过10克。

⑥补充维生素：饮食中食品维生素应充足，可选用各种新鲜绿叶菜，如油菜、菠菜、菜花、甜菜头及兔肉、海米、干贝、淡菜、小米、芝麻等。含糖较多的土豆、胡萝卜、芋头、山药等应尽量少吃或不吃，粉丝、茭粉等应不用。水果含糖较多，宜少吃或不吃。

⑦多吃降低血脂食品：以下植物性食物具有降低血脂作用：蔬菜、水果、豆类、燕麦麸（糠）、琼脂、果胶、海草胶。也可选择下列动物性食品：海蜇、牛乳（鲜）、酸奶、脱脂牛奶粉、海参（鲜）、牛蹄筋、牛肉（瘦）、兔肉、小泥肠、羊肉

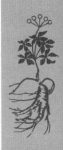

讓你不生病

331

（瘦）、带鱼、蛇肉、猪肉（瘦）、盐水鸭、鲤鱼、田鸡、猪蹄、草鱼、大黄鱼等。此外，还有黄瓜、绿豆、茄子、香菇、食用植物纤维。

⑧正确使用调味品和食盐：不宜使用葱、姜、蒜、辣椒、胡椒、芥菜、咖喱等对肝脏有刺激的调味品。食盐的摄入每日应控制在4～6克为宜。

（2）加强锻炼

加强锻炼有消耗脂肪的作用，主要表现为：防止血脂升高，降低升高的血脂。

（3）食疗方

饮食疗法是防治脂肪肝的重要手段，采用合理的膳食结构是本病痊愈的关键，必须加以重视。下面提供一份脂肪肝患者每日摄入食物的种类及数量，谨供参考。

青菜100克、瘦猪肉50克、蛋清30克、牛奶100克、豆浆200克、豆腐100克、腐竹25克、面筋25克、植物油25克、水果100克，可按如下食谱选择三餐饮食。

早餐：脱脂牛奶250克，或煮鸡蛋1个，拌芹菜豆腐干丝（芹菜150克、豆腐干丝50克），花卷1个或米粥25克。

中餐：瘦肉丸子（肉50克、小白菜300克、豆腐125克），馒头50克，小米粥25克。

晚餐：酱猪瘦肉50克，拌菠菜豆腐丝（菠菜300克、豆腐丝50克），馒头50克，小米粥25克。

或可选用下列食疗方：

①生山楂30克，每天煎饮代茶，或用山楂冲剂，每次1匙，1日3次冲服。

②饮茶，以龙井茶或乌龙茶等为宜。

③蘑菇煮豆腐，经常吃。

④紫菜蛋汤：紫菜10克，鸡蛋1个，按常法煮汤。常服。

⑤常吃浓海带汤或海带瘦肉汤。

⑥鲜荷叶一大张，切细片，加水煎取汁约200毫升，去荷叶渣后，加入粳米50克，冰糖适量，再加水如常法煮粥，粥熟后即可食用。

病来身上心放宽，战胜疾病须乐观。

（二）既病防变

1．辨证论治

（1）肝郁气滞

症状：胁肋胀痛，每因情志变化而增减，肝脏肿大或不大，乳房胀痛，脘闷食少，舌质淡，苔白，脉弦。

治法：疏肝理气。

代表方：柴胡疏肝散。

处方举例：柴胡、陈皮、川芎、芍药等。

（2）气血瘀阻

症状：肝脏肿大，胁下刺痛，痛处固定，肝区疼痛拒按，面颈部可见赤丝血缕，舌质暗，边有瘀斑、瘀点，脉细涩。

治法：疏肝理气、活血止痛。

代表方：膈下逐瘀汤。

处方举例：川芎、赤芍、蒲黄、炮姜等。

（3）痰浊内阻

症状：肝脏肿大不适，疼痛不明显，痰多咳嗽，胸部满闷，脘腹胀满，恶心欲吐，舌质淡，苔白，脉弦滑。血中胆固醇增高。

治法：疏肝理气、化痰散结。

代表方：四逆散合导痰汤。

处方举例：甘草、白芍、陈皮、茯苓等。

（4）正虚瘀结

症状：肝脏肿大，肝区疼痛明显，压痛伴反跳痛，腹水及下肢水肿，有低钠和低钙血症，蜘蛛痣，脾脏肿大，舌质淡紫无苔，脉细数或弦细。

治法：大补气血，活血化瘀。

代表方：以八珍汤合化积丸。

处方举例：党参、白术、当归、川芎、三棱、莪术、香附、五灵脂、生地、赤芍、白芍等。

2．中成药

（1）宁脂片含白术、陈皮、半夏、丹参等，每日3次，每次8片，有降脂作用。

（2）水飞蓟素口服：每次70～140毫克，每日3次，饭后服。症状改善后给予维持量，每日35～70毫克。制剂：糖衣丸，每丸35毫克。用于慢性肝炎、脂肪肝、肝硬化等。

（3）益肾降脂片口服：含制首乌、桑寄生、制黄精、泽泻、山楂、僵蚕、丹参等，每片0.35克。每次6～8片，每日3次。

（4）通脉降脂胶囊口服：1.0～1.5克，每日3次。主要成分为姜黄、大黄等。

（5）康灵合剂由黄芪、荷叶、山楂、首乌、生大黄等组成。每日2次，每次100毫升。

3．单方验方

（1）茵郁汤：茵陈15克，郁金、香橼皮各10克，柴胡12克。日1剂，水煎服。适于肝郁气滞者。

（2）祛脂饮：山楂30克、泽泻15克。水煎服，日1剂。有降脂功能。

（3）白金丸：白矾、郁金各等量。制成丸剂，每日3次，每次60克，连服40～60天。

（4）轻身饮：番泻叶、泽泻、山楂、草决明各适量，水煎代茶饮。用于胃热脾虚患者。

4．针刺疗法

在配合中西药物治疗的前提下，配合针刺，以厥阴、少阳经穴为主，可减轻肝区疼痛。毫针刺用泻法或平补平泻法，取穴以期门、支沟、阳陵泉、太冲、肝俞、足三里为主，每次选用3～4穴，每日针刺1次，留针30分钟。

5．食疗

参照"未病先防·正确摄入营养"部分。

（三）瘥后防复

（1）正确对待疾病保持心情舒畅，树立战胜疾病的信心；中医认为，"怒伤肝"，因此处事待人要胸怀宽广、冷静，保持乐观情绪。

（2）预防各种感染感冒、支气管炎、泌尿系感染、皮肤感染等易使已恢复的

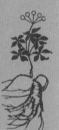

病情再度活动和变化的疾病，要根据气候温度增减衣服，注意起居及个人卫生。

（3）疲乏脂肪肝病人（除非重症）不一定需要卧床休息，散步、打太极拳、轻度家务活动可量力参加，以不疲乏和劳累为标准，有利于机体血循环、增加内脏器官的功能。

（4）在医生指导下用药，脂肪肝患者不要随便用药，特别是不要用药过多，因为许多药物都要经过肝脏代谢，这会加重肝脏负担，尽可能少用药，以达到保护肝脏的目的，特别是要少用对肝脏有害的药物，如巴比妥类安眠药。

（5）定期复查。脂肪肝患者主要在门诊治疗，应定期进行B超、血脂、肝功能等检查，密切观察自己的病情。

（6）合理饮食参照"未病先防·正确摄入营养"部分。

（7）正确运动。运动前不宜太饱或太饿。正确方法是在运动前半小时进食产热量100~200千卡的食品，如1杯麦片或果汁。也可吃几块奶糖或巧克力。运动中每20分钟饮半杯至一杯水。体力充沛，运动时间超过1小时者，可选用运动员保健饮料。含有咖啡因、果糖或带二氧化碳的汽水和饮品，不是运动时理想的选择。运动后不宜马上喝冷饮，最好喝温热饮料。

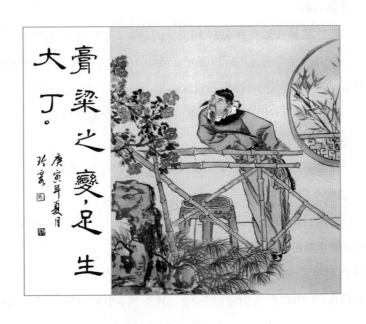

第一百二十四回　胁痛

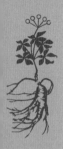

温馨提示：中医认为，胁痛其病位多在肝胃，其病机在于内湿为患，寒湿内蕴或湿郁化热，进一步至脾虚肝郁，肝失疏泄，气滞血瘀，最终导致肝、脾、肾等脏腑功能失常和衰竭。中医胁痛的范畴很广，主要包括现代医学的病毒性肝炎、脂肪肝、肝肿瘤、肝硬化、酒精性肝病等。

本回主要是针对酒精性肝病（也称乙醇性肝病）的预防保健和治疗。

由于长期大量饮酒，直接损害肝脏，引起肝细胞反复发生脂肪变性、坏死和再生，最终导致纤维化和肝硬化的一系列病变。酒精性肝病伴有脂肪肝、酒精性肝炎和肝硬化等病理变化。本回主要介绍酒精性肝病的易患人群，以及从未病先防、既病防变、瘥后防复3个层次对酒精性肝病进行预防保健和治疗。

一、酒精性肝病的易患人群

（一）嗜酒人群

每日平均饮酒量一般在160克，相当于酒精200毫升以上者，即应称为酗酒者，保持此摄入量5年与明显的肝损害有着最低限度的相关性，其中75%将于15年内出现严重肝损伤。长期小量，即或日饮酒量100克以下者，亦有17%于15年内发生严重肝损伤。经常每日摄入酒精180克，持续25年可引起肝硬化。

（二）性别

在女性中较男性更严重，发生更快，能引起发病所需的酒精剂量更低。

（三）营养不良者

社会经济条件较差的患者，常在肝损害之前已有蛋白热量营养不良。酒精及重要营养的缺乏对肝脏损害有协同作用。

（四）病毒感染者

合并病毒（如丙型肝炎病毒）感染可加速酗酒者肝病的发展，加重酒精性肝病的严重程度。

二、"治未病"方法

（一）未病先防

1.早期信号

（1）或有轻度不适，全身倦怠，食欲不振，恶心呕吐，右上腹脐周或剑突下疼痛等。

（2）少数病人有低热、腹泻和尿色深等。

（3）多数患者肝脏肿大，质地软或有充实感，表面光滑，边缘钝，常伴有压痛。

（4）黄疸一般少见或轻度，但偶尔并发肝内胆汁瘀积时黄疸很深，易误诊为肝外胆管梗阻，但皮肤瘙痒少见。

上述表现多见于酒精性脂肪肝。

（5）短期内大量饮酒，体重明显减轻，食欲不振，恶心，全身倦怠，发热，腹痛等。

（6）以黄疸、肝肿大和压痛为特点，同时有脾肿大，面色发灰，腹水，浮肿等。

（7）有肝功能不全时，腹水明显，出现神经精神系统症状。

上述表现多见于酒精性肝炎。

（8）一般于50岁左右出现症状，男女之比约为2∶1，早期常无症状，以后可出现体重减轻，食欲不振，腹痛，乏力，尿色深，牙龈出血及鼻衄等。

（9）有毛细血管扩张，蜘蛛痣，肝掌，腮腺非炎性肿大，掌挛缩，腹膜炎、肝性脑病等。

（10）出现黄疸、腹水、浮肿、皮肤黏膜和上消化道出血等病症。

上述表现多见于酒精性肝硬化。

2.防治措施

（1）戒酒：饮酒可导致多种疾病的发生，而尤以伤肝为甚，是酒精性肝病的根本原因。若能彻底戒酒，消除病因，则可提高治疗效果，促进疾病康复，防止疾病的复发、恶化或它变。

（2）饮食：肝病患者的饮食，应多食素食，宜清淡，忌油腻，以富营养、易消

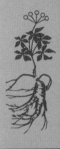

讓你不生病

赢得健康

337

化为原则，少食多餐，禁忌生冷、甜腻、辛热及生痰助湿之品。食盐有凝滞助水之弊，因而对此类患者，应给予低盐、少盐饮食。有出血倾向者，更应忌酒、烟及辛热炙搏之品；湿浊之症明显者，肥甘油腻尤当所忌；若出现精神障碍、神志不清者，应严格控制肉食，供应新鲜流质食物。

（3）情志：肝胆之病，易于郁滞，应以疏泄条畅为佳。若情志不畅，精神抑郁，则使气机逆乱，阴阳失调，诱发或加重疾病症状。

（4）休息：酒精性肝病的患者要注意休息，做到起居有节，劳逸适量。根据病情的不同阶段掌握动静结合的关系。

（5）锻炼：在疾病过程中，应根据病情的缓急轻重以及体质强弱不同，选择适当的锻炼方法。

（6）食疗方

①茵陈粥：绵茵陈、粳米各60克，白糖适量。加水共熬成粥，黄疸病人，不论病中或痊愈后皆可酌情试用之。

②赤小豆薏米粥：赤小豆、薏米各50克。加水共熬成粥，有健脾利湿解毒作用。

③鲫鱼汤：鲫鱼或鲤鱼1条（300～500克），剖开去肠杂内脏及鳞，另用橘皮、椒目各9克，红皮蒜30克，砂仁15克。以纱布包好，放鱼腹内，用线缝好，用水煮之，煮150毫升左右，吃鱼喝汤，做1日量，利尿消肿效果甚佳。

④山药桂圆炖甲鱼：山药30克、桂圆肉20克、甲鱼1只（约500克）。甲鱼杀死，洗净去肠杂，与山药（切片）、桂圆入锅，加水1000毫升，清炖至烂熟即可。每日早晚，温热吃肉喝汤。健脾滋肾，软坚散结。适用于臌胀恢复期，水去肿消，但正气大亏，积聚未除者，可常食之。

⑤鹅血：每次10毫升，每日1次，分服，15天为1个疗程。能增进食欲，回缩肝脾，升高血红、白细胞数量。

⑥赤小豆冬瓜鲤鱼汤：鲤鱼1条、冬瓜250克、赤小豆60克。鲤鱼去鳞和内脏后，加冬瓜、赤小豆和适量水共煮成汤，分次食用。以利水消肿，健脾和胃。

⑦豆枣黄药粥：绿豆、黄花菜各30克、红枣10枚、粳米100克，白糖少许。小火煮至绿豆开花，加糖即可，分次服用。有清热凉血、健脾利水作用。

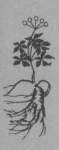

善待自己，无愧于心。

⑧葫芦粳米粥：陈葫芦粉25克、粳米100克。先将粳米煮成粥，再加入葫芦粉同煮成粥后加冰糖，再煮片刻。每日早晚各服1次，有利尿作用。

⑨黑鱼粥：黑鱼1条，洗净，焙干研末。取陈皮6克，冬瓜皮、西瓜皮、萝卜各50克，煮后取汁，再放入粳米、小米、薏苡仁、黑鱼末各30克，共熬成粥。有清热利尿作用。

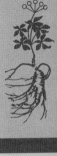

（二）既病防变

1．辨证论治

（1）湿热蕴结

症状：身、目、尿俱黄，发热，口渴不欲饮，口苦，心中懊恼，恶心呕吐，食后作胀，嗳气不爽。或腹部胀满，或胁下胀满或疼痛，大便秘结或溏垢，舌质红，苔厚腻或黄腻或兼灰黑，脉弦或弦数。

治法：清热利湿。

代表方：茵陈蒿汤。

处方举例：茵陈、栀子、茯苓、大黄、车前草、厚朴。

（2）胆热瘀积

症状：黄疸，胁痛，高热烦躁，口苦口干，胃纳呆滞，呕吐，腹部胀满，大便秘结，小便短赤，苔黄糙，脉弦滑数。

治法：清热利胆退黄。

代表方：清胆汤。

处方举例：柴胡、黄芩、姜半夏、枳实、大黄、银花、连翘、蒲公英、茵陈、丹参、金钱草。

（3）肝郁血虚

症状：胁下瘀块且不舒，腹大坚满，按之不陷而硬，青筋怒张，面色黑，头颈胸部朱纹赤缕，唇色紫褐，大便色黑，舌质暗或瘀斑，脉细涩或芤。

治法：活血化瘀。

代表方：膈下逐瘀汤。

处方举例：柴胡、当归、桃仁、五灵脂、穿山甲、地鳖虫、丹参、白茅根、大腹皮、茯苓、白术。

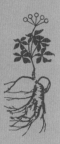

（4）肝郁脾虚

症状：胸胁胀满窜痛，喜叹息，神情抑郁或急躁易怒，纳呆腹胀，便溏不爽，肠鸣矢气或腹胀频泻，泻后痛减，苔白或腻，脉弦。

治法：疏肝健脾。

代表方：逍遥散。

处方举例：柴胡、白术、薄荷、白芍、当归、云苓、生姜、甘草。

（5）脾阳不足

症状：腹大胀满不舒，或按之如囊裹水，入暮尤甚，面色苍黄，脘闷纳呆，得热稍减，神倦怯寒，动则气喘，肢冷或下肢浮肿，小便短少不利，大便溏泄，次多量少，舌体胖色淡紫，苔白腻，脉沉细而弦缓。

治法：温补脾胃，化气行水。

代表方：实脾饮合茵陈术附汤。

处方举例：附子、干姜、白术、厚朴、广木香、草果仁、大腹皮、云苓、车前草、甘草。

（6）肝肾阴虚

症状：面色晦滞，形瘦神萎，唇紫，腰背劳困，腹部膨隆，青筋显露，午后低热，口干咽燥，时有鼻衄，牙龈出血，或出现朱纹赤缕，小便短赤，大便干结或黑便，舌红少津，苔黄而干或剥脱，胁肋隐痛，其痛悠悠不休。凝血酶原时间延长，肝功能明显异常。

治法：滋养肝肾，活血利水。

代表方：六味地黄丸合膈下逐瘀汤。

处方举例：生地、山萸肉、山药、云苓、泽泻、丹皮、栀子、当归、白芍、柴胡、延胡索、川芎、枳壳、桃仁、红花。

2．中成药

在辨证论治的同时，可酌情配合服用成药成方。

（1）胁肋胀痛：舒肝丸、逍遥丸、平肝舒络丸、气滞胃痛冲剂。

（2）脘腹胀闷，感觉食欲不振：香砂六君子丸、香砂枳术丸、越鞠丸、山楂丸、保和丸。

（3）腹痛腹泻，肢软无力：人参健脾丸、启脾丸、附子理中丸、补中益气丸。

（4）转氨酶和碱性磷酸酶升高辨证偏热，同时不甚虚者：肝炎灵、益肝灵、鸡骨草丸。

（5）转氨酶和碱性磷酸酶升高辨证偏热，但偏虚寒者：云芝糖浆、云芝片、云芝肝泰、护肝片、五味子制剂。

（6）蛋白质合成及代谢障碍：乌鸡白凤丸。

（7）肝脾肿大，体质较壮实者：桂枝茯苓丸、复方丹参片。

（8）腹水舟车丸（甘遂、芫花、大戟、大黄、黑丑、木香、青皮、陈皮、轻粉、槟榔），每次0.75~1克。

（9）黄疸茵陈合剂、金酸萍糖浆、鸡骨草丸。

3．小验方

（1）解酒保肝汤：泽泻、猪苓、鸡内金、柴胡、栀子、黄芩、白芍各15克，山楂30克，神曲、砂仁各10克，郁金20克，甘草5克。水煎，每日1剂，分2次服。通用于酒精性脂肪肝。

（2）加味温胆汤：枳实、法半夏、黄连各10克，云苓15克，陈皮、竹茹、桃仁、柴胡、赤白芍各12克，丹参、山楂各30克，鳖甲24克。每日1剂，水煎分2次服。通用于酒精性脂肪肝。

（3）软肝消水汤：葛根20克，生黄芪50克，扁豆、海藻、鸡内金、地鳖虫、青皮、丹参各10克，青黛6克，白术、泽兰、莱菔子、昆布、柴胡、泽泻各15克，茵陈18克。混合均匀后水煎，每日1剂。通用于酒精性肝硬化腹水。

（4）葛花汤：葛花20克、连翘12克、虎杖9克、菖蒲5克、砂仁3克、生甘草24克。每日1剂，水煎服，适用于酒精性肝损伤。

（5）酒肝康汤：葛根、山楂、泽泻、草决明、丹参各30克，柴胡、白芥子各15克。混合均匀后水煎，每日1剂。通用于酒精性脂肪肝。

4．外治法

（1）行气消瘀膏：川芎12克，香附10克，柴胡、芍药、青皮、枳壳各6克，将药物研细末，调拌麻油，或其他辅料贴于大包、期门、章门等穴位处。用于治疗肝脾肿大有不错疗效。

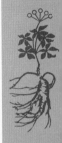

讓你不生病

（2）缩积化瘕散：三棱12克、莪术10克，研细末，用凡士林调拌敷贴痛处。此散可用于治疗治肝脾肿大。

（3）外敷消腹水方：大戟、甘遂、沉香、肉豆蔻、木香各12克，共研为细末，用酒250毫升和匀，装入猪膀胱内，放于脐部，外盖塑料薄膜，缚以宽布带，药酒干后再更换药料。此方用于治疗有腹水的患者，能够减轻患处带来的不适。

5．针灸疗法

常可配合中西药物治疗，以平补平泻手法为主，有改善临床症状、提高机体免疫功能的作用。其对症选穴如下：

（1）腹水：气海、三阴交、水道、阴陵泉、水分、肾俞、曲泉。

（2）肝区胀满疼痛：肝俞、膈俞、阳陵泉、支沟、足三里。

（3）鼻、齿龈出血：风府、上星、伴星、大椎、天柱、手三里、后溪、合谷、内庭、尺泽、少商、三阴交、太溪、血海。

（4）上消化道出血：胃俞、膈俞、肠风、阳陵泉、梁邱、尺泽、内关、曲泽、血海。

以上穴位，每次选3～4个，每日针刺1次，留针30～40分钟，平补平泻法，施针后在穴位上艾灸，每2～3周为1个疗程。

（三）瘥后防复

胁痛病，一般来说都有病理上的改变，尤其到了肝硬化时，更是如此，且拖累多个系统受损。因此，随时存在复发的可能。而预防复发的关键仍是坚持戒酒、加强营养、调节情志、劳逸结合。

1．劳逸结合

酒精性肝硬化患者是可以运动的，但必须根据病情，做到动静适时。对于肝功能代偿期的患者，一般不强调卧床休息，可适当参加轻体力工作或活动，如散步、做保健操、打太极拳、练气功等，以促进消化，条达情志。但须注意劳逸结合，适可而止，不要勉强。

2．坚持戒酒

酒精的损害是酒精性肝病形成的始作俑者。酒精有直接损害肝细胞的毒性作用，即使是戒酒后，随着重新饮酒仍可迅速发生酒精性肝炎，而即使已停止饮

人无泰然之习性，必无健康之身体。

酒，肝脏损害仍继续进展。

此外，酒精在肝脏内的代谢，刺激引发机体一系列的化学反应，导致免疫损害、毒性物质产生及病理改变等。

因此，治疗胁痛时戒酒是必需的，在病情静止期坚持仍然是必需的。这对防止病情复发与进一步发展至关重要。

3. 饮食得当

宜食富含各种维生素的食物，如莴苣、萝卜、番茄、白菜、南瓜、豌豆、豆芽等蔬菜，海藻、海带、海龟、海蜇、海参、乌贼等海货和瓜果；忌食霉咸鱼、熏制肉、泡咸菜、臭豆腐等烧焦、发霉、熏制食品。

宜食用柔软，易消化食物，忌食大饼、油条、油饼、炸花生、炸牛排等粗糙食物；宜少吃多餐，忌暴食；以免损伤本已曲张的食道静脉。

戒吃发物，如狗肉、鸡、羊肉、蚕蛹、虾、蟹、螺、蚌、烟、酒等。

4. 调畅情志

多采取疏导疗法，即解释、疏泄、保证和暗示，使患者怡情畅神而戒酒。对于酒精依赖性患者除疏导外，还可采取厌恶疗法、放松训练法、气功自我调整法等，并要求患者有信心主动配合，坚持戒酒，要及时鼓励，最好取得家人的配合，效果会更好，要注意使患者重新获得身体、心理及社会的平衡。

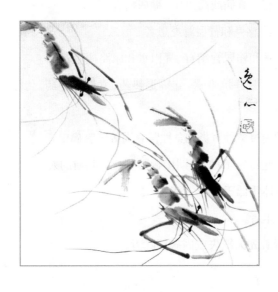

第一百二十五回　水肿

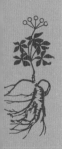

温馨提示：中医认为，水肿是外邪、内伤等致病因素，使气化不利，津液输布失常，导致水液潴留，泛溢于肌肤，引起以头面、四肢、腹背甚至全身浮肿的一类病证。西医认为水肿的原因有肾脏疾病、心脏疾病、肝脏病、营养不良、内分泌紊乱等，本回主要讨论肾性水肿。水肿轻者，见面目虚浮，手足发胀，但压无凹陷，称为潜在性水肿；若仅踝肿，按之凹陷易复，为Ⅰ度水肿，较重者浮肿过膝，按之凹陷没指，不易随复，为Ⅱ度水肿；更严重者全身浮肿，腹大胸满，卧则喘促，为Ⅲ度水肿。

中医的水肿有阴水、阳水之分。其病机主要为肺失通调，脾失转输，肾失开阖，三焦气化不利，病变脏腑主要与肺、脾、肾有关，其中以肾为根本。本回主要介绍水肿的易患人群，以及从未病先防、既病防变、瘥后防复3个层次对水肿进行预防保健和治疗。

一、肾性水肿的易患人群

（1）家属中有肾脏病或高血压、糖尿病者。

（2）反复尿路感染和肾盂肾炎患者。

（3）患有肾脏和输尿管结石、肾积水和尿路梗阻者。

（4）长期应用某些抗生素、止痛退热药、女性避孕药、化疗药和某些中药等肾毒性药物的。

（5）过去曾有过急性肾炎和急性肾衰竭等肾脏病史者。

（6）从事一些特殊工种，长期接触某些化学物质的人。

（7）出生时体重低于2.5千克者。

（8）50岁以上者。

（9）一侧肾脏先天缺失或因病切除者。

勤于纸上寻欢乐，珍惜今天保身体。

（一）未病先防

1．早期信号

水肿先从眼睑或下肢开始，继及四肢全身，轻者仅眼睑或足胫浮肿，重者全身皆肿。水肿初期如出现以下异常现象，当怀疑为肾病水肿，应早期发现，及时治疗。

（1）水肿：早晨起床后眼皮或脸部水肿，午后多消退，劳累后加重，休息后减轻。严重水肿会出现在双脚踝内侧、双下肢、腰骶部等。

（2）小便泡沫多，长久不消失：这一现象的出现表明尿液中排泄的蛋白质较多，很有可能已经出现了肾病的典型症状——蛋白尿。

（3）尿变色：尿呈浓茶色、洗肉水样、酱油色或尿液非常浑浊如淘米水样。

（4）尿量过多或过少：正常人尿量平均为每天1500毫升，每天4～8次。如果没有发热、大量出汗、大量饮水等，小便量出现骤减或陡然增多时。

（5）夜尿：正常人在60岁以内，一般不应该有夜尿，如果年轻人夜尿增加，很可能是肾功能不良的早期表现。

（6）腰痛：无明确原因的腰背酸痛，应检查肾脏、脊椎及腰背部肌肉等。

2．防治措施

（1）健康饮食

平时宜食清淡易消化食物、新鲜蔬菜和适量水果，适当饮水。水肿重者应忌盐，限制蛋白食物的摄入量，少饮水。镜下血尿者及宜上火者多饮水，多食苹果、白糖、黑芝麻、木耳等养阴降火的食品。肾病水肿过程中病人饮水量应根据尿量来定，一般不超过1000毫升（包括食物本身含的水）。病人口干口渴，欲饮水时，可少量饮用玉米须、西瓜皮、冬瓜子熬制的水，以利消肿。另外，病人每日盐的摄入量也应控制在1～2克之内，相当于酱油5～10毫升，同时还要禁食其他咸味食品。另外，尚需吃一些含维生素C丰富的蔬菜和水果，如甜椒、油菜、菠菜、西红柿以及猕猴桃、草莓、柑橘等。如伴有贫血，可选用含铁丰富的食物，如动物血、动物肝脏、瘦肉、大枣、黑豆、黑木耳、芝麻酱等。肾病进一步发展为肾功能不全、尿毒症时，除严格限制蛋白质外，还应严格限制水分的摄入。膳食中可采用含热

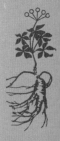

讓你不生病

量高、蛋白质低的食品作为能量的主要来源，如土豆、山药、芋头、地瓜、藕、粉丝、藕粉等，以补充热量，减少体内蛋白质的分解。

此外，对肾脏有刺激性的食物及调味品，如酒类、芥末、胡椒等应禁忌。尿毒症高血钾者忌食高钾食品如：香蕉、柑橘、土豆、西红柿、南瓜、茶叶、酱油、味精；血钾低的患者相反。忌海鲜、牛肉、羊肉、辛辣刺激性食物、酒，所有肾病患者禁用新霉素、链霉素、庆大霉素、关木通等肾毒性药物。血尿酸高者尤其忌食动物内脏、鱼虾蟹蚌、啤酒、菇类、豆类、菠菜。

（2）良好的生活习惯

日常生活中，应劳逸结合，按时作息。此外，肾为先天之本，生命之源。肾藏精，肾精充则元气旺、脑海充、身体健壮、大脑聪颖。反之，则元气虚，脑海空、身体虚弱、抗病力下降、大脑反应迟钝。

讲究卫生，有病早治。皮肤的疮疖、痒疹、上呼吸道感染、扁桃体炎反复发作等，有变生肾炎的可能，因此有病早治非常必要。

调畅情志，乐观的精神状态有助于患者确立战胜疾病的信心，对于疾病的恢复和痊愈有着非常重要的意义。

（3）适量运动

适当的工作、运动可以增强病人对生活的自信心，除病情极度严重如全身浮肿、少尿、呕吐、心肺功能严重受损、严重高血压患者等，其余患者都可以适当参加轻工作或者运动，有利于增强体质，提高机体抵抗力，防止感染细菌、病毒后免疫反应性损害的发生。但注意活动要循序渐进，轻松舒适。

（4）预防感冒及感染

"虚邪贼风，避之有时。"肾病的发生与上呼吸道感染密切相关，常以感受风寒、风热、风湿之邪为始因，所以，要预防肾病的发生，就应注意天气寒暖的变化，增减衣服，避免阴雨天外出，避免汗出当风，涉水冒雨，穿潮湿衣服，时刻警惕外邪的侵袭。

（5）注意观察自身症状

如有无浮肿，尿的改变及血压、体重的变化等，定期体检，控制血压和血脂及空腹血糖。

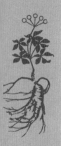

心胸狭隘、鼠肚鸡肠、斤斤计较，命不久长。

（6）食疗方

①鲤鱼冬瓜羹：鲤鱼1条（约500克），去鳃、鳞和内脏，冬瓜500克切成小块状，葱白约20克，洗净，加水适量，煮至鱼烂汤稠，加少许盐，趁热食。本方来自古书《圣济总录》，有健脾利水消肿，清热化痰功效，主治各种疾病所引起的水肿。

②牛肉羹：牛肉500克，干姜及醋各30克，水适量，同煮至牛肉烂熟，食肉饮汤，可以助膳。本方来自《食医心镜》，有温中健脾消肿作用。适合用于各种原因引起的水肿。但有肾功能严重损害、代谢性酸中毒者不宜服用。

③茯苓饼：茯苓磨成粉状，加等量的粳米粉和白糖，用水调稠糊状，然后用文火煎烙成薄饼，作点心用。本方有治水肿、失眠、神经衰弱等病的作用。可用于一切水肿，对特发性水肿尤为合适，因为有利尿消肿和宁心安神的作用。本方含糖颇多，有糖尿病者不宜用。

④西瓜玉米须汤：玉米须30克，西瓜皮30克，冬瓜皮30克，洗净后加水800毫升，煮开后当茶频饮，每日1剂。本方能清热利湿、利水消肿，适用于风热袭肺、湿热蕴结者。

⑤菠菜皮蛋粥：菠菜30克，皮蛋1只，粳米80克，菠菜洗净切碎，皮蛋剥壳后切成小块，与淘过的粳米同置锅中，加水煲粥，粥成即可食用，每日1剂。本方可去火除烦、滋肾降压，适用于肝肾不足，虚火上冲。

⑥玉米蚌肉汤：新鲜玉米1根，蚌肉60克，玉米去衣留须，洗净切成3段，置锅中加水煮沸20分钟后，放入洗净的蚌肉，煮半小时，加少量盐、味精，饮汤吃玉米粒，每日1剂。本方有健脾益肾、通利水道的功用，适用于脾虚湿盛者。

⑦鲫鱼蒸砂仁：鲫鱼1尾100～200克，砂仁6克，甘草末3克，鲫鱼去腮、鳞及肠脏，洗净，砂仁、甘草用素油炒熟搅拌，纳入鱼腹扎好，隔水蒸烂后食肉喝汤，每1～2日1剂。本方可补气健脾，利水消肿，适用于脾胃虚弱的水肿患者。

（二）既病防变

1．辨证论治

（1）阳水

①风水相搏证

症状：眼睑浮肿，继则四肢及全身皆肿，来势迅速，多有恶寒，发热，肢节酸

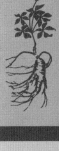

楚, 小便不利等。偏于风热者, 伴咽喉红肿疼痛, 舌质红, 脉浮滑数。偏于风寒者, 兼恶寒, 咳喘, 舌苔薄白, 脉浮紧。

治法: 偏于风热者当以宣肺清热、祛风利水; 偏于风寒者, 祛风散寒, 宣肺利水。

代表方: 越婢加术汤。

处方举例: 偏于风热: 麻黄、杏仁、防风、白术、茯苓、泽泻、车前子、石膏、桑白皮、黄芩; 偏于风寒: 麻黄、杏仁、防风、白术、茯苓、泽泻、车前子、苏叶、桂枝。

②湿毒侵淫证

症状: 眼睑浮肿, 延及全身, 皮肤光亮, 尿少色赤, 身发疮痍, 甚则溃烂, 恶风发热, 舌质红, 苔薄黄, 脉浮数或滑数。

治法: 宣肺解毒, 利湿消肿。

代表方: 麻黄连翘赤小豆汤合五味消毒饮。

处方举例: 麻黄、杏仁、桑白皮、赤小豆、银花、野菊花、蒲公英、紫花地丁、紫背天葵。

③水湿浸渍证

症状: 全身水肿, 下肢明显, 按之没指, 小便短少, 身体困重, 胸闷, 纳呆, 泛恶, 苔白腻, 脉沉缓, 起病缓慢, 病程较长。

治法: 健脾化湿, 通阳利水。

代表方: 五皮饮合胃苓汤。

处方举例: 桑白皮、陈皮、大腹皮、茯苓皮、生姜皮、白术、茯苓、苍术、厚朴、猪苓、泽泻、肉桂。

④湿热壅盛

症状: 遍身浮肿, 肿势多剧, 皮肤绷紧光亮, 腹大胀满, 胸脘痞闷, 烦热口渴（或面赤发热）, 小便短赤灼热, 或大便干结或溏软不畅, 肛门灼热, 苔黄腻, 脉沉数或濡数。

治法: 分利湿热。

代表方: 疏凿饮子。

处方举例：羌活、秦艽、茯苓皮、生姜皮、泽泻、商陆、槟榔、椒目、赤小豆。

（2）阴水

①脾阳虚衰证

症状：身肿，腰以下为甚，按之凹陷不易恢复，脘腹胀闷，纳减便溏，面色不华，神倦肢冷，小便短少，舌质淡，苔白腻或白滑，脉沉缓或沉弱。

治法：温运脾阳，以利水湿。

代表方：实脾饮。

处方举例：附子、干姜、白术、甘草、厚朴、木香、草果仁、槟榔、木瓜、生姜、大枣、茯苓。

②肾阳衰微证

症状：水肿反复消长不已，面浮身肿，腰以下甚，按之凹陷不起，同时尿量减少或反多，出现腰酸冷四肢厥冷，怯寒神疲，面色苍白，甚者心悸胸闷，喘促难卧，感觉腹大胀满，细察舌质淡胖，脉沉细或沉迟无力。

治法：温肾助阳，化气行水。

代表方：济生肾气丸合真武汤。

处方举例：肉桂、附子、熟地、山药、山茱萸、丹皮、茯苓、泽泻、牛膝、白术、白芍、生姜。

③瘀水互结证

症状：患者水肿延久不退，肿胀的症状轻重不一，大多四肢或全身浮肿，以下肢为主，有时有血尿，出现皮肤瘀斑、腰部刺痛的症状，细察舌质紫暗、苔白，脉沉细涩。

治法：活血祛瘀，化气行水。

代表方：桃红四物汤合五苓散。

处方举例：当归、赤芍、川芎、丹参、益母草、红花、凌霄花、路路通、桃仁、桂枝、附子、茯苓、泽泻、车前子。

2．中成药

（1）风水相搏

柴麻解表丸：每次1丸，每日2次。

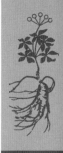

（2）湿毒侵淫

①中满分消丸：每次6克，每日2次。

②消水导滞丸：每次1克，每日2次。

（3）水湿浸渍

五皮丸：每次9克，每日2次。

（4）湿热壅盛

①肾炎片：每次6～8片，每日3次。

②肾复康胶囊：每次4～6粒，每日3次。

（5）脾阳虚衰

①黄芪口服液：每次1支，每日2～3次。

②香砂胃苓丸：每次6克，每日2次。

（6）肾阳衰微

①金匮肾气丸：每次1丸，每日2次。

②济生肾气丸：每次1丸，每日2次。

③滋肾丸：每次1丸，每日2次。

④金水宝胶囊：每次5粒，每日3次。

3．针灸

（1）阳水

主穴：肺俞、水分、三焦俞、列缺、阴陵泉、委阳。

配穴：风热加合谷、水沟；风寒加外关、偏历。

手法：用平补平泻法，以宣肺、解表、利水；表邪退后，宜参考阴水治法。

（2）阴水

主穴：气海、阴陵泉、足三里、水分、复溜、关元。

配穴：脾虚加脾俞、三阳交；肾虚加肾俞、照海。

手法：针刺用补法，并用灸法，以温补脾肾，利水消肿。

4．单方验方

（1）风水相搏证

①宣肺利水饮：适用于偏于风寒者。

处方：桔梗、杏仁、泽泻各6克，薏苡仁15克，茯苓、猪苓、大腹皮各9克，陈皮、五加皮各3克，葱白1根。

②风利水汤：适用于偏于风热者。

处方：紫浮萍9克、紫苏9克、桑白皮12克、益母草30克、车前子12克、白茅根30克、银花18克、连翘18克、甘草6克。

（2）湿毒侵淫

清利方（处方）：白花蛇舌草、蒲公英、板蓝根、玉米须、薏米根、田字草、火鱼草、鲜茅根各30克，七叶一枝花15克，蝉蜕9克。

（3）水湿浸渍

①五苓皮汤（处方）：川桂枝2.4克，连皮苓12克，福泽泻6克，猪苓6克，白杏仁9克，广陈皮4.5克，大腹皮6克，冬瓜子皮各9克，生、熟薏苡仁各12克，桑白皮9克，酒炒陈木瓜4.5克，木防己6克，济生肾气丸12克（包煎）。

②三虫汤（处方）：蟋蟀、蝼蛄各3只，上药共研末，蝉蜕、浮萍各9克，煎汤温服，或以鲤鱼焙干研末，与三米（粳米、小米、薏米）、四皮（橘皮、冬瓜皮、西瓜皮、萝卜皮）煮水熬粥进食。

（4）脾阳虚衰

施今墨经验方（处方）：川桂枝、淡猪苓、泽泻、白芍、川厚朴、党参、防己、萆薢、石韦各10克，赤茯苓12克，赤小豆24克，黄芪、冬瓜子、冬瓜皮各30克，车前草、旱莲草各12克，炙甘草3克。

（5）肾阳衰微

①益肾汤（处方）：生黄芪15~30克，石韦15~30克，玉米须30克，白茅根30克，川芎9克。

②肾病阳虚汤（李文浦主任）（处方）：黄芪15克，党参30克，人参20克，制附子、肉桂、甘草、地龙各6克，茯苓9克，白术、木香各12克，益母草15克，丹参、葶苈子各12克，大黄（后下）5克。

5．食疗

（1）阳水

①玉米须茅根饮：玉米须、白茅根各50克，共煎汤，加适量白糖分次服用。

②消水肿方：益母草、玉米须各30克，金钱草、扁蓄、车前草各15克，水煎

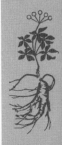

让你不生病

服, 每日1剂。

③益母草煎: 益母草125克晒干, 加水1000毫升, 煎至300毫升, 去渣分4次服, 小儿酌减。

（2）阴水

①赤小豆鲤鱼汤: 赤小豆60克、鲤鱼1条、生姜10克, 共炖汤, 不放盐, 吃鱼饮汤。

②黄芪瘦肉汤: 黄芪60克, 猪瘦肉适量, 共煎汤, 不放盐, 吃肉饮汤。

③绿豆附子汤: 绿豆30克、制附子30克, 水煎, 煮熟吃豆, 次日仍可再加绿豆30克煮熟食豆, 第三天换新, 忌生冷烟酒60天。

④干葫芦煎剂: 干葫芦（不去籽）3个, 水煎加红糖适量, 分6次服, 每日1剂。

(三) 瘥后防复

瘥后防复指水肿病好转或治愈后, 尚需进一步调摄护理, 以免疾病加重或复发。

水肿消退后, 机体正气未复, 稍有感冒、劳倦等均可诱发。水肿反复发作, 迁延难愈, 患者久服药物, 补多则壅滞, 攻多则摧伤, 不服药又无以治愈疾病。岳美中医案中提及惟有谷气可以养人, 则根据《冷庐医话》中所载黄芪粥加味拟成一方, 作为后期调理。

黄芪粥: 生黄芪30克, 生薏苡仁30克, 赤小豆15克, 鸡内金（研细末）9克、金橘饼2枚、糯米30克, 先以水600毫升, 煮黄芪20分钟, 捞去渣, 次入薏苡仁、赤豆, 煮30分钟, 再加鸡内金、糯米, 煮熟成粥。每日1剂, 分2次服。本方在肾阳虚肾气虚弱的情况下使用最为适宜。

肾阴虚患者的后期调理中可尝试每日早服六味地黄丸1丸, 午服云南白药0.3克。

水肿病的后期调理至关重要。由于水肿消退后余邪尚未完全祛除, 不能转入纯补之法。如过早补阳则助长热邪, 过早补气则助长湿邪, 均可引起水肿复发。因此, 水肿消退后可以根据患者的具体情况, 进行缓补如二至丸; 涩补如金锁固精丸、四神丸、固阴煎等; 清补如知柏地黄丸、大造丸、滋肾丸; 温补如大营煎、四神丸、补火丹等; 泻火如知母、黄柏、地骨皮、青蒿等; 利水如茯苓、泽泻、车前子、防己等; 祛瘀如桃仁、红花、丹皮等以实现扶正不留邪, 祛邪不伤正。

第一百二十六回　癥瘕

温馨提示：恶性肿瘤又称癌症，以脏器组织发生异常增生为其基本特征。临床表现主要为肿块逐渐增大，表面高低不平，质地坚硬，时有疼痛，并常伴见纳差、乏力、日渐消瘦等全身症状。恶性肿瘤的发生，多由于正气内虚、感受邪毒、情志抑郁、饮食不节、劳逸过度等因素引起脏腑功能失调、气血津液运行失常，产生气滞、血瘀、痰凝、湿浊、热毒等病理变化，蕴结于脏腑，相互搏结，日久渐积而成的一类恶性疾病。恶性肿瘤究其症状应属于中医学的癥瘕、积聚、痰核、痈疽、肿毒、石瘕、肠覃、痞气、失荣、乳岩等范畴。

本回主要介绍恶性肿瘤的易患人群，以及从未病先防、既病防变、瘥后防复3个层次对恶性肿瘤进行预防保健和治疗。

一、恶性肿瘤的易患人群

（1）长期从事可能接触致癌物质工作的人如印染工人、橡胶工人、影像工作者等。

（2）不良生活饮食习惯的人如吸烟，嗜酒，不吃早餐，吃腌制、烧烤、烟熏食物，偏吃肉食而维生素缺乏等。

（3）有家族性肿瘤遗传病史的人如乳腺癌、胃癌、结肠癌、子宫内膜癌、肺癌、多种白血病、脑瘤等。

（4）经常久坐、憋尿、长期便秘的人。

（5）经常失眠、熬夜等生活不规律的人。

（6）长期情志抑郁、生气、工作压力过大，惯于压抑自己愤怒与不满情绪以及受悲观失望情绪折磨的人最容易得癌症。

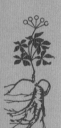

二、"治未病"方法

(一)未病先防

得了癌症是可怕的,某些癌症如果在早期能够得到合理的治疗是可以根治的,而且癌症是可以预防的。世界卫生组织宣布:1/3的肿瘤可以预防,1/3可以治愈,1/3可以减轻痛苦,延长生命。预防癌症,健康养生,应从以下几方面入手:

1.合理饮食

肿瘤的预防最好是从有营养的膳食开始,脂肪、蛋白质和糖类的比例要适宜,并摄入适当的抗癌维生素和矿物质,做到饮食均衡。建议防癌食谱原则:

(1)多食五谷杂粮,每天300~400克。

(2)多食蔬菜、水果,每天500克。

(3)喝适量奶类,每天250毫升。

(4)吃适量蛋豆鱼肉,减少动物蛋白的过多摄入,每天200克。

(5)吃少量油糖盐,特别是动物脂肪要少吃,每人每天食盐应控制在6克以内。

(6)不饮或少饮酒,可饮适量红葡萄酒,每天100克。

(7)不吃或少吃熏烤、腌制食品。

(8)不吃发霉变质的食物。

2.适当运动

生命在于运动,动则不衰。"运动"强调"坚持"二字,注意运动要适度,恰到好处。要根据周围环境许可,选择自己爱好的运动,循序渐进地坚持锻炼。

3.充足睡眠

经常睡眠不足,会使人精神疲倦,心情忧虑焦急,免疫力降低,由此导致种种疾病发生。澳大利亚的一个研究学会提出,人体的细胞分裂多在睡眠中进行,睡眠不足或睡眠紊乱,会影响细胞的正常分裂,由此有可能产生癌细胞的突变而导致癌症的发生。一般说来,不同的人每天所需的睡眠时间不同,关键的是睡眠的质量,能够保证第二天精神饱满的睡眠才是充足的睡眠。

4.调畅情志

精神紧张、情绪压抑、悲观忧愁,严重抑制机体的免疫功能。《内经》强调

知足者常乐,能忍者自安。

"百病皆生于气也"，中医认为"气"是百病之源。五志有过，会伤及五脏六腑，"喜则伤心，怒则伤肝，思则伤脾，恐则伤肾，悲则伤肺"，若及时调理就会化险为夷。情志调理一般指两方面：

（1）调畅气机及时缓解压力，及时缓解强烈刺激。

（2）调理情志防暴怒、生闷气，可用抑制法、转移法、遗忘法、宣泄法、排泄法（汗透法、利尿法、泻下法）。

5．远离不良的生活环境和生活习惯

接触致癌物质是导致肿瘤发生的重要因素，主要包括化学物质、物理射线、生物毒素等。这些物质不仅存在于特定的工作厂房车间里，而且广泛存在于污染的空气、水源和食物中。所以工作中要做好防护，生活中也要养成良好的生活习惯。

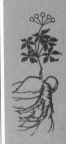

（二）既病防变

1．留心观察，早期发现

对于恶性肿瘤，早期正确诊断是施行合理治疗以及治疗成功的关键。随着现代医疗设备条件的不断更新，肿瘤的早期诊断率越来越高。特别对中、老年人来说，定期体检极为重要，而且应当把防癌体检作为保健检查的一项主要内容。临床经验告诉我们，癌症早期有某些症状和体征的，所以要细心观察，有不适及时到医院检查。下面列举了某些癌症早期的预警信号。

（1）原因不明的消瘦、无力，上腹无规则的疼痛。食欲下降，特别厌肉类食品。

（2）非怀孕和哺乳期的妇女，有乳头流水或能挤出液汁。

（3）身体任何部位如乳腺、颈部或腹部出现逐渐增大的质硬肿块。

（4）干咳、痰中带血，胸闷、胸痛，久治不愈。

（5）中年以上的妇女，性交后阴道有少量出血，或平时有不规则的阴道出血，或是停经后数年又来月经。

（6）不伴腹痛的逐渐加深的黄疸和上腹包块。

（7）肝脏肿大速度加快，并伴有肝区疼痛。

（8）不明原因的无痛性血尿。

355

（9）皮肤溃烂长久不能愈合。

（10）黑痣突然增大，同时伴有痒、破溃、出血疼痛或痣上的毛发脱落。

（11）反复发热和顽固性的牙齿出血，皮下出血和进行性贫血。

（12）反复出现的不明原因的发热。

（13）口腔黏膜，或女性外阴或男性阴茎龟头上出现白斑，而且迅速扩大和灼痒不适。

（14）进行性双下肢无力，感觉异常。动作失调或伴大小便有时失禁。

（15）无明显外力作用所致的股骨和肱骨等大骨的骨折。

（16）进食吞咽时胸骨后有异物梗塞感、刺痛感或自觉食物通过缓慢。

（17）鼻塞，经常少量出血或鼻涕中常带血丝，伴有偏头痛、头晕、耳鸣和颈上部耳垂下方前后部位摸到肿大淋巴结。

（18）大便习惯改变，或腹泻和便秘经常交替出现，或大便常带脓血，或大便变细变扁。

（19）逐渐加剧的头痛，伴突然出现的短暂的视力障碍和呕吐。

（20）青少年肘或膝关节剧痛、肿胀，用抗风湿药或抗生素类药治疗无效。

2．积极治疗，防止转移恶化

中医防治肿瘤常用治法大致分为两类：

（1）扶正培本

1）滋阴益气法

①常用药物：太子参、生地、山药、麦冬、五味子、黄芪、灵芝、仙鹤草、党参、柴胡、陈皮、茯苓、甘草。

②常用方剂：滋阴益气汤（经验方）。

③适应范围：适用于气阴两虚之证，如肿瘤术后或放化疗后，毒热炽盛，阴液耗损，表现为气短懒言，疲乏无力，午后低热，手足心热，口渴咽干，大便秘结，小便短赤，夜寐不安，舌质稍红，苔薄白，脉沉细数等。

2）舒肝健脾法

①常用药物：党参、人参、黄芪、白术、山药、柴胡、枳壳、郁金、川楝子、白芍、炒扁豆、茯苓、薏苡仁、炙甘草等。

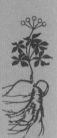

忍饥者长寿，耐寒者体健。

②常用方剂：生脉散合四逆散加减。

③适应范围：主要用于肝气郁结、脾胃气虚证，如肿瘤患者情志不畅，或中晚期患者，或放、化疗后脾胃功能损害，表现胸闷不舒、两胁胀痛、食欲减退、脘腹胀满、神疲乏力、大便溏薄、恶心呕吐，舌淡红或淡紫，苔薄白，脉弦细等。

3）温肾壮阳法

①常用药物：熟附子、仙灵脾、仙茅、巴戟天、补骨脂、冬虫夏草、杜仲、川续断等。

②常用方剂：右归丸、肾气丸。

③适应范围：适用于肾阳虚或脾肾不足之证，如中、晚期癌症，或放化疗后，或老年患者和乳腺癌行卵巢切除后出现形寒肢冷、神疲乏力、腰酸冷痛、小便清长、大便溏薄、舌淡胖、苔薄白、脉沉细。

4）补血养血法

①常用药物：熟地、当归、白芍、制首乌、女贞子、龙眼肉、红枣、鹿角胶、阿胶等。

②常用方剂：四物汤加减。

③适应范围：用于血虚证，如肿瘤手术失血，或肿瘤晚期患者，或者合并咯血、吐血、便血、衄血、阴道出血等出血症状者，舌质淡，苔薄白，脉沉细弱等。

（2）攻邪抑瘤

1）清热解毒法

①常用药物：白英、龙葵、蛇莓、青黛、板蓝根、半枝莲、半边莲、白花蛇舌草、鱼腥草、金银花、野菊花、土茯苓、黄芩、黄连、黄柏、红藤、凤尾草等。

②常用方剂：复方半枝莲汤加减（半枝莲60克，蒲公英、黄药子各30克，黄连6克，半夏9克，全瓜蒌1枚）。

③适应范围：如肿瘤患者术后发热，或口苦咽干，小便短赤，大便秘结，或放、化疗后引起的发热、口舌干燥、舌红少苔、大便干结，舌质红，苔薄黄，脉数有力等。

2）化痰软坚法

①常用药物：半夏、南星、黄药子、海藻、昆布、山慈姑、泽漆、皂角刺、瓜

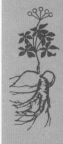

蒌、夏枯草、龟板、鳖甲、穿山甲、海蛤壳、天葵等。

②常用方剂：二陈汤、小陷胸汤、大黄䗪虫丸。

③适应范围：适用癥瘕、积聚、瘰疬、瘿瘤等包块、坚硬如石，或咳嗽、咳痰，脘腹胀满等，舌质淡紫，苔厚腻，脉沉细滑或涩。

3）活血化瘀法

①常用药物：丹参、五灵脂、王不留行、桃仁、赤芍、三棱、莪术、乳香、没药、蒲黄、水蛭、穿山甲、土鳖、归尾、泽兰、虎杖、全蝎、血竭等。

②常用方剂：桃红四物汤、血府逐瘀汤。

③适应范围：面色黧黑，痛有定处，刺痛不移，拒按，胸胁撑痛，小腹硬满，舌质紫暗或有瘀点，苔白，脉细涩。

3．外治法

（1）普陀膏：血竭、地龙、全虫、蜈蚣、水红花子、僵蚕、木鳖子、大枫子、土元、虻虫、冰片，外敷疼痛最剧烈部位，治疗原发性肝癌、肝区疼痛，可使疼痛减轻或消失。

（2）癌症镇痛散：生南星、生附子、生川芎、白胶香、五灵脂、麝香、冰片、蚤休、黄药子、芦根、皂角刺等，外敷于疼痛最剧烈部位，或者体内疼痛反应于体表的部位。

（3）大青膏：大青叶60克，乳香、没药、黄柏、生大黄、明矾、章丹、黄连、铜绿、芙蓉叶、五倍子各30克，外敷患处，治疗白血病浸润所致的关节疼痛。

4．针灸疗法

穴位选取如下：

（1）温阳益气常用穴：关元、气海、命门、胃俞、脾俞、中脘、足三里、神阙、膏肓、夹脊穴、背俞穴、督脉腰背部穴等。

（2）调理脾肾常用穴：足三里、肾俞、命门、气海、关元、太溪、公孙、章门、脾俞、胃俞、神阙等。

（3）补血升白常用穴：大椎、绝骨、膈俞、血海、肾俞、关元、命门、哑门、大杼、足三里、脾俞、三阴交、气海、内关、胃俞、肝俞等。

（4）益气养阴常用穴：三阴交、足三里、太溪、涌泉、太冲、肝俞、照海、气

忍一时风平浪静，退一步海阔天空。

海、曲池等。

（5）软坚化痰常用穴：阿是穴、丰隆、公孙、行间、阴陵泉、鱼际、少海、天井、间使、外关、合谷、曲池等。

（6）活血化瘀常用穴：阿是穴、三阴交、合谷、血海、膈俞、曲池、委中、尺泽、足三里、脾俞、太冲、内庭、期门、阳陵泉、大椎、三焦俞、百会、郄穴等。

5．小验方

（1）晚期胃癌扶正抗癌方：党参15克，生黄芪15克，白术10克，薏仁30克，仙鹤草30克，白英30克，白花蛇舌草30克，七叶一枝花18克，石见穿18克。

（2）放化疗后的血红蛋白、白细胞减少症补血汤：白芍、鸡血藤、当归、熟地、首乌、大枣等。

（3）肺癌益气养阴方：南北沙参12克，麦冬9克，女贞子15克，生黄芪20克，太子参12克，玄参12克，贝母15克，蜈蚣3条，三棱9克，莪术9克，山豆根20克。

（4）食道癌复方半枝莲汤：半枝莲60克，蒲公英30克，黄药子30克，黄连6克，半夏9克，全瓜蒌1枚。

（5）中晚期原发性肝癌莲花片：半枝莲、七叶一枝花、山慈姑、牛黄、三七、蜈蚣、莪术。

（6）大肠癌清肠消肿汤：红藤、八月札、苦参、白花蛇舌草、半枝莲、白毛藤等。

（7）鼻咽癌方：山豆根、半枝莲、石上柏、白花蛇舌草等。

（8）中晚期、中重度癌痛（癌痛灵）：熟地、山萸肉、茯苓、补骨脂、地鳖、肉苁蓉各15克，骨碎补、黄芪各20克，白花蛇舌草、乳香、没药各10克，蜈蚣2条，元胡12克，蟾酥6克，熟附子5克，文火水煎2次，每次取汁250毫升，顿服500毫升，必要时，6小时后再服500毫升。

（三）瘥后防复

肿瘤病人经过手术及长期的放疗化疗，元气大伤，免疫力低下，此时在身体内残存、潜伏的肿瘤细胞特别容易死灰复燃，引起复发转移。所以术后、放化疗后，必须定期复查，坚持抗复发调理，注重癌症患者情志治疗、饮食治疗、充足睡眠、运动疗法等，更不可忽视中药的调理作用。

1．定期复查，防患于未然

肿瘤术后、放化疗后的患者，要定期到医院进行检查，密切观察动态变化，防微杜渐，及时调整预防和治疗方案。复查的密度，建议3年内每3个月复查一次，5年内每4个月复查一次；5年后复查间隔可放宽。当然这是在前次复查未出现阳性征象的前提下，如果检查发现有阳性征象更要增加复查密度。复查要全面系统，根据不同的肿瘤，不同的器官，选择不同的检查手段。

2．中药调理，扶正消瘤

中医药在肿瘤抗复发治疗中，具有重要作用，这一事实被越来越多的肿瘤医务工作者及肿瘤患者公认。中医抗复发治疗，主要以辨证施治为基础，调理人体阴阳平衡、脏腑功能，提高患者的免疫力和抗癌能力，以达到改善临床症状、延长生存期、预防复发的目的。

术后主要是治疗手术后元气大伤、气阴不足、肝气不舒、脾失健运等，应给予辨证论治。放化疗后，患者体内仍然残留癌细胞，存在不同程度的气血不足、阴阳失衡，升降失常等。中医治疗主要是消除放化疗后残留的癌细胞，扶正消瘤，补益气血，平衡阴阳，调理气机等。常用方药：扶正消瘤汤（经验方）、滋阴益气汤（经验方）、金克槐耳颗粒、平消片、康莱特、邪胆子油注射液、康艾等。

3．健康心理，战胜癌魔

情绪焦虑、抑郁、恐惧和担忧等痛苦是癌症患者最常见的心理反应。病人的心理反应过于消极或负面情绪时间过长，导致免疫功能下降；较好的心理状态可以增强身体的免疫系统抵抗能力，很好地抑制癌细胞增殖和扩散。

肿瘤病人必须要调整心态，要正确认识癌症，缓解恐惧、焦虑、忧伤的情绪。要正视癌症，持乐观的精神，相信自己有康复的可能，坚强的意志是疾病最大的敌人。要有一颗平和的心，戒焦躁、防郁怒、勿悲伤。

4．强身健体，促进康复

肿瘤患者身体虚弱，机体免疫功能低下，或手术后某些组织器官功能障碍，通过适当的运动，可以维持和改善机体的功能状态，提高抗病能力，促进康复。肿瘤患者必须选择适宜的运动，适当的运动强度，循序渐进，逐渐加大运动量，并坚持下去，才能取得良好的效果。适合肿瘤病人康复锻炼的运动项目主要有：

宽厚待人，严于律己，知足常乐，不攀不比。

散步、快步走、慢跑、骑自行车、体操及太极拳、气功等。

5. 科学饮食，防癌复发

合理膳食，加强营养，对防癌复发有着重要的意义。但是在肿瘤患者营养问题上，有些人缺乏科学的营养学知识，道听途说，认为很多有营养的东西（如鸡、鱼、海鲜等）不能吃，是"发物"；甚至认为肿瘤患者不能吃"补品"，吃后肿瘤细胞会得到更丰富的营养长得更快。针对这种不科学的思想，我们提出，术后放化疗后，肿瘤患者饮食必须坚持以下原则：①要吃好的；②想吃的就是体内需要的；③吃后不舒服的就是忌口的；④注意均衡、清淡。

下面介绍几种抗癌食品：

（1）玉米：玉米中富含纤维素，能与肠道内致癌物质结合，加速其排出。玉米中的赖氨酸不但能抑制化疗药物中副作用的活性，还能抑制肿瘤的生长。

（2）薏苡仁：薏苡仁味甘、淡，性微寒。具有利水渗湿、除痹、清热排脓、健脾止泻的功能。对各种肿瘤均可辨证应用，尤以脾虚湿盛的消化道肿瘤及痰热挟湿的肺癌更为适宜。

（3）胡萝卜：胡萝卜中含丰富的β-胡萝卜素能抗癌，一是它与糖蛋白合成有关，具有左右上皮细胞分化的能力，增强机体的免疫反应。二是对微粒体混合功能氧化酶具有抑制作用，从而阻断致癌活性产物的形成。三是与靶细胞的特定受体相结合，在控制有丝分裂和DNA的合成方面起着重要作用。

（4）大蒜：大蒜行滞消积，解毒健脾。实验证实，大蒜中的大蒜素及微量元素锗和硒具有良好的抗癌作用。

（5）大豆：大豆健脾宽中，润燥消水。实验证实，大豆中含有植物血球凝集素，能够抑制肿瘤活性，所含的植物雌激素具有预防乳腺癌的作用。

（6）土豆：土豆补气健脾，消炎通便。实验证实，土豆中含有的酚类和醌类物质，可使动物的抗癌能力提高8倍。

（7）卷心菜：卷心菜有补肾健脑，通利五脏之功效。研究表明，卷心菜、菜花这类含有二巯基硫化物的蔬菜，可减轻放、化疗毒副作用。

（8）香菇：香菇化痰理气，益胃助食。实验证实，香菇多糖对肉瘤有抑制作用，对胃癌、结肠癌、乳腺癌有较好疗效。

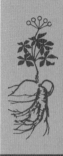

让你不生病

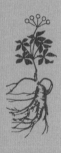

（9）牛奶：性味甘平，有补虚损、益肺胃，生津润肠的功效。在中医的"反胃""噎膈"这类疾病中，包括了部分食管癌和胃癌患者，元代医学家朱丹溪用牛奶配韭菜汁、生姜汁温服治反胃。现代研究认为牛奶含丰富的酪氨酸，可能有抑制体内形成亚硝酸盐的功效，对于防止消化道癌变有积极的作用。

（10）酸奶：酸奶或酸菜中的乳酸菌，能把糖分解成乳酸，抑制大肠杆菌等有害细菌的生长，并吞噬致癌物质，使之不能发挥作用。

（11）普洱茶：普洱茶性温味香，消食化痰，清胃生津，普洱茶中含有多种丰富的抗癌维生素及多种极为重要的抗癌微量元素，普洱茶杀死癌细胞的作用极强。

（12）橘子、橙子、柠檬、葡萄柚：橙子、橘子、柠檬、葡萄柚等柑橘类水果中，含有丰富的生物类黄酮，能增强人体皮肤、肺、胃肠道和肝脏中某些酶的活力，帮助将脂溶性的致癌物质转化为水溶性的，使其不易被吸收而排出体外。同时，它们可增强人体对重要抗癌物质——维生素C的吸收能力。维生素C可增强免疫力，阻止强致癌物质亚硝胺的形成，对防治消化道癌有一定作用。

（13）猕猴桃：猕猴桃的营养丰富，既是一种极好的强身滋补品，也有一定的抗癌作用，其中的维生素C含量在水果中是最高的。

（14）红葡萄：葡萄，尤其是葡萄皮中含有的花青素和白藜芦醇都是天然抗氧化剂，也有抑癌功效，可抑制癌细胞恶变、破坏白血病细胞的复制能力。

（15）苹果：苹果中有一种非常有用的成分——多酚，能够抑制癌细胞的增殖。日本研究人员发现，苹果多酚能降低结肠癌的发病率。

（16）哈密瓜、菠萝：哈密瓜、菠萝中含有较多的叶黄素与玉米黄素，这些物质都是非常有效的抗氧化剂，能起到抗癌作用。

（17）大枣：大枣补脾和胃，益气生津。每日吃适量大枣，可辅助治疗白细胞和血小板减少症。实验证实，大枣中的山楂酸对肉瘤有抑制作用，其活性比化疗药物氟尿嘧啶还高。

第一百二十七回　正确认识淋症

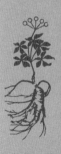

温馨提示：中医认为，淋症是指小便频数短涩，滴沥刺痛，欲出未尽，小腹拘急，或痛引腰腹的病症。淋症病在膀胱和肾，且与肝脾有关。引起淋症的病因病机有湿热阻遏、瘀血内结、寒湿困阻、肝气郁结、痰火内蕴、湿浊下流、肾阴亏虚、肾阳虚衰、脾虚气陷、心肾不交、肾气不固。本病相当于现代医学中的急性细菌性前列腺炎、慢性细菌性前列腺炎、慢性非细菌性前列腺炎、前列腺癌等。

本回主要介绍淋症，从未病先防、既病防变、瘥后防复3个层次对淋症进行预防保健和治疗。

（一）未病先防

1．早期信号

前列腺炎的临床表现亦呈多样化，部分病人可无症状，仅有菌尿。尿路刺激症，有疼痛或不适感，炎症播散至其他组织器官，出现发热、寒战；也可使机体产生过敏反应。

2．防治措施

（1）按寒热体质选择食物

其中阳虚、痰湿体质宜食温热性的食物；阴虚、阳热体质宜食寒凉性的食物。

温性食物一般多具有温阳益气之功，适合于阳气虚弱型前列腺炎患者。多见有形寒怕凉、纳差、夜尿较频、肠胃功能低下、阳痿、早泄、精液清冷、舌淡胖、脉沉等症。常用温性食物有糯米、黄豆、刀豆、面粉、狗肉、羊肉、鸡肉、雀肉、虾、白花蛇肉、乌梢蛇肉、胡萝卜、葱、蒜、韭菜、芥菜、油菜、香菜、胡椒、红糖、羊乳、生姜、红枣、茴香、鹿肉、南瓜、辣椒、橘子等。

寒性食物一般多具有养阴之功，适于阴血不足，或阴虚火旺的前列腺炎患者。多见面赤、咽干、体瘦、性欲亢进、阴茎易举易软、早泄、梦遗、舌红少苔、脉

363

细数等症。

常用寒性食物有小麦、绿豆、小米、猪肉、鳖肉、牡蛎肉、鸭肉、兔肉、鹅肉、菠菜、白菜、豆芽菜、芹菜、苋菜、黄瓜、竹笋、茄子、冬瓜、紫菜、西瓜、柑、橙、柚、白砂糖、生蜂蜜等。

（2）据疾病症状及其性质而选用食物

冬瓜、黄瓜、丝瓜、菜瓜、茄子、苦瓜、苋菜、莴笋、空心菜等蔬菜，大多凉偏寒，味甘味淡能清热利水，解毒泻火，食之能利小便，解烦渴，治小便不利、尿频、尿数、尿血；薏米、绿豆、扁豆、黄豆、豌豆、赤小豆、小麦、玉米等淀粉食物，性平不寒不热，补脾又利湿，对阴阳两虚或脾肾气虚的前列腺炎，食之效果颇佳；诸肉类食品，除羊、狗、鹿、鸽肉之外，如猪、鸭、兔、蛇、鹌鹑等，多数为性平补肾健脾之类；各种鱼类尤其是海鱼类，多为性平不腻，除补益作用外，尚有一定的利尿作用。

（3）忌酒戒烟，讲究饮茶

饮酒对性机能更是危害有加，或加重前列腺炎引起的不育几率。中医认为烟为火毒之邪，吸之火易伤人的阴精，导致阴精、阴血亏虚。

淡茶味淡，能利小便；浓茶味苦，易伤脾胃，其功效又会走向反面，而且各种不良作用更为突出。急性前列腺炎或兼有神经衰弱的人以及有胃病的人均不宜喝浓茶，所以浓茶当戒。

3. 食疗预防淋症

（1）栗子炖乌鸡：栗子60克，海马1对，乌骨鸡1只，盐、姜各适量。将乌鸡去肠杂、毛，切块，与栗子仁、海马及盐、姜同放锅，加水适量蒸熟。分2~3次吃完。功具补益脾肾，适用于前列腺炎。

（2）车前绿豆粱米粥：车前子60克、绿豆50克、橘皮15克、通草10克、高粱米100克。将车前子、橘皮、通草纱布包，煮汁去渣，加入绿豆和高粱米煮粥。空腹吃，连服数日。适用于老年人前列腺炎、小便淋痛。

（3）山药菟丝粥：山药30~60克、菟丝子10~15克、糯米100克、白糖适量。先将菟丝子水煎，去渣取汁，将山药洗净切片与粳米同煮粥，加入药汁同煮，待粥熟后调入白糖即可。每日服2次。功具健脾温肾，滋阴清热，适用于劳淋诸证（小便

重视健康，淡泊钱财，死不带去，生不带来。

赤涩不堪、淋沥不尽、遇劳即发、神疲腰痛）。

（4）茯苓粉粥（《本草纲目》）：茯苓粉、白米各30克，红枣（去核）7枚。先煮米几沸后方加入红枣，至将成粥时放入茯苓粉，用筷子搅匀成粥，加糖少许。适用于脾虚湿重型慢性前列腺炎，可常食用。

（5）山药粥（《实用中医营养学》）：生山药（去皮为糊）、白米各60克，酥油、白蜜各适量。将生山药制为糊后，用酥油和蜜炒，令凝，用勺揉碎，另煮米成粥，放入山药搅匀，亦可加少许糖。

（6）萝卜浸蜜：萝卜1500克、蜂蜜适量、盐适量。将萝卜洗净，去皮切片，用蜂蜜浸泡10分钟，放在瓦上焙干，再浸再焙，不要焙焦，连焙3次。每次嚼数片，盐水送服，每日4~5次，常吃。适用于气滞血瘀型慢性前列腺炎。

（二）既病防变

对前列腺炎患者一定要早发现、早诊断、早治疗，以防传变，出现并发症。

1．辨证论治

（1）湿热阻遏

症状：病程较短，小便频急，热赤涩痛，尿有余沥，会阴、肛门及后尿道坠胀不适或疼痛，排尿终末或大便时尿道口流乳白色分泌物；伴口苦口干，肛门灼热，大便或干或溏。舌红苔黄腻。

处方举例：萆薢、石菖蒲、乌药、益智仁、车前子、萹蓄、大黄、滑石。

（2）瘀血内结

症状：病程较长，或瘀血体质，或有前列腺注射史；会阴、后尿道刺痛，痛引睾丸、阴茎、腹股沟或小腹、少腹，早泄，或阳痿，或不育；伴忧思焦虑，烦躁不安，失眠多梦等肝郁气滞症。舌偏暗，脉弦涩。

处方举例：当归、生地、桃仁、红花、甘草、枳壳、赤芍、柴胡、川芎、牛膝。

（3）寒湿困阻

症状：小便频急不爽，或隐痛，或有排尿不尽感；混浊不清，或滴白，或精液、腺液异常；会阴、少腹及腰骶部冷痛沉重，畏寒肢冷。舌淡苔白腻，脉弦滑。

处方举例：萆薢、石菖蒲、乌药、益智仁、茯苓、桂枝、白术、甘草。

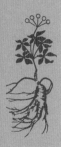

（4）肝气郁结

症状：小便淋涩不畅，胸胁满闷，会阴及少腹胀闷不适，神情忧抑，病随神志好坏而增减。苔薄白，脉弦。兼肝郁化火者，又见小便频数短赤热痛，烦躁易怒，失眠多梦，口苦咽干，会阴热痛，大便干。舌红苔黄，脉弦数。

处方举例：当归、白芍、柴胡、茯苓、白术、甘草、生姜、薄荷、丹皮、栀子。

（5）痰火内蕴

症状：小便热赤不爽，遗精频作，会阴及小腹作胀，滴白稠浊，精稠液化延迟；伴胸闷脘胀，口苦痰多，心烦失眠，或心悸眩晕，形体多肥胖。苔黄腻，脉滑数。

处方举例：礞石、大黄、黄芩、沉香、猪苓、车前草、生地、瓜蒌仁、紫苏子。

（6）湿浊下流

症状：小便混浊，或白如泔浆，或大、小便前后有白色浊液从尿道口溢出，但无排尿疼痛不适。舌质淡红，苔薄白或厚滑，脉濡。

处方举例：陈皮、半夏、茯苓、人参、白术、扁豆、山药、甘草、砂仁、薏苡仁。

（7）肾阴亏虚

症状：小便短数，热涩微痛，会阴、小腹隐隐坠痛，滴白，精液量少，体质阴虚，头晕眼花，神疲乏力，腰膝酸软，失眠多梦，耳鸣目眩，五心烦热。舌红少苔，脉细数。

处方举例：熟地、山药、山茱萸、泽泻、茯苓、丹皮、知母、黄柏、三七、鳖甲。

（8）肾阳虚衰

症状：小便短少频数，余沥不尽，或夜尿较多，或尿失禁。

处方举例：肉桂、附子、熟地、山药、山茱萸、泽泻、茯苓、丹皮、萆薢、石菖蒲。

（9）脾虚气陷

症状：尿频溲清，余沥难尽，滞涩不甚，或尿失禁，或遗尿，会阴、肛门松坠不适；或滴白清稀，伴少气懒言，面色萎黄，神疲乏力，纳少便溏。舌淡，脉弱。

处方举例：黄芪、白术、陈皮、升麻、柴胡、人参、甘草、当归、冬瓜仁、薏苡仁、益智仁、芡实。

（10）心肾不交

症状：小便短赤，热涩疼痛，夜尿频多；或尿道滴白，或遗精、早泄，或阳事不举，举而不坚；伴心烦失眠，心悸健忘，头晕耳鸣，腰膝酸软。

处方举例：黄连、阿胶、黄芩、鸡子黄、白芍、玄参、麦冬、生地、肉桂。

2. 食疗治疗淋病

（1）牛鞭枸杞汤：牛鞭1条、枸杞子30克，入盐少许，文火炖熟，分2次吃完。可补肾壮阳，收敛精气，用于治疗慢性前列腺炎伴见腰酸腿软、遗精、早泄、夜尿多者。

（2）鹿鞭炖鸡汤：鹿鞭1条，枸杞子15克，肉苁蓉20克，巴戟天、杜仲各20克，熟地20克，龙眼肉15克，陈皮5克，生姜5片，母鸡1只，白酒适量。鹿鞭切成薄片，用白酒泡润后，加入上述中药中，放入砂锅内，加适量水，放入母鸡，小火炖至鸡烂熟，吃鸡肉饮汤，连吃数次。

（3）蒸鸽蛋：鸽蛋2枚，龙眼肉、枸杞子、五味子各15克，少量白糖，蛋去壳，上药用料放在一起，蒸熟食用。补肾、益气血。

（4）苏蜜煎：藕汁40毫升，白蜜40毫升，生地黄汁80毫升，各味相和，微火煎之，令如糖稀即可。每次空腹含10～15毫升，渐渐下咽。功具凉血益阴，益气通淋。适用于老年人前列腺炎，小便短涩不利，闷痛，忌热性食物。

（三）瘥后防复

瘥后防复指淋症病刚有好转或治愈，若调理不当，很容易复发或产生后遗症。要积极治疗有关疾病，如泌尿系统疾病、糖尿病、高血压、冠心病等，以免前列腺炎复发或加重。

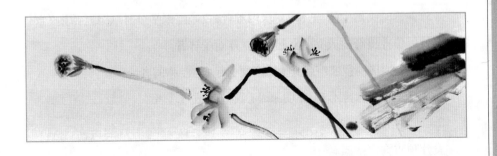

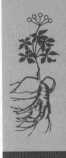

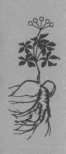

第一百二十八回　胸痹是冠心病吗

温馨提示：中医认为，胸痹是由于正气亏虚、痰浊、瘀血、气滞、寒凝而引起心脉痹阻不畅，临床以膻中或左胸部发作性憋闷、疼痛为主要表现的一种病症。多由劳累、饱餐、寒冷及情绪激动而诱发，亦可无明显诱因或安静时发病。轻者偶发短暂轻微的胸部沉闷或隐痛，或为发作性膻中或左胸含糊不清的不适感；重者疼痛剧烈，或呈压榨样绞痛。常伴有心悸，气短，呼吸不畅，甚至喘促，惊恐不安，面色苍白，冷汗自出等。本病相当于现代医学的冠心病。

本回主要介绍胸痹从未病先防、既病防变、瘥后防复3个层次对胸痹进行预防保健和治疗。

（一）未病先防

1. 早期信号

（1）劳累或精神紧张时出现胸骨后或心前区闷痛，或紧缩样疼痛，并向左肩、左上臂放射，持续3~5分钟，休息后自行缓解者。

（2）体力活动时出现胸闷、心悸、气短，休息时自行缓解者。

（3）出现与运动有关的头痛、牙痛、胃痛、腿痛或用力排便时出现心慌、胸闷、胸痛不适者。

（4）饱餐、寒冷或看惊险片时出现胸痛、心悸者。

（5）熟睡时突然胸痛、心悸、呼吸困难者。夜晚睡眠平卧时，感到胸闷憋气，需要高枕卧位方感舒适或立即坐起、站立方能缓解者。

（6）听到周围的锣鼓声或其他噪声便引起心慌、胸闷者。

（7）反复出现脉搏不齐、不明原因心跳过速或过缓者。

2. 防治措施

食疗预防胸痹：

（1）四味饮

原料：山楂60克、荷叶30克、薏苡仁50克、葱白30克。制法：将上药洗净，加适量水煎取汁，去渣即可。食用方法：每日1剂，分2次服食。

（2）人参三七炖鸡

原料：人参10克、三七5克、鸡肉100克。制法：共放炖盅内隔水炖1小时服食。阳气虚衰者可常服；气阴两虚者人参可用西洋参。食用方法：每周炖汤2次服食。

（3）丹参三七炖瘦肉

原料：丹参20克、三七5克、猪瘦肉100克。制法：共放炖盅内隔水炖熟，饮汤食肉。适用于心血瘀阻者。食用方法每周炖汤2次服食。

（4）泽泻膏

原料：泽泻500克、蜂蜜250克。制法：将泽泻洗净，加适量水煎熬，去渣，加炼蜜收膏。食用方法：每服2匙，每日服2次，常服有益。

（5）香菇桃仁汤

原料：香菇100克、桃仁6克、甜杏仁6克，葱、姜、盐、味精适量。制法：将桃仁、杏仁水浸去皮，入锅先煮10分钟，撇去浮沫，加油、盐等，再煮10分钟，入香菇煮15分钟，起锅时加入葱花、味精。食用方法：佐餐服食，连服7~10天。

（6）雪红羹

原料：荸荠300克、山楂糕60克，白糖适量，甜青梅脯丁、桂花糖各少许。制法：将荸荠洗净，去皮，切丁，用小砂锅加水1大碗煮荸荠，煮沸后加白糖少许，再以文火煮10~15分钟。山楂糕切丁，放入荸荠汤内，立即离火，加入青梅脯丁及桂花糖少许，拌匀服食。食用方法：每次1小碗，每日2次。

（二）既病防变

对冠心病患者一定要早发现、早诊断、早治疗，以防出现并发症。

1．辨证论治

（1）寒凝心脉

症状：卒然心痛如绞，或心痛彻背，背痛彻心，或感寒痛甚，心悸气短，形寒肢冷，冷汗自出，苔薄白，脉沉紧或促。多因气候骤冷或感寒而发病或加重。

处方举例：桂枝、细辛、当归、芍药、甘草、通草、大枣。

（2）气滞心胸

症状：心胸满闷不适，隐痛阵发，痛无定处，时欲太息，遇情志不遂时容易诱发或加重，或兼有脘腹胀闷，得嗳气或矢气则舒，苔薄或薄腻，脉细弦。

处方举例：柴胡、枳壳、白芍、甘草、香附、川芎、陈皮。

（3）痰浊闭阻

症状：胸闷重而心痛轻，形体肥胖，痰多气短，遇阴雨天而易发作或加重，伴有倦怠乏力，纳呆便溏，口黏，恶心，咳吐痰涎，苔白腻或白滑，脉滑。

处方举例：瓜蒌、薤白、半夏、枳实、陈皮、石菖蒲、桂枝、干姜、细辛。

（4）瘀血痹阻

症状：心胸疼痛剧烈，如刺如绞，痛有定处，甚则心痛彻背，背痛彻心，或痛引肩背，伴有胸闷，日久不愈，可因暴怒而加重，舌质暗红，或紫暗，有瘀斑，舌下瘀筋，苔薄，脉涩或结、代、促。

处方举例：桃仁、红花、川芎、赤芍、牛膝、柴胡、桔梗、枳壳、当归、生地、甘草。

（5）心气不足

症状：心胸阵阵隐痛，胸闷气短，动则益甚，心中动悸，倦怠乏力，神疲懒言，面色白，或易出汗，舌质淡红，舌体胖且边有齿痕，苔薄白，脉细缓或结代。

处方举例：人参、黄芪、炙甘草、肉桂、生姜、丹参、当归。

（6）心阴亏损

症状：心胸疼痛时作，或灼痛，或隐痛，心悸怔忡，五心烦热，口燥咽干，潮热盗汗，舌红少津，苔薄或剥，脉细数或结代。

处方举例：人参、茯苓、柏子仁、酸枣仁、五味子、远志、生地、玄参、天冬、麦冬、丹参、当归、朱砂、桔梗。

（7）心阳不振

症状：胸闷或心痛较著，气短，心悸怔忡，自汗，动则更甚，神倦怯寒，面色白，四肢欠温或肿胀，舌质淡胖，苔白腻，脉沉细迟。

处方举例：人参、附子、桂枝、甘草。

胸痹心痛属内科急症，其发病急、变化快，易恶化为真心痛，在急性发作期应

治病先治人，治人先治心。

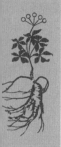

以消除疼痛为首要任务，病情严重者，应积极配合西医救治。

2．食疗治疗胸痹

（1）瘀血内停型

①丹参饮

原料：丹参20克、砂仁6克、红糖20克。制法：将丹参与砂仁加水煎煮，去渣取汁，加入红糖搅溶。用法：每日1剂，分2次服食。

②桃仁粥

原料：桃仁10克，粳米适量。制法：将桃仁煮熟，去皮尖，取汁和粳米同煮粥；亦可用桃仁捣烂如泥，加水研汁去渣，加粳米煮粥。用法：每日1剂，连服10天。

③山楂粥

原料：山楂30克（鲜者60克）、粳米100克，砂糖适量。制法：将山楂洗净入砂锅，煎取浓汁，去渣，而后加粳米、砂糖、文火煮粥。用法：可作点心服用，不宜空腹食用。

（2）心肾阴虚症

①龙眼莲子茶

原料：龙眼肉10克、莲子15克、银耳6克。制法：将莲子煮熟炖烂，再加龙眼肉和泡开洗净的银耳，放入汤内稍煮，投入适量冰糖即可。用法：早、晚各饮1次。

②麦冬粥

原料：麦冬30克、生地黄30克、薏苡仁50克、生姜10克、大米100克。制法：将生姜切片，与麦冬、生地黄、薏苡仁同煎，去渣取汁，与大米煮粥。用法：每日1剂，分2次服食。

③人参银耳汤

原料：人参5克、银耳15克。制法：先将银耳温水浸泡1小时，洗净。人参切小片后，用微火煎煮2小时，再加银耳煮1小时即可。用法：温热即服，连服7天。

④首乌芹菜粥

原料：何首乌50克、芹菜100克、瘦猪肉末50克、粳米100克，盐、味精适量。制法：先将何首乌入砂锅煎取浓汁，加粳米同何首乌汁同煮，粥将熟时，下瘦肉末和芹菜末，煮至米烂，加盐、味精调味即可。用法：早、晚服食。

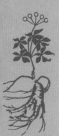

（三）瘥后防复

缓解期要注意适当休息，坚持力所能及的活动，做到动中有静，保证充足的睡眠。常服中药不要留瘀，冠心病在中医学中属"胸痹""真心痛"的范畴，中医认为与瘀血阻滞于心脉相关。

病后若胸阳不振，常有胸闷憋气、心悸气短、面白神疲、怕冷喜暖、舌淡胖嫩且苔白腻者，宜服速效救心丸，每次4~6粒，1日3次，温开水送服。若为气滞血瘀，心前区有刺痛、胸闷气短、舌暗红或有瘀斑者，可选复方丹参片，每次4片，1日3次，温开水送服。

虚症患者宜选用人参归脾丸、二至丸、杞菊地黄丸、养血安神丸等中成药调理。

心理不好，病治不好。心理健康，身体健康。

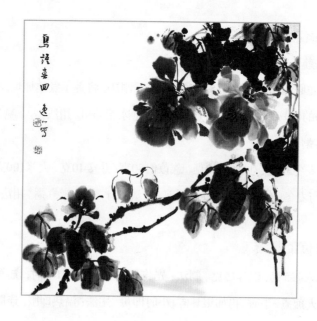

第一百二十九回　眩晕不容忽视

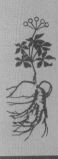

温馨提示：中医认为，由于风、火、痰、虚、瘀引起清窍失养，临床上以头晕、眼花为主症的一类病症称为眩晕。眩即眼花，晕是头晕，两者常同时并见，故统称为"眩晕"。本病病位在清窍，由脑髓空虚，清窍失养，或痰火上逆，扰动清窍，与肝、脾、肾三脏关系密切。眩晕的发病过程中，各种病因病机，可以相互影响，相互转化，形成虚实夹杂；或阴损及阳，阴阳两虚；或肝风痰火上蒙清窍，阻滞经络，而形成中风；或突发气机逆乱，清窍暂闭或失养，而引起晕厥。其轻者闭目可止，重者如坐车船，旋转不定，不能站立，或伴有恶心、呕吐、汗出、面色苍白等症状，严重者可突然仆倒。本病相当于现代医学中的高血压、低血压、低血糖、贫血、美尼尔氏综合征、脑动脉硬化、椎—基底动脉供血不足、神经衰弱等病。

本回讨论的仅是内伤引起的眩晕，主要以肝阳上亢、气血两虚、肾精不足、痰湿中阻及瘀阻窍络等为重点，外感眩晕不属本章节讨论范围。为此，主要介绍眩晕的易患人群，以及从未病先防、既病防变、瘥后防复3个层次对眩晕进行预防保健和治疗。

（一）未病先防

1. 早期信号

眩晕病（高血压）虽然有头晕头痛等典型症状，有不少高血压病患者不论是在早期或已有严重高血压，都无自觉症状，直至发生中风或因患其他疾病测血压时才发现就太晚了。但一旦出现下述症状时，必须尽早检查治疗，以防止靶器官损害以及预防高血压危象或高血压脑病的发生。

（1）头晕。其头部有持续性的沉闷不适感，严重的妨碍思考、影响工作，对周围事物失去兴趣，当出现高血压危象或椎—基底动脉供血不足时，可出现与内耳眩晕症相类似症状。

讓你不生病

（2）头痛。多为持续性钝痛或搏动性胀痛，甚至有炸裂样剧痛。常在早晨睡醒时发生，起床活动及饭后逐渐减轻。疼痛部位多在额部两旁的太阳穴和后脑勺。

（3）烦躁、心悸、失眠。高血压病患者性情多较急躁，遇事敏感，易激动。心悸、失眠较常见，失眠多为入睡困难或早醒、睡眠不实、噩梦纷纭、易惊醒。这与大脑皮层功能紊乱及植物神经功能失调有关。

（4）注意力不集中，记忆力减退。早期多不明显，但随着病情发展而逐渐加重。表现为注意力容易分散，近期记忆减退，常很难记住近期的事情，而对过去的事如童年时代的事情却记忆犹新。

（5）肢体麻木，常见手指、足趾麻木或皮肤如蚁行感或项背肌肉紧张、酸痛。部分病人常感手指不灵活。一般经过适当治疗后可以好转，但若肢体麻木较顽固，持续时间长，而且固定出现于某一肢体，并伴有肢体乏力、抽筋、跳痛时，应及时到医院就诊，预防中风发生。

（6）出血较少见。由于高血压可致动脉脑硬化，使血管弹性减退，脆性增加，故容易破裂出血。其中以鼻出血多见，其次是结膜出血、眼底出血、脑出血等，据统计，在大量鼻出血的病人中，大约80%患高血压。

2．防治措施

食疗预防眩晕：

（1）鲜芹菜汁：将鲜芹菜250克洗净，用沸水烫2分钟，切碎绞汁，每次服100毫升，每日2次。有平肝镇静、降压利尿的作用。

（2）菊花乌龙茶：杭菊花10克、乌龙茶3克，用沸水冲泡，代茶饮。可清肝明目。菊花性味苦凉，其气清上达，善能平肝潜阳，清利头目；乌龙茶甘苦性凉，醒脾开胃，亦清利头目。此茶对肝阳上亢之眩晕有效。

（3）菊楂决明饮：菊花10克、生山楂15克、草决明15克，冰糖适量，三药同煎，去渣取汁，调入冰糖，代茶饮。可清肝疏风，活血化瘀。菊花、草决明清肝明目而降压，山楂活血化瘀而降脂，草决明还能润肠通便。对阴虚阳亢之眩晕兼大便秘结有效。

（4）天麻橘皮饮：天麻10克、鲜橘皮20克，两药水煎，代茶饮。可燥湿化痰，

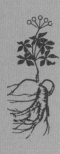

不生百病，不用药方。

平肝熄风。天麻甘温,平肝熄风。橘皮辛温,可健脾燥湿,化痰和中。对痰浊内蕴之眩晕有效。

(5)海带决明饮:海带20克、决明子15克。用适量水煎煮,食海带饮汤。可消痰散结利水,清肝明目润肠。本品具有降压、降脂的作用,适用于肝阳上亢伴高脂血症的高血压患者。

(6)夏枯草煲猪肉:夏枯草20克、瘦猪肉50克。将猪肉洗净切片与夏枯草一起,文火煲汤。每次饮汤约250毫升,每日2次。可清肝泻火明目。适用于肝火上炎、痰火郁结所致的头痛、眩晕等。

(7)荷叶粥:鲜荷叶1张、粳米100克、白糖适量。先将荷叶洗净煎汤,将汤与粳米同煮成粥,调入白糖。每日1次。可清热生津止渴。有降压、调脂、减肥功效,适用于高血压、高脂血、肥胖患者。

(8)荠菜粥:荠菜250克、粳米100克。将荠菜洗净切碎与粳米同煮粥。每日1次。有清热解毒,养肝明目,利水消肿之功。适用于高血压病属肝火上炎者。

(9)葛根粉粥:葛根粉15克与粳米100克同煮成粥食用。能清热生津,止渴止泻。适用于高血压烦躁口渴者。

(二)既病防变

对眩晕(高血压)患者一定要早发现、早诊断、早治疗,以防传变,出现并发症。

1.辨证论治

(1)风阳上扰

症状:眩晕耳鸣,头痛且涨,遇劳、恼怒加重,肢麻震颤,失眠多梦,腰膝酸软,或颜面潮红,舌红苔黄,脉弦细数。

处方举例:天麻、钩藤、石决明、黄芩、栀子、牛膝、杜仲、桑寄生、茯神、夜交藤、益母草。

(2)肝火上炎

症状:头晕且痛,目赤口苦,胸胁胀痛,烦躁易怒,寐少多梦,舌红苔黄腻,脉弦数。

处方举例:龙胆草、栀子、黄芩、柴胡、甘草、泽泻、车前子、生地、当归。

（3）痰浊上蒙

症状：头重如蒙，视物旋转，胸闷作恶，呕吐痰涎，苔白腻，脉弦滑。

处方举例：陈皮、茯苓、白术、天麻、蔓荆子、甘草、生姜、大枣。

（4）气血亏虚

症状：头晕目眩，动则加剧，遇劳则发，面色苍白，神疲乏力，心悸少寐，舌淡苔薄白，脉细弱。

处方举例：黄芪、当归、党参、白术、茯神、龙眼肉、枣仁、远志、木香、甘草。

（5）肝肾阴虚

症状：眩晕久发不已，视力减退，两目干涩，少寐健忘，心烦口干，耳鸣，神疲乏力，腰酸膝软，舌红苔薄，脉弦细。

处方举例：熟地、山萸肉、山药、枸杞子、菟丝子、鹿角霜、牛膝、龟板。

（6）瘀血阻窍

症状：眩晕头痛，兼见健忘，失眠，心悸，精神不振，耳鸣耳聋，面唇紫暗，舌有瘀点或瘀斑，脉弦涩或细涩。

处方举例：赤芍、川芎、桃仁、红花、麝香、老葱、黄酒、大枣。

2．食疗治疗眩晕

（1）肝阳上亢型

①菊花茶：白菊花3克、菊花6克、桑叶6克、钩藤6克。开水冲泡饮服。

②苦丁桑叶茶：苦丁茶6克、桑叶6克、绿茶2克，先将桑叶放入锅中，用小火炒至微黄，绿茶同入杯中，开水冲泡饮服。

③葛根粥：葛根粉30克、粳米100克，煮成粥早晚2次分服。

（2）肝肾阴虚型

①杞菊茶：枸杞子3克、白（杭）菊花3克、绿茶3克，开水冲泡饮服。

②黑芝麻茶：黑芝麻10克、绿茶3克，开水冲泡饮服。

③参芪炖龟肉：人参、黄芪、乌龟炖汤服。

④桑葚粥：桑葚粉40克、粳米100克，煮成粥早晚2次分服。

（3）气滞血瘀型

①柴胡丹参茶：柴胡3克、丹参5克、绿茶3克，开水冲泡饮服。

多帮别人难处，多怜别人的苦处。

多看别人长处，多记别人的好处，

②槐花茶：槐花10克、菊花5克、茉莉花1克，开水冲泡饮服。

（4）痰浊上蒙型

夏果茶：半夏3克、明天麻3克、竹茹10克、绿茶2克，开水冲泡饮服。

（5）肝风内动型

①归芪茶：当归3克、藏红花2克、黄芪3克、绿茶2克，开水冲泡饮服。

②天麻钩藤蜂蜜饮：天麻20克、钩藤30克、蜂蜜20克。将天麻洗净，切片放入砂锅，加水适量先煎煮20分钟，再加入钩藤段，继续用小火煎煮10分钟，去渣，加入蜂蜜，搅匀即成。早晚2次分服。

（三）瘥后防复

瘥后防复，即愈后防复发。生活方式的调摄方面参照本回前述"未病先防"中注重饮食、强调运动、起居有规、劳逸适度、调摄情志、食疗。

我们应当认识到，中医治未病思想在高血压病及其并发症的防治方面有积极的指导作用，无论是预防高血压病的发生，还是预防其并发症，又或是防止这些并发症的复发，都能见微知著，防患于未然。

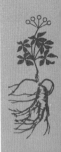

讓你不生病

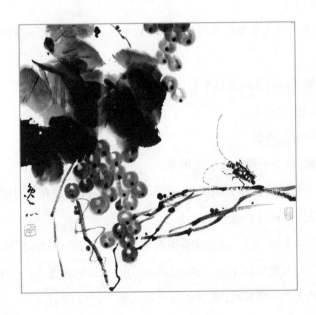

嬴取健康

第一百三十回　重视中风的先兆症

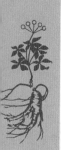

　　温馨提示：中医认为，中风是由于气血逆乱，产生风、火、痰、瘀导致脑脉痹阻或血溢脑脉之外。是以突然晕倒、不省人事，伴口角㖞斜、语言不利、半身不遂，或不经昏仆仅以口㖞、半身不遂为主要临床表现的病症。本症分为中经络、中脏腑。其病机主要是气血过乱，上犯于脑。病变脏腑主要在脑，与心、肾、肝、脾有关，以肝肾阴虚，气血衰少为本。本病相当于现代医学中的急性脑血管病，如脑梗塞、脑出血、脑栓塞、蛛网膜下腔出血等。

　　本回主要介绍中风，从未病先防、既病防变、瘥后防复3个层次对中风进行预防保健和治疗。

　　（一）未病先防

　　1. 早期信号

　　中风是中老年人常见的多发病，大多数中风病例都有以下4种警告性早期信号：

　　（1）偏侧肢体或头面的麻木感、无力感和刺痛感。

　　（2）瞬间视力丧失。

　　（3）瞬间说话困难。

　　（4）晕眩、行立不稳或无故跌倒等。

　　其实对于中风的各种早期征兆，远不止上述四种，有的在数月前，或数年以前就有征兆发生，只是未被重视而已。如：

　　（1）阵发性头晕、头痛，或脑中昏愦沉重，或头项无故一阵发硬，转动不利者。

　　（2）经常觉视物模糊不清，或眼皮跳动不止，或目眼胀痛，或一只眼渐小者。

　　（3）耳内无故一阵蝉鸣，或突然耳内如风响，听力下降者。

　　（4）鼻中时觉攒冷气者。

（5）口上嘴唇突然一阵抖动，或上下嘴唇相凑发紧，或睡卧时口角不时流涎者。

（6）突然觉舌胀，舌强硬，说话语无伦次者。

（7）一侧或双侧手臂经常不自主抖动，或麻木，或无力者。

（8）手指：大拇指或无名指时觉屈伸不便，或无故自动，或麻木无力，或手指甲缝内一阵阵冒冷气者。

（9）膝腿时发凉，或经常麻木、抽筋，或肌肉一阵抽搐颤抖，或行立不稳，如踏棉絮者。

（10）脚指甲缝内一阵阵冒冷气，或足心发凉，或脚趾无故抽筋强直，或脚踝关节一阵发软或向外倾倒者。

（11）心中经常一阵悸动不止，或烦躁不安，或胸中时觉发热，或胸口一阵气堵者。

（12）胃中时觉有气上冲，阻塞饮食下行，或自觉少腹冲气上逆，时时呕逆不止者。

凡年龄在40岁以上，尤其是平素有高血压、冠心病、脑动脉硬化等病症的人，如发现以上各种情况，应高度警惕中风的发生，及早就医，积极加强防治，以减少中风的发病率。

此外，应避免造成中风发生的一些诱因。

（1）情绪不佳（生气、激动），饮食不节（暴饮暴食、饮酒过量）。

（2）过度劳累，用力过猛，超量运动，突然坐起和起床等体位改变。

（3）气候变化，妊娠，大便干结，看电视过久，用脑不当等。

（4）各种疾病因素，如糖尿病、高血压、高脂血、血友病、心脏病、血黏度高、心动过缓、血管硬化。

（5）服药不当，如降压药使用不妥。

2．防治措施

食疗预防中风：

（1）夏枯草、决明子茶

配方：夏枯草10克、决明子30克、绿茶5克。制法：先将决明子拣杂、洗净、晒干后微火焙炒至黄,取出磨碎。将夏枯草洗干净、晒干,与决明子、绿茶同放入大号杯中,冲入热水加盖焖15分钟。用法:当茶频频饮用,一般可冲入热水泡3~5次。功效:清肝明目、润肠通便、降血压,适合于面色发红、头脑涨痛、舌红、苔薄黄、脉弦者。

（2）山楂、菖蒲饮

配方:山楂30克、石菖蒲15克。制法:先将两药洗净后同放入杯内,冲入滚开水,加盖焖10分钟。用法:当茶饮用。功效:祛湿化痰、醒脑通络,适合于平时常觉头晕头重、胸闷、时有意识迷糊、昏沉欲睡、手足麻木者。

（3）牛肉、怀牛膝粥

配方:牛肉100克、大米100克、怀牛膝15克,调料适量。制法:先将怀牛膝洗净,加清水1碗煮30分钟后,取药汁约大半碗,再加适量清水,连同碎牛肉、大米一起煮粥。用法:随量食用。功效:适合于头晕眼花、肢体麻木乏力、气短心慌、舌质淡嫩、脉细弱者。

（4）何首乌、黑豆炖水鱼

配方:何首乌30克、黑豆60克、水鱼1只、红枣3枚、生姜3片。制法:先将水鱼内脏洗干净,切块,略炒,与黑豆、何首乌、红枣（去核）、生姜一起放入锅内隔水炖熟,调味即成。用法:饮汤食肉佐餐。功效:补肾活血、清热降脂,适合于头晕头痛、眼花、肢体麻木乏力。

（二）既病防变

对中风患者一定要早发现、早诊断、早治疗,以防传变,出现并发症。重视先兆症的观察,并积极进行治疗。

1．辨证论治

（1）风痰瘀血,痹阻脉络

症状:半身不遂,口舌㖞斜,舌强言謇或不语,偏身麻木,头晕目眩。舌质暗淡,舌苔薄白或白腻,脉弦滑。治法:活血化瘀,化痰通络。代表方:化痰通络汤。

处方举例:半夏、茯苓、白术、胆南星、天竺黄、天麻、香附、丹参、大黄。

（2）肝阳暴亢,风火上扰

症状:半身不遂,偏身麻木,舌强言謇或不语,或口舌㖞斜,眩晕头痛,面红目

懂得人生坐标,摆正自己位置。

赤, 口苦咽干, 心烦易怒, 尿赤便干。舌质红或红绛, 舌苔薄黄, 脉弦有力。治法: 平肝泻火通络。代表方: 天麻钩藤饮。

处方举例: 天麻、钩藤、生石决、川牛膝、黄芩、山栀、夏枯草。

(3) 痰热腑实, 风痰上扰

症状: 半身不遂, 口舌㖞斜, 言语蹇涩或不语, 偏身麻木, 腹胀便干便秘, 头晕目眩, 咳痰或痰多, 苔黄或黄腻, 脉弦滑或偏瘫侧脉弦滑而大。治法: 化痰通腑。代表方: 星蒌承气汤。

处方举例: 生大黄、芒硝、瓜蒌、胆南星、丹参。

(4) 气虚血瘀

症状: 半身不遂, 口舌㖞斜, 言语蹇涩或不语, 偏身麻木, 气短乏力, 口角流涎, 自汗出, 心悸便溏, 手足肿胀, 舌质暗淡。治法: 益气活血, 扶正祛邪代表方: 补阳还五汤。

处方举例: 黄芪、当归、赤芍、川芎、桃仁、红花、地龙。

(5) 痰热内闭清窍

症状: 起病骤急, 神昏或昏聩, 半身不遂, 鼻鼾痰鸣, 肢体强痉拘急, 项背身热, 躁扰不宁。代表方: 羚羊角汤配合灌服或鼻饲安宫牛黄丸。

处方举例: 羚羊角、珍珠母、竹茹、天竺黄、石菖蒲、远志、夏枯草、牡丹皮。

(6) 痰湿蒙塞心神

症状: 素体阳虚, 湿痰内蕴。发病神昏, 半身不遂, 肢体松懈, 瘫软不温, 甚则四肢逆冷, 面白唇暗, 痰涎壅盛, 舌质暗淡, 舌苔白腻, 脉沉滑或沉缓。治法: 温阳化痰, 醒神开窍。代表方: 涤痰汤配合灌服或鼻饲苏合香丸。

处方举例: 半夏、陈皮、茯苓、胆南星、竹茹、石菖蒲。

(7) 元气败脱, 神明散乱

症状: 突然神昏或昏聩, 肢体瘫软, 手撒肢冷汗多, 重则周身湿冷, 二便失禁, 舌痿, 舌质紫暗, 苔白腻, 脉沉缓, 沉微。治法: 益气回阳固脱。代表方: 参附汤。

处方举例: 人参、附子。

2. 食疗治疗中风

(1) 醋蛋方: 鸡蛋1个, 老陈醋200毫升。将新鲜鸡蛋揩干净, 泡在醋内48小

381

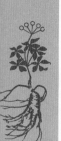

时，蛋壳软化调匀，备用。每日清早空腹喝1次（喝时添1勺蜂蜜），分5次服完，连服10次为1疗程。主治中风后半身不遂。

（2）白芥子醋方：白芥子400克、醋500克。将2味共煎煮，煎至药汁300毫升左右，收存备用。每次取药渣及汁适量，涂敷颔颊部。利气、散瘀、止痛，用于治疗中风后口不能言和舌根紧缩等症。

（3）木耳桃仁汤：黑木耳60克、桃仁60克、蜂蜜60克。把黑木耳用温水泡过，与桃仁共捣成泥，加入蜂蜜，蒸熟。分4天吃完。功效：具有活血祛瘀，通络的功效，对中风后半身不遂、便秘、舌质紫暗有疗效。

（4）羊肚粥：羊肚1具，粳米100克，葱、姜、蒜，调料少许。将羊肚洗净与米共煮粥，候熟，下葱、姜、蒜、调料，小煮片刻，空腹食用。功效：益肾补肝。主治：急性中风后遗症，半身不遂，腰膝无力。

（5）枸杞羊肾粥：枸杞子30克、羊肾1个、羊肉50克、粳米50克，葱、五香粉适量。将羊肾、羊肉片与枸杞子并入佐料先煮20分钟，下米熬成粥即可。晨起做早餐食用。可治中风后遗症。

（6）北芪炖南蛇肉：黄芪60克、南蛇肉200克、生姜3片。将蛇肉洗净，与黄芪、生姜共炖汤，加油、盐调味即可。饮汤食肉。益气通络。适用于气虚血瘀、脉络闭阻、口眼㖞斜、口角流涎、语言不利、半身不遂、肢体麻木等症。

（三）瘥后防复

瘥后防复指中风刚有好转或治愈，若调理不当，很容易复发或产生后遗症。生活方式的调摄方面参照本回前述"未病先防"中控制血压、注重饮食、适当运动、调摄情志、合理起居、食疗。

中风本为肝肾阴虚，气血衰少，后期五脏虚损，故治疗从一开始就要固护正气，保养胃气，即"有胃气者生，无胃气者亡"。总之，根据中医"整体观念"和"辨证论治"两大原则，在医生的指导下进行科学防治。

遇事不要强求，处世游刃有余。

第一百三十一回　怎样预防老年痴呆

温馨提示：中医认为，痴呆，多由髓减脑消，神机失用而致，是以呆傻愚笨为主要临床表现的一种神志疾病。病位在脑，与心肝脾肾功能失调密切相关。其发病由于七情内伤，久病耗损，年迈体虚而致气、血、痰、郁、瘀等病邪为患，渐使脑髓空虚，或气血不足，肾精亏耗，痰瘀互阻，脑髓失养。其基本病机为髓减脑消，神机失用；其症候特征以虚为本，以实为标，其轻者可见神情淡漠，寡言少语，反应迟钝，善忘等症；重则表现为终日不语，或闭门独居，或口中喃喃，言辞颠倒，或举动不经，忽笑忽哭，或不欲食，数日不知饥饿等。本回主要指老年痴呆，相当于现代医学中阿尔茨海默氏（Alzheimer）病，简称为阿症（AD）。

本回主要介绍痴呆，从未病先防、既病防变、瘥后防复3个层次对痴呆进行预防保健和治疗。

（一）未病先防

1．早期信号

（1）记忆力减退，经常毫无理由地忘事。

（2）无法从事本来胜任的工作。如果偶尔一次忘记炉子上正煮着东西，开饭的时候忘了上某个菜，那很正常。可是，阿症患者不但会忘了上菜，而且根本想不起来这道菜是谁做的。

（3）产生语言障碍。说起话来前言不搭后语。

（4）丧失时间和地点概念。阿症患者会在自己家附近走丢，还搞不清自己在哪，在干什么。

（5）丧失判断力，比如说大夏天套上好几件衣服，或者穿着睡衣就去逛商店。

（6）抽象思维能力减退，连简单的算术题也不会做。

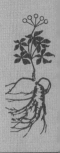

（7）阿症患者会乱放东西，比如把熨斗放在冰箱里，或者把手表放在糖罐子里。

（8）阿症患者的情绪会毫无理由地大起大落。

（9）阿症患者的性格会在短期内有急剧改变，一个和蔼的人会变得暴躁、多疑、不可理喻。

（10）失去主动性。阿症患者会厌倦家务活、工作或社交。

2．食疗预防老年痴呆症

（1）核桃粥：核桃仁30克、粳米200克、大枣10枚。将以上三味洗净，熬成粥，每日早晚服之。

（2）黑芝麻粥：黑芝麻30克、粳米100克，将二者洗净，以文火熬成粥。每日早晚服之，服时可加蜂蜜一匙。

（3）枸杞粥：枸杞子20克、小米100克、瘦猪肉30克，洗净放锅内共熬粥。服时加少许精盐调味，可经常服用。

（4）牛骨髓油炒面：用牛骨髓50克、黑芝麻50克、面粉500克，置铁锅中以文火炒至淡黄色，发出面粉特有的香味时取出摊晾后，装入容器中密封。每次取油炒面50克，加红糖适量，用沸水冲服，每日1次。

（5）五仁健脑糕：枸杞子、枣仁、桃仁、核桃仁、大枣各10克，加糯米250克，混合放入盆中或大瓷碗中，加水适量置蒸笼中蒸熟后食用。

（二）既病防变

痴呆乃本虚标实之症，临床上以虚实夹杂者多见，治疗以虚者补之，实者泻之，因而解郁散结，补虚益损是其治疗大法。

1．辨证论治

（1）髓海不足

症状：头晕耳鸣，记忆力和计算力明显减退，懈惰思卧，齿枯发焦，腰酸骨软，步行艰难，舌瘦色淡，苔薄白，脉沉细弱。

处方举例：熟地、当归、人参、白术、炙甘草、远志、杏仁。

（2）脾肾两虚

症状：表情呆滞，沉默寡言，记忆减退，失认失算，口齿含糊，词不达意，伴腰

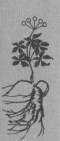

膝酸软，肌肉萎缩，食少纳呆，气短懒言，口涎外溢或四肢不温，腹痛喜按，鸡鸣泄泻，舌质淡白，舌体胖大，苔白，或舌红，苔少或无苔，脉沉细弱，双尺尤甚。

处方举例：熟地、枸杞子、山萸肉、肉苁蓉、巴戟天、小茴香、杜仲、怀牛膝、楮实子、人参、茯苓、山药、大枣、菖蒲、远志、五味子。

（3）痰浊蒙窍

症状：表情呆钝，智力衰退，或哭笑无常，喃喃自语，或终日无语，呆若木鸡，伴不思饮食，脘腹胀痛，痞满不适，口多涎沫，头重如裹，舌质淡，苔白腻，脉细滑。

处方举例：党参、甘草、半夏、陈皮、附子、茯神、枣仁、神曲。

（4）瘀应内阻

症状：表情迟钝，言语不利，善忘，易惊恐，或思维异常，行为古怪，伴肌肤甲错，口干不欲饮，双目暗晦，舌质暗或有瘀点瘀斑，脉细涩。

处方举例：麝香、桃仁、红花、赤芍、川芎、葱白、生姜、菖蒲、郁金。

2. 食疗

（1）生猪脑粉：6～18克/次，日服2～3次，3个月为1疗程。此以脏补脏，适用于肝肾亏虚，髓海不足型痴呆。

（2）猪脑炖鸡蛋：生猪脑10克，鸡蛋1枚，油、盐、葱、蒜适量。盛放碗中搅匀，置饭锅蒸熟，每天早晨顿服。适应症同上。

（3）莲杞饮：莲子30克、白扁豆30克、鲜山药30克、枸杞子15克，冰糖适量，加水600毫升，炖1小时，分早晚空腹食之，隔日1次。主治心阴不足，阴虚火旺，情绪激动烦躁。

（4）健忘粥：粳米100克，用水淘净，入砂锅中，加入核桃仁25克、百合10克、黑芝麻20克，水适量。用文火煮熟即可。能滋阴补虚，健脑益智。适用于肾虚所致以健忘为主症的老年性痴呆。

（5）鸡子黄饮：生鸡子黄1枚、山药20克、橘子皮15克、鲜花生叶60克。将后3味水煮取汁，临睡前以此汁将鸡子黄趁热服下。适用痰湿中阻所致智力衰退，夜间喃喃自语，难以入眠者。

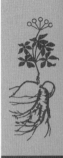

（三）瘥后防复

瘥后防复指痴呆病刚有好转或治愈，若调理不当，很容易复发。预防老年人卧床不起，老年性痴呆患者，家人往往很容易产生过度的保护倾向，这是造成病人卧床不起的最大原因。患者一旦卧床不起，可出现许多并发症，对早期痴呆病人应该让他们在家人看护和指导下做一些力所能及的事情。另外，家人还要了解病人的心理状态，绝对不能疏远病人，要帮助患者排除心理障碍及行为障碍，帮助病人恢复记忆。

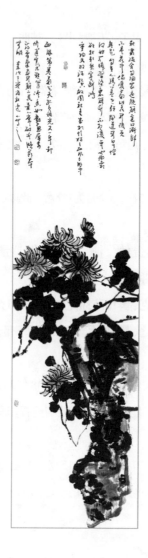
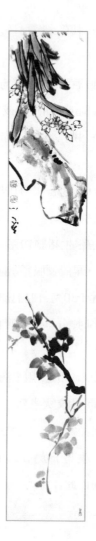

第一百三十二回　什么是代谢综合征

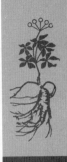

温馨提示：中医认为，代谢综合征属于内伤杂病，其病因主要与先天禀赋、饮食、劳逸和情志因素等有密切关系。其病机为本虚标实，与脾、肾、肝三脏的功能密切相关，三脏功能失调是代谢综合征病机之本。现代医学认为，代谢综合征，又称胰岛素抵抗综合征，或X综合征。它是以肥胖，特别是中心性肥胖，伴有糖耐量受损或糖尿病，或脂代谢异常，或高血压为特征的一组疾病或临床综合征。目前有关代谢综合征，或者说胰岛素抵抗相关的组分疾病越来越多，如多囊卵巢、冠心病等。

本回主要介绍代谢综合征的易患人群，以及从未病先防、既病防变、瘥后防复3个层次对代谢综合征进行预防保健和治疗。

一、代谢综合征的易患人群

（1）直系亲属，如父母、兄弟、姐妹中有肥胖者，或患有高血压病、糖尿病等，易患本病；（2）体重增加，超重即体重指数（体重/身高^2）>24者，甚至肥胖，即体重指数>26者；（3）吸烟，或被动吸烟者；（4）高腰臀比（WHR）（健康女性为0.67~0.80，男性0.85~0.95）；（5）低劳动强度，运动少；（6）性格情绪急躁；（7）膳食口味咸；（8）常进高脂饮食；（9）常进高糖类饮食。

二、"治未病"方法

（一）未病先防

1.早期信号

（1）体重增加，超重，特别是腹围增加。

（2）体检出现轻度血糖升高，或糖耐量异常，或餐后血糖轻度升高。

（3）体检有轻度高脂血症，特别是高甘油三酯血症。

（4）女性月经反复推迟，有时数月没有月经，特别是闭经者。

（5）体检血压为正常高值，甚至有时为轻度高血压者。

（6）女性体毛增多，或长胡须。

讓你不生病

（7）近期体重突然增加。

2．防治措施

（1）控制体重：如果体重超标，甚至肥胖，要及时按照下面所说的控制饮食，加强运动的方法，控制体重，同时可结合中医药减肥方法。

（2）控制饮食：在日常生活中要注意控制饮食总量，一般以七分饱为宜，同时要注意饮食的质量，不宜长期吃高糖、高脂与高蛋白的饮食。应当提倡吃粗粮，如以红薯、土豆、魔芋等代替部分主食，同时多吃蔬菜，少吃海鲜，不吃煎炸、油腻食品等。以下食物可选择食用：

①魔芋对血糖、血脂、体重，甚至血压，都有明显的改善作用，而且安全，无毒性，无副作用。

②粗粮可选择荞麦、粳米、玉米等，能增强胰岛素的活性，加速糖代谢作用。

③新鲜芹菜500克，洗净，然后捣烂挤出其汁，一天两次服用，连续饮用一段时间。

④洋葱250克，洗净切成片，炒时加点食油，然后加点盐调味，洋葱能辅助胰岛细胞更好地作用于葡萄糖，从而改善糖脂代谢。

⑤苦瓜具有清热解毒的功效。现代研究证实，苦瓜肉中的非皂甙降糖化合物能改善胰岛素的作用。

3．食疗预防代谢综合征

（1）黄芪粥：取黄芪30克，加10倍的清水浸泡半小时，连水一起烧开，中火煮30分钟，将药汁滤出备用；再加等量的清水烧开后煮15分钟，再次滤出药汁；重复第二步；将煮过的黄芪药渣捞出扔掉；将三次的药汁放在一起，放入约100克的大米，煮成稀粥即成。本方具有益气健脾的功效，通过健脾改善饮食运化，达到减肥的功效。

（2）茯苓黄芪粥：稻米200克、茯苓50克、黄芪30克。将茯苓烘干后研成细粉；黄芪洗净后切成片；大米淘洗干净。将大米放入锅内，加入1000毫升清水，放入黄芪片；将锅置武火上烧沸，再改用文火煮35分钟；加入茯苓粉煮沸5分钟即成。

（3）木耳粥：黑木耳5克、粳米100克。黑木耳研磨浸泡半天，同粳米、冰糖适量同熬为粥。随意服食。

人处逆境，不惧不忍。

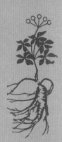

（4）芹菜汁：鲜芹菜250克。洗净，放入沸水中烫2分钟，切碎，绞汁。每次服1小杯，每日2次。芹菜有抑制睾丸酮生成，从而起到杀精的作用，男性要慎用。但对于女性代谢综合征患者而有多囊卵巢反更为适宜。

（5）天麻肉片汤：鲜天麻片60克、猪肉片100克。天麻片和猪肉片加水适量共煮。药、汤俱食。本方具有滋补潜阳，平肝熄风。适用于兼有高血压的代谢综合征患者。

（6）山楂银花汤：山楂30克、金银花6克、白糖20克。先将山楂、金银花放在勺内，用文火炒热，加入白糖，改用小火炒成糖饯。用开水冲泡，日服1剂。

（7）山楂首乌汤：山楂、何首乌各15克，白糖60克。先将山楂、何首乌洗净、切碎，一同入锅，加水适量，浸泡两小时，再熬煮约1小时。去渣取汤，日服1剂，分两次温服。

（8）百合芦笋汤：百合50克、罐头芦笋250克，黄酒、味精、精盐和素汤适量。将百合发好洗净，锅中加入素汤，将发好的百合放入汤锅中，加热烧几分钟，加黄酒、精盐、味精调味，倒入盛有芦笋的碗中即成。饮汤食百合、芦笋。

（9）菊花枸杞茶：干菊花、枸杞各适量。将菊花以热水冲泡，加入枸杞，静待1分钟即可饮用。或每次用杭白菊、枸杞各10克，加入大茶壶内，加入热开水，10分钟后便可饮用。

（10）山楂麦芽饮：生山楂、炒麦芽各10克。上两味煎煮，代茶饮用。

（二）既病防变

对代谢综合征，一旦发现，要及早治疗，防止进一步发展成为糖尿病、高血压等疾病，严重者还可进一步发展为其他晚期疾病，如中风、肾衰等。

如果在代谢综合征早、中期不能抓住时机恰当治疗，发展到晚期往往会出现以动脉硬化为基础的心、脑、肾等重要脏器的严重病变，致残、致死率均高，中医称此为脏腑虚损，功能衰败出现的变症、坏症，如中风、厥症、真心痛、关格等。

1. 辨证论治

（1）痰食气郁

症状：可能没有明显不适，或仅有体胖，多食，疲乏倦怠等，舌苔薄腻或厚腻，脉象略滑。

处方举例：神曲、苍术、柴胡、陈皮、山楂、大黄、枳实、丹参、栀子。

（2）肝胃郁热

症状：形体壮实，面色隐红，口干，口渴，口苦，口臭，多饮，多食，急躁易怒，两胁胀满，小便黄赤，大便干结，舌质红，苔黄，脉弦实有力。

处方举例：柴胡、半夏、大黄、枳实、黄芩、白芍。

（3）气阴两虚

症状：疲倦乏力，气短自汗，口干多饮，小便清长，夜尿频多，舌质淡红，少苔，脉沉细无力等。

处方举例：黄芪、太子参、生地黄、山萸肉、牡丹皮、北沙参、麦冬。

2．食疗治疗代谢综合征

（1）早中营养餐：红、黄、青、白、黑豆浸过夜，小米、玉米、糙米、米仁，小麦、荞麦、燕麦、高粱、莲子、红枣各约20克，黑米60克，黑芝麻5克，南瓜约500克共18种，开水高压成糊，分数次吃。

（2）晚食疗餐：黄精、山药、茯苓各10克，天花粉、麦冬、桑葚、山楂、萸肉、天麻各2克，燕麦片约20克，开水浸泡过夜：次日枸杞子10克、荞麦粉约50克，成糊，微波炉加热4分钟。

（3）食疗点心：上午约10时水果（芒果、苹果连皮吃；梨、西瓜、菠萝等）；下午约3时松花果蔬粉或再加水果；晚8时松花钙奶或加零食少量，分别当三餐点心。

（4）据情况增减品种及量：血糖高减红枣，加苦瓜、荔枝；血糖血脂正常，减天花粉、山楂、桑葚。

（三）瘥后防复

代谢综合征早期，如果能及时改变生活方式，控制体重，有逆转的可能。一旦体重控制，代谢综合征的早期表现消失，就要注意防止反复，也就是瘥后防复了。

为保持体重，防止超重或肥胖，以下自我按摩方法可供选择：

取仰卧位，两手掌相叠，以肚脐为圆心，在中、下腹部，沿顺时针方向摩动，以腹内有热感为宜。大约5分钟。

拿揉腹部：一手捏住腹部皮肉，包括深层脂肪，顺时针依次拿揉（即捏住的同时揉动），约5分钟，前两次以微微疼痛为宜。

拿合谷：用一手的拇指和食指相对捏紧另一手合谷穴，用力拿捏，约1分钟。

第一百三十三回　认识消渴的类型

温馨提示：中医认为，消渴是以多饮、多食、多尿、身体消瘦，或尿有甜味为主要临床表现的病症。本症分为上消、中消、下消。其病机主要是阴虚燥热，病变脏腑主要与肺、胃(脾)、肾有关，以肾虚为本。病久可阴虚及气、及阳，以致气阴两虚、阴阳两虚，并可出现多种并发症。本病相当于现代医学中的糖尿病、尿崩症、精神性多饮多尿症等。

本回主要介绍消渴的易患人群，以及从未病先防、既病防变、瘥后防复3个层次对消渴进行预防保健和治疗。

一、消渴病的易患人群

(1)与消渴病患者有血缘关系者，尤其是一级亲属即父母、子女及兄弟姐妹。

(2)40岁以上者，体重指数(即体重除以身高的平方)大于25的肥胖者。

(3)有高血压、冠心病、高甘油三酯、高总胆固醇、低密度脂蛋白胆固醇(LDL-C)升高、高密度脂蛋白胆固醇(HDL-C)降低者(其中有一项以上异常)。

(4)有分娩特大胎儿史者。

(5)以往曾有一次或多次出现空腹血糖异常或葡萄糖耐量降低(如餐后2小时血糖)，经复查葡萄糖耐量正常者。

二、"治未病"方法

(一)未病先防

1. 早期信号

消渴病虽有多饮、多食、多尿及消瘦等典型症状，但发现时往往为时已晚。其实，消渴病早期已有各种蛛丝马迹出现，只要注意以下异常现象，便可早期发现，以利及时治疗。

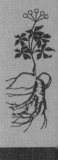

让你不生病

赢得健康

（1）全身瘙痒：特别是女性瘙痒更为明显。除此之外还可反复发作化脓性皮肤感染。

（2）视力下降：视物模糊，视力下降，常因消渴病引起的白内障所致。

（3）出现阳痿：少数人开始可能会出现勃起更有力，但不久即出现阳痿。

（4）齿槽溢脓：这是消渴病早期的常见表现，也是该病的一个重要信号。

（5）身体懒倦：患者早期可出现懒散、耐力减退。这是由于血液中的葡萄糖虽然增多，但不能正常地供给组织细胞满足代谢需要。

（6）肌肉痉挛：可出现小腿肚（腓肠肌）抽筋。

（7）排尿困难：男性中老年人若出现排尿困难，除前列腺肥大外，应考虑消渴病的可能。

（8）反复感染：常见有胆道、尿道、肺部、皮肤等感染，而且反复发作，迁延不愈。据统计，消渴病并发肺痨的病人比正常人高3～4倍，占消渴病患者的10%～15%。

（9）脑梗死：在脑梗死的病人中，有10%～13%是消渴病引起的。

（10）手足麻木：消渴病可引起末梢神经炎，出现手足麻木、疼痛以及烧灼感。

（11）腹泻与便秘：消渴病可引起内脏神经病变，造成胃肠道功能失调，从而出现顽固性的腹泻或便秘，且这类腹泻抗生素治疗无效。

（12）经常发生低血糖：患者经常出现多汗、饥饿、胸闷、头晕、心慌、乏力等现象。

2．防治措施

（1）注重饮食：必须遵循"总量控制、结构调整、吃序颠倒"三大原则。总量控制是指七八分饱；结构调整是指以素为主，荤素三七开；吃序颠倒是指先喝汤，再吃蔬菜，最后吃荤食。控制饮食总热量，具体办法是，低盐低脂，不吃煎炸、油腻食品，每天盐的摄入量应控制在6克以内；烹调时尽量采用蒸、煮、炖和凉拌的方法，鱼虾、鸡肉、兔肉要切成块或末；多吃粗粮、蔬菜，每顿主食不超过2两，深色绿叶蔬菜每天半斤以上；每天喝奶一杯（250克的纯牛奶或酸奶），饮水6杯（1500毫升左右），白开水、淡茶水均可；少食多餐、细嚼慢咽。

（2）强调运动：研究表明，缺乏体力活动和不健康饮食是超重和肥胖的重要

失去健康的人，才感到健康的幸福；患有疾病的人，才感到疾病的痛苦。

危险因素。运动和生活方式干预，包括饮食和中等程度的体力活动，能够减少多达60%的患Ⅱ型糖尿病的危险。也就是说，至少一半的Ⅱ型糖尿病患者如果在成年时保持正常体重将会免于患病。对于肥胖的消渴病患者，肥胖可以加重胰岛素抵抗，不利于消渴病及其并发症的防治。保持正常体重和适当的体力活动是预防消渴病和很多慢性疾病的最有效途径。运动应最好采用有氧运动，如散步、太极拳、保健功法等。

下面介绍一种保健功法：松静站立，两目微闭，舌抵上腭。吸气时，腹部尽量凸起，然后呼气，腹部逐渐向内凹陷，尽量向脊柱靠近，呼吸宜深长均细。呼吸50次以后，不要管呼吸，而意守心窝部入静。每日早、中、晚各练功一次，每次30～60分钟。或选用天地相对法（体质好者适用），每天早晨3～5时起床练功。坐定后，将身体稍向后仰，用一手向上，尽力高举，掌心朝天，一手则尽力下按，掌心朝地。如此一上一下，轮换各做36次，意气相随，吐故纳新，然后静养，叩齿吞津。

（3）食疗预防消渴

①葛根粥：葛根粉30克、粳米60克。将葛根洗净切片，加水磨成浆，取淀粉晒干备用。将粳米淘洗干净，加水适量，武火烧沸，在半熟时，加入葛根粉，文火煮烂成粥即可食用。本方有养阴生津之效，主治阴虚症。

②苦瓜降糖汤：鲜苦瓜200克、枸杞子10克，将瘦肉50克，味精、食盐、生姜各适量。入生姜，武火煮沸后，用文火煮汤，肉熟后投入枸杞子，继续烧沸后，投入苦瓜烧沸，味精调味，装碗即成。本方有益气养阴之功，主治气阴两虚证。

③枸杞粥：枸杞子30克、粳米100克。将枸杞子洗净，米淘净，共置锅或饭煲中，加水适量。武火烧沸，文火熬煮成粥，即可食用。本方有补肾填精作用，主治肾之阴阳虚损者。

④猪胰1具，薏米50克、黄芪100克。同煎，每日1剂，连食10天为1疗程。本方具有益气养阴之效，主治气阴两虚偏于气虚证者。

⑤冬瓜皮、西瓜皮各15克，天花粉12克。水煎服。具有养阴生津之功，主治阴阳虚燥热者。

⑥山药粉60克、薏米30克，煮后服用，每日2次。本方具有益气健脾养阴之效，主治气阴两虚症者。

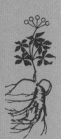

（二）既病防变

对消渴病患者一定要早发现、早诊断、早治疗，以防传变，出现并发症。

1. 辨证论治

（1）上消（肺热津伤）

症状：烦渴多饮，口干舌燥，尿频量多，舌边尖红，苔薄黄，脉洪数。

处方举例：生地、天花粉、玄参、知母、葛根、黄连、麦冬、乌梅、五味子。

（2）中消（胃热炽盛）

症状：多食易饥，口渴，尿多，形体消瘦，大便干燥，苔黄，脉滑实有力。

处方举例：生地、麦冬、玄参、生石膏、知母、川牛膝、黄连、山栀、大黄。

（3）下消

①肾阴亏虚

症状：尿频量多，混浊如脂膏，或尿甜，腰膝酸软，乏力，头晕耳鸣，口干唇燥，皮肤干燥、瘙痒，舌红苔，脉细数。

处方举例：生地、山萸肉、山药、云苓、泽泻、丹皮、地骨皮、玄参、知母。

②阴阳两虚

症状：小便频数，混浊如膏，甚至饮一溲一，面容憔悴，耳轮干枯，腰膝酸软，四肢欠温，畏寒肢冷，阳痿或月经不调，舌苔淡白而干，脉沉细无力。

处方举例：熟地、山萸肉、山药、云苓、泽泻、丹皮、肉桂、制附子、仙灵脾、地骨皮、玄参、黄连。

2. 食疗治疗消渴

（1）上消

①鲜芦根、雪梨（去皮）、鲜藕各500克，鲜麦冬100克，榨汁混合，冷饮或温服，每日数次。

②葛根粉30克、粳米60克。同煮成粥，早晚餐服食。

（2）中消

①山药50～60克（鲜品加倍），粳米60克。将山药洗净切片，同粳米煮粥食。可供四季早餐食用。

②天花粉、麦冬各15克，生石膏30克，煎水代茶频饮。

病从口中入，寒从脚下起；无病要早防，有病要早治。

（3）下消

1）肾阴亏虚

①新鲜熟透桑葚2500克，榨汁，熟地、玉竹、黄精各50克，天花粉淀粉100克。将熟地、玉竹、黄精清水浸泡，小火煎取浓汁500毫升，入桑葚汁，再入花粉，边搅拌边慢火收膏。每次服30毫升，每日3次。

②猪胰1个，山药60克，共煮汤，加食盐少许调味后服食，每日1~2次。

2）阴阳两虚

①枸杞子15克、兔肉250克，加水适量。小火炖烂熟后，加盐调味，饮汤食肉，每日1次。

②枸杞子15克、蚕茧9克、猪胰1条。加水适量，煮熟后服食，每天1剂，常食。

（三）瘥后防复

瘥后防复指消渴病刚有好转或治愈，若调理不当，很容易复发或产生后遗症。具体在消渴病中就是"扶正"和"祛邪"。生活方式的调摄方面参照本回前述"未病先防"中注重饮食、强调运动、起居有规、调摄情志、食疗。同时，介绍以下方法调理人体气血，达到阴阳平衡，巩固治疗效果，提高抵御病邪入侵的能力。

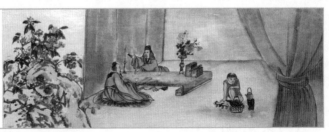

第一百三十四回　女性更易患骨质疏松

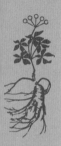

温馨提示：骨质疏松症是一种以骨量低下，骨微结构破坏，导致骨脆性增加，易发生骨折为特征的全身性骨病。疼痛、脊柱变形和发生脆性骨折是骨质疏松症最典型的临床表现。该病可发生于不同性别和任何年龄，但多见于绝经后妇女和老年男性。脾肾两虚、"骨枯而髓减"为其基本病机。病变脏腑主要与肝肾脾胃有关，中医学无"骨质疏松症"之病名，纵观历代文献，根据其所述症状及发病机制，骨质疏松症与"骨痿""骨痹"等描述颇为相近。

本回主要介绍骨质疏松症的易患人群，以及从未病先防、既病防变、瘥后防复3个层次对骨质疏松症进行预防保健和治疗。

一、骨质疏松症的易患人群

①中老年人；②绝经后妇女；③妊娠期妇女；④哺乳期妇女；⑤甲状旁腺功能亢进患者；⑥糖尿病患者；⑦乳糖酶缺乏症患者；⑧肠胃疾病患者；⑨胃或小肠切除者；⑩白种人或黄种人中皮肤较白者；⑪有骨质疏松家族史者；⑫小骨架或身材矮小瘦弱者；⑬低钙摄入、营养缺乏者；⑭长期卧床患者；⑮缺乏运动者；⑯长期糖皮质激素治疗者；⑰长期使用抗癫药物者；⑱性功能低下者；⑲肾功能不全者；⑳慢性肝病者；㉑酗酒、吸烟、长期饮咖啡浓茶者。

有上述危险因素或有骨痛症状的老人，应及时做有关检查。例如，单光子或双能X线骨密度测定。

二、"治未病"方法

（一）未病先防

1．早期信号

国际骨质疏松基金会设计的"一分钟风险测试法"，可以了解自己的骨质状况。

药补食补，莫忘神补。

一分钟自我测试法：

（1）您的父母有没有轻微碰撞或跌倒就发生髋骨骨折的情况？

（2）您是否曾经因为轻微的碰撞或者跌倒就伤到骨骼？

（3）您经常连续3个月以上服用可的松、强的松等激素类药品吗？

（4）您的身高是否降低了3厘米左右？

（5）您经常过度（超过安全限度）饮酒吗？

（6）每天您吸烟超过20支吗？

（7）您经常因腹腔疾病或肠炎而引起痢疾腹泻吗？

（8）女士回答：您是否在45岁之前就绝经了？

（9）女士回答：您曾经有过连续12个月以上没有月经吗（除怀孕期外）？

（10）男士回答：您是否有阳痿或者性欲缺乏的症状？

如果您的答案有部分或者全部为"是"，则表明您有患骨质疏松症的危险。但是否患有骨质疏松症还需经专业医师进行骨密度测试来得出结论。

以下患者就诊时应检查骨密度和脊柱X线片：女性绝经5～10年后，尤其是月经初潮年龄大及绝经年龄轻者；男性65～70岁以上者；驼背者、老来变矮者；长期缺乏运动、体重低于正常、历来素食、不吃奶制品、很少将皮肤暴露于阳光下者；有慢性肾病、慢性消化不良、严重肝病、长期糖尿病、甲状腺功能亢进、性腺功能低下、反复肾结石病者。

2．防治措施

骨质疏松症的防治原则，概括起来即"小""老""全""异"四个字。"小"，即从儿童时期就要开始预防。因为少年儿童是骨骼快速成长时期，并于25～30岁取得最大骨强度和体积，达到骨密度峰值。如及早预防，保证其骨骼快速成长的条件，可使骨密度及峰值期提前，峰值期维持时间更长，峰值水平更高。所以，从小开始预防非常重要。"老"，即终生预防。因为骨骼的重建和骨量的丢失也持续伴随一生，所以预防措施要终生坚持。"全"，即要全面。因为骨量丢失的影响因素是多方面的，所以要采取全面、综合性的措施，不能偏废。这些措施大致可分成非药物和药物两大方面，前者包括饮食文化和健身运动，而后者为雌激素替代等方法。"异"，即要区别对待，强调个体化的方案。同时，一个人在不同时期也有不

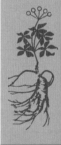

讓你不生病

同的变化，需要区别对待，不能盲目。预防措施不能一成不变，要适应自己骨量变化的情况，才能取得较好的预防效果。

（二）既病防变

骨质疏松症要早预防、早诊断、早治疗。

1. 辨证论治

（1）肝肾阴虚型

症状：腰膝酸痛，眩晕耳鸣，失眠多梦，患部痿软微热，关节僵硬。男子阳强易举，遗精，妇女经少经闭，或崩漏，形体消瘦，潮热盗汗，五心烦热，咽干颧红，溲黄便干，舌红少津，脉细数。

处方举例：熟地黄、山药、山萸肉、枸杞子、鹿角胶、龟板胶、菟丝子、牛膝、知母、黄柏。

（2）脾气虚衰型

症状：腰背酸痛，双膝行走无力，甚则轻微运动可引起胸背剧痛，大便溏薄，肢体倦怠，少气懒言，面色萎黄或浮肿，或消瘦，舌淡苔白，脉缓弱无力。

处方举例：莲子肉、薏苡仁、砂仁、桔梗、白扁豆、茯苓、人参、甘草、白术、山药、陈皮。

（3）肾阳虚衰型

症状：腰膝酸软而痛，畏寒肢冷，尤以下肢为甚，头目眩晕，精神萎靡，面色苍白，或黧黑，舌淡胖苔白，脉沉弱。或阳痿，妇女宫寒不孕；或大便久泄不止，甚则腹部胀满，全身肿胀，心悸咳喘等。

处方举例：熟地黄、制附子、肉桂、山药、菟丝子、鹿角胶（烊化）、枸杞子、杜仲炭、山萸肉、当归。

（4）肾精不足型

症状：患部酸楚隐痛，筋骨痿弱无力；表现为早衰，发脱齿摇，健忘恍惚，舌红，脉细弱。

处方举例：紫河车、熟地黄、杜仲、天门冬、麦门冬、龟板、黄柏、牛膝。

（5）气血不足型

症状：患部肿胀，沉重乏力，有压痛。表现为少气懒言，乏力自汗，面色萎黄，

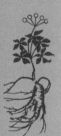

病来之，则安之，树立信心，积极治疗。

食少便溏，舌淡，脉细弱。

处方举例：熟地黄、白芍药、当归、川芎、人参、白术、茯苓、炙甘草、黄芪、肉桂。

（6）气滞血瘀型

症状：患部青紫肿痛，凝滞强直，筋肉挛缩。表现为痿弱麻木，口唇爪甲晦暗，肌肤甲错，舌质紫暗，脉细涩。

处方举例：秦艽、川芎、桃仁、红花、甘草、羌活、没药、香附、五灵脂、牛膝、地龙、当归。

（7）风邪偏盛型

症状：患部瘙痒，可见红斑。表现为游走性关节疼痛，入夜稍安，肢节屈伸不利，手足不仁，苔薄白，脉浮。

处方举例：防风、麻黄、当归、秦艽、肉桂、葛根、茯苓、生姜、大枣、甘草。

2．食疗治疗骨质疏松症

中医认为药食同源，防治骨质疏松首选食疗方法。

（1）肝肾阴虚型

甲鱼补肾汤：原料：甲鱼1只（约500克），枸杞子30克，熟地黄15克，姜、葱、盐适量。制法：将甲鱼洗净去肠杂、头甲，切块，同洗净的枸杞子、熟地放入锅中，加葱、姜及水适量，文火炖熟即成，食肉喝汤。

（2）脾气虚衰型

加味板栗炖牛肉：原料：板栗100克、牛肉500克、大枣20枚、补骨脂15克。制法：将补骨脂水煎2次，得煎液500毫升。牛肉切块，在铁锅中加葱、姜、酱油，略煸后，放入砂锅中，加补骨脂煎液、去壳板栗、大枣，文火炖至熟烂，调味，即可。

（3）肾阳亏虚型

三仙糖醋排骨：原料：猪肋骨250克、淫羊藿（仙灵脾）10克、仙茅6克、仙鹤草12克，淀粉、糖、醋、盐、酱油适量。制法：将猪排洗净切块，再将淫羊藿、仙茅、仙鹤草放入纱布袋中，与排骨共放入锅中，加水煮至排骨熟烂，排骨汤只剩200毫升时，弃去药袋，排骨捞出，入铁锅中煸炒，排骨汤中加入淀粉、糖、醋、酱油、盐，搅成糊状，加入排骨中收汁勾芡出锅。

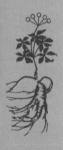

（4）肾精不足证

①肉苁蓉焖羊肉：原料：肉苁蓉50克、羊肉250克、生姜10克，调味料适量。制法：先将肉苁蓉洗净；生姜去皮、洗净，切成薄片；羊肉洗净，切成小块。起油锅，下生姜炒香，再下羊肉煸炒至香，下肉苁蓉和清水1小碗。文火焖至羊肉烂熟，加酱油、食盐调味即可。

②杞菊地黄羊肾汤：原料：羊肾90克、枸杞子15克、杭菊花9克、熟地黄24克、山药15克。制法：将羊肾先用清水浸渍1小时，以去尿味，再切片。将枸杞子、菊花、熟地黄、山药洗净。将全部用料一齐放入锅内，加清水适量，武火煮沸后，文火煮2小时，调味即可。

（5）气血两亏

母鸡粳米粥：原料：母鸡1只（重1000~1500克），黄芪15克，粳米100克。制法：母鸡剖洗干净，浓煎鸡汁，黄芪煎汁，与粳米共煮粥，早晚趁热服食。

（6）气滞血瘀

桃仁粳米：原料：桃仁10~15克、粳米50~100克。制法：把桃仁捣烂如泥，加水研细，去渣后与粳米共煮成粥。

（三）瘥后防复

瘥后防复是指骨质疏松症的防复还应改正以下6种陋习：

（1）牛奶过度加热：这样破坏了其中的酵素，妨碍钙的吸收。

（2）嗜吃肉类：过多的动物性蛋白质会使尿中钙质的排泄增加。

（3）贪吃快餐食品：可乐之类的饮料和加工食品（如香肠、火腿）通常会添加磷酸盐，过量的磷会影响钙质的吸收。

（4）骨头汤里放菠菜：菠菜含草酸，会与钙结合为草酸钙而减少钙的吸收。

（5）喝酒或咖啡：每日6~8杯以上会使尿液中的钙质排出量大增。

（6）过度减肥：脂肪细胞能帮你储存雌激素，如果你的体重在标准体重之下，会让雌激素不足，减低你的骨质密度。

第一百三十五回　男性更易患痛风

温馨提示: 痛风是现代医学人士根据其症状而命名的, 痛风正如其名, 就好像只要风一吹就会感觉疼一样; 但从另一角度来看, 它也正如风吹一般, 来得快, 去得也快, 因此被称为痛风。元代朱丹溪在总结前人思想的基础上结合自身实践, 创立了与痛风性关节炎非常接近且具有专指性的病名——"痛风"。痛风发作时以其病发于四肢骨节, 如虎咬之状, 又名"白虎历节风"。其病机主要是脾肾亏虚, 脏腑功能失调, 湿浊、毒邪、痰瘀内蕴。痛风的病位初期表现在肌肤、关节之经脉, 继而侵蚀筋骨, 内损脏腑。本病相当于西医风湿病学中的痛风性关节炎、痛风性肾病等。

本回主要介绍痛风的易患人群, 以及从未病先防、既病防变、瘥后防复3个层次对痛风进行预防保健和治疗。

一、痛痹的易患人群

(1) 男性患病为主 (约占痛风发病率的95%), 特别是40岁以上的中老年人。然而我国近20多年来, 由于社会经济的发展, 人们生活条件改善, 饮食结构的变化等因素, 痛风病呈快速上升趋势, 而且明显年轻化。痛风病的发病高峰年龄已提前到30~40岁的人群。

(2) 有痛风家族史的人, 遗传基因引起的发病率占痛风发病率的7%~8%。

(3) 生活条件富裕的人群。嗜吃海味山珍, 肥甘厚味; 沉迷饮酒应酬等, 熬夜玩乐; 热衷于以车代步, 懒于运动的人群。

(4) "发福" 肥胖的人群。据统计, 肥胖男性的痛风发病率为9.1%~16.3%, 而痛风病人中, 肥胖的人占51%。

(5) 患高血压病、高脂血症、冠心病和糖尿病的人, 易并发痛风病。

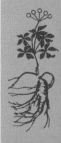

让你不生病

赢得健康

401

二、"治未病"方法

（一）未病先防

1. 早期信号

痛风的发病通常是不引人注意的，很多人由于疏忽而导致病情越来越严重，甚至引起一些严重的并发症。遇到下列情况时应考虑痛风的可能性，并及早采取防治措施：

（1）反复发作的关节红、肿、热、痛，典型部位为足跖趾关节，其他包括踝、膝、腕、肘和掌指关节等。早期发作未经治疗可自行缓解。间歇期无症状。

（2）有明确的痛风家族史。

（3）中老年男性，超重或肥胖者，有高嘌呤饮食史。

（4）血尿酸高于正常。

（5）关节周围、皮下或耳廓处发现有结节者，穿刺后可有乳白色牙膏样液体流出。

（6）有痛风相关性疾病，如肥胖、高血压病、冠心病、动脉硬化、高脂血症和糖尿病等。

（7）有原因不明的泌尿系统结石，尤其是多发性肾结石或双侧广泛的肾结石。

2. 防治措施

痛风发病具有一定的家族性，因此应加强对患病家族进行普查，及早发现无症状的高尿酸血症，如血尿酸超过420微摩尔/升时，应即时使用促进尿酸排泄或抑制尿酸生成的中药和（或）西药，使血尿酸恢复到正常水平，防止痛风的发生。

（二）既病防变

对痛痹病患者一定要早发现、早诊断、早治疗，以防传变。

1. 辨证论治

（1）湿热痹阻型

症状：患者关节肿胀发红，皮肤灼热，剧烈疼痛，活动受限。或伴有心烦口渴，全身乏力，小便短赤，大便秘结。舌质红，舌苔黄厚或黄腻，脉多滑数。主治：清热利湿，祛风通络。代表方：四妙散合五味消毒饮。

心理平衡，生理平衡，预防疾病，身体安静。

处方举例：苍术、黄柏、牛膝、薏苡仁、茵陈、栀子、蒲公英、地丁、天葵、野菊花、忍冬藤。

（2）湿毒瘀结型

症状：关节肿痛，固定不移，患病部位皮肤紫暗或肿胀变形，或出现结节聚块，关节屈伸不利。舌质暗红或有瘀斑，舌苔黄厚，脉弦或沉涩。代表方：二妙散合桃红四物汤。

处方举例：苍术、黄柏、桃仁、红花、当归、川芎、丹皮、浙贝、栀子、土茯苓、僵蚕、忍冬藤。

（3）虚实夹杂型（本型多见于痛风的慢性期和肾病期）

症状：关节疼痛，时作时休，反复发作，缠绵不愈，或伴有胸闷脘胀，腰膝酸软，尿少时浊，舌苔白厚或白干，脉缓或弱。主治：健脾化痰、调气活血、养肝益肾、兼祛风湿。代表方：独活寄生汤。

处方举例：独活、桑寄生、秦艽、防风、细辛、川芎、当归、杜仲、牛膝、桃仁、红花、全蝎、乌梢蛇。

2．食疗

（1）湿热痹阻证

①苍术薏苡仁粥：原料：苍术（米泔浸炒）12克、川牛膝15克、薏苡仁90克、生石膏24克。制法：全部用料洗净，放入砂锅内，加清水适量，文火煮2~3小时成粥。用法：每日1次，随量食用。

②桑枝鸡：原料：老桑枝60克、绿豆30克、鸡肉250克。制法：取新鲜鸡肉，桑枝洗净切成段，同绿豆放入锅内，加适量水，清炖至肉烂。再以姜、盐等调味，即可食用。用法：饮汤食肉，量自酌。

（2）痰湿阻滞症

①橘皮饮：原料：橘皮（干、鲜即可）10~15克、杏仁10克、老丝瓜络10克。制法：将以上原料洗净，放入锅中，加适量水，共煮15分钟，去渣滤取汤汁后加少许白糖即可。用法：代茶频饮，四季常服。

②薏苡仁山药汤：原料：薏苡仁50克、山药15克、梨（去皮）200克，冰糖适量。制法：将原料洗净，加适量水，武火煮沸后用文火煎1~1.5小时，去渣留汁，加

冰糖调味。用法：随量饮用。

（3）肝肾亏虚证

①菟丝子羊脊骨汤：原料：羊脊骨1根、肉苁蓉25克、菟丝子18克，调味料适量。制法：将菟丝子酒浸3天、晒干、捣末；肉苁蓉酒浸一宿；羊脊骨洗净、斩块；将肉苁蓉、羊脊骨放入锅中，加清水适量，以文火煮2~3小时，调入菟丝子末，调味即可。用法：空腹随量饮用。

②巴戟牛膝煎：原料：巴戟天12克、怀牛膝12克，调味料少许。制法：将巴戟天、怀牛膝洗净放入锅内，加清水3碗，煎至大半碗，加调味料即可。

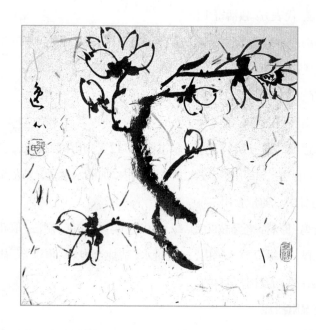

第一百三十六回　类风湿性疾病易诱发

温馨提示：中医认为，痹症是由风、寒、湿、热等引起的以肢体关节及肌肉酸痛、麻木、重着、屈伸不利，甚或关节肿大灼热等为主症的一类病症。其病机主要与外感风寒湿热之邪和人体正气不足有关。风、寒、湿等邪气，在人体卫气虚弱时容易侵入人体而致病。风胜者为行痹，寒胜者为痛痹，湿胜者为着痹，热胜者为热痹，久病者为尪痹。本病相当于现代医学中的包括现代医学的风湿热（风湿性关节炎）、类风湿性关节炎、骨性关节炎等。

本回主要介绍痹症从未病先防、既病防变、瘥后防复3个层次对痹症进行预防保健和治疗。

（一）未病先防

1．早期信号

（1）关节疼痛是本病的主要症状，早期常常是单个关节疼痛，多发生在手关节。

（2）晨僵是本病最早的症状，尤其是双手关节痛及压痛，但有些患者晨僵的出现甚至比关节疼痛出现得更早。

（3）本病常常并发干燥综合征，这时唾液分泌就会减少，牙齿失去唾液的冲洗与清洁，会逐渐变黑变脆，继而小片脱落，最终只留残根。

（4）眼干、口干、皮肤干燥，因泪腺、唾液腺、皮脂腺分泌减少所致。

（5）类风湿因子阳性。仅有数个关节的疼痛或反复发作的非对称性多关节炎，而类风湿因子阳性者需要警惕。

（6）类风湿结节。见于15%～20%的患者，多见于前臂常受压的伸侧面，如尺侧及鹰嘴处。

（7）张口困难。本病可侵犯颞颌关节，导致张口困难。

（二）既病防变

对已患痹症的患者来说，最主要的是要早发现、早诊断、早治疗，以防出现并发症。

1. 辨证论治

（1）风寒湿邪侵及经络

症状：关节疼痛、肿胀、晨僵，得温或活动后症状减轻。风偏胜者关节多窜痛；寒偏胜者疼痛较剧，遇寒冷加重；湿偏胜者肿胀明显，酸楚重着。舌体正常或胖大，舌质淡红或淡白，苔薄白或白腻，脉弦或弦滑或弦紧。

处方举例：羌活、姜黄、当归、黄芪、赤芍、防风、秦艽、茯苓、桑寄生、细辛、牛膝、甘草。

（2）湿热阻经，毒邪炽盛

症状：关节肿胀微热或红肿灼热，疼痛较甚，得热痛剧，得冷痛减，身热，体重乏力，纳呆欲呕，舌红、苔白干或黄腻或黄燥，脉滑数或沉数。

处方举例：水牛角、栀子、黄芪、黄柏、苍术、薏苡仁、大黄、海桐皮、威灵仙、忍冬藤。

（3）痰瘀凝滞，筋脉痹阻

症状：关节疼痛反复发作，僵硬变形，不得屈伸，关节周围皮色黯滞，疼痛较剧，停著不移，或肢体重着，麻木不仁，舌质紫暗，或有瘀斑，苔薄白或白腻，脉细涩或沉弦。

处方举例：半夏、陈皮、茯苓、胆南星、当归、丹参、制乳香、制没药、五灵脂、全蝎、白僵蚕。

（4）肝肾亏虚，邪气留恋

症状：痹症日久，关节肿胀畸形，不可屈伸，重着疼痛，肢体活动不便，筋脉拘急，形体消瘦，舌质淡或淡红，苔薄或薄白而干，脉沉细数或沉细无力。

处方举例：虎骨（可用狗骨代替）、牛膝、熟地、当归、白芍、锁阳、鸡血藤、伸筋草、姜黄、威灵仙、秦艽、桃仁、红花、杜仲。

心态宁静比药好。

2．经验方

（1）蚂蚁丸

药物组成：蚂蚁30克、何首乌30克、熟地黄30克、人参30克、五味子30克。功效：补肾健脾，壮筋骨，益气血。主治：肝肾亏虚，邪气留恋。用法用量：上药碾碎过筛，以水调和为丸，每丸2.5克，每3日服1丸，10丸为1疗程，共2个疗程。

（2）乌头通痹汤

药物组成：制乌头（先煎）9克、黄芪15克、桂枝6克、芍药12克、穿山龙15克、地龙15克、青风藤15克、钻地风15克、僵蚕15克、乌梢蛇15克、蜂房9克、甘草6克。功效：温经散寒，祛风除湿，通络扶正。主治：风寒湿痹型。用法用量：水煎服。每日1剂。

（3）祛寒理顽汤

药物组成：熟附片15～30克，桂枝、防风、羌活、独活、当归各10～15克，黄芪15～30克，防己、杜仲各15克，麻黄、细辛、白花蛇各5克，雷公藤10～15克。功效：温通祛寒、祛风除湿。主治：风寒湿痹型。

（4）除蒸理顽汤

药物组成：青蒿30克，地骨皮20克，桑枝、土茯苓各30克，海风藤、钩藤、防己、防风、苍术、黄柏、地龙各15克，蜂房10克，臭茉莉15～20克。功效：清热除蒸、祛风化湿。主治：风湿热型。

（5）扶正理顽汤

药物组成：黄芪20～30克，白术、鸡血藤各20克，独活、海风藤、乌梢蛇、路路通、威灵仙、杜仲、桑寄生、当归、鸡内金各15克，红花10克，全蝎5克。功效：扶正祛邪，调理脾肾。主治：寒热错杂型。

3．食疗

（1）风寒湿邪侵及经络

①薏米干姜粥：薏苡仁150克、干姜9克、糖5克。把薏苡仁、干姜煮成粥，加白糖。每天1次，连服1个月。

②姜糖薏米粥：薏米50克、糖30克、干姜9克。先将薏米、干姜加水煮烂成粥，入白糖调味食服。每天1次，连服1个月。

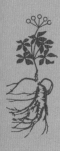

（2）湿热阻经，毒邪炽盛

①茄根煎：茄子根15克水煎服，每日3次，连服数天。

②苡仁粥：苡仁为末，用粳米煮粥常食。

（3）痰瘀凝滞，筋脉痹阻

①精猪肉200克（切片），青木香100克，煮服。

②鲜蛇肉：活乌梢蛇去头、尾、皮、内脏，放砂锅中加水煮（可加少许葱姜酒），每周吃1~2条，4条为1疗程。

（4）肝肾亏虚，邪气留恋

①千斤拔骨头汤：千斤拔50克、狗脊50克、猪瘦肉80克。配料洗净，煮熟，加调料，吃肉喝汤。

②鹿胶烊奶：鹿角胶8克、牛奶200毫升、蜂蜜适量。在鹿角胶中加入煮沸的牛奶，加蜂蜜调匀即可。睡前饮用。

（三）瘥后防复

大约有70%病人痹症呈反复、周期性的发作，这样不但严重影响病人的学习、工作和生活，也会使病情逐渐加重，疾病走向晚期引起关节变形、残废。因此，要防止或减少类风湿性关节炎的复发，必须做到规范治疗，规范用药，积极从各方面做好预防工作，注意保暖，保持愉快放松的心情。

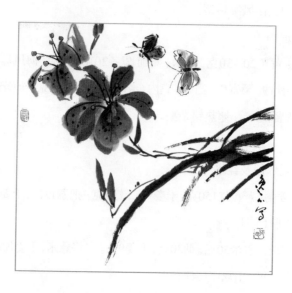

天天笑，容颜俏。

第一百三十七回　应早期关注痔疮

温馨提示：痔分为内痔、外痔、混合痔。内痔是肛管血管垫发生的病理变化和（或）异常移位。外痔是直肠下静脉属支在齿状线远侧表皮下静脉丛的病理性扩张和血栓形成。混合痔是内痔静脉丛和相应部位的外痔静脉丛相互融合。临床主要表现为便血、脱出、肛门不适、疼痛。其病机可分大肠实热、湿热下注、气滞血瘀、气虚下陷、阴虚肠燥几个症型，病位在魄门，与大肠、脾、胃、肺等相关。在传统医学中，狭义的痔等同于现代医学所指的痔疮。

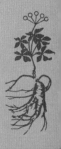

本回主要介绍痔的易患人群，以及从未病先防、既病防变、瘥后防复3个层次对痔进行预防保健和治疗。

一、痔疮的易患人群

每天长时间工作时坐着不动的白领、司机、编辑等人，因为肛门周围的血液往往循环不畅，长此以往就会引发痔疮。教师、交警、营业员等长期站着工作的人也容易得痔疮。

工作压力过大，精神过分紧张，也会加剧痔疮的发作。在痔疮患者中，年轻的白领女性尤为常见，她们往往生活在"高压"之下，工作节奏紧张，各种压力难以排解。

另外，妊娠妇女，由于肛门直肠受胎儿的压迫可使血液回流障碍，再加上分娩时长时间用力，引起肛门部静脉充盈、瘀血，也容易发生痔疮。还有一些平时生活起居没有规律、挑食、喜食辛辣和酗酒的人，也会得痔疮。

值得提醒的是大便时有不良习惯的人，如蹲厕时看书报，听广播，吃东西，使大脑控制排便这一过程受到干扰，从而延长了大便的时间，加上久蹲、久坐，肛门的压力增加，长此下去很容易诱发痔疮。

二、"治未病"方法

(一) 未病先防

1. 早期信号

(1) 便血：内痔早期表现为便血，多为便纸手纸带血或滴血，血色鲜红，量少。随着痔核体积增大，症状加重，可表现为滴血或射血，血色鲜红，量较多，严重时一次可达数十毫升。反复大量出血，可引起失血性贫血。外痔一般不出血，但皮肤破损或血栓溃破时可有出血。

(2) 脱出：初期仅在排便时脱出，便后能自行复位。以后脱出不能自行还纳，需手托回，或休息后方能复位。后期因肛门松弛，用力、行走、咳嗽、喷嚏、下蹲或精力不集中时都可脱出，甚至于痔核长期脱出在肛门外。痔核反复脱出，黏膜易损伤发炎、充血、水肿、糜烂，如不及时复位可发生嵌顿，以致难以复位。

(3) 疼痛：内痔一般无疼痛，但内痔嵌顿或有血栓形成时，可引起剧烈的疼痛。血栓性外痔、炎性外痔表现为剧烈疼痛，排便、活动时加重。赘皮外痔、静脉曲张性外痔一般不痛。

(4) 肿块：突出赘皮外痔表现为肛缘大小不等的柔软皮垂，严重时呈环状突起。血栓性外痔、炎性外痔表现为肛缘突发性痛性肿块。静脉曲张性外痔便后或用力、下蹲时，肛缘有柔软肿块。

(5) 肛门不适：结缔组织外痔、静脉曲张性外痔局部隆突，刺激肛周；皱襞增多，便后不易清洁，都可导致肛门部不适。

(6) 肛门坠胀：各期内痔均可出现不同程度的肛门坠胀，排便不尽感，以晚期较重，是由于肥大的痔核对直肠黏膜的刺激，或黏膜充血水肿所致。

(7) 潮湿瘙痒：内痔脱出，黏膜发炎糜烂，渗出物增多；或肛门松弛，肠液外溢，引起肛门潮湿、瘙痒。外痔影响肛门局部清洁也可导致肛门瘙痒。长期不良的刺激使肛门皮肤增生肥厚，苔藓样变。

(二) 既病防变

1. 辨证论治

(1) 大肠实热

症状：便时出血较多，滴血或射出，内痔脱出、灼热疼痛；口渴喜饮，唇燥咽

神疗重于食疗，食疗重于药疗，防病重于治病。

干, 大便秘结, 小便短赤; 舌质红, 苔黄, 脉洪数等。

处方举例: 槐角、地榆、大黄(泡水兑服)、黄芩、蒲公英、千里光、地丁、赤芍、枳壳、甘草。

（2）湿热下注

症状: 肛门部红肿胀痛, 下坠疼痛, 坐卧不安, 大便干燥, 内痔脱出; 或腹泻, 便痛, 便血; 舌质红, 苔黄腻, 脉沉或滑数等。

处方举例: 秦艽、桃仁、皂角刺、苍术、防风、黄柏、当归尾、泽泻、槟榔、熟大黄。

（3）气滞血瘀

症状: 肛门肿胀, 肿块色紫, 疼痛剧烈; 或内痔嵌顿, 表面紫暗, 糜烂; 便秘溲黄, 或胁痛心烦; 舌质紫暗, 苔黄, 脉弦数等。

处方举例: 当归尾、赤芍、桃仁、大黄、川芎、苏木、丹皮、枳壳、瓜蒌仁、槟榔。

（4）气虚下陷

症状: 肛门坠胀难受, 内痔脱出, 便血色淡; 少气懒言, 面色无华; 舌质淡, 苔薄白, 脉缓无力等。

处方举例: 黄芪、白术、陈皮、人参、柴胡、升麻、当归、甘草。

（5）阴虚肠燥

症状: 大便秘结, 肛门疼痛, 痔核脱出, 滴血; 头晕咽干, 烦热盗汗; 舌红, 苔薄黄, 脉细数等。

处方举例: 当归、生地黄、桃仁、火麻仁、地骨皮、阿胶、甘草。

2．中成药

（1）痔炎消冲剂: 每日3次, 每次1包, 冲服。适用于湿热下注证或风伤肠络证。

（2）补中益气丸: 每日3次, 每次10克, 内服。适用于脾虚气陷症。

（3）十全大补丸: 每次1丸, 每日2~3次。具有补气生血之功。适用于脾虚气陷者。

（4）六味消痔片: 每次6片, 每日3次。具有清热消肿, 收敛止血之功。适用于混合痔, 内痔脱出嵌顿, 甚或水肿腐烂者。

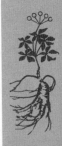

讓你不生病

赢时健康

第一百三十八回　便秘不容小觑

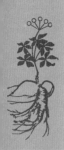

温馨提示：中医认为，便秘是大便秘结不通，排便间隔时间延长；或粪便质坚硬，排除艰难；或欲大便而艰涩不畅的一种病症。《内经》称便秘为"后不利""大便难"。本症分为气虚、血虚、阴虚、阳虚、肠胃积热、气机郁滞、阴寒积滞。其病位在大肠，病机为大肠传导失常所致，常与脾、胃、肺、肝、肾等功能失调有关。便秘在脏腑责于脾、胃、肝、肾、肺，在虚责之于气血亏虚，津液不足，在实责之于气滞、阴寒、肠热。现代医学中便秘分为慢传输便秘、出口梗阻型便秘和混合型便秘。

　　本回主要介绍便秘的易患人群，以及从未病先防、既病防变、瘥后防复3个层次对便秘进行预防保健和治疗。

一、"治未病"方法

（一）未病先防

1．防治措施

（1）饮食调养

《素问·生气通天论篇》说："是故谨和五味，骨正筋柔，气血以流，腠理以密，如是则骨气以精。谨道如法，长有天命。"因此要有合理的膳食结构，做到"五谷为养，五果为助，五畜为益，五菜为充"。

避免食用刺激黏液腺分泌的食物，如辛辣、油腻、肥甘、炙烤之品，含脂肪高的食物和加香料的食物。下面介绍一些常用食物：

①高纤维饮食：多吃新鲜蔬菜，每天加食糠皮、麦麸等，可增加饮食中纤维的摄取量，以扩充粪便体积，促进肠蠕动，减少便秘的发生。

②大量饮水：尤其在食用高纤维食品时，每日至少要喝1500~2000毫升。特别是晨起喝一杯淡盐开水，对保持肠道清洁通畅、软化粪便大有益处。

③适量食用产气蔬菜及有软化作用的果胶食品：食用如马铃薯、萝卜、洋

葱、黄豆、生黄瓜等产气蔬菜,气体在肠内鼓胀能增加肠蠕动,可下气利便。食用如苹果、香蕉、胡萝卜、甜菜、卷心菜、柑橘等果胶含量多的食品,可软化大便,减轻症状。

④常食用蜂蜜、淀粉:经常食用蜂蜜和淀粉会减少便秘的发生,蜂蜜对肠道有润滑作用,淀粉可吸收水分使粪便软化。

⑤尽量选用天然、未经加工的食品,如粗粮、豆类、酵母等,以增强肠道的紧张力。

⑥经常饮用酸奶可使肠内的有益菌增加,这些有益菌可分解酸奶中的有机酸,刺激肠道,使肠道蠕动加强,从而消除便秘。多食紫菜,紫菜含有丰富的胡萝卜素、维生素、钙、钾,能促进胃肠运动。海带中的食物纤维可吸收肠内水分,增加便量,海带中的维生素和矿物质能促进和加强胃肠蠕动。

(2)食疗方

①胡桃粥:胡桃肉30~50克,去皮捣烂,粳米50克,加水如常法煮粥,粥熟后把胡桃肉加入,调匀,浮起粥油时即可食用。一般早晚各服1次。胡桃肉性味甘温,有壮腰补肾、敛肺定喘、润肠通便的功效。

②人参麦冬粥:人参6克(或党参15克或西洋参10克)、麦冬15克、粳米50克,先煎人参、麦冬30~40分钟,去渣取汁,再用药汁煮米成粥。晨起早餐食用适量。功效为补中益气,滋阴养胃而润燥通便。

③黄芪松子仁粥:黄芪30克、松子仁15克、粳米50克。晨起早餐食用适量。补中益气、润肠通便。

④何首乌粥:红枣3~5枚、何首乌30~60克、粳米100克、红糖适量。先将何首乌放入砂锅内煎煮后去渣取汁,同粳米、红枣同入砂锅内煮粥,将熟时,放入红糖或冰糖调味,再煮1~2分钟即可。每日1~2次。主治血虚便秘者。

⑤桑葚子粥:桑葚子50克、大米100克、红糖适量。先把桑葚子和大米洗净后共入砂锅煮粥,熟时加入红糖。每天早晚服用。尤其适用于产后血虚便秘者。

⑥菠菜粥:新鲜菠菜100克、粳米100克。先把菠菜洗净后放沸水中烫半熟,取出切碎,待粳米煮成粥后,再把菠菜放入,拌匀煮沸即可,每日2次,连服数日。适用于习惯性热秘,同时对痔疮出血患者有良好疗效。

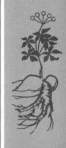

让你不生病

413

⑦芹菜粥：芹菜洗净后连叶切，与大米或玉米面煮粥。适宜于糖尿病、高脂血症之便秘者。

⑧红薯粥：红薯500克、大米200克。将红薯洗净后切成片或块状，与大米共煮成粥，每天早晚服用。有通便之功效。

⑨决明子粥：炒决明子、白菊花各15克，大米60克，冰糖适量。将炒决明子和白菊花同煎煮去渣取汁，加入大米煮成粥，加入冰糖适量即可服用。具有清热泻肝，明目通便作用。尤适于高血压患者的便秘。

⑩郁李仁粥：郁李仁6克、薏米30克。将薏米淘净备用，郁李仁研碎，放入锅中加适量清水，用文火煮至米烂成粥即可。每日一次，早餐食用。有润燥滑肠的作用。适用于胃肠气滞，大便燥涩不通。

（二）既病防变

1．辨证论治

（1）气虚

症状：粪质并不干硬，虽有便意，但临厕努争乏力，便难排出，汗出气短，便后乏力，面白神疲，肢倦懒言，舌淡苔白，脉弱。

处方举例：黄芪、陈皮、党参、当归、火麻仁、炙甘草。

（2）血虚

症状：大便干结，面色无华，心悸气短，失眠多梦，健忘，口唇色淡，脉细。

处方举例：当归、生地黄、火麻仁、肉苁蓉、何首乌、桃仁。

（3）阴虚

症状：大便干结，如羊粪状，形体消瘦，头晕耳鸣，两颧红赤，心烦少眠，潮热盗汗，腰膝酸软，舌红少苔，脉细数。

处方举例：生地、麦冬、玄参。

（4）阳虚

症状：大便干或不干，排出困难，小便清长，面色苍白，四肢不温，腹中冷痛，得热则减，腰膝冷痛，舌淡苔白，脉沉迟。

处方举例：肉苁蓉、牛膝、当归、升麻、肉桂、巴戟天、炙甘草。

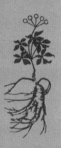

保持乐观情绪，遵循生活规律，精神就会安逸。

（5）肠胃积热

症状：大便干结，腹胀腹痛，面红身热，口干口臭，心烦不安，小便短赤，舌红苔黄燥，脉滑数。

处方举例：枳实、大黄、火麻仁、北杏仁、郁李仁、瓜蒌、玄参。

（6）气机郁滞

症状：大便干结，或不甚干结，欲便不得出，或便而不爽，肠鸣矢气，腹中胀痛，胸胁满闷，嗳气泛酸，食少纳呆，舌苔薄腻，脉弦。

处方举例：沉香、木香、槟榔、乌药、枳实、大黄、柴胡。若气郁化火者，可加栀子、牡丹皮。

（7）阴寒积滞

症状：大便艰涩，腹痛拘急，胀满拒按，胁下偏痛，手足不温，呃逆呕吐，舌苔白腻，脉弦紧。

处方举例：大黄、附子、细辛。

2．单方验方

（1）热秘

处方：大黄6克、麻油20毫升。先将大黄研末，与麻油合匀，以温开水冲服。每日1剂。

（2）气滞秘

（黄文东验方）处方：大腹皮12克，青皮、陈皮各6克，生枳壳、乌药、青橘叶、玉竹各9克，生何首乌15克。水煎服。

（3）气虚秘

双术汤（岑鹤龄验方）处方：白术、苍术各30克，枳壳10克，肉苁蓉20克。水煎服。

（4）血虚秘

首乌润便散（申田英《陕西中医》）处方：何首乌、胡桃仁、黑芝麻各60克，共为细末，每次服10克，每日3次。用于津枯肠燥便秘。

3．外治法

（1）敷脐法：如匀气散：连须葱1根、姜1块、盐1捻、淡豆豉21粒。用法：上药

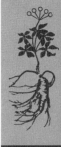

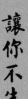

讓你不生病

415

同捣为饼, 烘热掩脐中, 以帛扎定。良久, 气透自通, 不然再换1剂。

（2）薄贴疗法: 腑行膏, 用于大便燥结不通, 由大黄、元明粉、生地、当归、枳实各30克, 厚朴、陈皮、木香、槟榔、桃仁、红花各15克组成。用法: 麻油熬, 黄丹收, 贴脐。

4．食疗

中医一向重视饮食在治疗中的作用, 认为"药食同源"。由于便秘的发生与饮食密切相关, 因此, 饮食治疗尤显得重要。

（1）桂花糖10克、荸荠500克、枣泥馅150克, 加面粉、淀粉、白糖各适量, 制成饼状, 入花生油中炸成金黄色食用。适用于轻度便秘。

（2）白萝卜500克, 洗净, 切碎, 加水煎汤, 服用时兑入适置蜂蜜。适用于习惯性便秘。

（3）将新鲜的马铃薯捣烂, 加入适量冷开水挤汁, 每日早晚各服1杯, 连服2~3周。适用于习惯性便秘。

（4）猪里脊肉60克, 洗净切丝, 加香油略炒后, 加入粳米100克, 加水适量煮粥, 待熟后加入调味品食用。

（5）新鲜茭白120克、旱芹菜60克, 加水煎服, 每日1次。

（6）胡萝卜适量, 洗净榨汁, 兑蜂蜜适量, 每次饮80毫升, 早晚各1次。

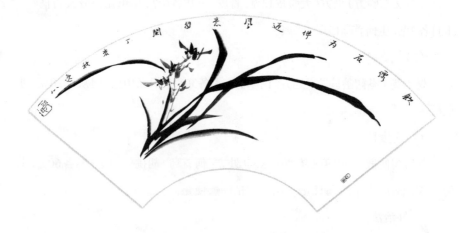

一戒纵欲，二戒名利，三戒吸烟，四戒暴食，五戒懒惰，六戒抑郁。

第一百三十九回　手足口病会传染吗

温馨提示：中医认为，手足口病属于中医"瘟疫"范畴。疫毒经口鼻而入，湿热侵袭脾肺，外发四肢，上熏口咽，发为疱疹，并见发热、咽痛、流涎、纳差、便秘等症状，重症者邪毒炽盛，湿热生风，表现为高热、易惊、肌肉瞤动、瘛疭，甚则内陷厥阴，致神昏、厥、脱。本病多见于婴幼儿，且婴幼儿系稚阴稚阳之体，宜早发现、早治疗、防变证，本病重症传变迅速，应密切观察、积极救治。

本回主要介绍手足口病的易患人群，以及从未病先防、既病防变、瘥后防复3个层次对手足口病进行预防保健和治疗。手足口病涉及的有关中药处方是来自于国家和有关省市的中医药管理部门公布的中药处方。

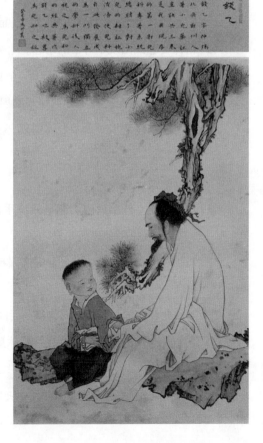

一、手足口病的易患人群

3岁以下婴幼儿多发，成人也可感染。环境卫生、食品卫生差，不良个人卫生习惯易引起发病。大部分病例病情较轻，可治愈。少数患者可出现脑炎及脑脊髓炎、肺水肿、循环衰竭等，严重时可危及生命。发病特点：首先，年龄段普遍偏小，最大的患者11岁，最小的才1岁左右，其中2~3岁的居多；其次，发病地区分散,且主要在农村地区。

二、"治未病"的方法

(一)未病先防

1. 早期信号

手足口病很容易被传染,病菌主要经过口、呼吸道和接触传播。潜伏期一般3~7天,在发病的第一周传染性最强。早期症状主要表现为:

(1)咳嗽流涕和流口水等类似上呼吸道感染的症状,有的孩子可能有恶心、呕吐等症状。

(2)手、足的指及趾背部出现椭圆形或菱形的水泡,周围有红晕,水泡的液体清亮,中心凹陷,干燥变黄,脱落(脱屑)。另外,指、趾端会有散落的较坚硬的淡红色丘疹、水疱。

当出现下列情况时要警惕,应立即带孩子去看急诊或到医院复诊:

(1)体温超过38.5℃,剧烈头痛、呕吐、面色苍白、哭闹不安。

(2)精神萎靡或出现不寻常的嗜睡。

(3)烦躁不安、持续发烧、呼吸急促、全身无力、心跳加快等。

(4)呕吐增多,甚至持续呕吐或呈现喷射样呕吐。

(5)肌肉抽搐痉挛或颈部及肢体僵硬,意识模糊或昏迷。

2. 防治措施

个人预防措施:

(1)饭前便后、外出后要用肥皂或洗手液等给儿童洗手,不要让儿童喝生水、吃生冷食物,避免接触患病儿童。

(2)看护人接触儿童前、替幼童更换尿布、处理粪便后均要洗手,并妥善处理污物。

(3)婴幼儿使用的奶瓶、奶嘴使用前后应充分清洗;对患儿粪便及时进行消毒处理;轻症患儿不必住院,宜居家治疗、休息,以减少交叉感染。

3. 中药预防

手足口病辨证论治,总体是热毒为主,夹风,夹湿,夹滞,夹燥,夹寒,各人都不同。

现列两个药方，一个是预防的方子，在高发期，没病就喝几口预防，大人小孩都喝。另一个是已经患了手足口病的治疗方子。

（1）药物的煮法与喝法以及注意事项：

①预防方的煮法和喝法：每种药物数量单位是克，每服药加3碗水（吃饭的小碗），煮开后换成小火煮5分钟。当茶喝，一天中随意喝几次，每次喝几口就可以了。预防期一周喝两次，高峰期一周喝三次，每次一服。

②治疗方的煮法和喝法：每种药物数量单位是克，每服药加3碗水（吃饭的小碗），煮开后换成小火煮10分钟，当茶喝，一天中随意喝几次，每次喝几口就可以了。连续2~3天（轻度的喝2天，严重的喝3天），每天一服。

2岁以下的儿童，一天中的服用总量为一碗药水即可。

（2）全国分地区的预防方子和治疗方子：

①广东、广西、湖南、湖北、海南、云南、贵州：

预防方：银花5克、连翘5克、芦根9克、竹叶3克、甘草2克、香薷3克、通草2克，当茶喝。

病后治疗方：银花5克、连翘5克、芦根10克、竹叶5克、甘草3克、香薷3克、通草6克、羚羊角1克，当茶喝。

②福建、浙江、江苏、上海、江西、安徽：

预防方：银花4克、连翘4克、大青叶4克、芦根9克、竹叶3克、甘草3克，当茶喝。

病后治疗方：银花5克、连翘5克、大青叶4克、茯苓12克、芦根10克、竹叶5克、滑石10克、藿香3克、甘草2克、羚羊角1克，当茶喝。

③山东、山西、河北、河南、黑龙江、吉林、辽宁：

预防方：茯苓8克、甘草3克、大青叶5克、银花5克、连翘5克、牛蒡子5克、芦根10克、生姜1片、地丁3克，当茶喝。

病后治疗方：茯苓10克、甘草2克、大青叶3克、银花5克、连翘5克、牛蒡子3克、芦根10克、生姜1片、羚羊角1克，当茶喝。

④北京、天津、内蒙古、新疆、宁夏、青海、陕西、甘肃、四川、重庆：

预防方：银花4克、连翘4克、大青叶4克、芦根9克、竹叶3克、甘草3克、姜2片、梨皮1个，当茶喝。

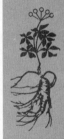

讓你不生病

病后治疗方: 银花4克、连翘4克、大青叶2克、芦根8克、甘草3克、竹叶5克、羚羊角1克、生姜1片, 当茶喝。

4. 合理饮食

(1)患儿一周内应卧床休息, 多饮温开水。患儿因发热、口腔疱疹, 食欲不振, 故饮食宜清淡、可口、易消化, 口腔有糜烂溃疡时可以吃一些流质饮食。

(2)食物对增强孩子抵抗力有重要的作用, 应多给孩子选择富含维生素的食物, 如番茄、豆制品、粗粮等; 富含锌的食物, 如鱼、蛋、肝、豆、谷物等, 以及富含钙的食物。

5. 食疗

第一阶段: 病初。嘴疼、畏食。饮食要点: 以牛奶、豆浆、米汤、蛋花汤等流质食物为主, 少食多餐, 维持基本的营养需要。为了进食时减少嘴疼, 食物要不烫、不凉, 味道要不咸、不酸。这里介绍一个小窍门——用吸管吸食, 减少食物与口腔黏膜的接触。

第二阶段: 烧退。嘴疼减轻。饮食以泥糊状食物为主。举例: 牛奶香蕉糊。牛奶提供优质蛋白质; 香蕉易制成糊状, 富含碳水化合物、胡萝卜素和果胶, 能提供热能、维生素, 且润肠通便。

第三阶段: 恢复期。饮食要多餐。量不需太多, 营养要高。如鸡蛋羹中加入少量菜末、碎豆腐、碎蘑菇等。十天左右恢复正常饮食。也有说法"全素, 不动荤腥"。完全吃素, 把牛奶、鸡蛋等营养品排除在外, 营养质量不够, 缺少优质蛋白质, 而抗体是一种蛋白质, 故全素不妥。

手足口病饮食禁忌: 禁食冰冷、辛辣、酸咸等刺激性食物, 治疗期间应注意不吃鱼、虾、蟹。

6. 口腔保健

应保持口腔清洁, 预防细菌继发感染, 每次餐后应用温水或淡盐水漱口, 口腔有糜烂者可涂金霉素、鱼肝油, 以减轻疼痛, 促使糜烂早日愈合。

7. 皮肤护理

对出现皮疹的患儿, 衣被要清洁, 衣着要宽松、柔软, 必要时包裹患儿双手, 防止抓破皮疹。臀部有皮疹的患儿, 应随时清理患儿的大小便, 保持臀部清洁干

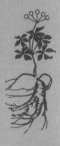

一日吃三枣, 终生不显老。

燥。疱疹破裂者，局部可涂擦龙胆紫或抗生素软膏，但不宜用含激素的药膏。

8．防止高热

小儿手足口病一般为低热或中度发热，无须特殊处理，可让患儿多饮水。如体温超过38℃，可在医生的指导下适当使用退热药。但需要注意的是，不要见热就退，影响患儿出疹，病毒内闭，使病情加重。

9．预防并发症

由于引起手足口病的肠道病毒也具有侵害脑和心脏的特性，可引起脑膜炎、心肌炎等并发症，故家长应严密观察孩子的病情变化，发现患儿有高热、剧烈头痛、呕吐、面色苍白、哭闹不安或嗜睡时应立即去医院就诊。

（三）瘥后防复

小儿手足口病会有复发的可能。手足口病人感染后可获得免疫力。由于不同病原型感染后抗体缺乏交叉保护力，因此，人群可反复感染发病。有的孩子会多次患手足口病，比如EV71，这个得了以后是有免疫力的，但是对其他类型的没有免疫力，所以小儿有可能会反复得手足口病。

手足口病恢复期中医辨证为气阴不足、余邪未尽，如何预防复发辨治如下：

症状：低热，乏力，或伴肢体痿软，纳差，舌淡红，苔薄腻，脉细。

处方举例：人参、五味子、麦冬、玉竹、青蒿、木瓜、威灵仙、当归、丝瓜络、炙甘草。

用法用量：根据患儿的年龄、体重等酌定药物用量。日1剂，水煎分3~4次口服。

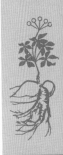

讓你不生病

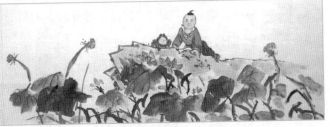

育嬰家秘
無多術要
受三分饑
與寒。

第一百四十回　人禽流感防治

温馨提示: 人禽流行性感冒(以下称人禽流感)是由禽甲型流感病毒某些亚型中的一些毒株引起的急性呼吸道传染病。

中医认为, 人禽流感属于中医瘟疫中的"时行感冒"范畴, 它是指感受时疫邪毒所引起的急性呼吸道传染病, 其病因多与气候突变、寒温失常有关。如春季应暖反寒、冬季应寒反暖等, 导致风寒暑湿等非时之气夹时行疫毒侵袭人体而致病。

从中医的角度来说, 人禽流感传染性极强、发病迅速, 有高热、咳嗽、呼吸困难等病毒性肺炎表现, 并迅速出现呼吸衰竭、心衰、肾衰等多脏器衰竭, 死亡率极高, 应定名为"肺毒疫"。

人禽流感病毒H5N1致病因地域不同、季节不同而临床表现不同, 所以, 它又应属于中医温病类的不同类型。

尽管目前人禽流感只是在局部地区出现, 但是, 考虑到人类对禽流感病毒普遍缺乏免疫力、人类感染H5N1型禽流感病毒后的高病死率以及可能出现的病毒变异等, 世界卫生组织(WHO)认为该疾病可能是对人类存在潜在威胁最大的疾病之一。

由于禽流感病毒在不断变异, 越来越会适应人体内的环境, 变得像人类流感病毒一样容易传染给人, 同时又像禽流感那样具有致命性, 当其聚而成"毒"具有较强传染性时, 必然会暴发为人禽流感的大瘟疫。

本回主要介绍人禽流感的易患人群, 以及从未病先防、既病防变、瘥后防复3个层次对中风进行预防保健和治疗。

人禽流感涉及的有关中药处方是来自于国家和有关省市的中医药管理部门公布的中药处方。

养生保健，合理膳食。

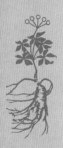

人禽流感并非难防难治。中医中药治疗禽流感最宜在发病48小时以内介入，平时预防可采取"固正气、避戾气、药物调理"三招，切勿为躲病毒去郊外"呼吸新鲜空气"。

一、人禽流感的易患人群

饲养、运输、屠宰、销售禽类等四类人群为禽流感高危人群，另外，禽流感还特别容易袭击孩子、老人和体质较弱的人群。

二、"治未病"的方法

（一）未病先防

1．早期信号

人类感染禽流感的潜伏期一般为1~7天，早期症状与人流感相似，主要表现为发热，体温一般可达39℃，持续1~7天，伴有流涕、咳嗽、咽痛、全身酸痛，有些病人出现恶心、腹痛、腹泻、结膜炎以及肺部干、湿性啰音。

2．防治措施

（1）中药预防

国家中医预防方案的广东省中医院呼吸科主任林琳教授认为，中药治疗并非只针对病原体，而是通过整体治疗，使免疫功能恢复正常，抑杀病毒，清除内毒素。人禽流感中医药干预方案按照病情轻重和结合辨证进行分型论治。"从中医药治疗SARS的经验来看，中医药防治禽流感一定要及早干预。不要等到病人被送进ICU抢救了，才想起中药。"她指出，中医中药越早介入，效果越明显，并开出了三大药方。

一是要强调"固正气"。禽流感高发期是在2~5月份，而此时广东地区天气转为潮热，要注意保暖，避免因增减衣服不当受寒。尤其不宜情绪低落，身体疲劳。

二是要"避戾气"，远离病原体。在禽流感高发的时段，不要躲到山野里"呼吸新鲜空气"。除了在野外更容易遭遇带毒野生禽类以外，还因为这个季节广东天气潮湿，加上野外风寒重，容易沾染瘴气。

三是需通过药物调理来"扶正祛邪"。对于老人、小孩、女性以及久病体弱者，可服用成分为北芪、防风、白术的"玉屏风散"。身体强壮的人需要适当吃药膳以清热祛湿，例如，饮用藿香冲剂、木棉花或鸡蛋花凉茶、苏叶，平时还可用黄

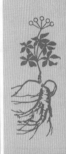

讓你不生病

423

皮泡茶、煮薏米粥。

（2）合理饮食

第一，鸡蛋鸡肉，煮熟才能吃。对于那些产自疫区的鸡蛋、鸡肉等禽类食品要尽量避免食用，因为这类食品有可能带有病毒，而普通老百姓不知道如何加工消毒，容易被病菌感染。

当然，没有确定发生疫情的地区所生产的禽蛋食品还是可以放心食用的。

第二，养成良好的卫生习惯，做饭时一定要坚持生熟分开，如切生鸡肉的案板和刀就不能再去切熟食，否则直接入口的熟食就容易沾上病菌，如果这只生鸡正好是一只病鸡，那么人就很可能被传染上禽流感。

第三，不要喝生水，鸡肉、鸡蛋一定要煮熟了吃。禽流感病毒对低温抵抗力较强，在22℃水中可存活4天，在0℃水中可存活30天以上，在粪便中可存活3个月。而禽流感病毒对热比较敏感，100℃以上的沸水里煮2分钟即可灭活。

第四，饭前便后要洗手，吃东西前、回家后也一定要洗手，把可能存在的病毒清洗掉。因为人们在公共汽车等场所里很可能会接触到病毒，比如一名禽流感病毒携带者打喷嚏时用手捂了嘴，然后用这只手抓扶了车里的把杆，随后健康人也抓握了这段把杆，接触到病毒，于是病毒就会传染到这个人身上。

3. 食疗

（1）流行期间可用下法预防：

①食醋熏蒸法：每立方米空间用食醋8~10毫升，加水一倍稀释后加热，每次蒸熏1~2小时，每天或隔天一次，连续3~6天。

②鬼针草30克、岗梅根30克、板蓝根30克，煎水代茶饮。

③贯众10克、板蓝根30克、大青叶15克、甘草3克，煎水代茶饮。

（2）民间食疗：

①大葱烧豆腐：把大葱切成小段，煸炒后，加入香菇，与豆腐同煮，可加适量胡椒粉食。

②豆腐酸辣汤：用豆腐丝、猪肉丝、黑木耳、金针菜同煮，打入蛋花，再加适量酸醋和胡椒粉即可。

③葱白豆豉汤：用葱白七八根，以刀背捣碎，加咸豆豉一撮煮汤饮。

（二）既病防变

1．辨证治疗

（1）毒邪犯肺

症状：发热，恶寒，咽痛，头痛，肌肉关节酸痛，咳嗽，少痰，苔白，脉浮滑数。

病机：毒邪袭于肺卫，致肺卫蕴邪，肺失宣降。

加减：咳嗽甚者加炙枇杷叶、浙贝母；恶心呕吐者加竹茹、苏叶。

（2）毒犯肺胃

症状：发热或恶寒，头痛，肌肉关节酸痛，恶心，呕吐，腹泻，腹痛，舌苔白腻，脉浮滑。

病机：毒邪犯及肺胃，湿浊内蕴，胃肠失于和降。

加减：腹痛甚者加炒白芍、炙甘草；咳嗽重者加炒杏仁、蝉蜕。

（3）毒邪壅肺

症状：高热，咳嗽少痰，胸闷憋气，气短喘促或心悸，躁扰不安，甚则神昏谵语，口唇紫暗，舌暗红，苔黄腻或灰腻，脉细数。

病机：重症毒邪壅肺，肺失宣降，故高热，咳嗽；痰瘀闭肺，故口唇紫暗，气短喘促。

（4）内闭外脱

症状：高热或低热，咳嗽，憋气喘促，手足不温或肢冷，冷汗，唇甲紫绀，脉沉细或脉微欲绝。

病机：邪毒内陷，气脱，阳脱，阴竭。

2．中成药应用

注意辨证使用口服中成药或注射剂，可与中药汤剂配合使用。

（1）解表清热类：可选用连花清瘟胶囊、柴银口服液、银黄颗粒等。

（2）清热解毒类：可选用双黄连口服液、清热解毒口服液（或颗粒）、鱼腥草注射剂、双黄连粉针剂等。

（3）清热开窍化瘀类：可选用安宫牛黄丸（或胶囊）、清开灵口服液（或胶囊）、清开灵注射液、醒脑净注射液、痰热清注射液、血必净注射液等。

（4）清热祛湿类：可选用藿香正气丸（或胶囊）、葛根芩连微丸等。

（5）止咳化痰平喘类：苦甘冲剂、痰热清注射液、猴枣散、祛痰灵等。

3．单方验方

（1）大青叶、板蓝根各30克，贯众15克，水煎代茶饮。可预防和治疗流感。

（2）贯众、紫苏、荆芥各10克，甘草3克，水煎顿服，连服3天。可预防和治疗冬春季的风寒流感。

（3）蝉蚕解表汤：蝉蜕、僵蚕、板蓝根、连翘、桑叶各10克，薄荷9克，芦根15克，先将上药用水浸泡30分钟，武火煎15分钟，每剂煎2次，煎出的药液相混合。根据病情轻重，每日1~2剂，分2~4次温服。适用于风热型流感。

（4）藿香、佩兰各5克，薄荷2克，煮汤以代饮料。可预防和治疗夏日暑湿型流感。

（5）暑令感冒合剂：香薷6克，藿香、佩兰、厚朴各10克，炙枇杷叶12克，鸭跖草15克，每剂加水适量，浸泡半小时，武火煎10分钟，过滤取药液备用，每日1剂，分2次温服。适用于夏季暑热流行感冒。

（6）蓝地汤：板蓝根50克、生地50克、寸冬20克、知母20克、桑叶20克、桔梗15克、蝉蜕15克，每日1剂，水煎2次，分2~3次温服，连服3次，适用于阴虚型流感。

4．食疗

患人禽流感后，宜清淡饮食，进食易消化富含维生素的食物。同时应注意多饮水，以白开水为主。

禁吃咸食：食用咸食后易使致病部位黏膜收缩，加重鼻塞，咽喉不适等症状。而且过咸的食物容易生痰，刺激局部引起咳嗽加剧。

禁食甜、腻食物：甜味能助湿，而油腻食物不易消化，故感冒患者应忌食各类糖果、饮料、肥肉等。

禁食辛热食物：辛热食物易伤气灼津，助火生痰，使痰不易咳出，故感冒患者不宜食用，尤其葱一定要少吃。

不宜吃烧烤煎炸的食物：此类食物气味刺激呼吸道及消化道，易导致黏膜收缩，使病情加重，而且也不易消化。同时还应忌烟酒。

（三）瘥后防复

瘥后防复指人禽流感刚有好转或治愈，若调理不当，很容易复发。对恢复期的患者强调"固正气"，对于老人、小孩、女性以及久病体弱者，可服用"玉屏风散"起到预防作用。

中药处方：百合、麦冬、红枣、玉竹、甜杏仁各5克，银耳（泡发），粳米，共煮成粥，分次饮服。对消化不良者建议给予山楂10克，山药、薏苡仁各30克，煮粥食用。

人禽流感恢复期建议食用药膳，心态平衡，适度运动，注意饮食，劳逸结合，良好的睡眠可以改善体质，增强抗病能力。

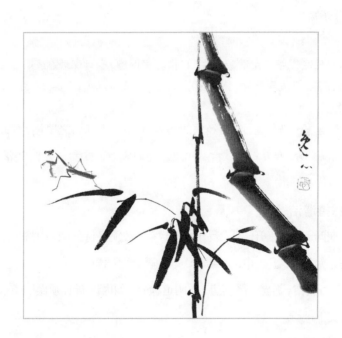

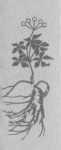

第一百四十一回　中医经期保健康

　　温馨提示：前面从第一回至第二十二回分述了健康与亚健康及中医"治未病"的核心理念及其价值倾向；从第二十三回至第一百一十四回讲述了"四时养生""十二时辰养生""心态调摄养生""饮食养生""体质养生"等13种养生方法，也是我们常用于干预亚健康和慢性非传染性疾病的方法；从第一百一十五回至第一百四十回，按照中医"治未病"的理念和方法分述了常见病和多发病的预防、治疗、康复与保健。

　　从本回开始分述妇女健康养生，包括乳房保健、子宫保健、经期健康、胎孕健康、产褥期健康、哺乳期健康、围绝经期健康的治未病。你们可要去实践它，不能忘记这份健康投资！

　　《景岳全书·妇人规》论月经病的病因时说："盖其病之肇端，则或思虑，或由郁怒，或以积劳，或以六淫饮食。"可见，经期应当于饮食、精神、生活起居各方面谨慎调摄。

一、保持清洁

　　行经期间，血室正开，邪毒易于入侵致病，必须保持外阴、内裤、卫生巾的清洁，勤洗勤换内裤、卫生巾，并置于日光下晒干，卫生巾要柔软清洁、勤换。洗浴宜淋浴，不可盆浴、游泳，严禁房事、阴道检查。如因诊断必须做阴道检查者，应在消毒情况下进行。

二、寒温适宜

　　《女科经论》说："寒温乖适，经脉则虚，如有风冷，虚则乘之。邪搏于血，或寒或温，寒则血结，温则血消，故月经乍多乍少，为不调也。"指出经期宜加强寒温调摄，尤当注意保暖，避免受寒，切勿涉水、淋雨、冒雪、坐卧湿地、下水田劳动。严禁游泳、冷水浴，忌在烈日高温下劳动。否则，可导致月经失调、痛经、闭经等症。

思虑烦多，心劳成疾。

三、饮食宜忌

月经期间，经血溢泄，多有乳房胀痛，小腹坠胀，纳少便溏等肝强脾弱现象，应摄取清淡而富有营养之食品。忌食生冷、酸辣辛热香燥。多食酸辣辛热香燥之品，每助阳耗阴，致血分蕴热，迫血妄行，令月经过多。过食生冷则经脉凝涩，血行受阻，致使经行不畅、痛经、闭经。也不宜过量饮酒，以免刺激胞宫，扰动气血，影响经血的正常进行。

四、调和情志

《校注妇人良方》指出："积想在心，思虑过度，多致劳损。……盖忧愁思虑则伤心，而血逆竭，神色失散，月经先闭。……若五脏伤遍则死。自能改易心志，用药扶持，庶可保生。"强调情志因素对月经的影响极大。

五、活动适量

经期以溢泻经血为主，需要气血调畅。适当活动，有利于经行畅利，减少腹痛，但不宜过劳、要避免过度紧张疲劳、剧烈运动及重体力劳动。若劳倦过度则耗气动血，可致月经过多，经期延长、崩漏等症。

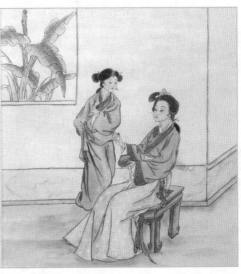

調經之要貴在補脾胃以資血之源，養腎氣以安血之室

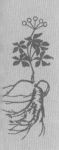

第一百四十二回　产后静养之道

温馨提示：产后6～8周时间内属产褥期。由于分娩时耗气失血，机体处于虚弱多瘀的状态，需要较长时间的精心调养。产后调援对于产妇的身体恢复、婴儿的哺乳具有重要意义。

一、休息静养，劳逸适度

产后充分休息静养，有利于生理功能的恢复。产妇的休息环境必须清洁安静，室内要温暖舒适、空气流通。冬季宜注意保暖，预防感冒或煤气中毒。夏季不宜紧闭门窗、衣着过厚，以免发生中暑。但是，不宜卧于当风之处，以免邪风乘虚侵袭。产后24小时必须卧床休息，以恢复分娩时的疲劳及盆底肌肉的张力，不宜过早操劳负重，避免发生产后血崩、阴挺下脱等病。睡眠要充足，要经常变换卧位，不宜长期仰卧，以免子宫后倾。

中医认为，瘀血不去，新血不生。本方能化瘀生新，所以名为"生化汤"。方药组成：全当归24克、川芎9克、桃仁（去皮尖）6克、干姜（炮黑）2克、炙甘草2克。用法：一般是从产后第三天开始，水煎服，或酌加黄酒同煎。每日1剂，分2次服，连续服用3～7剂即可。功效：养血祛瘀，温经止痛。但临床应用本方，必须以中医辨证施治为指导，根据临床具体情况加减应用，绝不可以现代医学病名为依据选用生化汤。应用要点：小腹冷痛，恶露不行。

二、增加营养，饮食有节

产妇于分娩时，身体受到一定耗损，产后又需哺乳，加强营养，实用必要。然而，必须注意补不碍胃、不留瘀血。当忌食油腻和生冷瓜果，以防损伤脾胃和恶露留滞不下，也不宜吃辛热伤津之食，预防大便困难和恶露过多。产妇的饮食宜清淡可口、易于消化吸收，又富有营养及足够的热量和水分。产后1～3天的新产妇可食小米粥、软饭、炖蛋和瘦肉汤等。此后，凡蛋、奶、肉、骨头汤、豆制品、粗粮、蔬菜均可食用，但需精心细做，水果可放在热水内温热后再吃。另外，可辅佐食疗进补，以助机体恢复。如脾胃虚弱者可服山药扁豆粳米粥，肾虚腰疼者食用猪腰子菜末粥，产后恶露不畅者可服当归生姜羊肉汤或益母草红糖水等。饮食宜少量多餐，每日可进餐4~5次，不可过饥过饱。

三、讲究卫生，保持清洁

产褥期因有恶露排出，产后汗液较多，且血室正开，易感邪毒，故宜经常擦浴淋浴，更需特别注意外阴清洁，预防感染。每晚宜用温开水洗涤外阴，勤换会阴垫。如有伤口，应使用消毒敷料，亦可用药液熏洗，有利于消肿止痛。内衣裤、月经带要常洗晒，产后百日之内严禁房事。产后四周不能盆浴，以防邪毒入侵引发其他疾病，不利于胞宫恢复。

产褥期应注意二便通畅。分娩后往往缺乏尿感。应设法使产妇于产后4~6小时排尿，以防胀大的膀胱影响子宫收缩。如若产后4~8小时仍不能自解小便，应采取措施。产后因卧床休息，肠蠕动减弱，加之会阴疼痛，常有便秘，可给番泻叶促使排便。

此外，产妇分娩已重伤元气，需给予关心体贴，令其情怀舒畅，可以防止产后病的发生。

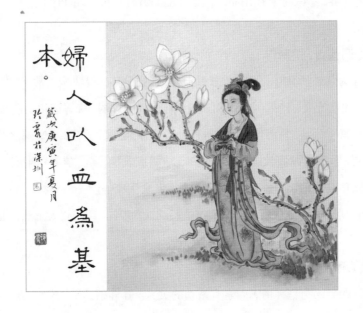

431

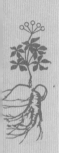

第一百四十三回　哺乳期间吃什么好

温馨提示: 在大力提倡母乳喂养的今天, 对母乳喂养的重要性已广泛认可。宝宝赖以生存的乳汁好坏与新妈妈的饮食有绝对关系, 在哺乳期, 哺乳期的妈妈一定要注意自己的衣食住行, 为宝宝提供健康的乳汁, 使宝宝健康地成长。哺乳期的妈妈减肥一定要在不影响宝宝健康的情况下进行。

母乳为婴儿最适合之营养品, 不仅易于婴儿消化和吸收, 而且可增进其抗病能力。母乳喂养已充分地得到世界卫生组织的高度重视。哺乳期的保健直接关系到母亲的健康, 更与婴儿健康生长密切相关, 故哺乳期应注意下列事项:

一、早接触, 早吸吮

产后实行早接触、早吸吮, 掌握正确喂奶的技巧, 是产后母乳喂养成功的关键。主张产后半小时内进行母婴的皮肤接触, 早吸吮以及住院期间24小时母婴同室, 按需喂养, 不喂母乳代用品, 不使用人工奶瓶奶头等。同时工作人员应随时提供指导。

二、调饮食, 护脾胃

乳汁为气血所化生, 气血又来源于脾胃, 故只有脾胃功能正常, 气血化生有源, 乳汁才能充足。产妇因产伤而血气俱伤, 脏腑虚弱, 脾胃运化功能较差, 因此饮食以富于营养, 易消化为佳。不宜过于肥甘、滋腻, 忌生冷、辛辣之品, 以免再伤脾胃, 影响化源而致缺乳, 或胃热蕴结酿成乳痈。《产孕集·调摄》:"凡产后……饮食宜淡泊, 毋食盐, 犯之令无乳, 毋食生冷坚硬一切异物, 毋食炙博煎炒, 毋过于肥腻, 皆令致病。"《济阴纲目》:"饮食厚味, 以致胃火上蒸, 乳房乳汁为浊脓。"

三、畅情志, 防肝郁

乳汁的分泌与精神情志因素有密切的关系。肝喜条达, 主疏泄。疏泄有度,

生活规律, 起居有常, 良好习惯, 有利健康。

则乳汁分泌如常。产时失血，血虚火动，肝气易郁，若产后情志不遂，肝失条达，疏泄失司，乳汁运行受阻而产生缺乳。《格致余论》："乳子之母，不知调养，忿怒所逆，郁闷所遏，厚味所酿，以致厥阴之气不行，故窍不得通，而汁不得出。"因此哺乳期应保持精神愉快，心情舒畅，避免因情志不畅而发生的乳汁不足或其他乳病。

四、适劳逸，节房事

乳汁为母体气血所化，只有乳母身体强健，气血充盈，则乳汁生化有源；反之则乳汁分泌不足。劳倦过度则伤脾，房事过度则伤肾。若脾肾不足，精血亏损，乳汁生化无源而致乳汁不足，甚至全无。故哺乳期应做到劳逸结合，房事有节，保证产妇的身体健康，精力充沛，气血旺盛，乳汁化源不断以哺育婴儿。此外，还应注意采取避孕措施及谨慎用药等。

五、洁乳房，防乳疾

每次哺乳前应清洗乳头，以免不洁之物进入婴儿口内。乳汁充盈，乳房胀满者，应及时将多余乳汁排净挤出，避免因乳汁郁积而发生乳痈。若乳头皲裂者，常是吸吮姿势不正确，应加以纠正，局部可用10%鱼肝油铋剂或消毒后的香油涂敷。

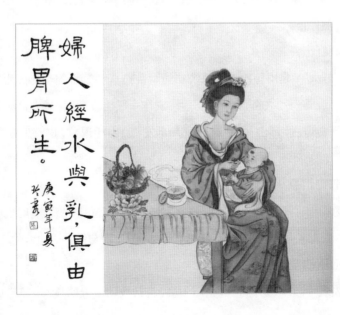

第一百四十四回　围绝经期的中医养生

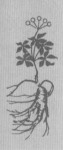

温馨提示：妇女在45～50岁进入围绝经期。围绝经期是女性生理机能从成熟到衰退的一个转变时期，亦是从生育机能旺盛转为衰退乃至丧失的过渡时期。由于肾气渐衰，冲任二脉虚惫，可致阴阳失调，出现头晕目眩、头痛耳鸣、心悸失眠、烦躁易怒或忧郁，月经紊乱、烘热汗出等症，称为围绝经期综合征，轻重因人而异。如在围绝经期前因病切除或破坏卵巢，或卵巢功能早衰，以致提前绝经，也可出现围绝经期综合征。如果调摄适当，可避免或减轻围绝经期综合征，或缩短反应时间。

一、围绝经期综合征的表现

（一）月经紊乱

月经紊乱是围绝经期首先出现的临床表现，其原因70%～80%属功能性的，与性腺功能衰退有关。

其表现大致有三种情况或类型：（1）月经周期不规则；（2）长期无排卵出血；（3）月经突然停止。

（二）潮红出汗

俗称"升火"，是由植物神经系统功能紊乱造成血管舒缩功能障碍所致。多在烦恼、生气、紧张、兴奋、激动时发生。发作一般比较突然，患者自觉有一股热气自胸部向颈部、脸部上冲，继之出现局部发红、出汗现象，也有少数表现为怕冷、面色苍白。

（三）心慌气急

表现为胸前区不适，心慌气急，喉头发急，出现叹气样呼吸，有时也可出现心律不齐、心动过速或过缓。这些症状每与情绪有关，而与体力活动无关。

（四）血压改变

一般表现为收缩压升高，舒张压不高，并且波动十分明显，多数与潮红多汗

合理膳食，脍不厌细，食不厌杂，滋养身体。

同时发生。血压升高时可出现头昏、头痛、两眼发胀、胸闷、心慌等现象,与原发性高血压病不同的是这些症状呈阵发性。

(五)感觉异常

常见的感觉异常有走路飘浮感、醉感,登高有眩晕或恐惧感。有时皮肤出现感觉异常,如走蚁感或瘙痒感。还有不少人表现为咽喉部异物感,俗称"梅核气"。

(六)神经精神症状

有两种表现。一种表现为精神抑郁、失眠多梦、情绪低落、表情淡漠、注意力不集中、常丢三落四,或无端惊恐,胆小怕事,疑神疑鬼,无病呻吟等。

(七)心理改变

常有孤独、空虚、寂寞感,或疑病感、濒死感;不少人出现自暴自弃、自责自罪心理;有的人疑神疑鬼,终日忐忑不安。这些心理上的紊乱有时表现得相当突出。

二、围绝经期综合征的食疗

中医认为,女性围绝经期综合征病位在肾,以肾虚为本,多由于肾气渐衰、阴阳虚损、冲任虚弱、天癸渐竭所致。

辨证配餐:黑木耳红枣粥。

原料:黑木耳30克、红枣20枚、粳米100克、冰糖150克。制作:木耳水发后撕成小块,红枣沸水泡后去核切丁,加糖渍20分钟,木耳与粳米熬成粥,调入枣丁,加上冰糖,再煮20分钟即可。用法:经常佐餐食用。功效:补益气血、滋阴养胃。主治:适用于女性围绝经期体虚无力、贫血、白带增多及高血压、眼底出血等症。

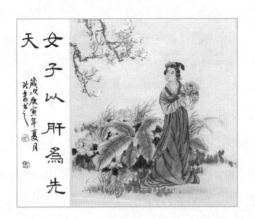

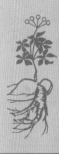

第一百四十五回　中医帮你抗衰老

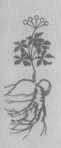

饮食清淡，起居有常。

温馨提示：美应建立在脏腑强壮、气血畅达、精神健康的基础之上，强调内外、形神的整体效应。在治疗手段上，中医美容内治外治相结合，融中药内服外治、食疗、针灸、推拿、气功等方法于一炉，集护肤、美容、治疗、保健于一体，强调在调理脏腑气血的基础上，改善肌肤、毛发、五官、形体。在崇尚自然的今天，传统的中医美容从理论到方法无不体现出天人合一、返璞归真、凝重浓厚的自然特点，所以日益受到世人的关注和欢迎。从本回开始主要介绍中医药抗衰老、中医悦容增颜、中医美白祛斑、中医驻颜祛皱、针灸推拿减肥五个方面的内容，也可参见"中药养生"等有关章节。

那么，怎样才能达到延缓衰老呢？"肾为先天之本，脾胃为后天之本"，所以脾肾的虚衰必然会导致整个机体功能不足，从而产生衰老的过程。为了改变这种脏腑虚衰的现象，补益脾肾是非常重要的。

不少中药均具有抗衰老、延长寿命的功效，下面介绍十味常用抗衰老中药：

一、补元气——红参

功效：大补元气，补脾益肺，生津，安神。适应症：感觉极度疲倦、较正常人容易怕冷。用法：把红参蒸软，切薄片，放在杯中用开水冲泡，可以反复冲泡3次，最后把参片捞出来嚼碎咽下，或是直接把参片含在口中嚼碎咽下。用量：2～6克/日。注意事项：最好不要同时服用茶、白萝卜、豆浆等，它们会直接降低红参的补元气的力度。

二、补肾精——熟地

功效：补血滋阴，益精填髓。适应症：性欲低下，或无法完成性生活，腰酸、发白或脱发，牙齿不好。用法：熟地的有效成分很难用开水冲泡出来，所以最好的方法是，用水洗干净，然后放入大米和水一块熬粥。用量15～30克/日。注意事项: 补肾精就是因为肾精亏虚, 想一想, 如果边给自行车打气, 边扎车胎, 会是什么结果呢, 所以一定要注意, 在补充肾精的过程中, 一定要适可而止地节制性生活。频率不要大于每10天1次。

三、补血——当归

功效: 补血, 活血, 调经, 止痛, 润肠。适应症: 经常感觉到眼睛干涩、面色、唇色苍白、女性的月经量少、色淡。用法: 开水冲泡, 水凉后饮用即可。用量: 10~15克/日。注意事项: 当归是具有温热性质的补血药, 所以平时有手指爆皮（脱皮）、脸上长起痤疮、头发出油较多、眼睑发红等血热人群不宜服用。

四、补脾——白术

功效: 补气健脾, 燥湿利水, 止汗, 安胎。适应症: 胃部或腹部胀气明显, 尤其是在饥饿时, 没有食欲、大便稀、疲乏。用法: 把白术粉碎成细粉, 然后放入碗内, 稍加蜂蜜, 用开水冲调成药汤即可服用。用量: 6~15克/日。注意事项: 白术有明显增强食欲的作用, 所以对于那些平时食欲较好或是食量较大的人, 不要服用为好。

五、活血——川芎

功效: 活血行气, 祛风止痛。适应症: 身体的任何一个部位出现针刺样疼痛、心胸憋闷、嘴唇青紫或黑紫、女性月经血块。

用法: (1)如果可能, 最好可以用白酒来浸泡川芎, 1周后饮用。(2)如果不能饮酒, 那就用开水冲泡川芎, 但一定要趁热喝药水。用量: 3~10克/日。注意事项: 女性在月经期的前3天开始, 到月经结束后的3天之内, 在没有医生的指导建议时, 一定不要自行服用川芎, 可能会造成月经量多等情况的发生; 身体有出血倾向的疾病, 如脑溢血、血小板减少性紫癜、白血病、功能性子宫出血等情况, 请在医师指导下服用本药。

六、温阳——桂枝

功效: 发汗解肌, 温经通阳。适应症: 关节疼痛, 女性会出现痛经, 遇寒加重, 男性会有阳痿、早泄等表现。

用法: 用沸水煮桂枝5分钟, 倒出汤液, 温服即可。用量: 3~10克/日。注意事项: 如果有口臭、眼睛红、耳流脓等现象就暂时不要服用桂枝, 等待上述症状消

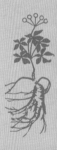

讓你不生病

贏得健康

失后再服用。

七、疏肝——柴胡

功效：和解退热，疏肝解郁，升举阳气。适应症：经常叹气（长出气）、胸闷、烦躁、易怒、抑郁、有攻击倾向。

用法：用开水冲泡后，在水中滴入山西老陈醋5～10滴，即可饮用。用量：3～6克/日。注意事项：柴胡是一味很好的中药，通常情况下，在上述的剂量内是不会产生不适的。

八、清热——黄连

功效：清热燥湿，泻火解毒。适应症：牙痛、皮肤疔肿、痤疮、便秘、口臭、耳流脓、眼红、咽痛、白带色黄味臭。

用法：开水冲泡，如果不能接受黄连的苦味，可以适当加入具有清热效果的冰糖。用量：2～6克/日。注意事项：胃寒的患者、宫寒的患者不宜使用本味中药。

九、安神——茯苓

功效：利尿渗湿，健脾安神。适应症：难以入睡，睡后易醒，醒后难睡，做梦较多，睡醒后不觉解乏。

用法：粉碎成细粉，加入适量生蜂蜜，用开水冲泡。用量：6～15克/日。注意事项：本品对人体没有副作用，可以长期服用，如果平时就比较嗜睡，最好暂时不要服用本品。

十、滋阴——枸杞子

功效：肝肾，明目。适应症：眼干、咽干、鼻干、外阴干燥、便秘等现象长期出现，就该滋阴了。

用法：本品的服用可以直接嚼碎服用，也可以用开水冲泡。用量：30～60克/日。注意事项：本品味道较甜，所以舌苔比较厚的人（体内有湿），不宜长期服用。

第一百四十六回　中医养颜的妙方

温馨提示：一些传统的中药及方剂、食疗等已被现代科学证明具有很强的养颜功效。它们除了具有局部滋润修饰治疗作用外，还通过皮肤吸收以补益气血、温经活血、祛风散寒、调理脏腑，体现出整体调节综合平衡的养颜法则，从根本上保证了美颜面容，永葆青春。本回开始介绍一些常用的养颜中药、方剂和食疗。也可参见"中药养生"等有关章节。

一、悦容增颜中药

本类药物主要是通过补益心脾气血、活血化瘀理气，使气血充盈畅达，上荣于头面官窍，使面色红活滋润，目睛明亮，毛发润泽，以内服为主。适用于面色不华，缺乏血色，萎黄或苍白，口唇爪甲色淡或瘀暗，皮肤干燥瘙痒，毛发枯黄不泽，视物不清，昏花等。

（一）龙眼肉

功效：补心脾，悦容貌。

应用：（1）思虑过度，劳伤心脾，气血亏虚。症见心悸失眠，记忆力下降，双目无神，面色憔悴不华，视物昏花，口唇色淡，形体消瘦，纳差腹胀，白发脱发。可用本品加鸡蛋煎水代茶，或加莲子煮粥，亦可加木耳煎汤饮用。

（2）中老年妇女体质虚弱者，用于日常养生保健，少量久服可益智宁心，延缓衰老。

（二）大枣

功效：补血养颜，健脾安神。

应用：（1）妇人常用养颜之品。多用于血虚所致面黄肌瘦，皮肤干枯，爪甲苍白，毛发不泽，或妇人脏躁，精神不安。可与党参、当归等同用，亦可作为食物药膳调养。

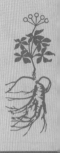

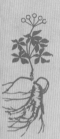

（2）中焦不和，饮食无味，身体懒重，形体消瘦，此证必用大枣，可增强肌力和体重。

（3）久服香身，去体臭。用大枣肉和桂心、白瓜仁、松树皮为丸，大枣当去皮核捣烂。

二、悦容增颜方剂

悦容增颜方剂是以恢复和促进人体形体容貌的健美为主要目的。其方药组成法度同样遵循"君、臣、佐、使"的原则。治疗对象为旨在保健与美容的健康人、处于"亚健康"状态下或疾病状态下以损美性改变为主要表现的人群。

（一）纯阳红妆丸

来源：《普济方》。组成：补骨脂120克、胡桃肉120克、葫芦巴120克、莲子肉30克。用法：上为细末，酒糊为丸，如梧桐子大，每服30丸，空腹以酒送下。功效：温补下元，升阳红颜。应用：肾阳偏虚，精神疲惫，口唇色淡，四肢不温，腰膝冷痛，性功能下降，阳痿早泄，舌淡润，脉沉。

（二）牛乳丸

来源：《养颜与减肥自然疗法》。组成：黄牛乳250克、生姜汁120克、白茯苓15克、人参15克。用法：将人参、茯苓研为细末。将生姜汁、牛乳煮熟，放入少许花椒及人参末、茯苓末，熬成膏，为丸如梧桐子大。每次服20丸，温开水送下，每日3次。功效：开胃健脾，补益气血，悦容红颜。应用：素体脾胃虚弱或久病大病之后，气血亏虚，面色不华，缺乏血色，唇甲色淡，毛发无光泽，四肢倦怠。纳差，舌淡脉弱。

（三）苏东坡须问汤

来源：《遵生八笺》。组成：干姜6克、红枣（干用去核）2000克、白盐（炒黄）60克、炙甘草30克、丁香1.5克、木香1.5克、陈皮（去白）适量。

用法：上7味共捣如泥，瓶装备用。每次煎服不拘量。功效：温养脾胃，补益气血。应用：脾胃虚寒，气血不足，口唇枯萎，形体消瘦，脘腹隐痛，喜温喜按，纳少便溏。

（四）归脾汤

来源：《济生方》。组成：白术9克、茯神9克、黄芪12克、龙眼肉12克、酸枣仁

静养有道，五脏自安。

12克、人参6克、木香6克、炙甘草3克、当归9克、远志6克。

用法：上药研粗末，每次12克，加生姜6克、大枣3枚，水煎服。功效：补脾养心，安神悦容。应用：思虑过度，劳伤心脾，脾失健运，心血暗耗。症见面色萎黄，口唇色淡，爪甲薄脆，毛发稀疏黄软，记忆力下降，心悸失眠。

三、悦容增颜食疗

（一）红颜酒

组成：核桃仁、小红枣各60克，杏仁、酥油各30克，白酒1500克。

用法：将核桃仁、小红枣研碎，杏仁去皮尖后捣烂待用。白蜜、酥油融化，倒入酒中和匀，然后将上3药放入酒内密封，泡浸3周即可饮用。每次15毫升，每天2次。功效：补益气血，润肤红颜。应用：面色白，缺乏血色，口唇色淡，皮肤干枯，头晕心悸，记忆力下降。

（二）薏玉粥

组成：生山药100克、龙眼肉15克、生薏仁100克、粳米100克。

用法：先将生薏苡仁、粳米煮熟，再将去皮捣碎之生山药和龙眼肉同煮为粥。功效：补益心脾。应用：劳伤心脾，气血虚弱，面色萎黄，纳差，心悸，眠差。

（三）当归煨鸡

组成：母鸡1只，当归15克、生姜5克、料酒5克，盐、味精、胡椒各适量，葱适量。

用法：将母鸡洗干净后切成小块，放入开水中洗烫一遍。当归、生姜切片，葱切段砂锅放入水适量，将鸡块放入锅内，先用大火烧开，除去汤面上泡沫，然后放入姜片、当归片、料酒、胡椒，改用文火煨2个小时，待鸡烂骨酥时放盐，再煨数分钟离火，放入味精即可食用。功效：补血活血红颜。应用：妇女月经过多、贫血等血虚引起的面色萎黄、头晕心悸。

（四）双豆方

组成：黑豆15克、黄豆15克、红糖20克、山楂15克。

用法：将黑豆、黄豆、山楂洗干净，用水煮熟烂，后放山楂，再调入红糖。每日1次，分2次服用。功效：健脾胃，益气血。应用：面色不华，体质偏于虚寒者。

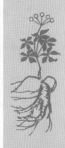

第一百四十七回　中医有什么方法祛斑

温馨提示: 中医祛斑是中医养颜的重要内容之一, 也是中华医学的一个重要组成部分。中医祛斑治疗, 在诊断和治疗上往往采取疏导、调理于内, 搽、敷、熏、蒸于外, 辅以经络、穴位按摩以及针灸、埋线等方法。时下, 采用中医养颜祛斑的美容院越来越多, 这是中医药平缓、安全、稳定的治疗效果所带来的必然结果。

一、美白祛斑方剂

中药美白祛斑方, 就是指在中医理论的指导下, 运用中药调理脏腑、平衡阴阳, 达到祛斑的目的。

(一) 琼玉膏

来源:《洪氏集验方》引铁瓮方。组成: 人参750克、白茯苓1500克、生地黄8000克、白蜜5000克。用法: 取鲜生地汁, 无鲜生地时, 将干生地熬取汁, 入蜂蜜、人参、茯苓细末, 和匀, 放入瓷罐内封存, 每服6~9克, 早晚各1次, 米酒或温开水调下。功效: 益气养阴, 润肤增白。应用: 用于气阴不足之症, 形容消瘦憔悴, 皮肤干燥, 唇裂口干, 毛发干枯, 大便秘结, 气短乏力者, 本方可长期服用。亦可用于干性皮肤的秋冬保健。

(二) 滋燥养荣汤

来源:《赤水玄珠》卷二方。组成: 酒当归6克, 生地黄、熟地黄、白芍药、黄芩、秦艽各4.5克, 甘草1.5克, 防风3克。用法: 水煎服, 日1剂。功效: 养阴润燥, 活血祛风。应用: 皮肤干燥、皲裂、瘙痒; 毛发干枯不泽, 头皮屑多; 爪甲枯燥无光泽。

(三) 白杨皮散

来源:《医方类聚》卷七十八。组成: 白杨皮25克、桃花30克、冬瓜仁40克。用法: 上药, 各捣筛, 共为细末。每服3克, 温酒调下, 日3次。功效: 细肌增白。应用:

头面手足皮肤粗黑，久服可令面光泽白净。

二、美白祛皱食疗

（一）面黑令白方

组成：白萝卜适量。用法：取生萝卜绞取汁水，去渣。每天饮生萝卜汁，亦可以生萝卜作果蔬生吃。功效：细肌肤，增白。应用：皮肤保养，去面上黑气，皮肤粗糙。

（二）燕窝粥

组成：糯米1000克、燕窝（干品）10克。用法：先用温水将燕窝浸润，去杂质毛质，然后用清水洗净，与糯米用文火煲2小时即可食用。功效：益气养阴，滋养皮肤。应用：气阴不足，皮毛干燥，口干咽燥，大便不通，乏力神疲。

（三）核桃仁炖蚕蛹

组成：核桃仁100~150克、蚕蛹（略炒过）50克。用法：将核桃仁、蚕蛹置蒸碗内，隔水炖。每日1剂，半个月为1个疗程。功效：温肾养颜，滋润肌肤。应用：面色偏白。

三、非药物中医祛斑

非药物中医祛斑，是指在中医美容基本理论的指导下，不使用药物而达到祛斑的治疗方法。它包括针灸、气功疗法等。

气功疗法是一种古老的养生锻炼方法，它是通过"导引""吐纳""调神""调息""调形"等自我锻炼的功法，来疏通经络，调和气血，协调脏腑，平衡阴阳，以达到养颜祛斑的目的。

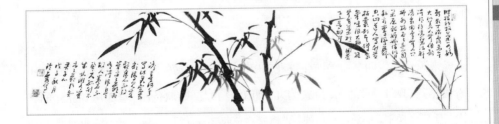

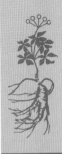

第一百四十八回　中医祛皱的食疗方

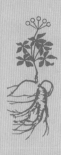

温馨提示：中医对驻颜、抗衰老早有认识，《黄帝内经》中就有抗衰老的精辟论述："上古之人，其知道者，法于阴阳，和以术数，食饮有节，起居有常，不妄作劳，故能形与神俱，而尽终其天年，度百岁乃去。"也可参见"中药养生"等有关回目。

一、驻颜祛皱方剂

（一）青娥丸

来源：《太平惠民和剂局方》。组成：胡桃仁20个、破故纸240克、蒜120克、杜仲500克。用法：上为细末，蒜膏为丸，如梧桐子大，每服30丸，空服温酒下，妇人淡醋汤下。功效：驻颜色，乌髭发，壮筋骨。应用：中老年人肾亏失强，腰痛，转侧不能，形容衰老，发白发脱，肤色沉暗。

（二）却老养容丸

来源：《太平圣惠方》。组成：黄精（生者，取汁）6000克、生地（取汁）2500克、蜂蜜3000毫升。用法：上药相合，于铜器中搅匀，以慢火煎之，令稠，为丸如弹子大，每次以温酒研1丸服之。日3服。功效：益气养阴，抗衰驻颜。

应用：脾肾不足，气阴两虚。症见未老先衰，形容憔悴，皮肤干燥无光泽，须发早白，脱发，形体消瘦，倦怠乏力，口干咽燥，大便秘结，纳少，舌淡苔少，脉虚。

（三）仙莲丸

来源：《援生四书》。组成：莲花210克、藕240克、莲子240克。用法：将上药用砂锅蒸熟，晒干，研细末，炼蜜为丸，如梧桐子大，贮瓶备用。每次服10克，每日3次，温开水送下。功效：养心神，健脾气，抗衰老。应用：心脾气虚。症见神疲心悸失眠，食少便溏，四肢无力，面色不华，形瘦，肌肉松软。

动静相济，心火自定。

444

二、驻颜祛皱食疗

(一) 枸杞叶爆炒腰花

组成: 猪腰1个、枸杞叶10克、首乌淀粉 (市售) 15克。用法: 切腰花, 挂首乌淀粉, 与枸杞叶一起爆炒, 口味要求鲜咸为主。功效: 补益肝肾, 滋养精血。应用: 肝肾精血不足, 未老先衰, 面容憔悴, 头发脱落、花白, 视物不清, 耳鸣。

(二) 莲藕驻颜方

组成: 莲花、莲藕、莲子。用法: 三者以1:2:3的比例, 均匀混合, 阴干, 研细末, 过筛, 瓷瓶封存。每天早晚空腹各服1次, 每次约6克, 温开水送服。忌与生姜、葱、蒜同服。功效: 健脾胃, 抗衰老, 驻容颜。应用: 素体脾胃虚弱, 气血化源不足, 食欲不振, 大便时有不调, 皮肤松弛, 面容衰老, 皱纹较多。

(三) 驻颜酒

组成: 柚子5个、生地40克、白芍40克、当归40克、蜂蜜50毫升、白酒4000毫升。用法: 将柚子洗干净, 拭干, 切块 (2~3厘米大), 同上药一起装入罐内, 加白酒, 浸泡90天, 滤去酒, 即可饮用, 每次20~40毫升。功效: 养血驻颜。应用: 多用于妇女养颜、皮肤保健, 可延缓皮肤老化, 消除色素沉着。

*《让你不生病》于2011年12月21日至2013年1月9日在《晶报》连载, 感谢广大市民朋友的关注和厚爱!

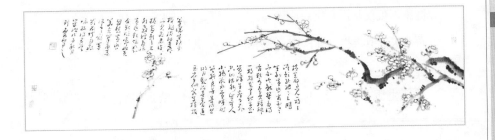

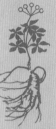

卫生部公告《中国公民健康素养基本知识与技能》

中华人民共和国卫生部公告〔2008〕3号

健康是人全面发展的基础，关系到千家万户的幸福。为界定我国公民健康素养的基本内容，普及现阶段健康生活方式和行为应具备的基本知识和技能，我部组织专家制定了《中国公民健康素养——基本知识与技能（试行）》。现予发布，以促进我国公民健康素养水平的提高。

特此公告。

2008年1月4日

中国公民健康素养——基本知识与技能（试行）

一、基本知识和理念

1. 健康不仅仅是没有疾病或虚弱，而是身体、心理和社会适应的完好状态。

2. 每个人都有维护自身和他人健康的责任，健康的生活方式能够维护和促进自身健康。

3. 健康生活方式主要包括合理膳食、适量运动、戒烟限酒、心理平衡4个方面。

4. 劳逸结合，每天保证7~8小时睡眠。

5. 吸烟和被动吸烟会导致癌症、心血管疾病、呼吸系统疾病等多种疾病。

饮食有节，脾土自和。

6. 戒烟越早越好，什么时候戒烟都为时不晚。

7. 保健食品不能代替药品。

8. 环境与健康息息相关，保护环境促进健康。

9. 献血助人利己，提倡无偿献血。

10. 成人的正常血压为收缩压低于140毫米汞柱，舒张压低于90毫米汞柱；腋下体温36℃~37℃；平静呼吸16~20次/分；脉搏60~100次/分。

11. 避免不必要的注射和输液，注射时必须做到一人一针一管。

12. 从事有毒有害工种的劳动者享有职业保护的权利。

13. 接种疫苗是预防一些传染病最有效、最经济的措施。

14. 肺结核主要通过病人咳嗽、打喷嚏、大声说话等产生的飞沫传播。

15. 出现咳嗽、咳痰2周以上，或痰中带血，应及时检查是否得了肺结核。

16. 坚持正规治疗，绝大部分肺结核病人能够治愈。

17. 艾滋病、乙肝和丙肝通过性接触、血液和母婴三种途径传播，日常生活和工作接触不会传播。

18. 蚊子、苍蝇、老鼠、蟑螂等会传播疾病。

19. 异常肿块、腔肠出血、体重减轻是癌症重要的早期报警信号。

20. 遇到呼吸、心跳骤停的伤病员，可通过人工呼吸和胸外心脏按压急救。

21. 应该重视和维护心理健康，遇到心理问题时应主动寻求帮助。

22. 每个人都应当关爱、帮助、不歧视病残人员。

23. 在流感流行季节前接种流感疫苗可减少患流感的机会或减轻流感的症状。

24. 妥善存放农药和药品等有毒物品，谨防儿童接触。

25. 发生创伤性出血，尤其是大出血时，应立即包扎止血；对骨折的伤员不应轻易搬动。

二、健康生活方式与行为

26. 勤洗手、常洗澡，不共用毛巾和洗漱用具。

27. 每天刷牙，饭后漱口。

28. 咳嗽、打喷嚏时遮掩口鼻，不随地吐痰。

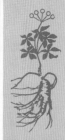

讓你不生病

445

29. 不在公共场所吸烟，尊重不吸烟者免于被动吸烟的权利。

30. 少饮酒，不酗酒。

31. 不滥用镇静催眠药和镇痛剂等成瘾性药物。

32. 拒绝毒品。

33. 使用卫生厕所，管理好人畜粪便。

34. 讲究饮水卫生，注意饮水安全。

35. 经常开窗通风。

36. 膳食应以谷类为主，多吃蔬菜水果和薯类，注意荤素搭配。

37. 经常食用奶类、豆类及其制品。

38. 膳食要清淡少盐。

39. 保持正常体重，避免超重与肥胖。

40. 生病后要及时就诊，配合医生治疗，按照医嘱用药。

41. 不滥用抗生素。

42. 饭菜要做熟；生吃蔬菜水果要洗净。

43. 生、熟食品要分开存放和加工。

44. 不吃变质、超过保质期的食品。

45. 妇女怀孕后及时去医院体检，孕期体检至少5次，住院分娩。

46. 孩子出生后应尽早开始母乳喂养，6个月合理添加辅食。

47. 儿童青少年应培养良好的用眼习惯，预防近视的发生和发展。

48. 劳动者要了解工作岗位存在的危害因素，遵守操作规程，注意个人防护，养成良好习惯。

49. 孩子出生后要按照计划免疫程序进行预防接种。

50. 正确使用安全套，可以减少感染艾滋病、性病的危险。

51. 发现病死禽畜要报告，不加工、不食用病死禽畜。

52. 家养犬应接种狂犬病疫苗；人被犬、猫抓伤、咬伤后，应立即冲洗伤口，并尽快注射抗血清和狂犬病疫苗。

53. 在血吸虫病疫区，应尽量避免接触疫水；接触疫水后，应及时预防性服药。

调息寡言，肺金自全。

54. 食用合格碘盐，预防碘缺乏病。

55. 每年做1次健康体检。

56. 系安全带（或戴头盔）、不超速、不酒后驾车能有效减少道路交通伤害。

57. 避免儿童接近危险水域，预防溺水。

58. 安全存放农药，依照说明书使用农药。

59. 冬季取暖注意通风，谨防煤气中毒。

三、基本技能

60. 需要紧急医疗救助时拨打120急救电话。

61. 能看懂食品、药品、化妆品、保健品的标签和说明书。

62. 会测量腋下体温。

63. 会测量脉搏。

64. 会识别常见的危险标识，如高压、易燃、易爆、剧毒、放射性、生物安全等，远离危险物。

65. 抢救触电者时，不直接接触触电者身体，会首先切断电源。

66. 发生火灾时，会隔离烟雾、用湿毛巾捂住口鼻、低姿逃生；会拨打火警电话119。

关于发布《中国公民中医养生保健素养》的公告
国中医药办发〔2014〕15号

为提高我国公民中医养生保健素养,普及中医养生保健基本理念、知识和技能,提升公民健康水平,国家中医药管理局与国家卫生计生委组织专家制定了《中国公民中医养生保健素养》,现予发布。

特此公告。

国家中医药管理局　国家卫生计生委
2014年5月16日

中国公民中医养生保健素养

一、基本理念和知识

(一)中医养生保健,是指在中医理论指导下,通过各种方法达到增强体质、预防疾病、延年益寿目的的保健活动。

(二)中医养生的理念是顺应自然、阴阳平衡、因人而异。

(三)情志、饮食、起居、运动是中医养生的四大基石。

(四)中医养生保健强调全面保养、调理,从青少年做起,持之以恒。

450

（五）中医治未病思想涵盖健康与疾病的全程，主要包括三个阶段：一是"未病先防"，预防疾病的发生；二是"既病防变"，防止疾病的发展；三是"瘥后防复"，防止疾病的复发。

（六）中药保健是利用中药天然的偏性调理人体气血阴阳的盛衰。服用中药应注意年龄、体质、季节的差异。

（七）药食同源。常用药食两用的中药有：蜂蜜、山药、莲子、大枣、龙眼肉、枸杞子、核桃仁、茯苓、生姜、菊花、绿豆、芝麻、大蒜、花椒、山楂等。

（八）中医保健五大要穴是膻中、三阴交、足三里、涌泉、关元。

（九）自我穴位按压的基本方法有：点压、按揉、掐按、拿捏、搓擦、叩击、捶打。

（十）刮痧可以活血、舒筋、通络、解郁、散邪。

（十一）拔罐可以散寒湿、除瘀滞、止肿痛、祛毒热。

（十二）艾灸可以行气活血、温通经络。

（十三）煎服中药避免使用铝、铁质煎煮容器。

二、健康生活方式与行为

（十四）保持心态平和，适应社会状态，积极乐观地生活与工作。

（十五）起居有常，顺应自然界晨昏昼夜和春夏秋冬的变化规律，并持之以恒。

（十六）四季起居要点：春季、夏季宜晚睡早起，秋季宜早睡早起，冬季宜早睡晚起。

（十七）饮食要注意谷类、蔬菜、水果、禽肉等营养要素的均衡搭配，不要偏食偏嗜。

（十八）饮食宜细嚼慢咽，勿暴饮暴食，用餐时应专心，并保持心情愉快。

（十九）早餐要好，午餐要饱，晚餐要少。

（二十）饭前洗手，饭后漱口。

（二十一）妇女有月经期、妊娠期、哺乳期和更年期等生理周期，养生保健各有特点。

（二十二）不抽烟，慎饮酒，可减少相关疾病的发生。

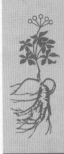

讓你不生病

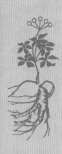

（二十三）人老脚先老，足浴有较好的养生保健功效。

（二十四）节制房事，欲不可禁，亦不可纵。

（二十五）体质虚弱者可在冬季适当进补。

（二十六）小儿喂养不要过饱。

三、常用养生保健内容

（二十七）情志养生：通过控制和调节情绪以达到身心安宁、情绪愉快的养生方法。

（二十八）饮食养生：根据个人体质类型，通过改变饮食方式，选择合适的食物，从而获得健康的养生方法。

（二十九）运动养生：通过练习中医传统保健项目的方式来维护健康、增强体质、延长寿命、延缓衰老的养生方法，常见的养生保健项目有太极拳、八段锦、五禽戏、六字诀等。

（三十）时令养生：按照春夏秋冬四时节令的变化，采用相应的养生方法。

（三十一）经穴养生：根据中医经络理论，按照中医经络和腧穴的功效主治，采取针、灸、推拿、按摩、运动等方式，达到疏通经络、调和阴阳的养生方法。

（三十二）体质养生：根据不同体质的特征制定适合自己的日常养生方法，常见的体质类型有平和质、阳虚质、阴虚质、气虚质、痰湿质、湿热质、血瘀质、气郁质、特禀质九种。

四、常用养生保健简易方法

（三十三）叩齿法：每天清晨睡醒之时，把牙齿上下叩合，先叩臼齿30次，再叩前齿30次。有助于牙齿坚固。

（三十四）闭口调息法：经常闭口调整呼吸，保持呼吸的均匀、和缓。

（三十五）咽津法：每日清晨，用舌头抵住上颚，或用舌尖舐动上颚，等唾液满口时，分数次咽下。有助于消化。

（三十六）搓面法：每天清晨，搓热双手，以中指沿鼻部两侧自下而上，到额部两手向两侧分开，经颊而下，可反复10余次，至面部轻轻发热为度。可以使面部红润光泽，消除疲劳。

（三十七）梳发：用双手十指插入发间，用手指梳头，从前到后按搓头部，每次梳头50~100次。有助于疏通气血,清醒头脑。

（三十八）运目法:将眼球自左至右转动10余次,再自右至左转动10余次,然后闭目休息片刻,每日可做4~5次。可以清肝明目。

（三十九）凝耳法:两手掩耳,低头、仰头5~7次。可使头脑清净,驱除杂念。

（四十）提气法:在吸气时,稍用力提肛门连同会阴上升,稍后,在缓缓呼气放下,每日可做5~7次。有利于气的运行。

（四十一）摩腹法:每次饭后,用掌心在以肚脐为中心的腹部顺时针方向按摩30次左右。可帮助消化,消除腹胀。

（四十二）足心按摩法:每日临睡前,以拇指按摩足心,顺时针方向按摩100次。有强腰固肾的作用。

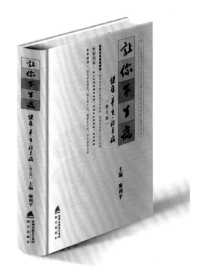

编者按：《让你不生病——健康·养生·治未病》一书自问世以来，先后荣获多次大奖："新中国成立60周年全国优秀中医药科普图书著作"一等奖和出版奖；入选国家新闻出版总署《2009年农家书屋重点出版物推荐目录》；荣获中国书刊发行业协会"2009年度全行业优秀畅销书"奖；2010年9月，荣获卫生部、国家中医药管理局、中共中央宣传部、国家发展和改革委员会、科技部、中国科学技术协会等23个部、委、办、局主办的"中医中药中国行"大型科普宣传活动组委会颁发的"最佳科普作品奖"；2012年2月，荣获中共深圳市委宣传部、深圳市社会科学联合会"深圳市第五届哲学社会科学优秀科普著作成果"一等奖；2013年5月，荣获第十届深圳关爱行动"百佳市民满意项目"奖；荣获2014年度中华中医药学会科学技术进步二等奖。

廖利平《让你不生病——健康·养生·治未病》荣获2014年度中华中医药学会科学技术奖

文/高强　吴培凯

五千年中医原则是信巫不信医，信医不信巫。而今，有些人把中医视为迷信、玄学、唯心论，这些人抽掉中医的物质元素结构，阉割中医文化的生命活力，采取文化虚无主义态度，这是十分可悲的，应当加以深刻反省。《让你不生病——健康·养生·治未病》这部科普著作，是深圳市哲学社会科学"十一五"研究规划课

保持一生健壮的真正方法是延长青春的心。
——科林斯

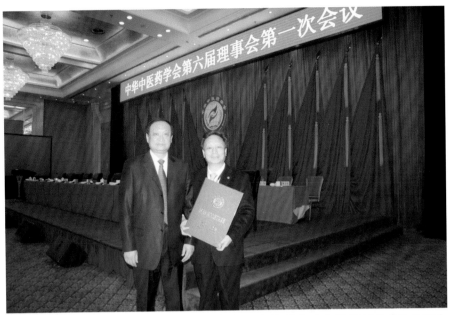

图为中华中医药学会会长王国强同志亲自授予廖利平同志等撰写的《让你不生病——健康·养生·治未病》中华中医药学会科技进步二等奖，并合影留念。

题"中医和健康生活方式的研究"的成果，73万字，分理念篇、方法篇、实践篇、关爱篇等4篇43章，现为第3版第17次印刷，共发行7万多册。该书以传播和树立中医"治未病"科学理念，宣传推广中医"治未病"优势、特点和方法，让人们改变生活陋习，增强身体素质，全面提升健康水平和"平均期望寿命值"为宗旨。深圳报业集团晶报社于2011年12月21日至2013年1月9日在《晶报》对该书进行连载，引起了社会的强烈反响和市民的追捧。

　　11月22日，2014年度中华中医药学会科学技术奖在北京会议中心揭晓，市卫生计生委宣教处处长、江西省名誉名中医、江西中医药大学客座教授、广州中医药大学教授、博士生导师廖利平主编的《让你不生病——健康·养生·治未病》荣获二等奖。深圳市中医院李顺民，罗湖区中医院曾庆明，深圳市中医药学会林晓生、胡世平、翟明玉、廖素华，宝安区中医院朱美玲，福田区中医院张天奉，深圳市医学继续教育中心夏俊杰等专家共同完成此项研究。目前，这是廖利平同志继2009年《中药处方与调剂规范化的研究》项目以来第二次获得该奖项，成为深圳经济特区成立35年来两次获得二等奖的第一人。

455

该著作具有五大亮点：

第一，研究课题紧扣世界卫生组织提出的健康理念"医学的目的不仅仅是治疗疾病，更重要的是让你不生病"，验证了有着两千五百多年历史的《黄帝内经》所提倡的"圣人不治已病治未病，不治已乱治未乱"的预防医学思想。这是深圳市中医"治未病"领域研究取得的重大成果，成为我国中医"治未病"健康养生的专著。

第二，以中医"治未病"为专题作专门研究，专著凝聚科研成果。它由深圳169名中医药和预防医学专家组成的精英团队撰写编著，体现权威、专业。

第三，集纳全国重点省、市中医"治未病"试点经验，分门别类系统总结中医经典的科学养生方法。明确提出中医"治未病"是引领人类健康发展的新方向，体现了重视预防的思维模式。强调主张通过饮食、运动、精神调摄等个人养生保健方法和手段来维系人体的阴阳平衡。治未病是理念，养生是方法，健康是目标。该书将中医健康、养生、治未病的思想理念和方法贯穿于编写的全过程。提倡将中医"治未病"的养生保健方法运用于亚健康、常见病、多发病特别是慢性病高危人群，如高血压、糖尿病以及恶性肿瘤等疾病的预防、治疗和康复养生，消除或减少精神压力、不良生活习惯等"致病因素"的影响，从而达到身心健康和预防疾病的目的。理念篇主要阐明健康、亚健康、中医"治未病"基本概念、核心理念和价值取向，让人们树立正确的中医"治未病"思想；方法篇主要分述中医四时养生、心态调摄养生、饮食养生、中药养生、劳逸养生、运动养生、针灸养生、体质养生等13种养生方法，是对历代诸多养生经验的文献研究总结，让人们掌握预防保健和科学的养生方法；实践篇对临床上的多发病、常见病以及冠心病、高血压等慢性非传染性疾病，从"未病先防、既病防变、瘥后防复"3个层面进行分述，让人们对健康进行自我管理；关爱篇主要针对妇女、儿童、高龄人群所关注的健康养生保健问题，包括妇女健康养生和中医药抗衰老、养颜美容等进行论述。

第四，大力宣扬中华民族传统文化的传承和创新，普及推广中医"治未病"的核心理念和中医养生知识。该著作从四季、精神、饮食、运动、房事、针灸、按摩、气功、环境、起居及体质等13个方面入手，指导人们改变陋习，自行管理健康，把握健康，赢得健康，享受身心健康的快乐与和谐社会的幸福生活，重点关注社会健康养生的热点、难点问题。

健康加富裕就能创造出美来。

——博恩

第五，明确提出让人民不生病、少得病、迟得病，延年益寿。构建中医"治未病"预防保健体系，预防为主，适应现代医学模式，节约卫生资源，一定程度上解决老百姓看病难、看病贵的问题。

近年来，由于种种原因，导致不少人怀疑甚至贬损民族传统文化，其中也包括中医在内。民族传统文化面临着信任危机和生存危机。如此看来，弘扬中医就不是一个简单的医学问题了，它是一个关乎中华民族文化能否传承发展的大问题。中华民族要崛起，不只是经济上的崛起，更重要的是文化的崛起。文化是一个民族得以站立起来的坚强骨骼和生命支柱。我们当然要吸收外来文化，但吸收外来文化的目的不是为了赶时髦，而是为了更好地固本强基、完善自我，使民族文化更加生龙活虎，能够朝气蓬勃地生长壮大。《让你不生病——健康·养生·治未病》一书让我们看到了中医文化的活力与魅力，也从中得到养生防病、健体强身的宝贵教益。

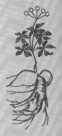

注：中华中医药学会科学技术奖是全国中医药行业的最高奖项，是随着国家中医药管理局职能转变，由中华中医药学会根据《中华中医药学会科学技术奖励办法》的有关规定，经各省市中医药学会推荐，卫生行政部门审定，通过形式审查、公示、初审和终审等程序，最后确定成果的获奖类别和等次。

自深圳经济特区成立35周年来，深圳经济特区共有4人5个项目获得中华中医药学会科学技术奖二等奖：1989年深圳市中医院院长肖劲夫完成的《模拟中医正骨手法机械的研究和制造》；2006年深圳市中医院主任医师、博士、教授，广东省名中医罗陆一主持的《通脉丸（补肾、活血、化痰法）对心肌缺血影响的研究》；2009年市卫生计生委中医处处长廖利平《中药处方与调剂规范化的研究》；2013年深圳市中医院院长李顺民《脾肾相关学说的创立与发展及临床应用研究》；2014年市卫生计生委宣教处处长廖利平《让你不生病——健康·养生·治未病》。

[本文转载于《科技成果管理与研究》，2015年第1期（总第99期），第11~13页]

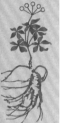

走进中医文化的广博世界

——读廖利平主编的《让你不生病》

周思明/文学评论家

一个偶然的机会，我结识了深圳市卫生局中医处的廖利平先生，并获赠由他主编的深圳首部中医养生专著、中医"治未病"科普读物《让你不生病》一书。回来翻阅了一下，果然是一本好书。

21世纪是高科技时代，而中医作为中华民族文化的瑰宝之一，它具有不可替代的实用价值和承传意义。自然辩证法常识告诉我们，阴生阳长、阴阳互根。诸如阴阳、五行、八卦等概念，都具有其特定的内涵结构和生命符码，绝非凌空蹈虚的玄学。五千年中医原则是信巫不信医，信医不信巫。而今，有些人把中医视为迷信、玄学、唯心论，这些人抽掉中医的物质元素结构，阉割中医文化的生命活力，采取文化虚无主义态度，这是十分可悲的，应当加以深刻反省。《让你不生病》一书，是深圳市哲学社会科学"十一五"研究规划课题"中医和健康生活方式的研究"成果，有50多万字，分理念篇、方法篇、实践篇、关爱篇等4篇43章，以传播和树立中医"治未病"科学理念，宣传推广中医"治未病"优势、特点和方法，让人们改变生活陋习，增强身体素质，全面提升健康水平和"平均期望寿命值"为宗旨。

件事，就是忽视健康。

人一生可以干很多蠢事，但最蠢的一

"关爱他人，心疼自己！"《让你不生病——健康·养生·治未病》作为第九届深圳读书月的一个亮点，被第六届深圳关爱行动组委会列入进社区、进基层、进家庭优秀科普书目。一书在手，开卷有益，赢得健康。该书将中医健康、养生、治未病的思想理念和方法贯穿编写全过程。理念篇主要阐明健康、亚健康概念，以及中医治未病包含的"未病先防、既病防变、瘥后防复"三大主题，让人树立正确中医思想；方法篇是阐述中医四季养生、饮食养生、运动养生等13种养生方法，让人掌握预防保健和科学的养生之道；实践篇则以临床多发病、常见病为例，让人掌握自我调养的手段；而关爱篇主要针对妇女所关注的健康保健问题，包括中医药抗衰老、养颜美容等内容。中医"治未病"是一项富国强民的大工程，深圳正在积极推进。深圳中医"治未病"预防保健体系正在逐步完善，已形成以市中医院为龙头，各区中医院为骨干，社区健康服务中心为网底，市、区、街道(镇)综合医院、专科医院为协作网络的格局。通过中医药进社区、进家庭，服务老百姓，让老百姓了解中医药，认知中医药，感受中医药，发挥中医药"简、便、验、廉"的独特魅力，达到人人享有健康的目标。

　　"中医治未病"乃中国传统健康文化的核心理念，主要是指通过中医特色的保健方法，预防未来可能发生的疾病，体现了重视预防的思维模式。编纂者希望通过此书，向社会大众普及推广中医预防保健知识，让人们改变生活中有害健康的陋习，全面提升健康水平。何谓"治未病"？许多读者对这个新提法很陌生，一般读者一听"未病"，误以为是"胃病"。廖利平认为，"治未病"涵盖未病先防、既病防变、瘥后防复三个层面。世界卫生组织提出："医学的目的不仅是治疗疾病，更重要的是让你不生病。"这是健康医学新概念。该书告诉人们如何保养身体，培养正气，提高机体的抗邪能力，达到未生病前预防疾病的发生，生病之后防止进一步发展，以及疾病瘥愈以后防止复发之目的。它提出一个明确的理念，即要告知人们如何提高管理自己健康的能力，健康靠自己，用中医治未病的理念，其实最能够体现中国的文化传承。从这个意义上看，该书的付梓发行，是深圳医疗卫生界贯彻落实科学发展观，推进中医药发展，打造健康和谐环境的一项重要举措。

让你不生病

赢得健康

459

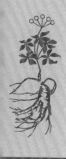

改革开放30年，由于西方文化思潮的汹汹涌入，导致不少人怀疑甚至贬损民族传统文化，其中也包括中医在内。民族传统文化面临着信任危机和生存危机。如此看来，弘扬中医就不是一个简单的医学问题了，它是一个关乎中国民族文化能否传承发展的大问题。中华民族要崛起，不唯是经济上的崛起，更重要的是文化的崛起。文化是一个民族得以站立起来的坚强骨骼和生命支柱。我们当然要吸收外来文化，但吸收外来文化的目的不是为了赶时髦、装洋蒜，而是更好地固本强基、完善自我，使民族文化更加生龙活虎、朝气蓬勃地生长壮大。阅读这本中医科普读物，让我们看到了中医文化的活力与魅力，也从中得到养生防病、健体强身的宝贵教益。

本文发表于2009年1月5日《中国中医药报》第八版，并在《深圳特区报》及中国网（http://www.china.com.cn/book/txt/2009–01/06/content_17062771.htm）等有关网络和报刊发表。

后　记

　　"十三五"时期，医疗卫生行业的工作重点将从治疗疾病向维护健康转变，从解决看病难、看病贵向尽量减少生病或不生病，全面提高健康水平转变。因此，国家提出了"健康中国"建设方向和目标。"健康中国"的内涵是人的健康素质全面提升；核心是健康优先；本质是要求政府、社会及个人共同关注健康，参与到"健康中国"建设的进程中。"健康中国"涵盖4个方面，即健康社会、健康环境、健康产业、健康人群，最终要实现人的全面发展；"健康中国"的建设，将致力于为所有居民提供健康的自然和社会环境，提供健康的生活方式和生活行为，中医"治未病"体现预防为主，关口前移，预防疾病比治疗疾病更为重要的核心思想和价值取向，以提供更加良好的医疗保健服务体系，让人民群众少生病、不生病。

　　从国家发展的战略层面，党和政府高度重视和支持中医药和民族医药事业的发展，先后出台了《中共中央国务院关于深化体制机制改革加快实施创新驱动发展战略的若干意见》《国务院关于扶持和促进中医药事业发展的若干意见》《国务院关于印发中医药发展战略发展规划纲要（2016~2030）》《国务院中医药创新发展规划纲要（2006~2020年）》和《国家中医药管理局关于加强中医理论传承创新的若干意见》。中医"治未病"既是"岐黄之术"，又是助力健康中国建设，引领健康、创新发展的新方向，它将更好地为我国乃至于世界人民的健康谋福祉。我是在这一国家中医药发展战略的政策背景和大好形势下，编著了《让你不生病》第4版，现由海天出版社恰逢其时出版发行，它的付梓，具有重要现实指导意义。

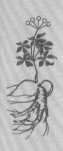

我们望着眼前这部刚刚校审一遍、484页的书稿,许多隐在图文背后的人物也一一浮现在我眼前。没有他们的帮助和支持,我是很难在这些时间里撰写出这部《让你不生病》第4版(科普精华版)。该书比前3个版本更便于广大读者携带与查阅、操作与实践。市委卫生工委书记、市卫生计生委党组书记、主任罗乐宣同志,市委卫生工委专职副书记廖澍华同志,市卫生计生委巡视员许四虎同志,市卫生计生委副主任孙美华、常巨平、刘堃同志等既是我的领导也是我相识多年的同事和朋友,他们对本书提出了许多建设性意见,书中包含了他们的许多智慧与见解。

我在深圳市卫生局、市卫生计生委工作期间,其初稿和后续3版得到了国家卫计委副主任、国家中医药管理局局长王国强,广东省政协副主席、广东省卫生厅原厅长姚志彬,国医大师、国内外著名中医药学家邓铁涛等领导题词、作序;得到世界中医药学会联合会主席佘靖女士、国家中药管理局原副局长吴刚先生和深圳市人大原副主任邱玫女士的题词鼓励与支持;得到广东省中医药局局长徐庆锋、副局长李梓廉等领导的支持和帮助;得到世界中医药学会联合会亚健康专业委员会执行会长、中华中医药学会亚健康分会主任委员、教授孙涛先生和广州中医药大学副校长、教授、养生学博士研究生导师孙晓生先生的指导和帮助。我在中医处期间:得到黄海龙、李顺民、易铁钢、黄彬、李惠林、杨卓欣、曾庆明、唐铭坚、夏俊杰、廖素华、韩铁光、高文辉、刘小立、邵豪、杨国安、林晓生、张天奉、朱美玲、胡世平、翟明玉、孟庆春、黄明臣、马光等市、区中医院有关领导的大力支持;得到国家、省、市级重点学科、特色专科的学科带头人周大桥、黄胜光、刘立昌、杜少辉、汪栋材、彭力生、皮敏、李幼生、曹田梅、邓旭光、陈潮、李卫青、何绪屏、曾纪斌、王健等专家的大力支持;得到张慧敏、武肇玲、廖文卫、朱炎、赵洋、范小洪、杨菊等同事的支持,尤其是市儿童医院中医科主任、主任医生、教授万力生,深圳市中医院副主任医生宋晓容,特别是我的团队和得力助手吴培凯同志,硕士研究生徐美渠同学等,他们日以继夜、不辞劳苦

关爱他人,心疼自己。
——廖利平

的辛勤工作，为我提供了很大帮助。

感谢深圳出版发行集团总编辑、党委副书记陈新亮，海天出版社社长聂雄前，海天出版社原社长陈锦涛，原总编辑毛世屏，读书月活动组委会邱建华先生，责任编辑何志红、杨五三，版面编排孙海燕等同志对这本书的编辑、出版付出了不少的心血和汗水！本书水墨画插图、字画等由深圳画家张玲霞女士、徐子屏、柯钟辉奉献，本书书名为弘法寺大和尚印顺先生题写。在此，一一表示衷心感谢！

最后，还要感谢我的夫人谢钰珍女士，以及热心的读者为本书的出版提出了宝贵的意见！

廖利平

2016年2月29日

让你不生病

463

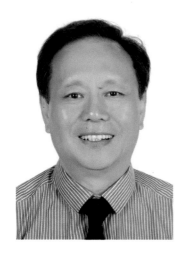

作者简介：廖利平，男，研究生学历，教授，博士生导师。江西井冈山市宁冈人。现任深圳市卫生和计划生育委员会副巡视员，江西省名誉名中医，深圳市中医药企业标准联盟主席，中华中医药学会亚健康分会副主任委员，国家中医药管理局"中医药标准化专家技术委员会""中医药标准化国际咨询委员会"专家，国际标准化组织中医药技术委员会（ISO/TC249、215）中方注册专家。《深圳市名老中医系列丛书》（10册）主编，2008年、2010年分别被评为深圳市优秀公务员，2012年10月，被广东省委省政府中医药强省建设联系会议办公室授予"广东省中医药强省建设先进个人"称号。

该同志于1987年7月，由吉安市调入深圳工作，先后担任深圳市卫生局党委办公室副主任、主任、党委委员，兼任深圳市民营联合医院首届党委书记；2005年2月，转任深圳市卫生局中医处处长、深圳市卫生计生委中医处处长，担任深圳经济特区中医药立法起草小组组长，组织起草和推动《深圳经济特区中医药条例》和《深圳经济特区中医药系列标准与规范》（16项）的出台；2014年5月，担任深圳市卫生和计划生育委员会宣传教育处处长。

该同志承担国际标准化组织中医药技术委员会（ISO/TC249）《中药编码系统》等6项国际标准。他主持完成了《中药编码规则》1项国际标准，国家标准化管理委员会、国家中医药管理局国家标准3项，并承担国家、省、市科研课题60多项。主编著作8部，合编著作11部。曾在国家、省、市报刊杂志等媒体发表文章900多篇，论文100多篇。获得国家专利局6项专利：1994年，"经穴按摩治疗保健服的研究"获国家知识产权局2项专利，并于1995年荣获广东省中医药科技进步二等奖；2000年"一种中草药药浴及其制备方法"获国家知识产权局1项发明专利；2014年，"基于编码的中药饮片供应链管理系统""一种基于编码的中药方剂管理系统"获2项发明专利，"一种中药饮片编码读码设备"获1项实用新型专利。2007年，《抗击非典与医德医风建设研究》荣获深圳市第四届哲学社会科学优秀成果二等奖、广东省卫生系统医德医风建设研讨会一等奖；2010年1月，《中药处方与调剂规范化的研究》荣获2009年度中华中医药学会科学技术进步二等奖；2014年11月，《让你不生病——健康·养生·治未病》荣获2014年度中华中医药学会科学技术进步二等奖；2015年12月，"《中药编码规则及编码》国家标准的研究与制定"项目荣获中华中医药学会李时珍医药创新奖，等同于中华中医药学会科技进步一等奖。